助理全科医生规范化培训教材

基层实践指导

主　编　杜雪平

副主编　丁　静　孙艳格　杜兆辉

人民卫生出版社
·北　京·

图书在版编目（CIP）数据

助理全科医生规范化培训教材：基层实践指导 / 杜雪平主编. —北京：人民卫生出版社，2023.10
ISBN 978-7-117-34028-1

Ⅰ. ①助… Ⅱ. ①杜… Ⅲ. ①临床医学－职业培训－教材 Ⅳ. ①R4

中国版本图书馆 CIP 数据核字（2022）第 212190 号

人卫智网	www.ipmph.com	医学教育、学术、考试、健康，购书智慧智能综合服务平台
人卫官网	www.pmph.com	人卫官方资讯发布平台

助理全科医生规范化培训教材　基层实践指导
Zhuli Quanke Yisheng Guifanhua Peixun Jiaocai
Jiceng Shijian Zhidao

主　　编：杜雪平
出版发行：人民卫生出版社（中继线 010-59780011）
地　　址：北京市朝阳区潘家园南里 19 号
邮　　编：100021
E - mail：pmph @ pmph.com
购书热线：010-59787592　010-59787584　010-65264830
印　　刷：河北宝昌佳彩印刷有限公司
经　　销：新华书店
开　　本：787×1092　1/16　　印张：23
字　　数：589 千字
版　　次：2023 年 10 月第 1 版
印　　次：2023 年 11 月第 1 次印刷
标准书号：ISBN 978-7-117-34028-1
定　　价：68.00 元

打击盗版举报电话：010-59787491　E-mail：WQ @ pmph.com
质量问题联系电话：010-59787234　E-mail：zhiliang @ pmph.com
数字融合服务电话：4001118166　E-mail：zengzhi @ pmph.com

编　委 （按姓氏笔画排序）

丁　兰　首都医科大学附属复兴医院月坛社区卫生服务中心
丁　静　首都医科大学附属复兴医院月坛社区卫生服务中心
丁小燕　中国社区卫生协会
王　英　首都医科大学附属复兴医院
王　健　复旦大学附属中山医院
王志香　内蒙古包钢医院友谊18#社区卫生服务中心
王尚才　北京市回龙观社区卫生服务中心
亓海萍　首都医科大学附属复兴医院月坛社区卫生服务中心
闫　岩　首都医科大学附属复兴医院月坛社区卫生服务中心
孙艳格　首都医科大学附属复兴医院月坛社区卫生服务中心
严春泽　首都医科大学附属复兴医院月坛社区卫生服务中心
杜兆辉　上海市浦东新区上钢社区卫生服务中心
杜雪平　首都医科大学附属复兴医院月坛社区卫生服务中心
佟秀梅　首都医科大学附属复兴医院月坛社区卫生服务中心
陈　洁　首都医科大学附属复兴医院月坛社区卫生服务中心
陈　瑒　首都医科大学附属复兴医院月坛社区卫生服务中心
武　琳　首都医科大学附属复兴医院月坛社区卫生服务中心
易春涛　上海市徐汇区枫林街道社区卫生服务中心
周文利　首都医科大学附属复兴医院月坛社区卫生服务中心
黄　凯　宁波市第一人民医院
缪栋蕾　上海市松江区公立医疗机构管理中心

编写秘书
王军霞　首都医科大学附属复兴医院月坛社区卫生服务中心

助理全科医生规范化培训教材

专家委员会

主编简介

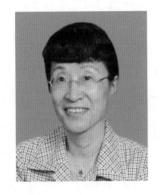

　　杜雪平，首都医科大学全科医学与继续教育学院副院长。主任医师，教授，博士生导师。国务院深化医药卫生体制改革领导小组专家咨询委员会委员、第三届和第四届中国医师协会全科医师分会会长（任职期间中国医师协会全科医师分会成为 WONCA 会员单位）、中国社区卫生协会副秘书长、中华全科医师杂志副主编。

　　2019 年荣获中共中央、国务院、中央军委颁发"庆祝中华人民共和国成立 70 周年"纪念章。荣获 2017 年度最受关注医改专家，北京市第十一次、十二次党代会代表，荣获世界卫生组织 2010 年度笹川卫生奖，2015 年获国务院授予全国卫生系统先进工作者，2009 年获中国医师奖。主编多部全科医学教材，并承担国家卫生健康委《全科医生规范化培养标准（试行）》的主编工作等。

副主编简介

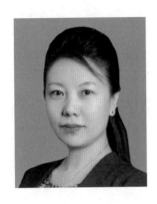

丁静，首都医科大学附属复兴医院月坛社区卫生服务中心主任。主任医师，副教授，硕士生导师。担任中国医师协会全科医师分会常委及总干事、中国医师协会全科医学教育培训委员会副总干事、海峡两岸医药卫生交流协会全科医学专业委员会常委、中华医学会全科医学分会委员。

从事社区卫生服务工作 10 余年，曾在美国威斯康星大学、英国伯明翰大学等接受全科医学相关培训。发表了多篇社区卫生服务相关论文，作为副主编、编委及译者参编多部书籍。获吴阶平全科医生奖（2019）。

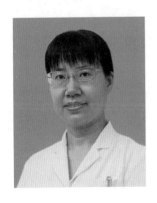

孙艳格，首都医科大学附属复兴医院月坛社区卫生服务中心副主任。医学博士，主任医师，副教授，硕士研究生导师。担任北京妇产学会社区与基层分会主任委员、北京妇产学会内分泌分会青委会副主任委员、全国妇联妇女发展部扶贫工作处副处长（兼职）。荣获北京市卫生系统"215"高层次人才（骨干）。

从事教学工作 10 余年，主持和参加科研课题多项，科研成果《分级诊疗制度下骨质疏松症社区规范化管理》获北京医学科技奖，作为主编参编书籍 1 部，作为副主编参编书籍 2 部。

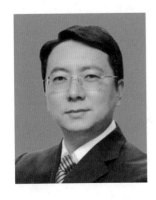

杜兆辉，上海市浦东新区上钢社区卫生服务中心主任、党支部书记。主任医师、公共卫生管理硕士（MPH）、全科医学博士。担任中国社区卫生协会社区卫生服务中心主任联合工作委员会主席、中国医师协会全科医师分会常委、中华医学会全科医学分会委员等。

从事社区卫生服务工作 21 年。近年来，发表学术论文近 40 篇。领衔课题 7 项。作为主编、副主编参编多部教材。拥有实用新型发明 5 项。获上海市第六届青年医务管理十杰称号（2015）、上海市首届十佳社区卫生服务中心主任（2017）、吴阶平全科医生奖（2019）。

序 言

　　培养大批合格的全科医生是落实医改分级诊疗的关键所在。为加快全科医生培养，2011年《国务院关于建立全科医生制度的指导意见》（国发〔2011〕23号）正式发布，文件中明确提出在建立规范的"5+3"全科医生培养模式的同时，近期对经济欠发达的农村地区可采取培养助理全科医生的模式，即"3+2"培养模式。

　　根据《国务院关于建立全科医生制度的指导意见》，为做好经济欠发达的农村地区助理全科医生培养工作，原卫生部科教司委托首都医科大学（卫生部全科医学培训中心）进行《助理全科医生培训标准》的制定工作。首都医科大学对这项工作给予了极其高度的重视，一批全科专家倾注了大量的心血。在科教司领导下，在各地全科医学工作者的大力支持下，《助理全科医生培训标准》于2012年9月正式发布实施。

　　自这一标准发布后，我欣喜地看到：全国很多全科医学教育工作者、全科医学专家们关注并积极地参与全科医学人才的培养培训工作，各地根据本地区的实际，积极地进行实践。首都医科大学全科医学与继续教育学院及附属、教学医院的全科教师和全科医生们更是以强烈的事业心和责任感，承担起北京地区"3+2"助理全科医生的培训工作。他们严格执行《助理全科医生培训标准》，根据培训细则规定的三部分内容，即临床轮转、基层实践、全科医学基本理论与职业理念及综合素质课程培训，进行了卓有成效的培训工作。他们边实践边总结，经过五届学员的培训过程，在贯穿培训全过程的理论课程建设、临床轮转以及基层实践方面都积累了丰富的经验。目前经过首都医科大学全科医学教师们的共同努力，先期完成了"3+2"助理全科医生规范化培训教材《全科医学基本理论教程》《临床实践指导》以及《基层实践指导》的编写工作，三本教材即将问世。

　　本套培训教材紧紧围绕助理全科医生培养的标准、特点与要求，面向农村地区，强调实用，通俗易懂。文字简明，深入浅出，具有较强的针对性、指导性、可操作性和可读性。期望本套教材能够助力我国全科医学人才的培养，为推进"健康中国"建设做出应有贡献。

线福华

2018年12月

前　言

2011 年 7 月 1 日《国务院关于建立全科医生制度的指导意见》中指出,全科医生是综合程度较高的医学人才,主要在基层承担预防保健,常见病、多发病的诊疗和转诊,患者康复和慢性病管理,健康管理等一体化服务,被称为居民健康的"守门人"。2017 年国务院办公厅《关于推进医疗联合体建设和发展的指导意见》中强调加强全科医生培养,通过家庭医生签约服务鼓励和引导居民到基层首诊。2018 年国务院办公厅《关于改革完善全科医生培养与使用激励机制的意见》中明确指出要培养更多的能在基层承担首诊任务的全科医生。助理全科医生规范化培训需要在全科医生规范化培养基地的临床实践中完成,并需要相应的助理全科医生基层实践教材,以满足助理全科医生规范化培训的需求。

由此,本教材应运而生。这是一本立足于基层全科医生,注重基层医疗实践理论与技能,突出全科医生基层诊疗能力及基层基本公共卫生实践能力,让全科医生看得懂、学得透、用得上的基层实用培训教材。本书的编委队伍有承担全科医生规范化培训的师资,也有来自基层的全科医生,他们都在基层医疗卫生事业中发挥着中坚作用。本书所涉及的案例主要是基层医疗卫生实践工作的总结,学习起来令人回味无穷。

在此诚挚感谢国家卫生健康委科教司为助理全科医生组织编写本教材,并起用了一批基层的全科医生作为编委。同时也感谢本书编写组全体成员。我身边的全科医生们在统稿审议的过程中,也给予了极大的帮助。由于我们的学识和经验有限,难免存在不足,望使用本书的全科医生提出宝贵意见。

我们广大的全科医生是医疗卫生队伍的生力军,肩负着中国医药卫生体制改革的重任。要努力提升我们的基本医疗卫生服务能力、基本公共卫生服务能力及应对突发公共卫生事件能力,一定要让常见的健康问题在基层医疗卫生服务中得以解决;让广大人民群众充分享受到基本医疗卫生服务,并充分享受基本公共卫生服务,有明显的获得感,以求达到基层首诊、急慢分治、上下联动、分级诊疗合理的就医秩序。

全科医学事业是朝阳事业,是为人民健康服务的事业。让我们共同为人民的健康保驾护航,为祖国全科医学事业的发展扎根基层。

杜雪平

2023 年 9 月

目　录

第一章　全科医生基层诊疗

第一节　概　　述

我国是一个拥有 14 亿多人口的发展中国家，随着经济发展和人民生活水平的提高，城乡居民对提高健康水平的要求越来越高。同时，工业化城市变化和生态环境变化带来的影响健康的因素越来越多。人口老龄化和疾病谱的改变也对基层医疗卫生服务提出新的要求。全科医生是综合程度较高的医学人才，主要在基层承担预防保健，常见病、多发病的诊疗和转诊，患者康复和慢性病管理，健康教育等一体化服务。再加上分级诊疗制度的建立，需要更多的全科医生开展家庭医生签约服务工作，所以全科医生在基层的诊疗服务是非常重要的。

一、全科医生基层诊疗特点

在基层接诊不仅是全科医生为就诊患者提供诊断治疗的过程，也是全科医生与患者之间情感交流和传递的过程，以及引导患者下沉基层就诊的关键环节。全科医生诊疗特点概括如下：

1. 强烈的人文情感　全科医生应具有对人类和社会生活的热爱，具有服务于人群并与人相互交往、理解的愿望。对就诊者和居民要有高度的同情心和责任感，全方位、无条件、不求回报地为居民服务是做好基层接诊工作的基本前提。

2. 娴熟的全科专业技能　全科医生把服务对象作为整体的人，而不是某一脏器疾患的就诊者，既善于处理常见病，又能对慢性病患者、高危人群、健康人群提供持续性的基层医疗卫生服务和保健，对急危重症患者准确快速地转诊至上级综合医院。在基层诊疗中物理诊断是基础。

3. 出色的团队合作能力　全科医生在基层是全科团队的核心，要充分发挥社区护士、公共卫生医生、社区工作者等团队成员在健康档案的建立、健康教育、慢性病随访中的作用。对急危重症患者要适时转诊，联合专科医师团队，发挥其应有的作用。所以，整合团队工作实力是保证基层卫生工作，尤其是基本医疗卫生质量的重要环节。

4. 全科临床思维　全科医生在基层诊疗中需考虑基层诊疗的特点，应用全科医生临床思维方式在诊疗中兼顾就诊者的社会环境、心理状况、家庭因素等社会关系构成，提供全人照顾服务。

5. 整体性、协调性、连续性、预防性的基层医疗卫生服务　全科医生不仅以整体观看待就诊者，还需要协调专科医生在内的全科团队服务。其连续性服务不会因某一疾病的治疗结束而终止，而是覆盖全生命周期、贯穿预防为主理念的个体化健康指导过程。

6. 扎根基层服务的能力 为了保证基层医疗卫生服务的质量和可持续发展，全科医生要具备在基层持续工作的能力。既要有科学的、孜孜不倦的学习精神，又要有在基层自我发展和持久发展的能力。能运用全科医生临床思维、循证医学方法，在实践中不断学习和提高。

7. 签约服务的能力 做一个好的签约家庭医生，要有较强的全科医生思维基础及对基层全科诊疗工作的热爱，把基层全科工作作为事业为之努力，也就是为中国的健康事业扎根基层。

二、全科医生的临床思维方式

随着人类疾病谱和医学模式发生了根本性的转变，单纯生物医学模式已经转变为生物 - 心理 - 社会医学模式。这就要求所有医生的临床思维方式要作出相应的转变，尤其是全科医生，自然应该关注患者或居民生物的、心理的、社会的各个层面的健康问题。

生物 - 心理 - 社会医学模式的提出改变了人们思考健康问题的方法，这种模式认为生物因素、心理因素、社会因素三者共同制约着人的健康和疾病。不仅要关注人的生物性，同时还要重视影响健康的心理因素和人的社会性，充分认识到环境因素、社会因素、心理因素对健康的综合作用。随着这种新的医学模式的诞生，健康的概念也随之发生变化，即"健康不但是没有身体的疾病和缺陷，还要有完好的生理、心理状态和社会适应力"。全科医学很好地体现了这种医学模式。

全科医学不是各学科知识和技能的简单组合，也不是临床医学、医学心理学、社会医学、医学伦理学等学科知识的应用拼凑，面对的问题不是临床医学中各个专科问题的相加，也不是各种疾病的集合，需要解决的不单纯是疾病的问题，还应该包括人的疾病之外的健康问题。因此，贯穿全科医学基层诊疗的始终是生物 - 心理 - 社会医学模式的整体医学观和系统思维观，这弥补了生物医学的不足。

全科医生以人为中心的照顾模式，要求在照顾患者中体现综合性、系统性思维和强烈的人文关怀。全科医生首先应该通过建立良好的医患关系改善患者就医和遵医嘱行为，在此基础上才能实现综合性、整体性、协调性、连续性、预防性的全面服务。

全科医生思维方式与照顾模式需要在基层医疗卫生服务中反复学习和演练才能熟练把握、应用。

三、全科医生基层诊疗案例解析

全科医生在基层诊疗接触的大多是常见病，下面就通过居民就诊过程阐述全科医生基层诊疗的特点。

案例分析

高某，女，59岁。5年前第一次到某社区卫生服务机构就诊，要求全科医生按照三级医院的处方开药。

问题1：全科医生的工作就是"看病照方开药"吗？

很多患者来社区卫生服务机构就诊的目的就是取药，那么全科医生的工作就是开药吗？答案必然是否定的。全科医生如果只是开药或仅仅建立健康档案、进行简单的健康教育等，就不是一个合格的全科医生。从患者走进全科诊室，诊疗服务过程就应该开始了。

全科医生应该如何在诊疗中体现全科临床思维呢？不同的全科医生有不同的方法，针对不同人群也有不同的措施。高某第一次到社区卫生服务机构，从处方的药物名称全科医生了解到高某是一位诊断明确的慢性病患者，但她本人并不知道在三级医院就诊和到社区卫生服务机构就诊有什么区别。最好的办法是通过全科医生良好的沟通技能、精湛的全科医疗技能，"推销"自己，让患者感受到社区卫生服务机构管理慢性病与三级医院诊疗的不同，全科医疗服务和专科医疗的不同。

"从您的处方看，您以前患过高血压、糖尿病还有脑梗死？"

"是的，好多年了，你给我开药就行了，问那么多干什么！"

"论年龄我得称呼您一声阿姨，就称您为高阿姨吧。高阿姨，别着急，您先坐会儿，既然来了，待会儿我给您量个血压。"

"不用，我家有血压表。"

"那您近期测量了吗？"

"没有。"

"呦，血压表'病'了？还是'睡着了'？您这高血压是怎么发现的？"

几句看似与邻居大妈闲聊家常的语言，一下子拉近了医患之间的距离，通过与高某的交流了解到，患者40年前妊娠时发现血压高，最高达160/90mmHg，由于无症状而未就医；有时头晕测量血压大多数在150/90mmHg左右，30年前其爱人因意外去世后，血压明显升高，最高曾达200/110mmHg，仍未规律服药、监测血压。20年前单位体检发现血糖增高，在某三级医院多次检查空腹血糖7~9mmol/L，餐后2小时血糖8~12mmol/L，确诊为2型糖尿病，但一直未服药。16年前，因"头晕、视物模糊"住院，确诊为"左侧中脑梗死"，住院治疗恢复较好，除略有言语不流利外，未遗留明显后遗症，出院后规律服用阿司匹林每日1次，每次1片（100mg），硝苯地平控释片每日1次，每次1片（30mg），贝那普利每日1次，每次1片（10mg），血压控制在150/90mmHg左右，规律服用阿卡波糖每日3次，每次1片（50mg），糖化血红蛋白（HbA1c）控制在6.8%~7.3%。

通过全科医生的询问，还了解到高阿姨的生活方式：她平时很少运动，朋友少，基本不参加同学或单位同事的聚会；其爱人因意外去世后，情绪一直处于低落状态，她又是所在单位的负责人，工作繁忙，独自照顾孩子，更无暇顾及自身健康；即使单位有定期体检，也没有医生长期关注她的血压、血糖等健康方面的问题，更没有人关注她的心理问题和工作、家庭带来的社会生活双重压力，最终出现脑梗死。她不久前已经办理了退休手续，工资待遇与退休前没有太大差别；孩子已成年，有比较稳定的工作；家庭其他成员和同事都比较关心她的健康。脑梗死出院后她也比较关心自己的健康问题，买了血压计，有时测量血压，同时按照出院时的药物治疗方案坚持服药，但因独自生活，饮食不规律，每日餐数不定，每餐量也不定；出院后每个月到三级医院门诊复查，同时挂3个科的号，但排队时间长看病时间短，未能充分与医生沟通，虽然患高血压、糖尿病多年，但有关防治知识了解甚少。

随着对病情的深入了解，言语交流的增多，高某对这位全科医生产生了好感，说话不再那么尖刻了。

"我能为您做体检吗？""可以啊。"高某非常配合地解开了衣扣。客观检查情况如下：

血压150/90mmHg；言语欠流利，伸舌无偏斜；颈动脉听诊未闻血管杂音，双肺呼吸音清，心界不大，心率84次/min，心律齐，各瓣膜听诊区未闻及病理性杂音；腹软，肝脾未触及；双下肢不肿；生理反射对称存在，未引出病理反射。双侧足部皮温及足背动脉搏动未见异常。

"您慢点下床，我给您开药。"

此时，高某主动将近期在三级医院检查的报告递给全科医生，辅助检查结果：空腹血糖7.9mmol/L（参考值＜6.1mmol/L），餐后2小时血糖10.2mmol/L（参考值＜7.8mmol/L），HbA1c 7.3%（参考值＜6.5%），甘油三酯（TG）1.73mmol/L（参考值0.45～1.71mmol/L），总胆固醇（TC）8.16mmol/L（参考值3.37～6.48mmol/L），低密度脂蛋白胆固醇（LDL）5.06mmol/L（参考值1.81～3.35mmol/L），高密度脂蛋白胆固醇（HDL）0.98mmol/L（参考值1.03～1.55mmol/L）；肝功能、肾功能未见异常；尿微量白蛋白阴性；心电图、腹部超声未见异常。

全科医生在基层诊疗过程中，首先应与患者在情感上有交流与传递，几句闲聊家常的语言拉近了医患之间的距离。还要有娴熟的全科问诊技能，才能充分了解病史，掌握患者及家庭社会信息。所以全科医生除了"看病照方开药"，还要从心理、社会因素方面全面了解就诊者。

问题2：全科医生在接诊中怎样进行医学评价？

高某40年前出现妊娠高血压，此后血压一直没有恢复正常，未规律服药，如果有医生提醒她定期测血压，必要时开始药物治疗，相关并发症就可能不发生、少发生、晚发生。其原因是生物医学模式关注的是本专业的问题，只负责就诊这一时段的问题，而很少注意其他专科的问题和患者的持续性健康维护；当出现新的合并症——2型糖尿病时，由于专科的局限性，对涉及其他专业的知识认识不足，也没有及时给予系统治疗和全面照顾，最终导致左侧脑梗死的发生，出现机体功能的严重损伤。生物医学模式将人分割为系统、器官，各专科负责本专业范围内的疾病问题，没有用整体观关注患者的全部问题。同时，医患关系的疏离，导致专科医生很少关注其他专科的问题。从中可以看出"生物医学模式"的局限性，不能全面评价患者的健康问题。

从全科医生采集病史过程可以看出管理慢性病患者，首先要详细了解患者的问题，疾病发生、演变过程，包括患者症状，诊疗过程、病情监测结果，既往用药情况，靶器官是否损害；其次是全面的体格检查和必要的辅助检查。根据收集的信息，作出全科医生的诊断，制订并实施合理的治疗方案，这种针对患者的生物医学模式评价，与其他专科医生的接诊内容是相似的。但作为全科医生，还应该继续深入了解患者其他与健康问题相关的情况，如：生活方式，包括饮食情况，每日主食量、辅食量，饮食习惯等；运动情况，运动强度，包括运动持续时间、运动方式、运动量评估（心率或自我感觉）；烟酒嗜好等；是否遵医嘱及心理状况、工作环境、社会环境、家庭环境等。全面的病史与健康问题相关的资料是进行医学评价的基础。这位全科医生在采集病史的过程中就是运用了生物-心理-社会医学模式。

全科医生通过引导，从高某琐碎的叙述中基本了解了患者的病史，不仅了解了高某的疾病，同时也关注到她的心理问题及家庭生活变故对她的影响。这一过程体现了全科医生需要关注的不仅是患者的疾病问题，心理、生活压力、社会关系等所有可能影响到健康的问题也都应给予足够重视。全科医生应具备三种眼光：用"显微镜"发现患者身体器官上可能的病灶；用"肉眼"审视面前的患者，了解其患病的体验；还要用"望远镜"观察患者的身后，了解其社会情境（背景）情况，从整体角度、综合地考虑疾病和健康的问题。

全科医生给予高某问题的评价：

1. 疾病诊断明确 高血压3级（高危）+2型糖尿病+脑梗死+血脂异常（按照《中国高血压防治指南（2009年基层版）》高血压危险度分层为高危）

2. 目前存在的健康问题

（1）存在的危险因素：运动少，饮食不规律，未定时定量。

（2）目前疾病的状态：血压控制不佳，血糖控制也未达标，血脂异常。

（3）尚未发现心、肾、神经病变，是否存在眼底病变不详。

（4）患者综合评估：防病知识少，但文化水平较高，依从性好，能遵医嘱服药，丧偶，独子已成家，进入空巢期，家庭可利用资源不多，无社会压力，是否存在心理问题还需进一步评估。

"您是在我们小区居住吗？我想给您建一份健康档案并进行家庭医生签约，以后在我们这儿看病的资料、接受其他健康管理服务的情况全部记录在健康档案中，您随时可以查找您的健康记录，我作为您的家庭医生还可以为您提供出诊服务，建立家庭病床，可以吗？"

征得高某的同意后，全科医生为她建立了健康档案并签订了家庭医生服务合作协议。同时，对她的心理状况进行评估，当时她诉说爱人去世时的语气已经比较平静，抑郁自评量表（SDS）和焦虑自评量表（SAS）得分均在正常范围。

"高阿姨，经过检查，您的血压、血糖均未达到控制目标值，血脂异常，下一步先帮您解决2个问题，可以吗？""第一是进一步检查您的眼底及测眼压；第二是调整综合治疗方案。"

全科医生基层接诊中运用生物 - 心理 - 社会医学模式，全面评估患者，以求制订出最佳治疗方案，提供全人照顾服务。

问题3：全科医生如何实现对患者的全面照顾？

1. 解决当前的问题 全科医生虽然提供的是全面健康服务，但解决患者当前关心的主要问题却是取得患者信任的切入点。解决临床问题的能力是全科医生的基本能力，需要系统的全科培训和在临床实践中不断积累经验。全科医生只有掌握常见病、多发病的基本诊治方法，急危重症的识别、初步处理和转诊，以及慢性病的规范管理方法，才能为患者提供全面、系统、连续、可及的全人照顾服务。

高某"左侧中脑梗死"出院后规律服药，但血压一直在 150/90mmHg 左右，血糖也控制不良，HbA1c 7.3%，需要首先解决的问题是控制好血压、血糖，重新制订综合治疗方案。先调整饮食、运动等非药物治疗方案，开出饮食、运动处方，经正规的饮食、运动治疗，观察血压、血糖值是否达标，必要时再调整药物治疗，达到相关指南的要求。其次请康复医生指导语言训练，并确定下次随访时间。对于在随诊过程中出现的新问题（如眼底视网膜病变）或一些临时性问题（如上呼吸道感染、小外伤等），也需要积极处理。通过解决高某当前存在的问题，建立起良好的医患关系，切实改善患者就医和遵医行为才有可能实现全科医生的全面照顾方式。

2. 全面照顾方式 全面照顾要求全科医生不仅要掌握常见病、多发病的知识，还要了解心理学、社会学和人文学等方面的基本知识，从各方面充分了解服务对象，熟悉其生活、工作、社会背景和个性类型，乃至健康信念，以便提供有针对性的、适当的服务；让服务对象充分知情，积极参与到诊疗活动中；对服务对象的愿望和需求应答准确及时；加强医患双方的交流，提供有效咨询与帮助，鼓励患者反馈信息并认真听取他们的意见；维护患者的尊严等。在建立良好的医患关系基础上，全科医生才有可能提供综合性、整体性、协调性、连续性、预防性的全面服务。

（1）综合性服务：指不分年龄、性别，不论疾病属于哪一类型或哪个阶段；服务内容包括医疗、预防、保健、康复；服务层面包括生物、心理、社会三个方面；服务范围包括个人、家庭、社区。

（2）整体性服务：患者是一个完整的人，其各器官系统间、躯体与精神间、机体与环境间、个体与家庭和社区乃至整个社会间都有着密不可分的联系；全科医学超越了临床各专科间及与心理学、社会学等学科间的界限，并非相关学科的简单综合；只有具备整体医学观的全科医生才能提供这种全面的健康服务。

（3）协调性服务：包含三个层面。全科医生作为基层医疗卫生服务团队的协调者，通过协调团队不同成员的作用提供整体性服务，如护理人员提供基本社区护理服务和健康教育等，公共卫生人员提供预防保健服务，康复人员提供适宜的康复训练指导；全科医生及其团队可以在社区解决大部分健康问题，但总有一些问题不能解决，需要适时将这部分患者转往适当的专科医生处，由专科医生提供更进一步的专科治疗，全科团队也应包含专科医生团队的服务；全科医生还需要利用社区内外的一切资源，解决诸如群体健康促进、社区环境改造等，因此也是各种资源的协调者。

（4）连续性服务：狭义地讲是指一位医生连续为某位患者治疗某种疾病，广义来说是指全科医生与患者之间的关系是连续的，其对维护和促进个人及其家庭健康的责任是连续的。这种连续性不因某一疾病的治愈或转诊而终止，不受时间、空间的限制，甚至与是否患病无关，从疾病的发生、发展到治愈、康复，从个人的出生、成长、衰老到死亡，从家庭的建立、新成员的出现和成长、子女离家、空巢直至家庭解体，这种关系是持续的。

（5）预防性服务：不仅是预防传染病或者预防患者现患疾病的并发症、合并症出现，更是提供全面的预防服务。预防生命周期各阶段可能出现的疾病与健康问题，预防疾病可能引起的心理问题和社会适应问题，同时关注个体疾病对家庭其他成员的影响，为家庭成员提供预防指导。

高某的问题如果在综合医院就诊，至少需要同时挂 3 个科室的号：心内科、内分泌科、神经内科，而在社区卫生服务机构，一位全科医生即可以解决这些问题，当然经过规范的综合治疗，血压、血糖值仍未达标或又出现新的临床症状，全科医生会及时给予转诊。同时，还可以通过建立良好的医患关系为其提供健康指导和心理支持；针对脑梗死的后遗症，推荐一位社区康复医生提供针灸、推拿及功能恢复训练等康复服务；参加免费的健康教育活动，由社区护士给予饮食、运动等非药物治疗指导；当出现一些其他问题如牙缺失、更年期症状等，及时予以指导和转诊。由全科医生及其团队提供的不仅是涉及多学科、多阶段、多层面的综合性服务，更重要的是把患者作为一个"整体"提供协调性、连续性、预防性照顾。

"这是您的药物处方和饮食、运动处方，请交费后凭处方到药房取药，饮食、运动处方请交护理组，她们会安排干预措施。如有问题及时来这儿找我就诊，有困难时我可以出诊，我的电话是 136……回家后别再让您的血压计、血糖仪'睡大觉了'，按照我给您的表格记录测量的血压、血糖值，如病情平稳咱至少 3 个月见一次面，一年 4 次面对面交流，见面时带上您的血压、血糖记录单。护士给您治疗时还会监测您的血压、血糖。最近健康教育课的内容是糖尿病系列讲座'2 型糖尿病患者的自我监测'，上课前我们家庭医生团队护士会通知您，欢迎您参加！"

案例中的全科医生本着以人为中心的理念，以生物 - 心理 - 社会医学模式进行评价，以恰当的语言和娴熟的基本医疗技能，将一位简单取药的慢性病患者转变成为社区卫生慢性病规范管理的"忠实顾客"。同时，糖尿病、高血压、心脑血管疾病等慢性病都有一定的遗传相关性，需要指导家庭其他成员改善生活方式预防疾病的发生，定期体检及时发现异常情况。高某的祖父很早去世，具体死因不详；祖母因"脑出血"去世；高某的父亲 53 岁时因"肺癌"去世；其姑姑于 48 岁时发现"2 型糖尿病"，52 岁时因"脑梗死"去世；其母今年 86 岁，身体健康；高某有 1 个哥哥 33 岁时发生"脑出血"，大妹妹 57 岁时诊断为"2 型糖尿病"，小妹妹 53 岁时发现"2型糖尿病"、55岁出现"心肌梗死"。根据高某的家庭情况绘制家系图,见图1-1-1。家系图显示,高某家族有明显的糖尿病和心脑血管病聚集倾向,可能与遗传因素有关;而其爱人家族亦有2型糖尿病和心脑血管病家族史,其儿子是糖尿病和心脑血管病遗传高危人群,需要家庭医生团队护士及公共卫生人员加强监测和健康指导。

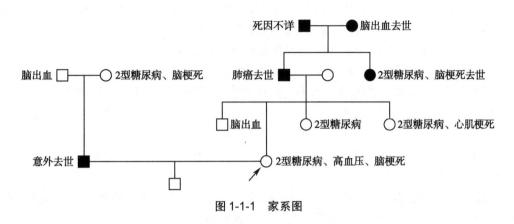

图1-1-1 家系图

案例分析

宋某,男,48岁。因"难受1小时"由他人搀扶走入某社区卫生服务中心。

问题1:患者当前的问题是什么?

中年男性需要在他人帮助下才能行走,什么原因?映入眼帘的一切,全科医生大脑第一反应是"急危重症"。有哪些急症会立即危及生命?放下手中的其他工作,以最快的速度应对这位"难受"患者,"六官"总动员,眼观神色、面色、唇色、呼吸频率;鼻闻呼出气体有无特殊气味;简单询问病史;耳听患者的回答;检查生命体征、快速血糖、心电图结果……大脑迅速启动思路,在短时间内将所得的信息及平时储存的信息综合集成为一个整体,作出判断,这是对全科医生处理急症患者的要求,时间就是生命,必须争分夺秒。这就要求全科医生具有迅速把握疾病整体特征的能力和抓住疾病关键特征的能力,这些能力是以知识广博、实践经验积累为基础的。

"心电图显示Ⅱ、Ⅲ、aVF导联ST段明显抬高,Ⅰ、aVL导联ST段压低""急性下壁心肌梗死!快!开通静脉通道,生理盐水100ml,注意速度,暂不加其他药物,吸氧,口嚼阿司匹林0.3g,准备心电监护器、简易除颤器、简易呼吸器,监测生命体征,通知120急救车、通知最近的医院心内科、通知家属,告诉其他候诊患者暂时等候……"在全科医生一连串的指令下,全科工作人员按照急诊急救演练的预案,有条不紊地履行各自职责。医生弯下腰低声说"宋先生,心电图显示您的心脏出了点问题,我们正在联系急救车直接送您到上级医院,您不要着急,我们会一直陪伴在您的身边,有不舒服时请告诉我们,好吗?"从家属只片语的叙述中获悉,患者既往有糖尿病,自己不在意,服药不规律,从事推销工作,经常在外就餐、陪客户喝酒,作息时间不规律,吸烟20年,从不听家属劝告,越来越胖。

"生命体征尚平稳,急救车已到。"全科医生随急救车将患者直接送入最近的上级医院心内科监护病房(coronary care unit,CCU)。

两天后电话随访家属,患者已脱离危险期。第十天患者出院。两周后在家属及子女的陪同下,持上级医院出院后医嘱,再次来到社区卫生服务机构。

问题 2：如何做到对患者的连续性、协调性、预防性全面照顾？

要实施对患者的全面照顾，首先要了解患者目前最需要什么，全科医生又能提供什么帮助。

1. 解决患者目前的问题　患者大病初愈是进行健康教育的最好时机，作为全科医生团队应该做些什么？首先掌握冠心病二级预防的 ABCDE 原则，其次了解患者目前的问题或困惑，调动患者自我管理的潜力，并动员家属共同参与健康管理。

"宋先生，您好！祝您康复！您今后有什么打算吗？还抽烟吗？"

"住院期间医生就让我戒烟，从那以后 2 周没抽烟了。"

"祝贺您戒烟了，那请您的孩子作为您的戒烟监督员好吗？我非常能理解您现在的想法，目前医疗条件那么好，又有您爱人及子女的关爱，您一定会如愿的。如您相信我，我愿意尽力帮助您。"

"那我为您建一份健康档案，将您的病情及以后的健康状况记录在健康档案中，我们再来共同制订今后的治疗计划。"

于是一份居民健康档案、家庭健康档案和综合治疗方案产生了。所有治疗计划既要有原则性，又要有"特殊性"，是完全"个性化"、可以实施的方案。

2. 全面照顾方式　应体现全科医学以人为中心，综合性、连续性、可及性、协调性、预防性照顾。由全科医生团队实施。

（1）基层医疗技术支持：全科医生重点负责病情观察、药物使用，督促患者定期随访及评估健康状况，发现新问题及时处理等。社区护士重点关注健康知识的教育，不良生活方式的指导，根据患者身高、体重、从事劳动强度计算每日应摄入热量，教会家属食物等量交换方法；根据出院诊断，全科医生判断心功能等级，制订运动处方，循序渐进增加运动强度。必要时请全科团队的专科医生给予会诊、指导。

（2）心理支持：全科医生可以进行最基本的心理健康指导，同时消除患者心理上"心肌梗死后"的阴影，使其保持愉快的情绪，积极配合治疗，主动参与各种有益于身心健康的体育活动。

（3）家庭支持：利用家庭资源管理患者的健康是全科医生应掌握的技能之一，在指导患者的同时，激发家属对患者的爱，充分调动家庭其他成员的主观能动性，对他们进行健康知识教育和必要的技能指导，由家属承担家庭保健员的作用，督促患者做到每日饮食定时定量，合理搭配，与患者一起进行运动锻炼，提高患者对运动疗法的兴趣并使其保持恒心。

（4）社会支持：定期在社区举办健康教育讲座，通知患者及其家属参加；通过居委会和基层社团组织在社区张贴健康画报，宣传健康理念，倡导健康生活方式；特殊活动日如高血压日、糖尿病日，在社区开展免费测血压、测血糖等活动，促进大众的健康。

经过一段时间的休养、康复治疗，宋先生重新走上工作岗位，定期到社区卫生服务机构复查，一家人和睦幸福。宋先生成为社区卫生服务机构的义务宣传员，用他的亲身经历告诉身边的人，珍爱健康，珍惜生命，从健康生活方式开始。

通过以上案例可以看出，全科医生是全科团队的核心，需要运用生物 - 心理 - 社会医学模式全面评价患者，在基层诊疗过程中要有强烈的人文情感，娴熟的全科专业技能，出色的团队合作精神，提供连续性、协调性、预防性的全人照顾。因此，扎根基层服务的能力是根本。

（杜雪平）

第二节　全科医生基层接诊

全科医生在基层医疗卫生机构工作,基层接诊体现全科医生的临床能力。全科医生基层接诊中要充分体现全科思维、人文关怀,强调以人为中心的沟通手段,以问题为导向的临床思维模式,同时有人格化的环境设施为保障,才能有效地完成基层接诊工作。

一、问诊技术

问诊是全科医生应该掌握的核心技能,也是最基本的诊疗技术之一。问诊的质量不仅影响所收集资料的完整性和准确性,也影响基层医疗的诊断和治疗的准确性,以及居民或患者的满意度,甚至影响社区卫生资源利用的合理性。高质量的问诊技术可以减少疾病误诊发生率,全科医生与患者或居民有效沟通、建立良好的医患关系,可以增强患者或居民对全科医生的信任。

(一)以人为中心的沟通手段

全科医生基层接诊既要有娴熟的全科专业知识、较强的全科专业技巧和全科专业技能,又要有良好的以人为中心的沟通手段。

1. 慢性病患者疾病伴随终身,要用毕生的时间控制疾病、稳定病情及缓解残障问题。在这种情况下,其所承担的患者角色将是永久性的。一名全科医生应理解患者角色,在基层接诊中由以病为中心转变为以人为本的全科思维。

2. 全科医生面对的患者往往不是患有一种疾病,而是两种或多种疾病,特别是老年患者通常患有多种慢性病。从医学技术层面要求全科医生具备广泛的全科医疗技能、医学理论知识,全面地收集居民或患者的信息、综合分析和评价、正确诊断、提供全方位的整体医疗卫生保健服务。

3. 用心去倾听和用心去感受　全科医生对疾患的理解与患者达成一致。对医生来说,疾患可能只是一种疾病概念而已,而对患者来说,疾患是个人生活中经历的一种深刻的、痛苦的体验。所以,让患者了解疾病知识的同时,全科医生也应该了解患者的患病体验,只有这样,医生才能真正理解患者的躯体病痛与心理痛苦,医患之间才能达成默契。要善于倾听,聆听患者诉说是全科医生对患者的最好的接受、同情和关心。更要"用眼睛倾听""用心去理解""用关爱去医治"。

4. "立体的"或"全方位"的思维方式　医生应关注患者未明确说出的担心。比如,心脏病后我能重新工作吗?我的肺炎会传染给我的家人吗?全科医生应当具有三种眼光:用"显微镜"检查患者身体器官上可能的病灶;用"肉眼"审视目前的患者,了解其患病的体验;还要用"望远镜"观察患者的身后,了解其社会背景。将这种思维方式与患者的社区卫生需求联系在一起。

5. 个体化问诊　根据其不同家庭和个人现状、不同经济基础、不同社会背景和文化程度,对患者用不同的方法进行有针对性的问诊,使患者既保持安全、舒适,又感到心情舒畅。

6. 不要忽略"微笑"　即使时间紧也要在患者进诊室后友好地打招呼,称呼患者的名字,而不是看病顺序的阿拉伯数字,并且介绍自己,医生的微笑会让患者放松,这是一个好的开始。

7. 在接诊中保持目光接触　目光接触是融洽的情感交流的一部分,全科医生的目光应流露出同情、关爱和理解。

全科医生在日常诊疗过程中以高度科学性和艺术性负责式服务的身份出现,才可能胜任基层接诊工作而赢得居民或患者的满意。

（二）人格化的服务环境设施

1. 全科诊室灯光柔和,整洁卫生,布置宁静、优雅,而且有健康教育资料、报纸、杂志等,有的诊室还可以有专供儿童游戏的地方。

2. 尽可能提供圆角办公桌,拉近全科医生和患者之间的距离。计算机、医生和居民患者之间应是相等距离。

3. 保护居民和患者的个人隐私,提供一人一室的接诊环境。

4. 给居民和患者体格检查时,接诊医生手法轻柔、语言和蔼,检查器械温暖,尽量舒适(注意用手捂热听诊器头部再进行听诊等)。

（三）以问题为导向的全科思维模式

基层接诊的问诊有开放式问诊和封闭式问诊两种方式。有效地收集患者信息的方法是采用开放式问诊方法,使患者有机会陈述并暴露问题;而封闭式的问诊方式会使得医生把注意力集中于所假设的疾病上。

开放式的引导涉及以下几个方面:①问题发生的自然过程;②问题所涉及的范围;③患者的因果观和健康信念描述;④患者的需要和医生的期望。见表1-2-1。

表1-2-1 开放式提问示例

封闭式问题	开放式问题
症状什么时候开始的?	请从头讲起,症状的发生发展
你的症状随时间发生而发展吗?	随着时间的推移,你的症状是如何变化的?
是锐痛还是钝痛?	请尽量准确地描述你的疼痛
疼痛影响你的睡眠了吗?	你的睡眠如何?
为了缓解疼痛,你在家中服过药吗?	为处理疾病,你能陈述所采取的措施吗?
家中有高血压或糖尿病病史吗?	能讲述你家族中糖尿病的问题吗?
你吸烟吗?	能叙述你的家庭中一年来的吸烟情况吗?
你同妻子的感情好吗?	这个问题对你家庭的其他成员有什么影响?

在全科医生接诊服务的过程中,服务的居民或患者主要分为3类:健康人群、慢性病患者、急危重症患者。对不同的人群,根据需要收集信息资料的不同采取不同的问诊方式。

第一类:健康人群问诊

健康人群的问诊内容见第六章第一节"居民健康档案的建立与管理"。由于健康档案的内容是固定的格式,主要采用封闭式问诊方法。问诊内容包括:

1. 基本信息 ①身份识别:姓名、性别、出生日期、身份证号码、国籍、籍贯、民族、婚姻状况、文化程度、户籍类型、所属派出所、家庭住址、邮政编码、电话、邮箱、职业、工作单位;②医疗保险信息:医药费用类别、医疗保险编码、定点医疗单位;③特殊人群类别:低保居民、特困居民、残疾居民、空巢老人、家庭医生签约居民、慈善卡居民、传染病治愈居民等。

2. 健康信息 个人病史、家族病史、药物与食物过敏史。

3. 行为习惯 ①吸烟史:是否吸烟(是;否;已戒)、吸烟日期、戒烟日期、吸烟量(少量:1~4 支/d;偶尔:<3 支/周;≥5 支/d)。②饮酒史:是否饮酒(是;否;已戒)、饮酒类型、饮酒

量、饮酒频率、戒酒日期。③体育锻炼：锻炼频率（每日锻炼；每周 3 次以上；每周 1～2 次）、每次锻炼持续时间（<30 分钟；30～60 分钟；60 分钟以上）、锻炼类型（有氧运动、无氧运动）。④饮食习惯：偏甜、偏咸、偏油、偏素食、偏辛辣等。⑤睡眠习惯：每日睡眠持续时间，有否入睡困难、早醒、梦游等。

第二类：慢性病患者问诊

主要包括：

1. 健康人群的问诊内容。

2. 现患病问题、慢性病问题　①危险因素；②疾病发生、发展、诊断与鉴别诊断、防治、转归、并发症发生的过程。

3. 遵医行为。

4. 患病感受　疾病对心理的影响。开放式问诊为主，结合封闭式问诊收集病史信息。

下面以高血压为例，阐述问诊收集现患问题、慢性病问题等问诊内容信息。

（1）危险因素：①高钠、低钾膳食；②超重和肥胖，活动量少；③饮酒；④精神紧张；⑤缺乏体力活动；⑥高血压和心血管疾病的个人史或家族史、血脂异常的个人史或家族史、糖尿病的个人史或家族史；⑦吸烟习惯。

（2）器官损害症状：①脑和眼，头痛、眩晕、视力下降、感觉及运动缺失等；②心脏，心悸、胸痛、气短、踝部水肿；③肾，口渴、多尿、夜尿、血尿；④外周血管，肢端发冷、间歇性跛行。

（3）既往降压治疗：所用药物及其疗效和副作用。

（4）个人、家庭和环境因素：全面的病史采集极为重要，应包括以下内容。①家族史：有无高血压、糖尿病、血脂异常、冠心病、脑卒中或肾脏病的家族史；②病程：患高血压的时间、血压水平、是否接受过抗高血压治疗及其疗效和副作用；③症状及既往史：目前及既往有无冠心病、心力衰竭、脑血管病、外周血管病、糖尿病、痛风、血脂异常、支气管痉挛、睡眠呼吸暂停综合征、性功能异常和肾脏疾病等的症状或病史及其治疗情况；④有无提示继发性高血压的症状。

（5）继发性高血压的指征：①肾脏疾病家族史（多囊肾）。②肾脏疾病、尿路感染、血尿、滥用止痛药（肾实质性疾病）。③药物：口服避孕药、甘草、甘珀酸、滴鼻药、可卡因、安非他明、类固醇、非甾体抗炎药、促红细胞生长素、环孢菌素。④阵发性出汗、头痛、焦虑、心悸（嗜铬细胞瘤）。⑤阵发性肌无力和痉挛（醛固酮增多症）。⑥生活方式：仔细了解膳食中的脂肪、盐、酒摄入量，吸烟支数，体力活动量；询问成年后体重增加情况。⑦药物致高血压：详细询问曾否服用可能升高血压的药物，如口服避孕药、非甾体抗炎药、甘草等。⑧心理社会因素：详细了解可能影响高血压病程及疗效的个人心理、社会和环境因素，包括家庭情况、工作环境及文化程度。

第三类：急危重症患者问诊

急危患者：有致命性的症状或损伤，极有可能猝死。常见的有心脏骤停；支气管哮喘持续状态；大咯血、呕血；抽搐、休克、昏迷；气道异物；多发伤、复合伤；急性中毒等。

重症患者：患者有疾病症状或损伤，极有可能加重或发生严重致命性并发症。

1. 问诊原则　由于急危重症患者发病突然、病情危重，甚至有神志不清、昏迷，无法进行病史采集。对于病情相对稳定的患者主要采取快速、简单、有效的封闭式问诊，有时需要大声呼唤问诊；对神志不清的患者以最短的时间判断生命体征，立即给予院前急救处理和转诊。

2. 问诊内容　主要包括：①急性或慢性病急性发作病史，即诱发因素和疾病发生、发展过程；②临床症状，即患者主观感受或察觉到的有别于正常功能或感觉的现象，提示某人有疾病或功能障碍，是就诊的主要原因。

二、体格检查

（一）重要性

1. 健康人群的体格检查，一是便于完善健康档案；二是健康体检也是各种疾病的筛查手段；三是为居民在今后的健康服务中疾病发生前后比较提供参考。

2. 慢性病患者接诊，全面体格检查和侧重典型体征，有利于正确诊断与鉴别诊断，有利于及时治疗和减少并发症、后遗症的发生，有利于慢性病管理。

3. 基层医疗卫生机构中实验室检查的设备不完善，势必要求全科医生更加仔细地进行体格检查，同时也要求全科医生具备精湛的视、触、叩、听技能，从而保障全科医疗的最大有效性和安全性。

（二）主要内容

1. 健康人群　包括身高，体重，腰围，臀围，体重指数（BMI），双臂血压，甲状腺触诊、听诊，心、肺、腹部及四肢检查。

2. 慢性病患者　在全面体格检查的基础上，重点包括测量血压和心率，必要时测定立卧位血压和四肢血压，测量体重指数、腰围及臀围；观察有无 Cushing 面容、神经纤维瘤性皮肤斑、甲状腺功能亢进性突眼征和下肢水肿；听诊颈动脉、胸主动脉、腹主动脉及股动脉有无杂音；甲状腺触诊、听诊；全面的心肺检查；检查腹部；四肢动脉搏动和神经系统检查（脑卒中重点）。

3. 急危重症患者　①急危患者：生命体征（意识、呼吸、脉率/心律、血压、体温）、痛觉试验、瞳孔反射；②重症患者：在生命体征相对稳定、痛觉试验和瞳孔反射正常情况下，等待转诊过程中进行心肺、神经系统等相关检查，并密切观察生命体征。

三、实验室检查

（一）健康人群

血常规、尿常规、大便常规、血糖、血脂（甘油三酯、总胆固醇、高密度脂蛋白、低密度脂蛋白）、肝功能、肾功能、心电图、腹部超声、胸部 X 线片。

（二）慢性病患者

常规检查、推荐检查项目必查，进一步检查项目可选做。

1. 常规检查　血糖、血脂（甘油三酯、总胆固醇、高密度脂蛋白、低密度脂蛋白）、肝功能、肾功能（血肌酐、尿素氮、尿酸）、血清钾、血常规、尿常规、尿微量白蛋白、心电图。

2. 推荐检查　24 小时动态血压、24 小时动态心电图、超声心动图、颈动脉（或股动脉）超声、餐后血糖（糖尿病必查）、糖化血红蛋白、检眼镜检查（高血压、糖尿病患者必查）、动脉僵硬度、胸部 X 线片、踝肱指数。

3. 进一步检查（专科范畴）　有合并症的高血压：脑功能、心功能和其他肾功能检查。继发性高血压：测定肾素、醛固酮、皮质激素和儿茶酚胺水平；动脉造影。肾和肾上腺超声。计算机体层摄影（CT）；头部磁共振成像（MRI）。

（三）急危重症患者

原则：①生命体征相对稳定的患者可进行血常规、尿常规、大便常规、血糖、血脂（甘油三酯、总胆固醇、高密度脂蛋白、低密度脂蛋白)、肝功能、肾功能、心电图、腹部超声、胸部 X 线检查;②生命体征不稳定、昏迷的患者,立即院前维持生命指征、转诊。

四、评估

(一)健康人群评估

1. 家庭评估

(1)家庭环境评估 ①室内整体环境:居室温度适宜,光线充足,布置简单,通风良好;②安全设施:厕所和浴室有防滑设施,坐便器旁有无扶手,尤其老年人居室必备。

(2)家庭结构、生活周期评估。

(3)家庭资源评估。

(4)老年人活动能力评估:躯体功能活动能力评估。

2. 家庭干预 根据家庭评估结果,给予有效的干预措施。

(二)慢性病患者评估

包括以下五个方面:

1. 临床表现。

2. 确定血压、血糖水平及其他危险因素。

3. 判断慢性病的原因(高血压也包括继发性高血压)和类型。

4. 寻找靶器官损害以及相关临床情况。

5. 脑卒中后遗症(包括肢体障碍、精神状态简易速检评分、生活能力评分、日常生活活动能力缺陷程度)。

(三)急危重症患者评估

根据生命体征评估和症状鉴别评估。

1. 极高危 随时有生命危险进行紧急处置。维持生命体征:吸氧、静脉输液、药物。全科医生不得离开患者,同时呼叫急救车立即转诊至上级医院。

2. 高危 有一定生命危险,需要分析。

3. 平诊 常规就诊。

案例分析:糖尿病患者问诊

全科医生:您好!请坐。(微笑地)

患者:我要开药。

全科医生:好的,为了给予您及家人连续性的服务,耽误您几分钟先建立健康档案好吗?

患者:好。

按健康档案信息要求,全科医生用封闭式问诊方式,完成个人健康档案和家庭健康档案的建立(见第六章第一节)。通过建立健康档案,了解其为医保患者,男性,54 岁,出租车司机,长期饮酒,每日 500g 白酒。无吸烟史。每周 2 次爬山运动。否认传染病史。无家族遗传病史。无药物食物过敏史。确诊 2 型糖尿病 5 个月。

(一)开放式问诊

全科医生:您目前怎样控制自己的血糖?

患者：我每天按时吃药，但是我觉得药物不太管用。

全科医生：那您说说吃药的情况。您除了吃药还有什么更好的方法吗？

患者：吃的药是盐酸二甲双胍，医生告诉我每天 3 次，一次 1 片，因为我早餐不吃饭，所以我改为中午、下午各 1 次，每次 1 片。我还通过运动（每周爬山 2 次）、饮食控制降低血糖。我吃的药可能作用小，能给我开些作用强的降糖药吗？

全科医生：您吃的药还有其他名字吗？（主要为了解二甲双胍的药物剂量，每个厂家的药物剂量不同）。

患者：好像是格华止。

全科医生：能详细告诉我，您的爬山和饮食控制经验吗？还有没有其他运动？

患者：没有其他的运动，每周六、日，早 5：30 起床，洗漱完毕，6：00 出门，我的运动量可大了，每次都得半天，中午才赶回家吃饭。我每天控制主食不超过半斤，很严格的。

全科医生（看着患者膨出的腹部）：除了喝酒还有其他嗜好吗？

患者：没有了。

全科医生（封闭式问诊）：您喜欢吃花生吗？饮食偏咸、偏辣，还是偏油？

患者：神了，您怎么知道！因为要控制饭量，我就吃花生。有时还用醋泡了吃，报纸上写的多吃花生对人体有益，特别是醋泡的花生，您也应该每天吃，加强身体保健。大夫告诉我控制吃盐，一天不能超过 6g，我还是超过一点，要不太淡了。油也加强控制了，不吃肥肉。

全科医生：给我具体讲讲您吃花生的方法好吗？

患者：每天都吃，喝酒、看电视、饿了都吃，我特别喜欢吃，一周买两斤。

全科医生：您认为自己的血糖控制不好，您的血糖情况能告诉我吗？

患者：当然好了！我喜欢跟大夫多说说我的情况，没想到社区大夫很耐心，大医院大夫不说这么多。我的血糖测过几次，大概是空腹血糖 9～11mmol/L，餐后血糖 11～17mmol/L。

全科医生：您是如何知道自己患有糖尿病的？

患者：我头晕，怕得脑血栓，到大医院看病，大夫检查出来的。

全科医生：能描述一下您头晕的情况吗？头晕的时间？您当时还有其他的不舒服吗？头晕之前有身体其他不适吗？比如经常口渴、皮肤瘙痒、大小便正常吗？

患者：头晕情况说不清楚，晕了半个多月。没有其他的不舒服，就是头晕，别人都说糖尿病患者吃得多、尿多，我没有，大夫说我糖尿病，开始我还不相信呢！

全科医生：能讲讲您被诊断为 2 型糖尿病的过程吗？

患者：我在大医院查了很多记不住了，一会儿回家拿给您看。

全科医生：您知道糖化血红蛋白吗？

患者：不知道。

患者目前糖尿病诊断明确，鉴别诊断相关问诊省略。

[病史信息分析]

第一，患者诊断明确，对防治糖尿病知识存在误区。其一，糖尿病饮食控制是减少进餐次数、控制主食，对饮食控制（总热量）的含义错误理解；其二，运动方法、强度、时间不科学；其三，降糖药物使用不规范；其四，糖尿病监测知识欠缺；其五，主观上重视慢性病控制，但由于对糖尿病知识匮乏的客观原因导致遵医行为不良（药物减量等）。

第二，不良嗜好——长期饮酒。

第三，糖尿病血糖控制未达标。

第四，患者为 2 型糖尿病，问诊是为早发现糖尿病并发症及其他合并症。

（二）体格检查结果

1. 一般情况　体温 36.7℃，脉搏 76 次 /min，呼吸 18 次 /min，左上肢血压 130/80mmHg，右上肢血压 120/70mmHg，体重指数 27kg/m^2，腰围 96cm。

2. 发育正常，营养良好，超重，全身浅表淋巴结未触及。头颅无畸形。巩膜无黄染，双侧瞳孔等大等圆，对光反射灵敏，听力粗试无障碍，伸舌居中，咽不红，颈软，甲状腺未触及肿大及结节，未闻及血管杂音。双侧呼吸运动对称，双肺听诊呼吸音清，未闻及干湿性啰音。心界不大，心率 76 次 /min，律齐，$A_2 > P_2$，各瓣膜听诊区未闻及杂音。腹平软，无压痛，上腹部及脐周未闻及血管杂音。双侧膝腱反射正常。

［体格检查结果与判断］

患者超重。因患糖尿病病史短，目前未发现有并发症。

（三）实验室检查

1. 建议患者提供在三级专科医院检查的化验及相关的检查结果，录入电子健康档案，完善全科诊疗病历。

2. 实验室检查　复查糖化血红蛋白；每个月监测空腹血糖、餐后血糖，6～12 个月复查肝功能、肾功能、血脂四项、空腹血糖、餐后血糖、糖化血红蛋白、尿常规、尿微量白蛋白及心电图、颈动脉超声和眼底检查。

（四）慢性病评估

1. 患者超重，饮食控制不规范，运动不合理、不科学，长期大量饮酒。

2. 客观上依从性差。

3. 血压、血脂正常，血糖未达标。

4. 未发现有心、脑、肾、眼及血管等靶器官损害。

（五）纳入糖尿病社区规范管理（见本书第三章第二节）

全科医生基层接诊要将全科医学人文精神融入日常工作，踏踏实实地从基层实践做起，从基本功做起。全科医生基层接诊看到的不仅仅是患者的"疾病"，而面对的是"整体的人"。全科医生必须重视问诊与患者沟通交流，更要重视视、触、叩、听及医疗基本知识和技能的运用，从而通过全科医生接诊，扩大服务人群，在基层医疗卫生服务中将大部分居民的健康问题解决。

（杜雪平）

第三节　基层药物治疗

全科医生基层接诊在进行药物治疗时，首先要了解国家基本药物政策，掌握基层用药特点和基层用药注意事项。因病施治，重视抗菌药物合理使用，并及时监测药品不良反应，提升广大全科医生基层用药的适宜性、准确性和时效性。

一、国家基本药物政策

（一）基本药物概念与实施背景

20世纪70年代中期，世界卫生组织（WHO）针对多数发展中国家医药资源不足，医疗保障体系不健全的情况而提出基本药物概念。1997年WHO颁布第一版《基本药物示范目录》作为发展中国家制定本国基本药物目录的参考。1981年WHO成立基本药物行动委员会，并制定基本药物行动计划（Acting Programme on Essential Drugs），加强对发展中国家实施基本药物政策的技术支持，强调基本药物政策应视作国家卫生政策的一部分。

国家基本药物是指一个国家根据国情，从临床应用的各类药品中遴选出疗效可靠、不良反应较轻、质量稳定、价格合理、使用方便的药品。基本药物制度涉及生产、供应、使用各个环节，是国家药物政策的核心内容。

（二）我国实施基本药物情况

我国根据现阶段基本国情、疾病发生状况、用药特点，把建立和完善国家基本药物制度、保障公众基本用药作为深化医药卫生体制改革任务之一。卫生部等有关部门于1992年颁布了国家基本药物工作方案，1996年完成基本药物品种目录的遴选工作。国家基本药物是国家药典及国家药品标准收载的品种和国家卫生健康委员会、国家市场监督管理总局批准正式生产的新药和批准进口的药品。基本药品目录在执行中实行动态管理，在保持相对稳定的基础上，根据国家医疗、预防、保健的基本用药实际情况，有计划地定期进行调整，将一些符合条件的药品纳入目录，将条件相对不足的品种从目录中调出，以满足临床疾病防治和卫生保健的需要。

二、药品分类管理

国际上多数国家，通过立法对药品实行分类管理，即按药品的药理性质、临床应用范围及安全性等特征，将药品区分为处方药和非处方药两类。处方药（prescription-only medicine，POM）指必须凭执业医师处方才能在正规药房或药店调配、购买和使用的药品；非处方药（over-the-counter drugs，OTC）指经国家按一定原则遴选批准，不需凭执业医师处方，消费者可自行购买和使用的药品。

（一）药品分类管理的意义

1. 规范临床用药行为，保障临床用药安全　实行药品分类管理，国家市场监督管理总局将药理作用大、用于治疗病情较重的疾病、容易产生不良反应的各类药品限定为处方药。购买、使用处方药，须凭执业医师处方并在医师的监护指导下使用。如抗生素类药品、治疗心血管疾病的主要药品、激素类药品、生物制品、各种注射途径应用的药物均属于处方药范畴。

2. 为实现自我药疗提供基础　WHO提出到2000年人人享有卫生保健的目标，强调自我护理、自我药疗是保障人人享有卫生保健的措施之一。实行药品分类管理，为人民大众实行自我药疗提供了安全用药基础。

3. 有利于实行医疗费用国家、集体和个人分担的原则　我国实行的医疗保险制度为广大人民群众提供医药费用的部分补偿，这种补偿用于需要在医院治疗的患者、有较重疾病的患者。一般头痛、消化不良等，可依靠自我药疗解决，自行承担药品费用。这种按疾病性质分担医药费用的原则有利于巩固医疗保险制度。

4.有利于提高整体医疗质量 通过实施药品分类管理,一些患者可自我处理的病症可通过自我药疗解决,不必去医院就诊,为患者节约时间的同时避免医院就诊人员拥挤,也有利于确保医务人员有更多的精力解决临床疑难重症,提高医疗服务质量。一些常见病的症状可以到基层医疗卫生服务机构咨询,找签约家庭医生诊治。

(二)非处方药遴选原则

1.非处方药仅适于由患者作出自我处理的轻度病症,该类药品临床应用时药理作用迅速而明显,易被患者感知,不致干扰对患者所患严重疾病的诊断。

2.该类药品应不含有毒性或依赖性作用的成分,不引起药物依赖。并具备从体内消除较快的药动学特征。药品安全率高,不致诱发耐药性或抗药性,一般不必在医务人员监护下使用。该类药品应是供口服、外用或吸入等途径应用的方便制剂。

3.药品的标签说明或说明书内容准确明了,通俗易懂,包括解热药、镇痛药、感冒药、镇咳祛痰药、胃肠疾病用药、驱肠虫药、抗过敏药与抗眩晕药、维生素与矿物质等药品。

(三)非处方药的管理与注意事项

1.处方药与非处方药的选定 两类药的选定具有相对性,可依条件而转换。当一种处方药经长期临床实践证明其安全性高,药效明显,可由民众自行掌握应用,该药品就有可能被选定为非处方药品。

2.药品分类管理与广告 我国药品管理法规定,禁止在大众传播媒介和公共场所发布处方药广告,非处方药品广告必须经国家市场监督管理总局药品监督管理部门审查批准。

3.非处方药的专用标识及警示语 非处方药的专用标识为OTC,甲类非处方药的专用标识为红色,乙类非处方药的专用标识为绿色。处方药的警示语为"凭医师处方销售、购买和使用",非处方药的警示语为"请仔细阅读药品使用说明书或在药师指导下购买和使用"。

4.非处方药的潜在不良反应 非处方药具有高度的安全性,是指与处方药相对而言,事实上非处方药中不少药品仍有不容忽视的潜在不良反应。应对民众开展卫生宣教,让广大非处方药消费者认识到非处方药也应重视合理选药、重视自我用药反应,按照说明书规定的用法、用量使用,避免潜在不良反应发生。

三、基层用药注意事项

(一)抗菌药物的合理使用

抗菌药物是临床应用最广泛的一类药物。由于抗菌药物种类繁多、药效学特征复杂、临床应用广,其应用存在较多的不合理现状,并由此造成严重的药源性疾病与医药资源浪费。更为严重的是抗菌药物滥用造成的细菌耐药已经成为严重公共卫生问题。因此促进抗菌药物合理应用在基层医疗卫生工作中尤为重要。

抗菌药物临床应用基本原则如下:

1.诊断为细菌感染者,方有指征应用抗菌药物。基层医疗卫生机构的全科医生根据患者症状、体征及血、尿常规与实验室检查结果,初步诊断为细菌性感染者及病原检查确诊为细菌性感染者方可应用抗菌药物;由真菌、结核分枝杆菌、非结核分枝杆菌、支原体、衣原体、螺旋体、立克次体及部分原虫等病原微生物所致的感染亦有指征应用抗菌药物。缺乏细菌及上述病原微生物感染的证据,以及病毒性感染者均无指征应用抗菌药物。

2.尽早查明感染病原,根据病原种类及细菌药物敏感试验结果选用抗菌药物品种。因此,有条件的基层医疗机构,住院患者必须在抗菌药物治疗前,先留取相应标本,送细菌培养,以尽早明确病原菌和药物敏感试验结果。门诊患者可根据病情需要开展药物敏感试验。危重患者尽可能转诊至上级医疗机构。

3. 按照药物的抗菌作用、适应证、病情特点和不良反应选择用药 各种抗菌药物的药效学和药动学特点不同,因此各有不同的适应证。全科医生应根据不同病原菌和各种药物特点,按临床适应证正确选择抗菌药物。

4. 综合患者生理、病理状况,制订抗菌药物治疗方案。

(1)品种选择:根据病原菌种类及药物敏感试验结果选用抗菌药物。

(2)给药剂量:按各种抗菌药物的治疗剂量范围给药。治疗重症感染(如败血症、细菌性心内膜炎等)和抗菌药物不易达到部位的感染(如中枢神经系统感染等),抗菌药物的剂量应较大(治疗剂量范围高限)。治疗单纯性下尿路感染时,由于多数药物尿药浓度远高于血药浓度,则可应用较小剂量(治疗剂量范围低限)。

(3)给药途径:①轻症感染可接受口服给药者,应选用口服吸收完全的抗菌药物;重症感染、全身性感染患者初始治疗应予静脉给药,病情好转应及早转为口服给药。②抗菌药物的局部应用:皮肤黏膜局部应用抗菌药物后,很少被吸收,在感染部位不能达到有效浓度,极易引起过敏反应或导致耐药菌产生,因此治疗全身性感染或脏器感染时应避免局部应用抗菌药物。

(4)给药次数:为确保药物在体内能最大程度地发挥药效,应根据药动学和药效学相结合的原则给药。青霉素类、头孢菌素类和其他 β- 内酰胺类、红霉素、克林霉素等消除半衰期短,应一日多次给药。喹诺酮类、氨基糖苷类等可一日给药一次(重症感染者例外)。

(5)疗程:抗菌药物疗程因感染不同而异,一般宜用至体温正常、症状消退后 72～96 小时。特殊情况,应妥善处理。

(6)抗菌药物的联合应用要有明确指征:单一药物可有效治疗的感染,不需要联合用药。重症感染需联合用药,建议转诊。

(7)强调综合治疗的重要性:在应用抗菌药物的同时应采用综合治疗措施,如纠正水电解质和酸碱平衡失调,改善微循环,处理原发病灶和局部病灶等。

(二)抗菌药物预防性应用的基本原则

1. 用于预防一种或两种特定病原菌入侵体内引起的感染可能有效,如防止所有细菌入侵则无效。

2. 预防在一段时间内发生的感染可能有效;长期预防用药常不能达到目的。

3. 患者原发疾病可以治愈或缓解者预防用药可能有效。原发疾病不能治愈或缓解者(如免疫缺陷者)避免预防用药或少用。对免疫缺陷者,应严密观察其病情,一旦出现感染征兆时,在送检有关标本培养时可给予经验治疗。

4. 通常不宜常规预防性应用抗菌药物的情况 普通感冒、麻疹、水痘等病毒性疾病,昏迷、休克、中毒、心力衰竭、肿瘤、应用肾上腺皮质激素等患者。

5. 外科手术预防用药目的 预防手术切口感染及清洁污染或污染手术后,手术部位感染及术后可能发生的全身感染。

(三)抗菌药物的基层应用管理

1. 抗菌药物实行分级管理 抗菌药物分为非限制使用、限制使用与特殊使用三类,进行分级管理。

(1)分级管理原则

1)非限制使用:经临床长期应用证明安全、有效,细菌耐药性小,价格相对较低的抗菌药物。

2）限制使用：与非限制使用的抗菌药物相比较，这类药物在疗效、安全性、对细菌耐药性影响、药品价格等某方面存在局限性，不宜作为非限制使用药物。

3）特殊使用：不良反应明显，不宜随意使用或临床需要倍加保护以免细菌过快产生耐药而导致严重后果的抗菌药物；新上市的抗菌药物，其疗效和安全性的临床资料较少或并不优于现用药物者，价格也昂贵。

（2）分级管理办法

1）基层选用抗菌药物应遵循《抗菌药物临床应用指导原则（2015年版）》，一般对轻度与局部感染患者应首先选用非限制使用抗菌药物治疗。严重感染，免疫功能低下者，合并感染或病原菌只对限制使用的抗菌药物敏感时，建议转诊至上级医疗机构。

2）全科医生可根据临床诊断和患者病情开具非限制使用抗菌药物处方。患者需要应用限制使用抗菌药物治疗时，应经具有主治医师以上专业技术职务任职资格的医师同意并签名。需要应用特殊使用抗菌药物，建议转诊。

2．病原微生物检测 基层医疗卫生机构应重视病原微生物检测工作，切实提高病原学诊断水平，逐步建立病原微生物培养、分析、鉴定技术和规范的细菌药物敏感试验条件与方法，应及时报告细菌药物试验结果，作为全科医生正确选用抗菌药物的依据。

3．管理与监督

（1）基层医疗卫生机构须加强抗菌药物的临床应用管理，依据《抗菌药物临床应用指导原则（2015年版）》结合本单位实际情况制定抗菌药物临床应用实施细则。建立、健全本机构促进、指导、监督抗菌药物临床合理应用的管理制度，应将抗菌药物合理使用纳入基本医疗质量和绩效管理考核体系中。

（2）基层医疗卫生机构应按照医疗机构药物治疗委员会的规定建立和完善药物管理组织，履行其职责。开展合理用药培训与教育并进行监督检查，内容包括：抗菌药物使用调查分析，医师、药师与护理人员抗菌药物知识调查和培训，以及本机构细菌耐药趋势分析，对不合理用药提出纠正和改进意见，并施行处方点评及药品不良反应监测与报告制度。

（3）加强合理用药管理，杜绝不适当的经济激励。

案例分析

2007年对北京和上海两地的社区获得性肺炎（community acquired pneumonia，CAP）致病原进行的多中心抽样调查显示，肺炎支原体的感染率已超过肺炎链球菌，成为CAP的首位致病原。另有调查表明，青霉素类和头孢菌素类抗生素是常用于治疗CAP的药物。青霉素类和头孢菌素类抗生素的作用原理为阻止细菌细胞壁合成，而支原体没有细胞壁。因此这两类药物用于支原体肺炎是不正确的，从基层医疗卫生机构开始就应合理使用抗生素，这对防止细菌耐药至关重要。那么全科医生该如何合理应用抗生素呢？

1．初步判断 "用还是不用"以及"用什么"。对感染性疾病抗生素合理应用的前提为：

（1）确定感染部位，分辨是细菌感染还是病毒感染。

（2）初步判断致病菌种类及对抗生素敏感度，选择适当的药物进行治疗。

举例：基层常见的普通感冒、发热原因不明者（除病情严重并怀疑为细菌感染外），不宜用抗生素；不同病原菌及细菌毒素所致急性腹泻、胃肠炎，病毒感染所致婴幼儿秋冬季腹泻和春季流行性腹泻，真菌性肠炎等，通常也不用抗生素治疗。化脓性脑膜炎（多为脑膜炎球菌引起），可选用青霉素及磺胺嘧啶；泌尿道感染（常为大肠埃希菌或变形杆菌引起），可选氟喹诺酮类或头孢菌素类。使用的疗程，一般用至体温正常，症状消退后72～96小时。

2. 选择用药方式　怎么用更好？

（1）抗生素可分为时间依赖性药物和浓度依赖性药物：

时间依赖性抗生素主要包括青霉素及半合成青霉素、头孢菌素类、碳青霉烯类、大环内酯类、万古霉素、林可霉素。其药效主要取决于血药浓度高于最低抑菌浓度（MIC）的时间。

给药方案：除头孢曲松钠半衰期较长，可每日1次给药。这类药物均应小剂量均匀分次给药，每次剂量加入100ml液体中，0.5～1.0小时内持续静脉滴注，可提高疗效，减少药物用量，降低药物副作用。

另一类为浓度依赖性抗生素，主要包括氨基糖苷类、喹诺酮类和甲硝唑类等，其具有浓度依赖性，药物浓度峰值越高，对致病菌的杀伤力越强，杀伤速度越快。

氨基糖苷类给药方案：较大剂量、较少的给药次数，因为其毒性与谷浓度有关，每日1次给药能提高峰值浓度，降低谷浓度，提高疗效，减少药物副作用。

喹诺酮类给药方案：喹诺酮类药物剂量过高时，易产生中枢神经系统不良反应，故每日1次不适用于所有喹诺酮类，可分次给药或联合应用其他抗生素。

（2）个体化用药：每个患者的生理与病理状况不同。不同种类抗生素在体内的吸收、分布、代谢与排泄过程也不同。因此，全科医生使用抗生素品种、剂量、疗程也应有所不同。需特别注意儿童、妊娠妇女、老年人和肝、肾功能减退患者用药的选择和剂量。

四、药品不良反应监测与报告

药物是预防、诊断、治疗疾病的重要工具之一。然而，药物都具有两面性，在发挥治疗作用的同时，也可能给患者带来损害，产生不良反应。为保障用药安全，不仅应考虑药物的治疗作用，还要重视可能的不良反应。

（一）药品不良反应的定义和内容

1. 药品不良反应（adverse drug reaction，ADR）定义　是指合格药品在正常用法、用量下，发生的与用药目的无关的或意外的有害反应。包括：副作用、毒性反应、变态反应、特异质反应、后遗效应、依赖性、致畸、致癌、致突变等。由于药物质量、药物滥用、过量或治疗错误（如用药方法及给药途径不当）而引起的与用药目的无关或意外的有害反应，不属于药品不良反应范畴。所以药品不良反应有别于药品质量和医疗事故。

2. 药品不良反应的分类　根据药品不良反应与药理作用的关系，一般将药品不良反应分为两类：即A型反应和B型反应。近年来国内外一些专家把潜伏期长，用药与反应出现时间关系尚不清楚的药品不良反应如致癌作用、致突变等列为C型反应。

（1）A型药品不良反应：药品本身药理作用增强或延长所致，又称量变型异常。这种不良反应是已知并可预测的，其反应的发生常和剂量有关，发生率高，死亡率低。副作用、毒性作用、后遗效应、继发反应和撤药综合征都属于A型药品不良反应。药品不良反应可通过选择适当的药品、采用正确的给药途径、减少给药剂量、避免不良的药物相互作用等措施预防、减轻或避免。

（2）B型药品不良反应：与正常药理作用完全无关的一种异常反应，又称质变异常，这种不良反应的发生与剂量无关，难预测，发生率低但症状严重，死亡率高。特异质反应和过敏反应皆属于B型药品不良反应。这种不良反应不能通过减少药物剂量来预防。在用药前询问患者过敏史很重要。即使过去没有发生过过敏反应，使用时也应注意观察。

（3）C型药品不良反应：一般长期用药后出现，潜伏期较长，没有明确的时间关系，难以预测。药品的致畸、致癌、致突变作用可归于此类。如有些药物长期服用后，可导致机体某些器官、组织及细胞过度增生，形成良性或恶性肿瘤。药物致癌作用往往有数年或数十年的潜伏期，且与药物剂量和用药时间有关。要确定与用药的因果关系，需要进行大量、长期的监测。

（二）药品不良反应的诊断标准和处理

1. 药品不良反应的诊断标准　由于药品不良反应的形成机制和影响因素错综复杂，遇到疑似药品不良反应时，需要认真地进行因果关系分析，评价、判断是否属于药品不良反应。

（1）用药时间与药品不良反应出现的时间有无合理的先后关系。既要有用药在前、不良反应在后的关系，出现反应的时间间隔也要合理。

（2）可疑药品不良反应是否符合药物已知的药品不良反应类型。药品不良反应符合则有助于确定；但如果不符合，也不能轻易否定。因为许多药尤其是新药的不良反应还没有被完全了解，多年的老药也常有新的不良反应出现。

（3）疑似不良反应是否可用患者的病理状态并用药物、疗法解释。许多药品不良反应是由药物相互作用或药物与其他疗法的相互作用引起的。因此，应详细了解并用药物及其他疗法以便综合分析。

（4）停药或减少剂量后，可疑药品不良反应是否减轻或消失。发现可疑药品不良反应，尤其是严重的反应，停药或减小剂量，若不良反应消失或减轻，有利于因果关系判断。

（5）再次接触可疑药物，是否再次出现同样反应。药品不良反应的再次出现，可以肯定因果关系，但再次给药，可能会给患者带来危险，应慎用。

2. 诊断　根据上述5条原则，分6个级别判断药品不良反应，即肯定、很可能、可能、可能无关、待评价、无法评价。

（1）肯定：用药及药品不良反应发生时间顺序合理，停药以后反应停止或迅速减轻或好转。再次使用反应再现，并可能明显加重。

（2）很可能：无重复用药史，其他同"肯定"，或虽然有合并用药，但基本可排除合并用药导致反应发生的可能。

（3）可能：用药与反应发生的时间关系密切，同时有文献资料佐证；但引发药品不良反应的药品不止一种或原患疾病进展因素不能除外。

（4）可能无关：药品不良反应与用药时间相关性不密切，反应表现与已知该药的药品不良反应不相吻合，原患疾病发展同样可能有类似的临床表现。

（5）待评价：报告表内容填写不齐全，待补充后再评价或因果关系难以定论。

（6）无法评价：报告表缺项太多，因果关系难以定论，资料无法补充。

3. 处理原则　若可疑出现的病症是由药物引起的，应首先停用可疑药物；不能确定为何种药物时，若可能的话，应停止使用所有药物，便于及时终止致病药物继续损害机体，也有助于诊断；对于不良反应严重者，需采用支持疗法及促进药物排泄疗法，并给予对症治疗；若致病药物已明确，可选用特异性拮抗剂；若为药物所致的过敏反应，则应进行抗过敏治疗，并告知患者以防日后再度发生。

（三）影响药品不良反应发生的因素

为保障用药安全，在基层医疗过程中不仅要治愈疾病，而且要减少甚至避免药品不良反应发生的相关因素。

1. 药物方面因素

（1）药理作用：某些药物缺乏高度选择性，可产生与治疗无关的药理作用，导致药品不良反应发生。如长期或大量使用广谱抗生素可致肠道正常菌群失调，而发生腹泻、假膜性肠炎等。

（2）药物的相互作用：两种或两种以上药物联合应用时，由于药物的相互作用，导致药品不良反应的发生。

1）药物吸收的改变：药物吸收受多种因素的影响，如药物剂型、胃肠道的吸收能力、首过效应等。如丙胺太林可使地高辛在小肠停留时间延长，吸收增加，引起地高辛中毒。

2）药物分布的改变：药物相互作用影响其与血浆蛋白的结合率，从而引起药物分布的改变。如阿司匹林与血浆蛋白结合率高于华法林，当同时服用两药时，华法林易从血浆蛋白结合部位置换出来，出血风险增加。

3）药物的代谢改变：大部分药物经肝药酶代谢，一些药物可以诱导或抑制肝药酶活性，使另一些药物代谢改变，从而导致药品不良反应发生。如西咪替丁是肝药酶抑制剂，与苯妥英钠同服，使苯妥英钠代谢受抑制，血药浓度增加导致中毒。

4）药物排泄改变：有些药物通过肾小管分泌排泄，另一些药物则能抑制肾小管分泌，影响药物排泄导致药品不良反应。如水杨酸盐能抑制肾小管分泌作用，使甲氨蝶呤分泌减少，增加毒性反应。

5）药效学的相互影响：药效学的相互影响也可造成毒副反应增强。如氨基糖苷类抗生素可抑制神经肌肉的传导作用，与硫酸镁合用可致呼吸肌麻痹；强效利尿剂与氨基糖苷类抗生素合用，可致耳聋等。

（3）药品质量：同一药物，由于不同生产厂家的生产工艺、技术条件不同，药物的杂质去除率、溶出度、生物利用度等存在差异，会影响药物的作用和疗效，如青霉素的过敏反应是由制剂中混有的微量青霉烯酸、青霉噻唑酸引起。

1）药物的生产工艺：药物生产过程中加入的赋形剂、稳定剂、着色剂及各种内包装材料都可能成为诱发药品不良反应的因素。

2）药物剂型、剂量和给药途径：A型药品不良反应的发生与剂量有关。同一药物不同剂型，由于制造工艺和给药途径不同，会引起不同的不良反应。如氯霉素口服时，引起造血系统的损害；外用时引起过敏反应较多。

2. 机体方面因素

（1）种族：一些药物的不良反应，在不同种族用药者身上，存在差异。如白种人和有色人种甲基多巴所诱发的溶血性贫血的发生率不同。

（2）性别：一般认为女性发生不良反应危险性较男性大；但对于药物性皮炎，男性发生率高于女性。

（3）年龄：婴幼儿的脏器功能发育不全，对药物敏感性高，所以不良反应发生率高。老年人各脏器功能逐渐衰退,药物代谢、排泄慢,较成年人更易发生不良反应。

（4）生理和病理状态:如肝功能障碍时,多种肝药酶活性及肝首过效应下降,应用安眠药、镇痛药、利尿药、降糖药、抗生素等易发生不良反应。肾功能不良,可降低药物的排泄,延长药物在血浆中的半衰期引起不良反应。

（5）遗传因素和个体因素:不同个体对同一剂量的相同药物有不同反应。如异烟肼在肝内经乙酰化后被代谢,乙酰化过程有快型和慢型。异烟肼慢灭活者,由于肝脏中 N- 乙酰化转移酶不足或缺乏,服用同等剂量异烟肼,其血药浓度比快灭活者高,药物蓄积,引起周围神经炎;而异烟肼快灭活者,易发生药物性肝炎。

3．其他因素

（1）体外配伍和给药速度:药物水溶液的稳定性易受溶液 pH 和温度影响。如左氧氟沙星静脉滴注速度过快易引起神经系统不良反应。阿昔洛韦注射液,静脉注射速度过快或剂量过大,会因为在肾小管中浓度过大而结晶沉淀,导致肌酐及血尿素氮升高,继而引起肾衰竭。

（2）饮酒、食物:在服药过程中饮酒,能加重乙醇对人体的损害。如甲硝唑可抑制乙酸脱氢酶活性,可加重乙醇的中毒反应。长期低蛋白饮食或营养不良,使肝微粒体酶活性下降,药物的代谢速度减慢易引发不良反应。

（四）药品不良反应监测

1．法律法规的要求　《中华人民共和国药品管理法》第 71 条明确规定,国家实行药品不良反应报告制度,药品生产企业、药品经营企业和医疗机构必须经常考察本单位生产、经营、使用的药品质量、疗效和反应。《药品不良反应报告和监测管理办法》第 2 条、第 4 条、第 13 条等条款中强调,报告药品不良反应是医务人员应尽的法律义务。

2．药品不良反应监测的意义

（1）弥补药品上市前研究的不足:新药上市前的临床研究由于试验的病例数、观察时间、用药条件等方面的制约,使得药品不良反应的信息不完整。一些意外的、未知的、发生率低的药品不良反应只有在新药上市后的大量使用中才能显现。

（2）减少药品不良反应的危害:通过药品不良反应监测,可及时发现重大药害事件,防止事件蔓延和扩大,保障公众健康。如含马兜铃酸中药引起肾衰竭问题、克林霉素注射液引起严重过敏反应等问题,都是通过药品不良反应监测及时发现从而避免了更大伤害。

（3）促进合理用药:开展药品不良反应监测工作,有助于提高医、护、药剂人员对药品不良反应的警惕和识别能力,提高合理用药水平。

3．药品不良反应报告表填写注意事项　药品不良反应报告表由国家市场监督管理总局指定统一格式。

（1）药品不良反应报告表可以通过电脑网络报告或手工填写,手工填写用钢笔书写,填写内容、签署意见字迹要清楚,内容齐全、确切,不能缺项。

（2）患者一般情况:姓名、年龄、出生日期、民族、体重、职业、原患疾病、既往药品不良反应史、家族药物过敏史及通讯联系记录。

（3）不良反应 / 事件的描述:对不良反应的主要临床表现和体征进行明确、具体的描述(如为过敏性皮疹,需要填写类型、性质、部位、面积大小等;如为心律失常,填写属于何种类型;若上消化道出血有呕血者,需估计呕血量是多少),记录处理出现不良反应的医疗措施,如停药或抗过敏治疗。

（4）对引起不良反应疑似的药品:填写可能引起不良反应的药品。药品名称要求填写通用名、商品名,生产厂家填写全名,要有批号,用法用量应准确和明确。

(5)用药起止时间:指药品同一剂量的起止时间,均需填写某月某日,用药过程中剂量改变时,应另行填写。如某种药物只用1次,或只用1日,可具体写明。

(6)用药原因:如糖尿病合并肺部感染,注射头孢曲松钠引起不良反应,填写肺部感染,本次患病写在首,依次填写其他疾病。

(7)并用药物:填写与不良反应有关的并用药品。

(8)不良反应/事件的结果:指本次不良反应经相应的医疗措施处理后的结果,不是原患疾病的结果。

案例分析

张某,女,56岁。于2011年3月6日上午至某社区卫生服务中心就诊。患者因受凉后出现发热、咽红肿痛、咳嗽就诊。查体:体温38.5℃,呼吸16次/min,血压120/80mmHg,无糖尿病史,无药物过敏史。给予盐酸克林霉素(某制药公司)1.2g溶于250ml氯化钠中静脉滴注,约15分钟后患者感觉心悸、面色苍白、口唇发绀、短暂神志不清,查体四肢冰冷,血压60/40mmHg,脉搏50次/min,诊断过敏性休克,立即停用克林霉素注射液,给予吸氧、肾上腺素1mg、苯海拉明20mg、0.9%氯化钠注射液250ml加多巴胺100mg静脉滴注,地塞米松5mg入壶,0.9%氯化钠250ml加入654-2注射液10mg静脉滴注,10分钟后患者意识恢复,肢冷缓解,血压95/60mmHg,1小时后患者恢复正常。

根据此患者发生的不良反应填写药品不良反应报告表(表1-3-1)。

表1-3-1　药品不良反应/事件报告表

首次报告□　　跟踪报告□　　　　　　　　　　　　　　　　　编码:＿＿＿＿＿＿

报告类型:新的□　严重□　一般□

报告单位类别:医疗机构□　经营企业□　生产企业□　个人□　其他□＿＿＿＿＿

患者姓名:	性别:男□女□	出生日期: 　　年　月　日 或年龄:	民族:	体重(kg):	联系方式:
原患疾病:	医院名称: 病历号/门诊号:		既往药品不良反应/事件:有□＿＿＿＿＿无□　不详□ 家族药品不良反应/事件:有□＿＿＿＿＿无□　不详□		
相关重要信息:吸烟史□　饮酒史□　妊娠期□　肝病史□　肾病史□　过敏史□＿＿＿＿＿其他□＿＿＿＿					

药品	批准文号	商品名称	通用名称(含剂型)	生产厂家	生产批号	用法用量(次剂量、途径、日次数)	用药起止时间	用药原因
怀疑药品								
并用药品								

续表

不良反应/事件名称:	不良反应/事件发生时间: 年 月 日
不良反应/事件过程描述(包括症状、体征、临床检验等)及处理情况(可附页):	
不良反应/事件的结果:痊愈□ 好转□ 未好转□ 不详□ 有后遗症□ 表现:＿＿＿＿＿＿ 死亡□ 直接死因:＿＿＿＿＿＿ 死亡时间: 年 月 日	
停药或减量后,反应/事件是否消失或减轻? 是□ 否□ 不明□ 未停药或未减量□ 再次使用可疑药品后是否再次出现同样反应/事件? 是□ 否□ 不明□ 未再使用□	
对原患疾病的影响:不明显□ 病程延长□ 病情加重□ 导致后遗症□ 导致死亡□	

关联性评价	报告人评价: 肯定□ 很可能□ 可能□ 可能无关□ 待评价□ 无法评价□ 签名:
	报告单位评价: 肯定□ 很可能□ 可能□ 可能无关□ 待评价□ 无法评价□ 签名:
报告人信息	联系电话: ／ 职业:医生□ 药师□ 护士□ 其他□＿＿＿
	电子邮箱: ／ 签名:
报告单位信息	单位名称: ／ 联系人: ／ 电话: ／ 报告日期: 年 月 日
生产企业请填写信息来源	医疗机构□ 经营企业□ 个人□ 文献报道□ 上市后研究□ 其他□＿＿＿
备注	

注:严重药品不良反应是指因使用药品引起以下损害情形之一的反应。

(1)导致死亡。

(2)危及生命。

(3)致癌、致畸、致出生缺陷。

(4)导致显著的或者永久的人体伤残或者器官功能的损伤。

(5)导致住院或者住院时间延长。

(6)导致其他重要医学事件,如不进行治疗可能出现上述所列情况的。

新的药品不良反应:是指药品说明书中未载明的不良反应。说明书中已有描述,但不良反应发生的性质、程度、后果或者频率与说明书描述不一致或者更严重的,按照新的药品不良反应处理。

报告时限:新的、严重的药品不良反应应于发现或者获知之日起15日内报告,其中死亡病例须立即报告,其他药品不良反应30日内报告。有随访信息的,应当及时报告。

其他说明:

怀疑药品:是指患者使用的怀疑与不良反应发生有关的药品。

并用药品:指发生此药品不良反应时患者除怀疑药品外的其他用药情况,包括患者自行购买的药品或中草药等。

用法用量:包括每次用药剂量、给药途径、每日给药次数,例如,5mg,口服,每日2次。

报告的处理:所有的报告将会录入数据库,专业人员会分析药品和不良反应/事件之间的关系。根据药品风险的普遍性或者严重程度,决定是否需要采取相关措施,如在药品说明书中加入警示信息,更新药品如何安全使用的信息等。在极少数情况下,当认为药品的风险大于效益时,药品也会撤市。

五、应用卫生经济学的基本知识为患者合理用药

药物经济学是药物学与经济学相结合的边缘科学。它将经济学原理、方法和分析技术,应用于评价临床治疗过程,以此指导医生制订合理的治疗方案,以求最大限度地合理利用药物资源和社会资源。

（一）药物经济学的任务

运用药物经济学原理、方法评价药物的经济性。其任务是对比不同药物治疗方案，以及与其他治疗方案所产生经济效果的相对比值。通过优化治疗效果与成本结构，使药物治疗达到最好的价值效应，指导基层医生合理用药。

（二）药物经济学的研究方法

1. 最小成本分析

（1）成本：即费用，指在实施某一药物治疗方案时，所投入的财力、物力和人力资源。包括直接成本、间接成本和隐性成本。

（2）最小成本分析：以治疗结果相同为前提，以货币单位（元）计算，比较几种药物治疗方案，通过研究证实成本最低的治疗方案为最佳方案。由于临床很难有治疗结果完全相同的治疗方案，因此此种方法的应用受到限制。

2. 成本 - 效益分析

（1）效益：指实施某种治疗方案所产生的用货币单位表示的有益结果。

（2）效益的测算：包括直接效益、间接效益、隐性效益。直接效益指应用某种治疗或防治方案后，由于患者健康状况的改善、寿命的延长和人群发病率的降低而节约的卫生资源。间接效益是应用某种治疗或防治方案后减少其他方面的经济损失，如恢复工作所创造的财富。隐性效益：指应用某种治疗或防治方案后，患者减轻或消除的身体或精神的痛苦而产生的愉悦等感受。

（3）临床应用：用于比较不同治疗方案所消耗的成本及由此产生的效益（结果），包括经济效益和社会效益。如果效益大于成本，此方案可行。

3. 成本 - 效果分析

（1）效果：实施某种药物治疗方案的临床结果，即达到预期目标的程度，如期望寿命治愈率、好转率及转阴率等。

（2）效益的度量：成本以货币计算，以成本 - 效果比值或效果 - 成本比值为指标，即一个测算单位所花费的成本或一个货币单位产生的效果。如延长 1 年寿命所需的费用，1 元人民币获得的血糖下降值。

4. 成本 - 效用分析

（1）效用：实施某种药物治疗方案所获得的身心健康的满意度。

（2）效用的度量：评估改善生命质量所需费用。常用度量单位为生命质量效用年和生命质量调整年。生命质量效用年为反映个体健康状况的综合指数，取值 0～1 年，1 表示理想健康状况，0 表示死亡，0～1 表示由于疾病导致丧失生活或工作能力的效用值。生命质量调整年是用健康满意的生存年数来衡量患者的实际存活年数。

（三）药物经济学研究的意义

1. 促进合理用药，通过药物经济学对同一药物不同来源、不同剂型、不同给药途径及同类药物的不同品种与不同药物的联合应用方案进行比较分析，从中选择合理的治疗方案，从而控制药品费用的不合理增长。

2. 指导制药企业制订生产和销售计划。

3. 为新药或新治疗方案的评价提供依据。

六、处方点评的方法和应用

为加强处方管理,提高处方质量,规范医疗行为,确保医疗安全,依据《处方管理办法》《抗菌药物临床应用指导原则(2015年版)》,对处方进行点评。

(一)评价内容

1. 处方书写规定

(1)患者一般情况、临床诊断清晰、完整并与病历记载一致。

(2)每张处方只限1名患者。

(3)字迹清楚,不得涂改。如需修改应在修改处签名。

(4)药品名称使用规范的中文名称书写,医疗机构或医师、药师不得自行编制药品缩写名称或使用代号。书写药品名称、剂量、规格、用法、用量准确规范。药品用法可用中文、英文、拉丁文或缩写体书写,但不得使用"遵医嘱""自用"等含糊不清字句。

(5)患者年龄应当填写实足年龄;新生儿、婴幼儿写日、月龄,并注明体重。

(6)西药和中成药分别开具处方。

(7)西药、中成药处方,每种药品应当另起一行,每张处方不得超过5种药品。

(8)中药饮片的书写,应按"君、臣、佐、使"的顺序排列。调剂、煎煮的特殊要求注明在药品的右上方,并加括号。如布包、先煎、后下等。

(9)药品用法用量应当按照药品说明书规范的常规用法、用量使用。特殊情况需要超剂量使用时,应注明原因并再次签名。

(10)处方医师签名式样和专用签章与药品部门留样备查式样一致。

2. 处方用药规定 处方一般不超过7日用量,急诊处方不超过3日用量。对某些慢性病、老年病或特殊情况,处方用量可适当延长,全科医生应注明理由。药品剂量和数量用阿拉伯数字书写。剂量使用法定计量单位;重量以克(g)、毫克(mg)、微克(μg)、纳克(ng)为单位;容量以升(L)、毫升(ml)为单位;国际单位(IU)、单位(U);中药饮片以克(g)为单位。片剂、丸剂、胶囊剂、颗粒剂分别以片、丸、粒、袋为单位,溶液剂以支、瓶为单位;软膏剂及乳膏剂以支、盒为单位;注射剂以支、瓶为单位,应当注明含量;中药饮片以剂为单位。

3. 麻醉药品、精神药品使用 对麻醉药品、精神药品使用规定的专用处方,按照《麻醉药品和精神药品管理条例》执行。

4. 抗菌药物使用规范 依据《抗菌药物临床应用指导原则(2015年版)》和《抗菌药物临床应用管理办法》规定执行。

(二)处方合理用药点评

根据患者基本信息和诊断,初步评价处方用药的合理性。处方点评结果分为合理处方和不合理处方;不合理处方分为不规范处方、不适宜处方和超常处方。

1. 不规范处方 有下列情况之一均为不规范处方:

(1)未按照处方书写规定内容中任一项规定的处方。

(2)开具"精、麻、毒、放"等特殊管理药品处方,未执行国家有关规定的。

(3)未按抗菌药物临床应用管理规定开具抗菌药物的处方。

(4)未按照处方用药规定延长用量,未注明理由的。

2. 不适宜处方

(1)适应证不适宜。

（2）遴选的药品不适宜。

（3）药品剂型和给药途径不适宜。

（4）无正当理由不首选国家基本药物。

（5）用法用量不适宜。

（6）联合用药不适宜。

（7）重复给药。

（8）有配伍禁忌或不良相互作用。

3．超常处方

（1）无适应证用药。

（2）无正当理由开高价药。

（3）超说明书用药。

（4）为同一患者开具两种以上药理作用相同的药。

（三）处方点评方法

依照国家卫生健康委要求，由临床药学科每季度随机抽取所在医疗机构 100 张门诊处方，根据《处方管理办法》，对处方合理性、抗菌药物使用情况等内容进行评价。

（四）处方点评实例

处方 1

科别：全科　　2012 年 3 月 2 日

姓名：杜某　　性别：女　　年龄：

临床诊断：高血压、糖尿病、脑供血不足、失眠

药物处方：

阿卡波糖：50mg×30 片，3 盒，1 片 / 次，3 次 /d

甲磺酸左氧氟沙星：0.1g×12 片，2 盒，2 片 / 次，2 次 /d

酒石酸美托洛尔：25mg×20 片，2 盒，2 片 / 次，2 次 /d

医师签名（签章）：李某　　调配签名：张某　　核对 / 发药签名：鲁某

处方 2

科别：全科　　　2012 年 3 月 2 日

姓名：王某　　性别：男　　年龄：81 岁

临床诊断：冠心病、骨质疏松症、失眠

药物处方：

劳拉西泮：0.5mg×10 片，1 片 / 次，1 次 / 晚

氯硝西泮：2mg×10 片，1 片 / 次，1 次 / 晚

医生签名（签章）：李某　　调配签名：张某　　核对 / 发药签名：鲁某

点评：

【处方 1】

处方书写不规范：无患者年龄。超常处方：抗菌药物无使用适应证。

【处方 2】

不规范处方：开具二类精神药品未用规定处方。

不适宜处方：同类药重复应用，易使作用加强，不良反应增加，该患者为高龄老人应慎用。如特殊疾病需使用两种药物，医生应注明理由。

（杜雪平）

第四节　基层非药物治疗

一、非药物治疗概述

广义的非药物治疗，包括非药物疗法和非药物干预。非药物疗法指传统医学中的针灸、按摩、砭术、刮痧、火罐、气功、导引，以及西方医学近现代运用声、光、电、磁、热等进行物理治疗的方法。非药物干预指通过提倡健康生活方式、消除不利于心理和身体健康的行为和习惯，达到减少疾病发生及辅助治疗的目的。本节主要介绍狭义的非药物治疗，即非药物干预。

二、非药物治疗的实施

常用的非药物干预包括改善环境、改善生活方式和心理干预，这在任何时候对任何人（包括健康人群、高危人群及患者）都是一种合理的治疗，目的是控制危险因素、减缓疾病发生或进展、改善临床症状，其实施包括干预、执行和监督三个环节。

1. 干预　包括对个体及群体。个体干预主要由医生在患者就诊或进行居民健康咨询时进行，其优点是可针对干预对象的具体问题并结合其执行能力给予个性化健康教育或心理干预，做到有的放矢，提高干预对象的依从性。但存在实施范围窄、效率低等不足。群体干预可通过知识讲座、大众媒体宣传、组织集体活动等方式开展，其主要优点为干预对象覆盖面广、传播速度快等，主要内容为目标人群普遍存在的健康问题，但这种方式的针对性较弱、缺乏互动，由于受教育个体的理解能力存在差异，可能导致对教育内容的不理解和误用。近年来提出了小群体干预的概念，如慢性病患者自我管理小组等，这种干预模式较个体干预的范围广，又避免了群体干预针对性差、缺乏互动的缺点，是目前比较理想的群体干预方式。

2. 执行　包括依据干预内容发生的个体或群体健康行为改变、心理状态调整及为改善生活环境和方式作出的努力。

3. 监督　由于不良生活方式多为常年生活习惯或个人嗜好，改变起来十分困难，不良心理状态同样如此，因此需要医生、家人、朋友及社会共同监督，并为其提供有利于改变不良生活习惯、调整心理状态的周边环境。

三、生活方式对治疗的影响

生活方式是指人们长期受一定的社会文化、经济、风俗、家庭影响而形成的一系列的生活习惯、生活制度和生活意识。生活方式的构成要素包括行为习惯、生活时间、生活节奏、生活空间、生活消费。

1. 吸烟对药物的影响

（1）减少药物吸收：吸烟能使人体外周血管收缩，影响药物的吸收。例如：吸烟可以使皮下注射的胰岛素吸收减少，故吸烟者胰岛素用量较不吸烟者增加20%～30%。

（2）影响药物代谢：吸烟可加快镇痛药的代谢，如丙氧芬的代谢增加15%～20%，喷他佐辛的代谢增加40%，影响镇痛效果。而与非吸烟者相比，吸烟者体内茶碱的半衰期减少了

47%，清除率增加了66%。因此，对于重度吸烟者，茶碱和氨茶碱的剂量要加倍。患者戒烟后，要观察患者是否出现心悸、恶心等中毒症状，监测血药浓度以便调整剂量（一般需要减少1/3左右）。

吸烟使药物的代谢速度加快、作用下降，主要由于其产生的多环芳香烃（PAH）是肝药酶的有效诱导剂。而吸烟加快肝素代谢可能与其加快肝素与抗凝血酶Ⅲ的结合有关。

（3）兴奋交感神经系统：烟中的尼古丁可兴奋交感神经系统，从而减低苯二氮䓬类药物的镇静催眠作用、阿片类药物的止痛作用、β受体阻滞剂的降压和减慢心率作用。吸烟时交感神经系统兴奋，体内儿茶酚胺释放增加，提高血小板的黏附性，从而增加部分药物心脑血管不良反应（如脑卒中、心肌梗死、血栓栓塞）的发生率。

2. 饮酒与药物相互作用

（1）影响药物的吸收

1）减少药物吸收：长期饮酒会导致胃黏膜血管萎缩，使多种药物和食物的有效成分吸收受到影响，饮酒也可使烟酸、B族维生素和地高辛等药物的吸收显著减少。

2）增加药物吸收：乙醇可以加速缓释剂型药物的溶解，使其失去缓释作用，导致药效增强甚至发生中毒反应。

（2）影响药物代谢

1）诱导肝药酶：少量饮酒表现为肝药酶活性增强，加快药物的代谢速度，使其半衰期缩短，药效下降。而丙米嗪、阿米替林等三环类抗抑郁药在肝脏中脱甲基后发挥作用，饮酒的人服用以上药物时，由于乙醇对肝药酶的诱导而使药物代谢产物增加，不良反应增加。

2）抑制肝药酶：长期大量饮酒者肝脏功能减退，肝药酶数量和活性均下降。许多药物在体内的消除速度下降，半衰期延长，血药浓度升高。肝功能减退者大量饮酒的同时，服用巴比妥类药物可致急性中毒而猝死。

3）其他：乙醇可使心肌收缩力下降、血管舒张，当同时服用硝酸甘油、氨茶碱、酚妥拉明等药物时，可导致严重的血压下降；还可增加阿司匹林、吲哚美辛等药物的胃肠刺激，加重溃疡和出血。乙醇还能加强胰岛素和口服降糖药的作用，糖尿病患者使用胰岛素或口服降糖药的同时如饮酒可能会发生严重的低血糖，甚至死亡。

（3）药物对乙醇的影响：使用头孢菌素类药物（头孢西丁、头孢呋辛、头孢他啶、头孢曲松钠）、甲硝唑、替硝唑、奥硝唑、呋喃唑酮时饮酒，由于药物可抑制乙醛醛的代谢，使血中乙醛醛的浓度上升，易产生双硫仑样反应（面部潮红、头痛、眩晕、腹痛、胃痛、恶心、呕吐、心率加快、血压下降及嗜睡等）。

3. 饮茶对药物的影响 茶是许多人喜爱的饮品之一，但是由于茶中有大量的鞣酸，可与部分药物成分发生反应而影响药效。

（1）与多种金属离子如铁、钙、钴、铋等结合而发生沉淀，使其难以吸收。

（2）与大环内酯类和四环素类抗菌药物结合，使其吸收减少。

（3）与体内多种酶（如胃蛋白酶、胰酶、淀粉酶等）结合，使其失去活性。

（4）与多种生物碱和苷类相结合而发生沉淀，影响其吸收和药理作用的发挥。

（5）茶中所含的茶碱和咖啡因属于中枢兴奋剂，在应用苯巴比妥、地西泮、水合氯醛、氯丙嗪等中枢抑制药时，若同时饮茶可使药理作用下降。

4. 食物对药物的影响 食物中所含的成分比较复杂，与药物存在复杂的相互作用。

（1）食物的组分与药物相互作用的发生密切相关，如高脂饮食能提高脂溶性药物的生物利用度和溶解度(如阿苯达唑、异维 A 酸),促进胆汁分泌,增加药物吸收,而高纤维素饮食中的纤维素与药物结合可降低地高辛、洛伐他汀等药物的生物利用度。

(2)食物中的物质和药物可能发生化学反应(如螯合作用)而影响药物吸收,如食物中多价金属离子容易和部分抗菌药物(四环素类、喹诺酮类等)、青霉胺、双膦酸盐类药物发生螯合,影响药物吸收和疗效。部分蔬菜中富含的植酸及草酸会与钙离子形成沉淀物难以吸收,影响补钙效果。

(3)食物对药物排泄的影响主要表现在尿液 pH 的改变上,有些食物有碱化尿液的作用,促进弱酸性药物(如巴比妥类)的排泄,而有些食物会酸化尿液,促进弱碱性药物(如吗啡)的排泄。

有些相互作用会显著降低药物生物利用度而造成治疗失败,还有部分相互作用会因食物提高药物生物利用度而增加药物毒副作用导致不良后果。对于一些安全范围窄需要监测血药浓度的药物(地高辛、环孢素、卡马西平等),即使剂量 - 效应反应的轻微变化也将产生严重后果,因此服药期间需同时对其饮食进行指导。

5. 生活方式病 "生活方式病"是一些发达国家对慢性非传染性疾病进行大量的流行病调查研究后得出的结论。慢性非传染性疾病的主要病因就是人们的不良生活方式,如肥胖、高血压、冠心病、脑卒中、糖尿病及部分恶性肿瘤等。还有一些疾病如颈椎病、肩周炎、痔疮等,与长时间伏案工作、缺乏必要的身体活动有关。有些女性出现男性型脱发,与工作压力大、雌激素分泌减少有关。据统计现代人所患疾病中有 45% 与生活方式有关,死因中有 60% 与生活方式有关。上述疾病的治疗方案中,改善生活方式,即消除病因是非常必要的。

四、常用非药物治疗的方法

(一)患者教育

即对患者的健康教育,通过教育,使患者对自身疾病达到一定认识,并自觉地采纳有益于健康的行为和生活方式,消除或减轻疾病的危险因素,预防并发症及其他疾病,促进健康,提高生活质量,并对教育效果作出评价。患者教育分为对个体和群体的教育,详见第七章第九节。

(二)行为矫正

1. 定义 又称行为改变或行为治疗,是通过学习,改正人们不良行为习惯的一种技术,如对成人酗酒、吸烟等行为的矫正,或对儿童口吃、发脾气、厌学、说谎、言行不一等不良行为的治疗。

具体实施包含四个方面的内容:

(1)观察、测量和评估个体当前可观察到的行为模式。

(2)确定环境中的先前事件和行为发生之后的结果。

(3)建立新的行为目标。

(4)通过控制所确定的先前事件和行为结果,促进新行为的学习或者改变当前的行为。

2. 行为矫正的手段 常用手段包括强化、惩罚和消退。

(1)强化:根据行为的结果分为正强化和负强化。正强化指行为在某种情境或刺激出现后立即得到一种刺激物,如果这一刺激物能够满足行为者的需要,则以后在类似的情景或刺激下,该行为的出现概率会升高。负强化指一个行为发生后,结果导致某种刺激的移去、减少或延缓出现,那么今后该行为的出现率将会降低。例如:

1) 正强化：在患者自我管理小组中，健康生活方式实践较好的患者受到小组中其他患者的赞赏，同伴的赞赏对此患者执行健康生活方式的行为起到正强化作用。

2) 负强化：对于饮食控制依从性不佳的血脂异常者，可分别在其晚餐进食清淡及进食油腻食物的次日晨起测定血甘油三酯浓度，进食清淡时血脂水平明显低于进食油腻时水平，则血脂水平的降低对患者清淡饮食起到负强化的作用。

（2）惩罚：呈现一个厌恶刺激或撤销一个愉快刺激以降低一种行为发生的概率。如果一个行为发生后，带来的直接结果令人不快，那么这种行为在将来不太可能被重复。主要有两种形式，即正惩罚和负惩罚。正惩罚是让个体承受某种厌恶刺激，刺激物的呈现导致行为减少。负惩罚是通过刺激物撤除的方式对个体进行惩罚。例如：

1) 正惩罚：在美国曾有一名家庭医生召集血糖控制不佳且不注意足部护理的糖尿病患者观摩一名严重的糖尿病足患者，从此这些患者对治疗及护理的依从性都不约而同地明显提高了。严重糖尿病足的视觉、嗅觉等不快的感观体验是对患者血糖控制不佳及不注意足部护理的正惩罚。在国内，全科医生可通过组织糖尿病患者观看相关健康教育光盘等方式对患者进行行为矫正。

2) 负惩罚：在辅助患者戒烟的递减过程中，叮嘱家属如发现其吸烟量超出当日限制，则第二天的限制吸烟量减半。

（3）消退：经过一段时间强化的行为不再被强化，就会逐渐消失，即为消退。例如：一名全科医生通过精湛的医术及贴心的服务与一些家庭建立了良好的医患关系。但如果这名全科医生的服务态度改变、责任心减退，良好的医患关系便会消退。

（三）家庭治疗

1. 家庭治疗的定义　家庭是社会的一个功能单位，它与每个家庭成员的关系最为密切。家庭治疗是心理治疗的一种形式，治疗对象不只是患者本人，还可通过在家庭成员内部促进谅解，增进情感交流和相互关心的做法，使每个家庭成员了解家庭中的情感结构，以纠正其共有的心理病态或共同不良生活方式，改善家庭功能，产生治疗性的影响，达到和睦相处及人人享有健康的目的。

2. 家庭治疗的组织与实施　在进行家庭治疗时需坚持三个基本原则：①针对整个家庭成员进行集体治疗，纠正共有的不良生活方式；②"确诊患者"所存在的问题是症状，其家庭本身才是真正的"患者"；③家庭治疗中全科医生的任务在于使每个家庭成员了解不良的家庭结构，改善和整合家庭功能和生活方式。

（1）参加的对象：凡与家庭功能紊乱有关的成员均参加，甚至可包括一些有关的社会成员，如朋友、医生、监护人等。要克服参加人员的顾虑和阻力，如怕家丑外扬、互相抱怨、家庭被社会歧视等。

（2）接谈技巧：首先使气氛和谐，每个成员都能自由地、心平气和地发表意见。家庭治疗者担任指导、启发、协调角色。要让家庭成员在思想和情感上直接交流，鼓励互相尊重，避免争吵、抱怨，各人多做自我批评，宣讲"家和万事兴"的道理。

（3）分析问题：对家庭的结构和性质先有一个分析和类化。家庭的结构形式，可以引导出家庭存在的问题。例如：不和谐家庭、破碎家庭（有人死亡或离异）、不幸家庭（有慢性病患者、残疾人等）、不良生活方式家庭（高盐、多油、多糖饮食）。下一步则要找出存在的问题及目前烦恼和困境产生的根源。

（4）协商讨论问题：以集体心理咨询和集体心理治疗的形式进行。家庭治疗者和家庭成员一起分析、讨论，找出问题的症结，研究如何摆脱困难，解决家庭成员之间的问题。

家庭治疗还应包括家庭生活艺术、家庭管理、心理卫生知识介绍，照顾老人和患者的护理知识介绍，以及告知如何争取社会的支援等。

（四）心理干预

1. 定义　心理干预是针对遭遇突发事件或不良刺激后，身心长期处于应激状态，不能自我解脱心理压力和恢复常态的某些个体和群体，采取的一系列心理帮助和环境支持的措施。其主要方法是一方面通过心理咨询和健康教育活动，帮助干预对象正确认识和评价自身与环境因素，改善原有的认识结构和行为模式，促进其主动调节与周围环境相适应的能力；另一方面通过制订或强化社会干预策略和措施，减少不良环境因素的刺激强度，降低干预对象的应激反应水平，以达到促进和维护身心健康的日的。

2. 心理干预的实施

（1）提高人群的心理素质：提高人群的心理素质是减轻心理负荷的重要措施。需采用广播、电视、报刊、讲座等形式广泛开展社区人群的疾病基本知识及心理卫生宣传教育，提高人们应对疾病及突发事件的心理承受能力。

（2）改善应对水平，提供应对方案，回避应激源：应对是人们对生活中突发事件出现的自身不平衡状态所采取的认识和行为措施，是为缓冲事件对个体的影响，摆脱心理紧张状态的心理适应过程。通过改善应对水平，可减少事件对人们引起的不良情绪反应，否则个体看不到光明的前景，会导致身心一直处于紧张和焦虑阶段。例如：告知刚被诊断为某种慢性病的患者，该疾病虽不能治愈但可通过治疗延缓发展，从而增强患者配合治疗的信心。

减少应激源的刺激是控制心理的理想方法，通过控制、回避应激源，可直接减少不良因素对人们的心理影响。例如：尽量不对某病患者提及其他患者由于该病致残或致死的事件。

（3）争取社会支持：社会支持是指个体获得来自社会各方面包括家庭、亲属、朋友、同事及社会团体组织等给予的精神上、物质上的帮助和支持，是应激作用过程中个体可利用的外部资源。社会支持具有减轻突发事件对个体的刺激，维持个体良好的情绪体验等作用，从而有益于健康。

（4）适当的运动和心理治疗：适当的体育运动能调节血压，平衡自主神经系统功能，转移个体对应激源的注意力，能消除焦虑、抑郁等不良情绪反应。心理治疗如认知疗法、生物反馈疗法及松弛训练等，可降低个体对刺激的紧张状态，使事件对机体的刺激达到无害化。

案例分析

（一）个人基本资料

赵某，女，37岁，汉族，下岗职工，已婚，医疗类型为社会医疗保险，身高165cm，血型O型。

（二）家庭基本资料

1. 居住环境　家庭住房：楼房（坐北朝南）；住房使用面积：50m²；使用燃料：天然气；厕所类型：冲水式。

2. 家庭成员及社交活动　一家三口，丈夫为公司职员，儿子上小学，家庭关系和睦。原为超市职员，后下岗在家无工作；平时较少与朋友、亲戚交往，偶尔去父母家；经常在家看电视或与丈夫逛街。

（三）健康评估

1．生理方面

（1）病史

1）现病史：高血压半年（常感头晕、视物不清）。

2）过敏史：头孢类抗生素、阿奇霉素。

3）家族遗传史：父亲患高血压10年。

4）烟酒史：无烟酒嗜好。

5）长期用药史：硝苯地平缓释片（1片，每日2次）。

（2）生活史

1）饮食：高盐、油腻，不喜好蔬菜和水果。

2）睡眠：质量差，<6h/d，入睡困难，早醒。

3）运动：无规律，以散步为主，时间不定。

2．心理方面　原为超市职员，因裁员下岗在家，多次求职无望，对自身能力缺乏自信。平时身体较虚弱，连续爬楼常感心悸、喘气，需休息5分钟左右才能缓解。近日晨起眼睑、下肢轻度水肿，常感焦虑、担心。

3．社会生活方面　平时较少与朋友、亲戚交往，不喜欢倾诉，总是把事情藏在心里；常看电视，外出少。

（四）身体评估

血压：120/90mmHg　脉搏：84次/min　呼吸：20次/min

体重：83kg　身高：165cm　体重指数：30.487kg/m² （>27.5kg/m²，肥胖）

腰围：99cm　臀围：113cm　腰臀比：0.88（>0.8）

（五）主要问题及非药物干预措施（表1-4-1）

表1-4-1　患者存在的问题及应对方案

问题	非药物干预应对方案
知识缺乏：缺乏高血压预防保健知识	1．评估患者文化程度、理解力及知识缺乏的程度 2．讲解高血压病因及自我保健措施 3．发放有关高血压的健康教育材料，共同制订学习计划 4．鼓励其参加社区高血压讲座 5．电话或上门了解赵某学习情况，解决其问题 6．争取社会支持 7．鼓励家属参与学习过程 8．鼓励参与高血压自我管理小组 应对方案： 1．评估患者血压及头晕症状的程度 2．定期监测血压，教会患者及家属正确使用血压计 3．评估居住环境及家庭设施的摆放
血压控制未达标，并有跌倒的危险：与高血压所致的头晕、视物不清有关	1．告知患者头晕时立即停止活动，原地休息 2．平时穿防滑鞋 3．按时服用降压药，如有漏服不可补服 4．电话或上门服务

续表

问题	非药物干预应对方案
	适当运动：有氧运动、慢跑、散步，1周3～4次，每次30min。家属陪伴 家庭治疗：该患者家庭为不良生活方式家庭，告知其不良生活方式对药物治疗的影响，家庭成员应相互监督，共同改善饮食习惯 行为矫正：患者改善生活方式后，血压达标，头晕等症状减少，对其健康生活方式起到负强化作用
入睡困难、易醒：与心情烦躁、焦虑有关	1. 评估赵某睡眠时间及障碍原因 2. 电话或上门与患者聊天，倾听其想法，鼓励多沟通 应对方案： 1. 建议睡前听轻音乐，用热水泡脚或饮温牛奶 2. 如有必要，可服用镇静类药物帮助入睡 3. 指导患者自我心理调适，通过电视、广播、音乐转移注意力 争取社会支持： 1. 建议家属多与患者沟通，关心患者 2. 鼓励患者经常与朋友、亲戚联系 3. 建议社区组织学习或娱乐活动，丰富其日常生活
肥胖：体重指数 >30kg/m^2；腰臀比 >0.8	适当运动：与患者共同制订运动计划。每周快走或慢跑3～4次，每次30min以上 饮食指导： 1. 低盐、低脂饮食 2. 多食蔬菜、水果 社会支持： 1. 建议家属参与运动，并督促患者 2. 定期测量体重
家庭问题	赵某心理问题，家庭成员支持不足 1. 评估家属与患者聊天次数、与父母联系的次数 2. 向家属解释心理支持对患者身心健康的重要性，长期心理问题可能导致的不良后果 3. 鼓励家属多与患者沟通，疏导其不良情绪 4. 鼓励患者亲戚主动与患者聊天或一同外出
社区问题	社区对下岗居民的心理干预及辅导工作 1. 评估下岗居民的心理需求及对社区服务的主观愿望 2. 建议社区举办多种形式的学习或娱乐活动 3. 将下岗居民的再就业教育作为健康教育的重要内容，帮助其重新找到自身的价值 4. 建议社区关心下岗居民再就业问题

（杜雪平）

第二章　基层常见症状的识别与处理

第一节　发　　热

发热是指体温超过正常值高限,可能由不同原因造成。不同测量部位和某些生理因素也可引起体温的变化。

1. 口腔温度　正常 36.3～37.2℃。

2. 腋下温度　比口腔温度低 0.2～0.4℃。

3. 肛温　比口腔温度高 0.5℃左右。

体温正常波动:24 小时内,清晨最低,傍晚最高,最大波动不超过 1℃;女性排卵后略高,月经期略低;运动或进食后略高;老年人略低;高温环境下体温稍高。

一、常见病因

1. 感染性疾病　感染性疾病一般均伴随发热,常见的包括上呼吸道与下呼吸道感染、消化道感染、泌尿道感染、皮肤感染。急性呼吸道、胃肠道感染往往是病毒性的。

2. 非感染性疾病　包括肿瘤性和炎症性疾病(风湿性、非风湿性、药物相关性等),往往表现为慢性或复发性发热。

二、诊断思路

(一)初始评估

1. 有无局部症状,如咳嗽、尿频等,往往提示可能的病因。

2. 是否存在潜在的慢性疾病。

3. 有无以下危险信号　①精神状态改变;②头痛与颈抵抗;③皮肤瘀点或瘀斑;④低血压;⑤明显心动过速或呼吸困难;⑥体温 >40℃;⑦有近期到传染病流行区旅行史;⑧近期使用过免疫抑制剂。

(二)问病史

1. 现病史

(1)发热的程度、持续时间和测量方法。

(2)有无寒战:寒战往往提示感染,但特异性不高。

(3)有无局部疼痛,如耳、头颈、牙齿、咽喉、胸部、腹部、侧腹、直肠、肌肉和关节。

(4)其他:有无流鼻涕及其性状、咳嗽,有无呕吐、腹泻,有无泌尿道症状,有无皮疹,有无包块或淋巴结肿大。

2．系统回顾　有无可出现发热的慢性疾病相关症状，包括发热、盗汗和消瘦。

3．既往史　外伤史，特别是头颈部外伤史；近期手术史；易合并感染的疾病，如人类免疫缺陷病毒（HIV）、糖尿病、肿瘤、器官移植、心脏瓣膜病尤其是人工瓣膜；其他易出现发热的疾病，如风湿性疾病、痛风、甲状腺功能亢进症（甲亢）、肿瘤。

4．个人史　长时间在高温环境工作或游玩；近期（疫区）旅游史，包括旅行地点、返回时间、是否相关接种疫苗等；可能暴露史，如不安全食物或饮水、昆虫叮咬、动物接触、不安全性行为等；疫苗接种史，重点如甲型肝炎、乙型肝炎、脑膜炎、流行性感冒（流感）、肺炎球菌等疫苗。

5．用药史　可能导致发热的药物，如抗精神病药、麻醉药及可卡因、冰毒等毒品；可增加感染机会的药物，如糖皮质激素、抗癌药、化疗和抗排异药物，其他免疫抑制剂等；未严格消毒的注射药物或毒品，可能导致感染性心内膜炎、肝炎、细菌性肺栓塞和皮肤软组织感染等。

（三）体格检查

1．明确是否发热　精确的诊断方法是测量肛温，常用的诊断方法是腋温。各测量方法注意事项：

（1）口温测量：应避免冷热饮、张口呼吸、过度通气、测量时间短。

（2）腋温测量：擦干汗液、避免测量时间短。

（3）耳鼓膜测温：用于筛查。

（4）前额测温：不敏感。

2．全身检查

（1）生命体征：有无呼吸加快、心动过速或血压降低。

（2）一般状况：有无虚弱、倦怠、神志异常、恶病质、抑郁等。

（3）特殊面容：苍白，可能与急性白血病、再生障碍性贫血、结核等相关；蝶形红斑，提示系统性红斑狼疮（SLE）；表情淡漠，需注意伤寒；醉酒样，需考虑肾综合征出血热、斑疹伤寒。

（4）全身皮肤：有无黄疸、皮疹，尤其是瘀点和出血性皮疹、红斑或充血。

（5）淋巴结：局部或全身淋巴结肿大、疼痛，注意数量、硬度及有无粘连。

（6）包块：新出现或发生变化的包块。

（7）近期手术史：检查手术部位。

（8）体内管线：如静脉导管、鼻胃管、导尿管等。

3．重点查体

（1）头部：鼓膜颜色与完整性，有无鼻窦或颞动脉压痛、鼻黏膜充血及分泌物、巩膜黄染、结膜瘀点、口咽部和牙龈炎症或溃疡。

（2）颈部：抬颈不适，强直或无力。

（3）肺部：有无啰音或实变体征。

（4）心脏：听诊杂音提示存在心内膜炎。

（5）腹部：触诊，压痛及反跳痛，肝脾大或疼痛；叩诊肝区、脾区、肾区。

（6）女性盆腔：宫颈举痛、摇摆痛，子宫及附件区压痛。

（7）男性生殖系统：泌尿道分泌物和局部疼痛。

（8）直肠：疼痛和肿胀，提示肛周脓肿，特别是免疫缺陷患者表现较为隐蔽。

（9）主要的关节：强直、红斑和疼痛，提示关节感染或风湿性疾病。

（10）手足：感染性心内膜炎体征，包括甲下片状出血、肢端痛性皮下红色结节（Osler 结节）、掌跖无痛性红斑（Janeway 病变）。

重要提示：

（1）老年人，体弱老人感染时可不发热，即使发热，也不明显，同时炎性相关症状如局部疼痛也较轻微。值得注意的是，精神状态差或日常活动减少可能是老年人肺炎或尿路感染的首发症状，可通过完善尿常规及胸部 X 线检查明确。另外，与年轻人相比，老年人发热更容易发生严重细菌性感染，除筛查肺炎和尿路感染外，还需早期排查皮肤或软组织感染。

（2）既往体健者，发热多由于病毒性呼吸道或消化道感染。

（3）局部症状、体征对评估意义重大。

（4）病因不明时，需要注意潜在的慢性疾病，尤其损害免疫系统的疾病。

（四）辅助检查

1. 有局灶症状　根据病史及体格检查结果进行血、尿、便常规或胸部 X 线片等检查；有危险因素暴露者，需检测相关特定疾病；如有不安全性行为，需做 HIV、梅毒等检测。

2. 无局灶症状

（1）无基础疾病及"危险信号"的健康人，可暂不接受辅助检查。少数病情恶化或出现局部症状需重新评估，并有针对性地进行检查。

（2）怀疑有严重疾病，如败血症患者需要取材培养（血、尿、痰），并进行胸部 X 线、超声（腹部、心脏）及血电解质、葡萄糖、尿素氮、肌酐、乳酸、肝功能检查。外周血白细胞计数不能判断感染的严重性，但对于可能存在免疫抑制的患者是判断预后的重要指标。

（3）存在相关基础疾病，即使没有局灶症状、未表现为重症的可能也需要检测：使用免疫抑制剂患者需要检测外周血白细胞计数；粒细胞缺乏症患者，胸部 X 线检查的同时需做血、痰、尿、便或可疑皮肤病变的培养。静脉吸毒者因有感染性心内膜炎可能，通常需做血培养和心脏超声检查。

（4）老年发热患者需要进行辅助检查。

三、处理原则

发热患者是否需要治疗视病情而定。

1. 病因治疗　有特定病原体者，可接受相应病原体治疗，如抗结核治疗；存在严重感染风险者，如伴心力衰竭或呼吸功能不全，需要经验性抗生素治疗。

2. 退热治疗

（1）对乙酰氨基酚：325～650mg，每 4～6 小时 1 次口服，每日剂量不超过 4g；禁用于肝脏疾病或肝移植患者；不宜擅自服用包含对乙酰氨基酚的非处方感冒药。

（2）阿司匹林：325～650mg，每 4 小时 1 次口服；注意对胃的刺激及消化道出血；有哮喘或鼻息肉病史者，可加重哮喘和过敏反应。因与 Reye 综合征有关，儿童病毒性疾病发热不应使用水杨酸制剂。

（3）布洛芬：400mg，每 4～6 小时 1 次口服，有阿司匹林过敏、消化道溃疡、肾功能不全和出血性疾病患者慎用。

3. 非药物治疗　如果体温≥41℃，可同时使用其他退热措施，如凉水喷雾、冰袋冷敷、温水擦浴（避免出现寒战）。

四、转诊指征

1. 伴有"危险信号"者。
2. 长期发热（持续或间断的、不明原因发热）≥3 周。
3. 伴有或怀疑有严重基础疾病者。
4. 特殊人群，如静脉吸毒者、HIV 感染者。
5. 需要进一步明确诊断或进行辅助检查者。
6. 对症治疗或经验性抗生素治疗症状无缓解或再次发热者。

（严春泽）

第二节　头晕/眩晕

头晕（dizziness）指非眩晕性头晕，为空间定向能力受损或障碍的感觉，没有运动的虚假或扭曲的感觉，即无或非旋转性的感觉。

眩晕（vertigo）指内在的眩晕，为在没有自身运动时的自身运动感觉或在正常头部运动时扭曲的自身运动感觉。涵盖了虚假的旋转感觉（旋转性眩晕）及其他虚假感觉，如摇摆、倾倒、浮动、弹跳或滑动（非旋转性眩晕）。

头晕和眩晕是常见的临床症状，可同时出现或依次出现。

临床分为两类：前庭系统性头晕/眩晕（前庭周围性头晕/眩晕、前庭中枢性头晕/眩晕）和非前庭系统性头晕/眩晕（眼源性、本体感觉性、全身疾病性和颈源性）。

一、常见病因

1. 前庭周围性头晕/眩晕　常见良性阵发性位置性眩晕、前庭神经元炎和梅尼埃病等。
2. 前庭中枢性头晕/眩晕　常见颅内血管性疾病（脑后循环缺血包括短暂性脑缺血发作和脑梗死、高血压脑病和小脑出血等）、外伤、肿瘤、脱髓鞘疾病（如多发性硬化、延髓空洞症）、癫痫等。
3. 心源性　如高血压、严重心律失常、主动脉瓣狭窄、低血压等。
4. 其他神经系统病变　如脑血管病变导致的低灌注、深感觉障碍、周围神经系统疾病、共济失调、帕金森病等。
5. 精神心理性　如抑郁、焦虑、惊恐、强迫或躯体化障碍等。
6. 其他病因　如贫血、感染、发热、低血容量、低血糖、甲状腺功能减退症、颈椎病、药物副作用等。

二、诊断思路

（一）初始评估

1. 对于可能危及生命的头晕/眩晕，如脑出血、脑梗死、短暂性脑缺血发作、高血压急症、外伤等，应及时转诊。
2. 根据头晕/眩晕的症状表现、伴随症状，判断可能的病因。

（1）眩晕伴有恶心、呕吐等自主神经系统症状，多为前庭周围性病变，也可见于部分前庭中枢性病变。

（2）眩晕伴有耳鸣、耳聋等症状，则应考虑梅尼埃病、迷路炎、突发耳聋等病变。

（3）中枢性眩晕伴有自主神经系统症状轻或不明显，多有脑干、小脑或顶颞叶损害症状。

（4）头重脚轻（患者感觉为头昏或头沉）等非特异性前庭症状则与多种精神障碍、内科疾病和药品不良反应等有关。

（5）晕厥前症状（黑矇、站立不稳、要摔倒感，可伴有出冷汗、心悸等）多由心源性、脑血管疾病导致的低灌注、低血压、严重心律失常等引起，严重贫血、低血糖等也可导致。

（二）问病史

1. 现病史

（1）头晕的性质，眩晕、站立不稳和摔倒感。

（2）发病时间、起病形式、有无先兆和诱因、严重程度、持续时间、发作次数与频率、加重及缓解因素，是否反复发作、病情演变和进展。

（3）伴随症状：发热、头痛、恶心、呕吐、耳鸣、听力减退、视力改变、构音障碍、脑神经症状、运动感觉异常、共济失调等，注意有无神经系统症状或耳鸣、耳聋等表现，以及与头晕的先后次序等。

2. 系统回顾　重点是神经系统，如头痛、意识障碍、肌肉萎缩、晕厥、听力及视力障碍、感觉及运动异常、性格改变、记忆障碍、智能障碍等。

3. 既往史　颅脑疾病及外伤、前庭性偏头痛、高或低血压、严重心律失常、糖尿病、贫血、耳部疾病史、精神及心理疾病病史等。

4. 个人史　晕车、晕船及酗酒史。

5. 用药史　可能导致头晕的药物（降压药、抗精神病药物、抗癫痫药、抗生素、化疗药等）。

（三）体格检查

1. 一般检查　体温、心率、呼吸、血压。

2. 系统检查　头颈部检查、胸腹部检查、四肢检查等。

3. 重点查体

（1）神经系统：脑神经检查、肌力、肌张力、共济运动、眼球位置、运动和震颤、步态、感觉系统检查和病理征检查等。

（2）耳：听力情况、音叉试验、前庭功能等。

（3）心脏：听诊心率及杂音（提示晕厥前兆）。

（4）提示中枢病变的体征，包括意识障碍、复视、肢体无力或肌张力异常、肢体或躯干共济失调、严重平衡障碍、交叉性或偏身感觉障碍、构音障碍、吞咽困难、饮水呛咳、视野缺损等，考虑可能是脑干、小脑病变所致恶性中枢性眩晕，需要紧急处理并转诊。

重要提示：头晕/眩晕是因人而异的主观感受，缺乏客观旁证，因此患者的描述成为诊断最重要的依据。许多患者（特别是老年或受教育程度不高者）不会或轻视对症状的准确描述，因此医生必须耐心地倾听并适当予以引导以求最大可能地明确症状性质。

（四）辅助检查

根据病史和体格检查而定。

1. 基本检查　血常规、血糖、尿素氮、肝功能、血钙、甲状腺功能检查。

2．进一步检查

（1）Dix-Hallpike试验：可用于协助良性发作性位置性眩晕的诊断。

（2）甩头试验：可用于协助前庭神经炎的诊断。

（3）纯音测听检查：用于协助梅尼埃病的诊断。

（4）旋转试验、眼震电图、动态位置电图：可用于评价前庭功能。

（5）MRI、CT：可用于前庭中枢性病变的诊断。

（6）立卧位血压测定、动态血压监测检查、心电图、动态心电图检查：可用于因血压或心脏原因导致的头晕的诊断。怀疑癫痫性眩晕时可进行脑电图检查。

（7）如考虑心理因素，需行心理量表测定，包括抑郁量表、焦虑量表等。

三、处理原则

1．对于危及生命的头晕，如急性脑血管病、高血压急症、晕厥前兆、外伤等需紧急处理，及时转诊。

2．病因治疗　病因明确的头晕给予针对性治疗。如药物性头晕，停止服用相关药物；高血压性头晕，可予降压；梅尼埃病，急性期对症治疗，发作间期可限制钠盐摄入；灌注不足可予补液；感染可予抗生素等。

3．对症治疗　头晕发作时可给予抗眩晕、镇静、止吐治疗，常见的药物如甲磺酸倍他司汀6mg，3次/d口服，地西泮10mg肌内注射，甲氧氯普胺10mg肌内注射或口服等；注意预防跌倒、跌伤；进食少、呕吐严重者注意水电解质、酸碱平衡，必要时静脉补液。

4．手法复位治疗　良性阵发性位置性眩晕可选择手法复位。

5．前庭功能康复训练　主要针对因前庭功能低下或丧失而出现平衡障碍的患者。常用的训练包括适应、替代、习服等。

6．手术治疗　对于药物难以控制的持续性重症周围性眩晕患者，需转诊。

四、转诊指征

1．急性脑血管病、高血压急症、晕厥前兆、外伤等严重疾病引起的头晕。

2．原因不明的头晕，尤其是儿童。

3．体检中出现神经系统阳性体征。

4．头晕症状严重，经治疗后不能缓解或治疗效果欠佳者。

5．伴有或怀疑有严重基础疾病者。

6．需要进一步明确诊断或进行辅助检查者。

7．合并严重精神心理疾病者。

8．患者或其家属要求转诊。

（武　琳）

第三节　咳　嗽

咳嗽是临床常见的症状之一，是反射性防御动作。通过咳嗽可以清除呼吸道分泌物及气道内异物，但频繁剧烈的咳嗽会影响患者的工作、生活和社会活动，则为病理状态。

咳嗽按照病程分为三类：急性咳嗽，<3周；亚急性咳嗽，3～8周；慢性咳嗽，≥8周。

咳嗽按性质分为干咳与湿咳。一般建议以每日痰量大于 10ml 作为湿咳的标准。

一、常见病因

1. 呼吸道疾病　呼吸道感染最常见,如急性气管 - 支气管炎、鼻炎、鼻窦炎、咽炎、喉炎等,多为急性咳嗽。亚急性咳嗽最常见原因有感冒后咳嗽(又称感染后咳嗽)、支气管哮喘等。慢性咳嗽常见原因有咳嗽变异性哮喘、嗜酸性粒细胞性支气管炎、上气道咳嗽综合征(鼻后滴漏综合征)、胃食管反流性咳嗽、慢性支气管炎、支气管扩张、间质性肺疾病(特发性肺纤维化)等。

2. 胸膜疾病　如各种原因所致的胸膜炎、胸膜间皮瘤、自发性气胸或胸腔穿刺等。

3. 心血管疾病　左心衰竭典型症状为咳嗽伴粉红色泡沫痰。

4. 肿瘤　支气管肺癌、喉癌、胸膜间皮瘤。

5. 其他病因

(1)药物:血管紧张素转化酶抑制剂(ACEI)等。

(2)习惯性及心理性咳嗽。

二、诊断思路

(一)初始评估

1. 要首先判断咳嗽及伴随症状是否需紧急处理　①呼吸困难;②咯血;③喘息;④大量痰并有窒息可能;⑤胸痛;⑥意识改变;⑦生命体征(血压、脉搏、呼吸、体温)不稳定等。如有以上危险症状或体征,常提示一些严重疾病,如急性心肌梗死、左心衰竭、肺炎、气胸、肺栓塞及异物吸入等,需紧急处理后转诊。

2. 根据咳嗽病程、有无任何局部症状(如咽痛、咳痰、咯血、发热等),判断可能的病因。

(1)急性咳嗽:常见病因主要有普通感冒和急性气管 - 支气管炎。

(2)亚急性咳嗽:常见的病因是感染后咳嗽、细菌性鼻窦炎、哮喘等。

(3)慢性咳嗽:常见原因为咳嗽变异性哮喘、鼻后滴漏综合征、嗜酸性粒细胞性支气管炎、胃食管反流性咳嗽等。

(二)问病史

1. 现病史

(1)咳嗽起病及诱因:急性 / 慢性起病;有无前期呼吸道感染或接触某些物质等,如环境、异物、外伤等,儿童注意异物吞服。

(2)咳嗽的特点:咳嗽的持续时间、程度、频率、特点(如犬吠样、鸡鸣样、金属样);咳嗽的性质(干咳、湿咳),湿咳时痰液的数量、颜色、气味及性状;加重 / 缓解因素等。

(3)咳嗽的伴随症状:发热、寒战、盗汗、咳痰、咯血、胸痛、呼吸困难、体重下降、咽部或胸部灼热感、喘鸣、下肢水肿等。

(4)其他:咽部或胸部烧灼感,是否反酸,与运动是否相关,体重是否下降。

2. 系统回顾　需要关注与病因相关的症状:流涕和咽痛(上呼吸道感染、鼻后滴漏),发热、寒战和胸痛(肺炎);盗汗和体重下降(恶性肿瘤、结核);胃灼热(胃食管反流);进食或饮水时发生吞咽困难或窒息发作(误吸)。

3. 既往史　需要关注近期(最近 1～2 个月)有无呼吸道感染史;有无湿疹、过敏性鼻炎、支气管哮喘、肺结核等病史;有无心肺疾病和胃病史;有无耳鼻喉疾病史;有无精神疾病史;是否对花粉、食物、药物过敏等。

4. 个人史 从事何种工作；居住地、生活环境、职业暴露及宠物接触史如暴露于粉尘或烟雾，接触石棉及异物吸入史，是否吸烟及吸烟量。

5. 家族史 有无哮喘、结核、肺癌等家族史；家庭成员是否吸烟。

6. 用药史 服用引起咳嗽的药物，如血管紧张素转化酶抑制剂。

（三）体格检查

1. 一般检查 体温、呼吸、脉搏、血压等生命体征。

2. 系统检查 包括头颈部检查、胸部检查、腹部检查、四肢检查等。

3. 重点查体

（1）淋巴结：颈部、腋窝淋巴结。

（2）气管：位置是否居中。

（3）肺部：注意肺部叩诊、听诊。

（4）心脏：心界及心率。

（5）下肢：是否水肿。

（6）痰的视诊：观察痰的颜色、气味、黏稠度、量。

（四）辅助检查

1. 常规检查

（1）血常规、C 反应蛋白：用于感染性疾病的诊断。

（2）胸部 X 线片：咳嗽常规辅助检查。

2. 进一步检查

（1）痰液检查：用于病原学诊断（检出阳性率低）。

（2）肺功能检查：肺通气功能和舒张试验，鉴别气道阻塞性疾病；支气管激发试验，咳嗽变异性哮喘的主要诊断方法。

（3）影像学检查：胸部 CT，有助于发现纵隔前后肺部病变、肺内小结节、纵隔淋巴结肿大、支气管扩张、支气管异物等胸部 X 线片不易发现的病变；高分辨率 CT，用于发现早期肺间质疾病、非典型支气管扩张；鼻窦 X 线或 CT 检查，用于鼻部疾患的发现。

（4）皮肤过敏试验：用于发现变应性疾病。

（5）支气管镜检（咯血时尤为适用）：可有效诊断支气管腔内病变。

（6）食管 24 小时 pH 监测：用于胃食管反流的诊断。

三、处理原则

（一）病因治疗

1. 急性咳嗽

（1）普通感冒：对症治疗，不推荐常规使用抗菌药物。

（2）急性气管 - 支气管炎：以对症处理为主。剧烈干咳者可适当应用镇咳药，有痰不易咯出者可使用祛痰剂或黏痰溶解剂。合并感染推荐使用抗菌药物。指南建议在明确病原菌前，可选用 β- 内酰胺类、喹诺酮类等口服抗菌药物。

2. 亚急性咳嗽及慢性咳嗽

（1）感染后咳嗽：有自限性，咳嗽症状明显的患者可短期应用镇咳药、抗组胺药、减充血剂等。

（2）上气道咳嗽综合征 / 鼻后滴漏综合征：依据基础病而定。非变应性鼻炎首选抗组胺药、减充血剂治疗，变应性鼻炎首选鼻腔吸入糖皮质激素和抗组胺药治疗。

（3）咳嗽变异性哮喘：治疗原则与典型哮喘相同，以吸入型糖皮质激素联合支气管舒张剂为主。

（4）嗜酸性粒细胞性支气管炎：吸入型糖皮质激素效果良好。

（5）胃食管反流：改变生活方式、抑酸护胃、促胃肠动力等。

（6）变应性咳嗽：糖皮质激素及抗组胺药治疗有效。

（7）支气管扩张：稳定期不推荐使用糖皮质激素，严重者可抗感染及对症治疗。

（8）药源性咳嗽：停用相关药物是药源性咳嗽的最有效方法。

（二）对症治疗

咳嗽治疗的关键在于病因治疗，镇咳药物只能起到短暂缓解症状的作用。轻度咳嗽有利排痰，不需要镇咳治疗，但剧烈干咳或频繁咳嗽影响休息和睡眠，为防止病情恶化、减少消耗，可适量使用镇咳药。痰多者宜用祛痰治疗。

1. 常用镇咳药

（1）中枢性镇咳药：适用于干咳或痰量不多的剧烈咳嗽。

1）可待因（磷酸可待因）：适用于病因不明、治疗效果不佳且剧烈干咳和刺激性咳嗽，并有止痛作用，具有成瘾性。用法：成人，口服 15～30mg/ 次，每日 3 次；或磷酸可待因糖浆 10ml/ 次，每日 3 次。治疗量的不良反应少，偶有呕吐、头痛及便秘。

2）右美沙芬（美沙芬，右甲吗喃）：镇咳作用与可待因大体相等，无镇痛和催眠作用，无成瘾性。口服 15～30 分钟起效，作用维持 3～6 小时。用法：成人口服 10～20mg/ 次，每日 3～4 次。糖浆，10～20ml/ 每次，每日 3～4 次。不良反应少见，偶有头晕、食欲缺乏及嗳气等。孕妇禁用。

（2）外周性镇咳药：苯丙哌林（磷酸苯丙哌林）适用于治疗急、慢性咳嗽及各种刺激引起的咳嗽。用法：成人口服 20mg/ 次，每日 3 次。服后偶有口干、胃部烧灼感、乏力、头晕和药疹。服用时不可嚼碎，否则引起口腔麻木。

2. 祛痰药物　咳嗽伴有排痰困难者使用祛痰药，目前多使用黏痰溶解剂。

（1）溴己新（溴己铵、溴苄环己胺）：黏液溶解剂。用法：8～16mg/ 次，每日 3 次。偶有胃肠道反应和过敏反应。胃溃疡患者慎用。

（2）乙酰半胱氨酸：降低痰液黏稠度。乙酰半胱氨酸泡腾片，600mg/ 次，每日 1～2 次。本药可降低青霉素、四环素、头孢菌素类的抗菌活性，使用时间应间隔 4 小时，交替使用。

（3）羧甲司坦：降低分泌物黏滞度。羧甲司坦片，500mg/ 次，每日 3 次。偶有轻度头晕、恶心、胃部不适、腹泻、消化道出血等。胃溃疡患者慎用。

（4）盐酸氨溴索（沐舒坦、溴环己胺醇）：黏液溶解剂。用法：片剂，口服 30～60mg/ 次，每日 3 次。糖浆，10ml/ 次，每日 3 次。雾化吸入，15～30mg/ 次，每日 3 次。静脉注射，每日 1.2～1.6mg/kg，分 2～3 次注射。使用时可以在 2～3 分钟内缓慢推注，也可以与葡萄糖溶液、生理盐水和林格液一起滴注。可有上腹不适、食欲缺乏、腹泻、皮疹等。

四、转诊指征

1. 伴有呼吸困难、咯血、大量痰并有窒息可能、胸痛、意识改变等危险症状者。

2. 咳嗽症状经治疗后不能缓解者，长期咳嗽原因不明者。

3. 疑似呼吸道传染病，如非典型病原体肺炎、人感染高致病性禽流感、肺结核等。

4. 疑似肺部肿瘤者。

5. 需要进一步明确诊断或进行辅助检查者。

6. 患者或其家属要求转诊。

（武　琳）

第四节　咯　血

咽喉以下的呼吸道或肺组织出血，经口腔排出称为咯血。血量可以从痰中带血到致死性大咯血。依据咯血量可分为：小量咯血，24小时咯血量<100ml；中量咯血，24小时咯血量100~500ml；大量咯血，24小时咯血量>500ml（或单次咯血量>100ml）。

一、常见病因

咯血主要由呼吸系统疾病引起，也可发生于循环及其他系统疾病。在我国肺结核、支气管扩张、支气管肺癌占咯血病因的前三位。此外，虽经详细检查仍有20%的咯血者病因难以明确。常见病因如下：

1. 气管、支气管疾病　支气管扩张，急、慢性支气管炎，支气管内膜结核，气管良、恶性肿瘤，支气管内结石，支气管囊肿，支气管腺瘤等。

2. 肺部疾病　肺结核、肺炎、肺脓肿、原发性或转移性肺癌、肺真菌病、肺囊肿、肺吸虫病、肺隔离症、特发性含铁血红素沉积症等。

3. 心血管疾病　二尖瓣狭窄、肺梗死、急性左心衰竭、原发性肺动脉高压、肺动静脉瘘、心房黏液瘤、结节性动脉周围炎等。

4. 全身性疾病　急性传染病（如流行性出血热、肺出血型钩端螺旋体病）、自身免疫性疾病伴肺损伤等。

5. 外伤　胸部刺伤、挫伤、肋骨骨折、胸腔或肺穿刺等医疗操作引起的损伤等。

重要提示：

1. 出现经口腔排血究竟是口腔、鼻腔、上消化道的出血还是咯血需要仔细鉴别。

2. 呼吸系统疾病、心血管疾病及全身出血性疾病等常见病因的鉴别。

3. 注意少见疾病，有流行病区食用生河蟹史者要注意肺吸虫病，对合并肾炎者要考虑肺出血 - 肾炎综合征，对咯血与月经关系密切者要考虑子宫内膜异位症等。

二、诊断思路

（一）初始评估

1. 立即对其基本生命体征进行评估，有无窒息，判断其危重程度（决定于咯血量、速度及持续时间）。

2. 识别有无危险信号　①精神状态改变；②低血压；③呼吸困难；④心动过速；⑤乏力；⑥胸痛；⑦面色苍白；⑧皮肤湿冷。

3. 危险分层　在病情评估的同时进行危险分层。对存在窒息、出血性休克者应评估为极高危，需立即抢救，经抢救生命体征稳定后尽早进行病因诊断；怀疑急性肺栓塞、肺水肿等疾病的患者应评估为高危，此类患者如不及时处理，病情可迅速恶化，甚至危及生命；若考虑为支气管扩张、支气管肺癌、肺结核等其他疾病，在短时间内往往不会危及生命，应逐步完善检查，进行对症处理及病因治疗。

（二）询问病史

1. 现病史

（1）咯血的临床特点

1）年龄：青壮年咯血常见于肺结核、支气管扩张、二尖瓣狭窄等。40岁以上有长期吸烟史（20支/d×20年）者，应高度注意支气管肺癌的可能性。儿童慢性咳嗽伴少量咯血与低色素贫血，须注意特发性含铁血黄素沉着症的可能。年幼者多见于先天性心脏病。

2）出血量：痰中带血，见于肺癌、肺结核、支气管结核、慢性支气管炎、肺炎；持续少量咯血，见于肺结核、肺癌；中等量咯血，见于肺结核、支气管扩张、二尖瓣狭窄；反复大咯血，见于支气管扩张、肺结核空洞、慢性肺脓肿和晚期肿瘤。

3）颜色和性状：因肺结核、支气管扩张、肺脓肿和出血性疾病所致咯血，其颜色为鲜红色；铁锈色血痰可见于典型的肺炎球菌肺炎，也可见于肺吸虫病和肺泡出血；砖红色胶冻样痰见于典型的肺炎克雷伯菌肺炎；二尖瓣狭窄所致咯血多为暗红色；左心衰竭所致咯血为浆液性粉红色泡沫痰；肺栓塞引起咯血为黏稠暗红色血痰。

4）病程：长期间断咯血，多见于支气管扩张；持续少量出血数月，可见于肺癌、肺结核；突发胸痛而后咯血，有肺栓塞可能。

（2）伴随症状：是否伴随发热、胸痛、脓痰、呛咳、皮肤黏膜出血、黄疸等症状，可提示出血原因和原发病。

（3）其他症状：有无心悸、出冷汗、烦躁不安或恐惧感等。

2. 系统回顾 既往慢性疾病患病状况。

3. 既往史 需要关注可能引起咯血的疾病，包括有无慢性呼吸系统疾病和心脏疾病；是否有百日咳、麻疹等病史；有无口、咽、鼻、喉疾病史；有无消化道疾病史；近期有无内镜或经皮肺穿刺活检等医疗史。

4. 个人史 从事何种工作；有无职业性粉尘接触史；是否到过牧区、疫区、接触过野鼠；是否生食海鲜；是否吸入异物；是否吸烟及吸烟量；月经史（女性患者于月经期呈周期性咯血，须考虑子宫内膜异位症及替代性月经的可能）；家人是否患结核或持续咳嗽等。

5. 用药史 是否应用抗凝剂、抗血小板药物或溶栓剂。

（三）体格检查

1. 全身检查

（1）生命体征：有无发热、心动过速和呼吸浅快。

（2）一般状况：有无烦躁、意识障碍、恶病质等。

2. 重点查体

（1）淋巴结：颈部、锁骨下、腋窝淋巴结。

（2）皮肤黏膜：皮肤和黏膜检查有无瘀斑、瘀点、黄疸、毛细血管扩张，牙龈、口腔和鼻腔是否有出血。

（3）肺部：针对肺部的检查，需注意呼吸音的对称性，湿啰音、喘鸣音、肺实变等体征。

（4）心脏：心界、心率及病理性杂音。

（四）辅助检查

1. 血、尿、便常规　血红蛋白、红细胞计数、血细胞比容及其动态变化，血小板计数，尿检中有无红、白细胞，便隐血等。

2. 痰涂片和痰培养　查找结核分枝杆菌、细菌、癌细胞、肺吸虫卵、真菌等。

3. 凝血功能　出血时间、凝血时间、凝血酶原时间、纤维蛋白原、D-二聚体。

4. 影像学检查　病情允许均应行胸部 X 线检查，可疑病灶还需行胸部 CT。

5. 纤维支气管镜检查　查找出血部位、明确病变性质或行局部止血治疗。

6. 支气管动脉造影　疑似支气管动脉出血如支气管扩张等可考虑。

7. 肺动脉造影　疑似肺动脉疾病，如肺栓塞、肺动静脉瘘可考虑。

8. 其他　包括超声心动图、骨髓检查、免疫系统检查等。

三、处理原则

（一）救治原则

1. 小量咯血，无须特殊处理，休息、对症及一般止血治疗；中量以上咯血，积极止血、治疗原发病。

2. 咯血急诊治疗原则　积极止血，保持呼吸道通畅，防止窒息，维持生命体征，同时进行病因治疗，防治并发症。

（二）药物治疗

1. 作用于肺血管的药物

（1）垂体后叶激素：通常以 5～10U 垂体后叶激素溶于 20～40ml 葡萄糖溶液中，缓慢静脉注射，然后将垂体后叶激素 10～20U 溶于 250～500ml 液体中静脉滴注维持 0.1U/（kg·h）。不良反应包括心悸、胸闷、腹痛、变态反应，血压升高。禁忌证包括高血压、冠心病、肺心病、心力衰竭、孕妇。

（2）酚妥拉明：10～20mg 加入 5% 葡萄糖溶液 500ml 中静脉滴注。不良反应为心率增快，血压下降。

（3）普鲁卡因：200～300mg 加入 5% 葡萄糖 500ml 中静脉滴注。不良反应有变态反应、颜面潮红、谵妄、兴奋、惊厥。注射前应进行皮试。

2. 止血药

（1）氨基己酸：4～6g 加入 5% 葡萄糖溶液 250ml 中静脉滴注，1 次 /d。

（2）酚磺乙胺、卡巴克洛：酚磺乙胺 0.25～0.75g 肌内注射或静脉注射，2 次 /d。卡巴克洛 2.5～5mg，口服，3 次 /d；10mg 肌内注射，2 次 /d。

（3）维生素 K：10mg 肌内注射，2 次 /d。

（4）纤维蛋白原：1.5～3.0g 加入 5% 葡萄糖溶液 500ml 中静脉滴注，1 次 /d。

（5）云南白药：0.3～0.5g，口服，3 次 /d。

3. 糖皮质激素　具有非特异性抗炎作用，可减少血管通透性。可短期、少量应用，甲泼尼龙 20～40mg 或地塞米松 5mg 静脉注射，1～2 次 /d。

4. 其他　必要时可用地西泮 10mg、苯巴比妥钠 0.1～0.2g 肌内注射或口服地西泮 5～10mg。咳嗽剧烈的咯血者，可适当给予镇咳药，如可卡因 30mg 口服或肌内注射，咳美芬 10mg 口服。禁用吗啡，以免过度抑制咳嗽引起窒息。

四、转诊指征

1. 中量以上咯血者。

2. 经止血药物治疗后仍有出血者。

3. 需明确及治疗原发病者（如胸部 X 线片发现肺内占位性病变，疑为心血管、血液系统疾病、自身免疫性疾病引起的咯血者等）。

4. 诊断不明的频繁咯血。

（陈　洁）

第五节　心　悸

心悸是一种自觉心脏搏动的不适感或心慌感。当心率增快时感到心脏搏动不适，心率减慢时则感到搏动有力。心悸时心率可快可慢，也可有心律失常，心率和心律正常者亦可有心悸。

一、常见病因

心悸的病因很多，除心脏本身病变外，某些全身性疾病可引起，还有生理性和功能性心悸。

1. 心脏搏动增强　生理性和病理性心悸。

（1）生理性原因

1）健康人在剧烈运动或精神过度紧张时。

2）大量吸烟、饮酒、饮浓茶或咖啡后。

3）应用某些药物如肾上腺素、麻黄碱、咖啡因、阿托品、甲状腺片等。

（2）病理性原因

1）心血管疾病：感染性心内膜炎、心肌病、心包炎、脚气性心脏病等。

2）其他疾病：甲状腺功能亢进症、贫血、发热、低血糖发作、嗜铬细胞瘤、胸腔积液、气胸、活动性肺结核、腹腔积液、肠梗阻等。

2. 心律失常　按发生时心率的快慢，分为快速性和缓慢性心律失常两大类，两者均可引起心悸。

（1）快速性心律失常：各种原因引起的窦性心动过速、阵发性室上性和室性心动过速等，均可发生心悸。

（2）缓慢性心律失常：高度房室传导阻滞（二、三度房室传导阻滞）窦性心动过缓或病态窦房结综合征等，由于心率缓慢，舒张期延长，心室充盈度增加，心搏强而有力引起心悸。

3. 自主神经紊乱　心脏神经症等。

二、诊断思路

（一）初始评估

评估神志、血压、呼吸、脉搏、心率等生命体征，判断病情严重程度。应注意患者是否伴有意识改变及周围循环障碍等，以便及时处理。

> **重要提示**：只有除外器质性病变，才能诊断功能性疾病；只有排除病理性原因，才能考虑生理性原因。

（二）询问病史

1. 现病史

（1）心悸的诱因、程度、发作持续时间

1）诱因：发病前有无大量饮浓茶及咖啡、过量吸烟及饮酒等；有无服药史，注意有无外伤、精神刺激等。若心悸多在静息时发生，转移注意力（如聊天、适量运动等）可消失，一般为神经功能紊乱。

2）病程：发作为阵发性还是持续性，发作和终止是突然的还是渐缓的，整体病史的长短。心律失常如室上性心动过速引起的心悸多表现为突发突止。

（2）伴随症状

1）伴心前区痛：见于冠心病（如心绞痛、心肌梗死）、心肌炎、心包炎，亦可见于心脏神经官能症等。

2）伴发热：见于急性传染病、风湿热、心肌炎、心包炎感染性心内膜炎等。

3）伴晕厥或抽搐：见于窦性停搏、高度房室传导阻滞、阵发性室性心动过速、病态窦房结综合征等。

4）伴贫血：见于各种原因引起的急性失血，此时常有虚汗、脉搏微弱、血压下降或休克，慢性贫血心悸多在劳累后较明显。

5）伴呼吸困难：见于急性心肌梗死、心肌炎、心包炎、心力衰竭、重度贫血、慢性阻塞性肺疾病等。

6）伴消瘦及出汗：见于甲状腺功能亢进症。

2. 系统回顾 既往慢性疾病患病状况。

3. 既往史 既往有无心血管疾病（如高血压、冠心病、心脏瓣膜病）、内分泌疾病（如甲状腺功能亢进症、糖尿病、嗜铬细胞瘤）、导致贫血的疾病（如血液系统疾病、肾脏病）、神经症等。

4. 个人史 有无烟酒嗜好，饮浓茶或咖啡的嗜好，月经史等。

5. 用药史 有无使用可导致心悸的药物。

（三）体格检查

1. 全身检查

（1）生命体征：监测体温、血压、呼吸、脉搏、心率，注意有无发热、血压降低、呼吸加快等。

（2）一般情况：注意患者面容、表情、神志、体位等。

2. 重点查体

（1）头部：有无二尖瓣面容、突眼、结膜苍白、口唇发绀等。

（2）颈部：甲状腺大小，有无震颤、血管杂音，有无颈静脉怒张等。

（3）心脏：①视诊有无心前区搏动增强、心前区隆起、鸡胸、漏斗胸、脊柱畸形，以排除先天性心脏病；②触诊有无心律不齐、心尖搏动范围增大；③叩诊有无心界增大、心脏移位、排除心脏本身病变及胸腔积液、横膈抬高等；④听诊心率搏动次数、心跳节律，心脏各瓣膜区有无杂音、心包摩擦音，以明确心脏是否有器质性病变。

（四）辅助检查

1. 实验室检查　血、尿、便常规，血生化，血糖，甲状腺功能等，明确病因，除外非心脏疾病导致的心悸。

2. 心电图或动态心电图　明确心律失常性质。

3. 心脏超声　有助于明确有无器质性心脏病，评价心功能。

三、处理原则

1. 病因治疗　如为机体对内、外环境突然变化产生的正常应激反应，无须特殊治疗；药物致心律失常应调整药物治疗方案；神经失调导致的心悸可给予心理治疗；病理性原因所致心悸者应积极治疗原发病。

2. 药物治疗　根据心律失常类型给予相应药物治疗。

（1）抗快速性心律失常药物治疗

1）Ⅰ类：Ⅰa类，代表药物有奎尼丁；Ⅰb类，代表药物有利多卡因、美西律；Ⅰc类，代表药物有普罗帕酮、莫雷西嗪等。

2）Ⅱ类：β受体阻滞剂，代表药物有美托洛尔、阿替洛尔、比索洛尔等。

3）Ⅲ类：代表药物有胺碘酮。

4）Ⅳ类：代表药物有维拉帕米和地尔硫䓬。

（2）抗缓慢性心律失常药物治疗

1）M受体拮抗剂：代表药物有阿托品。

2）β受体激动剂：代表药物有肾上腺素、异丙肾上腺素、麻黄碱。

3. 非药物治疗

（1）改变生活方式：如停止咖啡因或酒精的摄入、戒烟、适量运动、避免高强度运动等，消除或避免诱因。

（2）控制心血管危险因素：控制血脂、血压、血糖，改善心功能等。

（3）心理治疗：如焦虑、紧张、失眠等。

（4）心脏起搏、心脏电复律、导管射频消融、外科手术治疗。

四、转诊指征

1. 血流动力学不稳定者需院前急救，同时转诊。

2. 需要完善检查，明确原发病。

3. 需要植入心脏起搏器的缓慢性心律失常者。

4. 植入埋藏式心率转复除颤器（ICD）或导管消融的心律失常。

5. 家属及患者要求转诊。

（陈　洁）

第六节　胸　痛

胸痛是指颈与胸廓下缘之间的疼痛（发生在胸廓与胸腔部位的疼痛），是临床上常见的症状。主要由胸部疾病所致，少数由其他疾病引起。胸痛的程度因个体痛阈的差异而不同，与疾病病情轻重程度不完全一致。

一、常见病因

胸痛有时预示急性心肌梗死、肺栓塞、主动脉夹层和张力性气胸等威胁生命的疾病的发生。虽然以上疾病在胸痛的原因中发生率较低，但由于其严重性，需要引起全科医生的重视。

引起胸痛的原因主要为胸部疾病，常见的有：

1. 胸壁疾病　急性皮炎、皮下蜂窝织炎、带状疱疹、肋间神经炎、肋软骨炎、流行性肌炎、肋骨骨折、多发性骨髓瘤、急性白血病等。

2. 心血管疾病　冠心病（心绞痛、急性心肌梗死）、心肌病、二尖瓣或主动脉瓣病变、急性心包炎、胸主动脉瘤（夹层动脉瘤）、肺栓塞、肺动脉高压及心脏神经症等。

3. 呼吸系统疾病　胸膜炎、胸膜肿瘤、自发性气胸、血胸、支气管炎、支气管肺癌等。

4. 纵隔疾病　纵隔炎、纵隔气肿、纵隔肿瘤等。

5. 其他　过度通气综合征、痛风、食管炎、食管癌、食管裂孔疝、膈下脓肿、肝脓肿、脾梗死等。

二、诊断思路

（一）初始评估

1. 有无危险信号　①精神、意识状态的改变；②生命体征（血压、脉搏、呼吸、体温）不稳定；③呼吸困难；④咯血。如有以上危险信号，需紧急处理后立即转诊。如无以上危险信号，可继续下面的诊疗流程。

2. 了解发病急缓、诱因、加重或缓解方式。

3. 有无任何局部症状（如咳嗽、发热），可限定病因的范围，可能是主诉的一部分或需特定问题引导。

（二）询问病史

1. 现病史

（1）发病年龄、时间、急缓、诱因及加重与缓解的因素。

（2）胸痛的描述：包括胸痛部位、性质、程度、持续时间，以及有无放射痛、既往是否出现类似的疼痛。

（3）伴随症状：如咳嗽、咳痰、发热、呼吸困难、咯血、吞咽困难、反酸、胃灼热、面色苍白、大汗、血压下降或休克等。

（4）此次胸痛的诊疗过程。

（5）对患者的精神状态、食欲、睡眠及体重的影响。

2. 既往史

（1）既往健康状况，特别是与此次胸痛原因可能相关的疾病，如高血压、糖尿病、冠心病、血脂异常等；所患疾病的治疗情况，包括是否规律复诊、用药，各项相关指标控制情况及是否有与疾病相关的症状。

（2）既往是否有类似胸痛发生及胸痛发生的时间、部位、性质、程度、伴随症状、治疗情况。

（3）传染病史、手术史、外伤史、输血史及药敏史。

3. 个人史

（1）出生地、居住地及居住时间、婚育史、家庭环境、冶游史。

（2）生活习惯：包括饮食、运动、烟酒嗜好。

（3）心理、智力评估及家庭情感、经济支持水平。

4．用药史 使用可能导致胸痛的药物（如喹诺酮类）。

（三）体格检查

1．全身检查

（1）意识状态的评估：是否意识清楚，有无嗜睡、意识模糊等异常意识存在。

（2）生命体征的评价：体温、心率（律）、呼吸、血压，是否平稳，有无异常表现。

（3）全身皮肤：是否有苍白、发绀、皮疹、红肿等表现。

（4）全身淋巴结：是否肿大。

2．重点查体

（1）头颈部：有无眼睑水肿、口唇发绀、颈动脉血管杂音。

（2）胸壁：皮肤有无红肿、疱疹、压痛。

（3）肺部：呼吸音是否正常，有无啰音或实变体征。

（4）心脏：疼痛部位、心律、杂音（提示可能存在心内膜炎）。

（5）腹部：触诊（压痛、反跳痛、肝脾大或疼痛）、叩诊（肝区、脾区、肾区）。

（6）双下肢：是否水肿。

（四）辅助检查

1．必要的检查 如心电图。

2．有针对性的检查 如心肌酶及标志物（注意时间特征）、血常规、超声。

3．必要时转诊上级医院检查

（1）心肌型脂肪酸结合蛋白（H-FABP）：3 小时内肌红蛋白（3～6 小时除外心肌梗死）、肌钙蛋白及肌酸激酶同工酶（CK-MB）（>7 小时阴性预测性高，肌钙蛋白 T 与肌钙蛋白 I 对诊断急性心肌梗死的特异度与灵敏度较高）

（2）CT、MRI。

（3）凝血功能。

三、处理原则

1．迅速排查致命性胸痛，避免导致严重后果。

（1）明确致命性胸痛诊断后，应立即安排转诊，在观察期间应做到：密切观察生命体征，让患者安静休息，保持呼吸道通畅，给予适当浓度的吸氧。

（2）对于 ST 段抬高心肌梗死患者，立即给予阿司匹林 300mg 嚼服，吗啡 2～4mg 静脉注射，5～10 分钟可重复给药至疼痛缓解，同时安排转诊。

（3）怀疑主动脉夹层的患者可使用镇静剂、β 受体阻滞剂或其他同时具有负性肌力作用的药物，同时安排转诊。

（4）对于张力性气胸的急救处理：立即排气，降低胸膜腔内压力。在危急状态下可用一根粗针头于患侧第 2 肋间锁骨中线处沿肋骨上缘刺入胸膜腔，有气体喷出，即能起到排气减压的效果（注意：过快排气可能会发生复张性肺水肿）。在患者转送过程中，于插入针的接头处，缚扎一橡胶手指套，将指套前端剪 1cm 开口，起到活瓣作用。

对于高度怀疑肺栓塞的患者，应密切观察生命体征，及时转诊。

2．排除致命性胸痛后，启动门诊治疗 如肌肉骨骼源性、食管源性、带状疱疹后神经痛、气胸等，根据不同疾病，给予相应的处理。

四、转诊指征

1. **紧急转诊** 紧急转诊针对致命性胸痛,此类患者需要在保证安全的情况下立即转诊。包括以下胸痛类型:

(1)不能除外急性冠脉综合征(ACS)引起的胸痛。

(2)不能排除主动脉夹层引起的胸痛。

(3)不能除外肺栓塞的胸痛。

(4)原因不确定,但患者感觉无法忍受的胸痛。

(5)意识状态、生命体征不平稳的胸痛。

2. **门诊转诊** 转诊目的是确诊疾病或提高镇痛药物等级。包括以下情况:

(1)各种长时间慢性疼痛,不能确定病因者。

(2)渐进性疼痛,需排除占位性病变者。

(3)需住院治疗的气胸患者。

3. **转诊后转归** 全科医生对致命性胸痛转诊后的情况应密切关注,1日后随访。病情稳定后1周内第二次随访,出院后转回社区定期复诊,每季度随访。对于非致命性胸痛患者,要求转诊后2周内随访,以后根据患者健康状况定期随访。

(佟秀梅)

第七节 水 肿

水肿是指人体组织间隙过多的液体积聚使组织肿胀。水肿分为全身性与局部性。当液体弥漫性分布在体内组织间隙时,呈现全身性水肿(常为凹陷性);液体积聚在局部组织间隙时,呈局部水肿;发生在体腔内称积液,如胸腔积液、腹腔积液、心包积液。

水肿是临床常见的症状。可以发生在全身任何部位,但以眼睑、颜面部、双下肢最为常见。水肿可以是某一疾病的单一表现,也可以是疾病的症状之一,病因比较复杂。作为全科医生,在接诊水肿患者时,需详细询问病史、既往史、用药史等,认真全面查体,并给予有针对性的检查,综合判断后治疗。对于存在严重心、肝、肾等疾病,符合转诊指征的患者应及时转诊到上级医院进行诊治。

一、常见病因

任何引起毛细血管内静水压升高、血浆胶体渗透压降低、组织间隙机械压力(组织压)升高、组织液的胶体渗透压升高的因素,均可造成水肿。常见的水肿原因如下。

1. **全身性水肿** 全身性水肿指液体可以积聚在机体的任何部位,而不是指全身水肿。常见的水肿部位是双下肢,卧床患者水肿常出现在腰骶部。

(1)心源性水肿:主要是右心衰竭的表现。水肿程度因心力衰竭程度而有所不同,可从轻度的踝部水肿至严重的全身性水肿。水肿特点首先出现在身体低垂部位。根据病情的严重程度,还可能出现颈静脉怒张、肝大、胸腔积液、腹腔积液等右心衰竭的其他表现。

(2)肾源性水肿:可见于各种肾炎和肾病。水钠潴留是肾源性水肿的基本机制。水肿特点为疾病早期晨起时出现眼睑与颜面部水肿,之后可发展为全身性水肿(肾病综合征时为重度水肿)。常有尿常规异常、肾功能受损、高血压等表现。

（3）肝源性水肿：失代偿期肝硬化主要表现为腹腔积液，也可先出现踝部水肿，逐渐向上蔓延，头、面部及上肢常无水肿。门静脉高压、低蛋白血症、肝淋巴液回流障碍、继发性醛固酮增多是肝源性水肿形成的主要机制。

（4）营养不良性水肿：由于慢性消耗性疾病长期营养缺乏、蛋白丢失性胃肠病、重度烧伤等所致低蛋白血症或维生素 B_1 缺乏，可产生水肿。水肿常从足部开始逐渐蔓延至全身。

（5）黏液性水肿：甲状腺功能减退症、腺垂体功能减退症等疾病可引起组织间隙亲水物质增加、黏蛋白、黏多糖等沉积导致组织水肿。为非凹陷性水肿，颜面及下肢较明显。

（6）药物性水肿：可见于糖皮质激素、雄激素、雌激素、胰岛素、钙通道阻滞剂、非甾体抗炎药疗程中。水肿特点是用药后出现，停药后可消失。

（7）特发性水肿：原因不明，多见于妇女，可能与内分泌功能失调有关。主要表现在身体低垂部位。

（8）其他：可见于妊娠、结缔组织病、血管神经性水肿、经前期紧张综合征、老年性水肿等。

2. 局部性水肿　常由于局部静脉、淋巴回流受阻或毛细血管通透性增加所致。如肢体血栓形成致血栓性静脉炎、丝虫病所致象皮腿、局部炎症、创伤或过敏等。

二、诊断思路

（一）初始评估

首先判断引起水肿的原因是否危及生命。肺水肿是水肿原因中最凶险的疾病，需鉴别并紧急处理。

1. 危险症状　①起病急；②呼吸困难或咳粉红色泡沫痰等肺水肿的表现。

2. 危险体征　①意识状态的改变；②生命体征（血压、脉搏、呼吸、体温）不稳定。

3. 如有以上危险症状或体征，需紧急处理后转诊。如无可进入到下一步的诊疗流程。

（二）询问病史

1. 现病史

（1）水肿发生的时间、急缓、诱因、加重与缓解的因素。

（2）水肿的描述：包括水肿部位，全身性或局部性，是否对称，是否凹陷性，与体位变化及活动关系。

（3）与诊断、鉴别诊断相关的伴随症状：如心悸、气促、咳嗽、咳痰、咯血、头晕、头痛、失眠、腹胀、腹痛、食欲、体重及尿量变化等。

（4）水肿的诊疗过程。

2. 既往史

（1）了解患者既往健康状况，特别是与水肿相关的疾病，如高血压，心脏、肾脏、肝脏、甲状腺等脏器疾患。对于既往存在的疾病还要了解其诊疗情况，如是否规律用药、复诊，用药的品种及疾病的控制情况等。通过对既往病史的询问，协助明确水肿病因，同时了解患者基础健康状况。

（2）询问患者的传染病史、手术史、外伤史及药敏史。

3. 个人史

（1）对于特殊人群如老年人、女性、肥胖患者等需详细询问个人史，如女性患者应询问是否月经期、是否绝经、是否妊娠等，老年人是否久坐等。

（2）患者的生活习惯：饮食、运动、烟酒嗜好等。

（3）患者的心理状态及家庭支持程度：情绪状态、家中的情感、经济支持水平等。

（三）体格检查

1．评估意识状态及生命体征，是否需紧急处理及转诊。

2．水肿的检查

（1）水肿分布的形式：全身性还是局部性。

（2）水肿的性质：凹陷性还是非凹陷性。

（3）水肿是否伴随胸腔积液、腹腔积液、皮疹、炎症、创伤等表现。

3．查体

（1）全身状态：有无消瘦、贫血貌、肝病、肾病、黏液性水肿面容。

（2）皮肤：有无苍白、发绀、黄染，有无蜘蛛痣与肝掌。

（3）头颈部：有无眼睑水肿、口唇发绀、颈静脉怒张。

（4）肺部：呼吸音是否正常，有无干湿啰音、胸腔积液。

（5）心脏：心脏有无扩大，有无心包积液、心律、心音及有无杂音。

（6）腹部：有无脐周静脉曲张、压痛，肝脾是否肿大，有无腹腔积液，肾区有无压痛、叩击痛，肾脏可否触及。

（7）双下肢：皮肤颜色、温度、足背动脉。

（四）辅助检查

对于社区就诊的水肿患者，除伴呼吸困难需紧急转诊外，大部分患者发病隐匿，可在基层完善可行的实验室检查，如血常规、尿常规、肝功能、肾功能、血糖等，协助明确水肿病因的诊断。如实验室检查指标发现异常提示病情危重，或需进一步完善相关检查时，可转诊至上级医院诊治。

判断水肿的辅助检查中，超声是最简单、便捷、有效的检查。对于心脏、肝脏、肾脏、胸腔积液、腹腔积液、下肢水肿等均可行超声检查加以鉴别。

三、处理原则

1．识别危及生命的水肿，并给予紧急处理　对于急性肺水肿患者，需端坐位、高流量吸氧，必要时可应用吗啡。同时可给予呋塞米 20～40mg 静脉推注，必要时 4 小时后重复使用，但需监测血压、电解质等。对于严重下肢水肿合并呼吸困难、颈静脉怒张、肝大等右心衰竭表现，生命体征不稳定，也可以给予利尿剂减轻心脏负荷，尽早安排转诊。

2．非危重水肿患者　包括纠正病因、限制钠盐的摄入、使用口服利尿剂等治疗。多数情况，水肿不会立即对患者的生命造成威胁，可缓慢逐渐利尿、减轻水肿，一般不需要紧急处理。

四、转诊指征

大多数水肿患者不需转诊到上级医院进行诊疗。不能除外脏器功能改变的全身性水肿，应转诊到上级医院进一步诊治。

1．紧急转诊　对于危及生命的水肿，如严重的呼吸困难、肺水肿，需立即采取治疗措施，在保证生命安全的情况下尽快转诊。

2．门诊转诊

（1）存在心源性、肾源性、肝源性等重要脏器功能损害因素。

（2）短期内出现局部水肿：需警惕静脉血栓、上腔静脉阻塞综合征等，需尽早转诊到上级医院处理。

（3）对于未危及生命，但水肿原因不明者，转诊至上级医院完善相关检查明确病因。

（佟秀梅）

第八节 便 秘

随着人们生活水平的提高、饮食结构的改变、工作压力的增加及精神和社会因素的影响，便秘的发病率显著上升，严重影响患者的生活质量。便秘表现为排便次数减少、粪便干硬和/或排便困难。排便次数减少指每周排便少于 3 次。排便困难包括排便费力、排出困难、排便不尽感、排便费时及需手法辅助排便。慢性便秘的病程至少为 6 个月。

一、常见病因

1. 功能性疾病　如功能性排便障碍、便秘型肠易激综合征。

2. 器质性疾病

（1）肠道疾病：如结肠肿瘤、肠腔狭窄或梗阻、肛门直肠疾病等。

（2）内分泌和代谢性疾病：如严重脱水、糖尿病、甲状腺功能减退症、甲状旁腺功能亢进症、重金属中毒、电解质紊乱等。

（3）神经系统疾病：如自主神经病变、脑血管疾病、认知障碍或痴呆、多发性硬化、帕金森病等。

（4）肌肉疾病：如皮肌炎、系统性硬化等。

3. 药物　如抗癫痫药、抗组胺药、抗震颤麻痹药、抗精神病药、解痉药、钙通道阻滞剂、利尿剂、阿片类药、拟交感神经药、含铝或钙的抗酸药、钙剂、铁剂、止泻剂、非甾体抗炎药等。

二、诊断思路

（一）初始评估

1. 病情严重程度的判断　根据症状轻重，是否影响工作和生活进行判断。

2. 心理状态评估　是否合并心理精神疾病。

3. 有无危险信号　年龄 >40 岁，出现以下报警症状者：

（1）便血、便隐血试验阳性。

（2）贫血。

（3）消瘦。

（4）明显腹痛。

（5）腹部包块。

（6）有结直肠息肉史和结直肠肿瘤家族史。

（二）问病史

1. 现病史

（1）详细询问便秘症状的特点，包括便意、便次、排便费力及粪便形状等。

（2）伴随症状：腹痛、停止排气排便，提示胃肠道梗阻；消瘦、体重减轻，提示胃肠道肿瘤；

排便时疼痛,提示肛周脓肿、肛裂等疾病;便秘与腹泻交替,可能为肠易激综合征、肠结核、溃疡性结肠炎等。

(3)合并慢性基础疾病和用药史。

(4)工作生活中接触重金属。

2. 系统回顾　明确慢性疾病的症状包括发热、盗汗和消瘦。

3. 既往史　腹部手术史,易导致粘连性肠梗阻;甲状腺功能减退症、糖尿病易引起结肠应激性减退;药物、食物和其他接触物的过敏史、输血史及预防接种史。

4. 个人史

(1)近期有无精神紧张、生活环境改变、工作压力大及负性生活事件。

(2)饮食结构、对疾病的认知程度、精神心理状态等。

(3)吸烟饮酒嗜好与摄入量。

(4)冶游史、婚育史及配偶健康状况。

(5)有无特殊工种、劳动环境及毒物接触史。

5. 用药史　可能导致便秘的药物服用史,包括抗癫痫药、抗组胺药、抗震颤麻痹药、抗精神病药、解痉药、钙通道阻滞剂、利尿剂、阿片类药、拟交感神经药、含铝或钙的抗酸药、钙剂、铁剂、止泻剂、非甾体抗炎药等。

(三)体格检查

1. 全身检查

(1)生命体征:体温、呼吸、脉搏、血压。

(2)营养与意识状态。

(3)皮肤黏膜:有无苍白或发绀,有无皮肤粗糙、皮疹、红肿、水肿等。

(4)一般状况:有无虚弱、神志异常、恶病质、抑郁等。

(5)淋巴结:局部及全身浅表淋巴结有无肿大。

(6)运动功能检查:四肢肌力、肌张力及有无震颤。

2. 重点查体

(1)腹部外形、有无胃肠型和蠕动波。

(2)有无腹部肌紧张、压痛、反跳痛及腹部包块。

(3)腹部叩诊有无浊音或实音。

(4)肠鸣音有无改变。

(5)肛门直肠指检:了解直肠有无粪便滞留及形状、肛管括约肌和耻骨直肠肌的功能状况、肛管和直肠有无狭窄和占位病变、直肠前突和直肠内有无脱垂。

(四)辅助检查

1. 血常规、便常规、便隐血　是排除结直肠器质性病变重要而又简单的检查。

2. 钡灌肠或结肠镜检查　是排除结直肠器质性病变的重要检查,必要时可转诊至上级医院进行检查。

三、处理原则

1. 治疗目的　缓解症状,恢复正常肠道动力和排便生理功能。

2. 治疗原则　个体化的综合治疗、合理膳食、正确排便、调整心态、病因治疗、避免滥用药物、手术慎重。

3. 非药物治疗

（1）合理膳食：增加纤维素（25～35g/d）和水分（1.5～2.0L/d）的摄入量。

（2）适度运动：尤其对运动少的老年患者有益。

（3）建立良好的排便习惯：每日定时排便，结肠活动在早晨醒来及餐后最为活跃，建议晨起或餐后2小时内尝试排便，排便每次时间不超过5分钟，用力度5～7分（最大力度为10分），集中注意力，减少外界因素的干扰。

4. 药物治疗

（1）容积性泻药：滞留粪便中的水分，增加含水量和粪便体积，主要用于轻度便秘，服药时应补充足够的液体。常用药物聚卡波非钙、欧车前等。

（2）渗透性泻药：肠内形成高渗状态，吸收水分，增加体积，刺激蠕动。可用于轻中度便秘患者。常用药物有聚乙二醇、乳果糖、盐类（硫酸镁）。聚乙二醇不被肠道吸收代谢，不良反应少；乳果糖可促进生理性细菌的生长；过量应用盐类可引起电解质紊乱，老年人及肾功能减退者应慎用。

（3）刺激性泻药：作用于肠神经系统，增强肠道动力和刺激肠道分泌。常用药物有蒽醌类（大黄、芦荟、番泻叶）等。动物实验显示，长期使用刺激性泻药可能导致不可逆的肠神经损害，长期蒽醌类致结肠黑变病，建议短期间断使用刺激性泻药。

（4）促动力药：作用于肠神经末梢，释放运动性神经递质、拮抗抑制性神经递质或直接作用于平滑肌，增加肠道动力。常用药物有普洛卡必利、莫沙必利。

（5）灌肠药和栓剂：润滑并刺激肠壁，软化粪便，适用于粪便干结、嵌塞患者临时使用。合并痔者可用复方角菜酸酯制剂。

5. 精神心理治疗 对于精神心理障碍、睡眠障碍的患者可给予心理指导和认知治疗，使患者充分认识到良好的心理状态和睡眠对缓解便秘症状的重要性。

6. 生物反馈治疗 能持续改善患者的便秘症状、心理状况和生活质量。适用于盆底肌功能障碍所致的便秘。

7. 其他疗法 益生菌、中药、针灸及按摩推拿等。

8. 手术治疗 需要外科手术治疗的慢性便秘患者尚属少数。当患者症状严重影响工作和生活，经过非手术治疗无效时，可考虑手术治疗，但一定要全面评估，充分了解，掌握手术适应证，有针对性地选择手术方式。仅有极少数的患者可获益于治疗便秘的结肠造瘘术。

四、转诊指征

1. 经过检查未发现器质性疾病及经验性治疗无效的患者 需转诊至上级医院进行肠道动力、肛门直肠功能的检测以确定便秘类型后进一步选择治疗方案者。

2. 需要对慢性便秘患者进行重新评估，注意有无特殊原因引起的便秘者。

3. 合并精神心理疾病者 需请心理医师会诊，决定合理的治疗方案。

（周文利）

第九节 血 尿

血尿（hematuria）是指尿液中红细胞排泄超过正常水平。

1. 肉眼血尿 1 000ml尿液中有1ml血即肉眼可见尿中有血，为肉眼血尿。

2. 镜下血尿　尿液经离心沉淀后在高倍视野下红细胞超过3个,为镜下血尿。

一、常见病因

1. 泌尿系统疾病

(1) 炎症:急慢性肾小球肾炎、急慢性肾盂肾炎、急性膀胱炎、尿道炎、泌尿系统结核等。

(2) 结石:肾盂、输尿管、膀胱、尿道等部位结石移动时划破尿路上皮引起。

(3) 肿瘤:泌尿系统任何部位的肿瘤或邻近器官肿瘤侵犯泌尿道时引起。

(4) 外伤:暴力伤及泌尿系统。

(5) 先天畸形:多囊肾、先天性肾小球基底膜超薄、胡桃夹现象等。

2. 全身性疾病

(1) 感染性疾病:败血症、流行性出血热、感染性细菌性心内膜炎、猩红热、钩端螺旋体病和丝虫病等。

(2) 血液病:血小板减少性紫癜、过敏性紫癜、血友病、白血病、再生障碍性贫血等。

(3) 免疫和自身免疫性疾病:系统性红斑狼疮、结节性多动脉炎、皮肌炎、类风湿关节炎、系统性硬化等引起肾损害时。

(4) 心血管疾病:亚急性感染性心内膜炎、急进性高血压、慢性心力衰竭、肾动脉栓塞和肾静脉血栓形成等。

(5) 内分泌代谢性疾病:糖尿病肾病、甲状旁腺功能亢进症。

3. 尿路邻近器官疾病　急慢性前列腺炎、精囊炎、急性盆腔炎或脓肿、输卵管炎、宫颈癌、阴道炎、急性阑尾炎、直肠和结肠癌等。

4. 功能性血尿　平日运动量小的健康人,突然加大运动量时可出现运动性血尿。

二、诊断思路

(一) 初始评估

1. 明确症状　是否为真性血尿。

(1) 排除子宫、阴道、直肠、痔疮出血及月经混入尿液或人为的血尿。

(2) 与红色尿鉴别:血红蛋白尿、肌红蛋白尿呈红色,尿隐血阳性,但镜检无红细胞;某些药物、食物(如甜菜、辣椒、番茄叶等)可引起红色尿,尿隐血阴性,镜检无红细胞。

2. 有无危险信号

(1) 血尿合并寒战、高热及全身症状:肾盂肾炎、肾周脓肿、急性传染性疾病。

(2) 血尿伴血压明显升高:急进型高血压。

(3) 血尿伴血压显著下降:外伤导致持续性失血或合并其他脏器内出血。

(4) 血尿伴全身其他出血倾向:血液系统疾病、自身免疫性疾病、应用抗凝药引起出血倾向、毒物中毒。

(5) 血尿伴恶病质:慢性消耗性疾病,如结核、肿瘤。

3. 性别和年龄评估

(1) 儿童和青少年镜下血尿:常见于急性肾小球肾炎、泌尿系统畸形或梗阻、过敏性紫癜(肾型)、小儿特发性高钙尿症。

(2) 青壮年血尿:常见于尿路结石和慢性肾炎,育龄期女性血尿多为尿路感染。

(3) 老年男性血尿:以前列腺肥大继发尿路感染、前列腺癌、肾盂膀胱肿瘤、肾或输尿管结石多见；老年女性则以膀胱肿瘤和尿路感染常见。

4. 是否病重或患慢性病

（1）血尿伴持续低热：泌尿系统慢性炎症、结核、肿瘤等。

（2）持续性无痛性血尿：泌尿系统肿瘤、邻近器官肿瘤。

（3）血尿伴血压异常升高：原发或继发性高血压导致肾脏损害、慢性肾脏疾病。

（4）血尿伴血糖异常升高：糖尿病肾脏损害。

（5）血尿伴大量蛋白尿及水肿：慢性肾脏疾病、肾病综合征等。

（6）血尿伴皮疹、关节疼痛：自身免疫性疾病，如类风湿关节炎、系统性红斑狼疮等。

（7）血尿伴苍白或贫血：慢性肾功能损害、狼疮性肾炎或出血性疾病等。

（二）询问病史

1. 现病史 血尿的程度、血尿出现的时间，是否全程血尿。

（1）初始血尿：提示前尿道病变，如炎症、异物、结石、息肉或阴茎段尿道损伤。

（2）终末血尿或滴血：常见于后尿道、精囊、膀胱三角区和前列腺的炎症、息肉和肿瘤等。

（3）全程血尿：常见于肾炎、肾脏、输尿管和膀胱的炎症、结石和肿瘤。

2. 系统回顾

（1）呼吸系统：慢性咳嗽、咳痰、咯血等。

（2）循环系统：心悸、胸闷、胸痛，有无风湿热、心脏疾病等。

（3）消化系统：恶心、呕吐、呕血，有无腹痛、腹泻、食欲改变，有无便血或黑便。

（4）泌尿系统：尿频、尿急、尿痛、排尿困难；详细询问尿色异常、尿量等；有无腹痛、疼痛部位、有无放射等。

（5）造血系统：皮肤黏膜苍白、黄染、出血点、瘀斑，淋巴结、肝、脾大，乏力、头晕等。

3. 既往史 外伤史，手术史，高血压史、肾炎史、血液病史、结石史、前列腺增生史等。

4. 个人史 出生地、居住地（尤其是疫源地和地方病流行区）；食物、药物过敏史；生活习惯及有无烟、酒嗜好，职业与工作条件及有无工业毒物、粉尘、放射性物质接触史，有无冶游史。女性月经史。家族史，家族中有无类似疾病，有无家族遗传倾向的疾病。

5. 用药史 ①环磷酰胺和氮芥等细胞毒性药物可导致出血性膀胱炎；②应用抗凝剂引起出血倾向也可呈现血尿；③药物过敏（以抗生素多见）累及肾脏时常表现为镜下血尿；④使用利福平、苯妥英钠等药物可使尿液呈红色，但并非真性血尿。

（三）体格检查

1. 全身检查

（1）生命体征：有无呼吸加快、血压升高或降低、体温升高。

（2）一般状况：有无虚弱、恶病质等。

（3）特殊面容：贫血貌、痛苦貌。

（4）全身皮肤：有无水肿、紫癜、出血点、瘀斑、皮疹或皮损。

2. 重点查体

（1）心脏：杂音（感染性心内膜炎所致肾小球肾炎）、心律（心房颤动血栓脱落引起肾栓塞）。

（2）肾区：有无压痛、叩击痛，肾脏是否可触及。

（3）尿道口：有无分泌物。

（4）男性患者前列腺：是否肿大，有无结节、触痛。

（5）女性患者妇科检查。

（四）辅助检查

1. 实验室检查

（1）尿沉渣管型：观察到红细胞管型及颗粒管型等，主要见于肾小球肾炎。

（2）尿蛋白：尿蛋白检测对血尿病因的定位诊断有帮助。下列结果通常提示肾小球病变：①镜下血尿，尿蛋白定性＞(+)；肉眼血尿，尿蛋白定性＞(++)；②镜下血尿，尿蛋白定量≥0.5g/d；肉眼血尿，尿蛋白定量≥1.0g/d；③尿蛋白分析显示尿白蛋白、IgG 增高。

（3）尿细菌学：①尿路感染应做清洁中段尿培养和药物敏感试验；②尿路结核需行 24 小时浓缩尿找抗酸杆菌检查。

（4）尿细胞学：血尿患者应常规进行尿脱落细胞检查。

2. 影像学检查

（1）泌尿系统超声：对泌尿系统的结石、占位性病变、肾盂积水、肾周围脓肿有诊断价值。如果提示弥散性肾实质回声增加，可能存在肾实质病变。

（2）腹部 X 线片：对诊断尿路结石有较大帮助。

（3）CT 及 MRI：可检出和确定占位性病变位置及范围，鉴别实质性肿块及囊肿。

（4）膀胱镜：了解下尿路出血原因，诊断单侧肾脏和输尿管的出血。

三、处理原则

1. 药物治疗

（1）抗感染：感染引起的血尿，先进行尿培养及药物敏感试验，给予相应抗生素治疗。

（2）解痉：伴有肾绞痛者给予解痉药，如山莨菪碱等。

（3）止血：可选用维生素 C、芦丁等，以改善毛细血管通透性，缩短出血时间。

2. 非药物治疗

（1）卧床休息，尽量减少剧烈活动。

（2）前列腺等疾病引起的急性尿潴留须行留置导尿术。

（3）肿瘤患者需手术治疗。

四、转诊指征

1. 血尿伴前述危险信号者。

2. 反复血尿，诊断不明确者。

3. 反复发作的泌尿系统感染者。

4. 血尿伴病情加重或患慢性病尚未明确诊断需要专科治疗者。

（闫　岩）

第十节　腹　痛

腹痛大多数由腹腔脏器病变引起，少部分由腹腔外疾病或者全身性疾病导致，因此全身各系统疾病均可导致腹痛。所以对于腹痛患者必须全面询问病史、完善体格检查，同时结合必要的辅助检查，进行综合分析，才能最大限度地避免漏诊、误诊。

腹痛按发生机制可分为三种，即内脏性腹痛、躯体性腹痛和牵涉痛。

1. 内脏性腹痛　是指腹内某一器官所引起的疼痛。其特点：①不能明确定位疼痛部位，呈局域性分布,大多靠近腹中线;②疼痛感觉不明显,多表现为局部痉挛、不适、钝痛、灼痛;③常伴有恶心、呕吐、出汗等自主神经兴奋症状。

2. 躯体性腹痛　是由来自腹膜壁层及腹壁的痛觉信号,经体神经传至脊神经根,反映到相应脊髓节段所支配的皮肤所引起的疼痛。其特点:①可明确定位疼痛范围;②程度剧烈而持续;③可有局部腹肌强直;④腹痛可因某些动作或者体位变化而加重或减轻。

3. 牵涉痛　是指内脏性疼痛牵涉体表特定部位,引起该体表部位的疼痛。其特点:①定位明确;②疼痛剧烈;③有压痛、肌紧张及感觉过敏等。例如胃部疾病可引起上腹部疼痛,小肠病变可导致脐周疼痛,升结肠病变会牵涉下腹部与耻骨上区疼痛,乙状结肠与直肠病变会引起会阴部与肛门区疼痛,肝与胆囊病变可牵涉到右上腹及右肩胛疼痛,肾与输尿管病变会导致腰部与腹股沟部牵涉痛,膀胱、子宫病变会引起耻骨上区、下背部及会阴部牵涉痛。

以上三种腹痛机制可同时发生,也可先后出现。如个别急性阑尾炎早期表现为脐周或上腹部疼痛,同时伴有恶心、呕吐,为内脏性疼痛。随着时间的推移,疼痛变为持续而强烈,并逐渐转移至右下腹。当炎症进一步发展波及腹膜壁层或阑尾出现穿孔时,则表现为躯体性疼痛,此时右下腹麦氏(McBurney)点附近会出现压痛、反跳痛及肌紧张。

一、常见病因

1. 急性腹痛

(1)腹腔脏器急性炎症:急性胃肠炎、急性胰腺炎、急性出血坏死性肠炎、急性胆囊炎、急性阑尾炎等。

(2)腹腔空腔脏器阻塞或扩张:肠梗阻、肠套叠、胆道结石、胆道蛔虫症、泌尿系统结石等。

(3)腹腔脏器扭转或破裂:肠扭转、绞窄性肠梗阻、胃肠穿孔、肠系膜或大网膜扭转、卵巢囊肿瘤蒂扭转、肝破裂、脾破裂、异位妊娠破裂等。

(4)腹膜炎症:多由消化性溃疡穿孔引起,少部分为自发性腹膜炎。

(5)腹腔内血管阻塞:急性缺血性肠病、门静脉血栓形成等。

(6)腹壁疾病:腹壁挫裂伤、腹壁脓肿及腹壁皮肤带状疱疹。

(7)胸腔疾病所致的腹部牵涉性痛:肺炎、肺梗死、心绞痛、急性心肌梗死、急性心包炎、急性胸膜炎、食管裂孔疝、胸椎结核等。

(8)全身性疾病所致的腹痛:腹型过敏性紫癜、糖尿病酮症酸中毒、铅中毒、血卟啉病等。

2. 慢性腹痛

(1)腹腔脏器慢性炎症:慢性胃炎、十二指肠炎、慢性胆囊炎、慢性胆道感染、慢性胰腺炎、结核性腹膜炎、溃疡性结肠炎、克罗恩病等。

(2)消化道运动障碍:功能性消化不良、肠易激综合征及胆道运动功能障碍等。

(3)胃、十二指肠溃疡。

(4)腹腔脏器扭转或梗阻:慢性胃扭转、肠扭转、十二指肠壅滞症、慢性肠梗阻。

(5)腹腔脏器包膜的牵张:实质性器官因病变肿胀导致包膜张力增加而发生的腹痛,如肝淤血、肝炎、肝脓肿、肝癌等。

(6)中毒与代谢障碍:铅中毒、尿毒症等。

(7)腹腔肿瘤压迫及浸润:以恶性肿瘤居多,与肿瘤不断生长压迫和侵犯感觉神经有关。

二、诊断思路

（一）初始评估

1. 根据病史初步判断是急性腹痛还是慢性腹痛。

2. 根据病史、体格检查、已知的辅助检查判断是否为急危重症或患有其他未被识别的疾病。如为上腹痛，除常见的胃、胰腺、肝脏、胆囊等疾病外，还要考虑是否为冠心病、心肌梗死引起的牵涉痛。

3. 判断有无危险信号

（1）出现血压降低或休克、全腹壁肌紧张，伴有心动过速（通常 > 130 次 /min）、高热（体温 ≥39℃）或体温不升（≤36℃），伴有烦躁、冷汗；白细胞计数 > 20×10^9/L 或降低，中性多核细胞增多等。

（2）皮肤黏膜黄疸伴高热。

（3）尿少，有明显脱水及电解质紊乱或酸碱失衡，氧合指数降低。

（4）近期有无腹部手术史。

（二）问病史

1. 现病史

（1）年龄与性别：不同年龄、性别的患者腹痛的病因不尽相同。

1）小儿常见于肠套叠、肠寄生虫病。

2）青壮年常以胃肠炎、消化性溃疡、胰腺炎、阑尾炎多见。

3）中老年以胆囊炎、胆石症、心血管疾病、恶性肿瘤多见。

4）女性患者除了考虑腹部疾病以外，更要注意生殖系统疾病，如宫外孕、卵巢囊肿蒂扭转、黄体破裂等。

（2）诱发、加剧或缓解因素

1）急性胃肠炎：常有不洁饮食史，可伴有明显恶心、呕吐、腹泻。

2）急性胰腺炎：常于饱餐、油腻饮食或饮酒后发生。

3）胆绞痛：大多于油腻饮食后出现。

4）消化性肠溃疡：疼痛呈长期性、周期性、节律性，进食可加重或缓解。

5）急性腹膜炎：腹痛拒按，腹壁加压后疼痛加剧。

（3）腹痛的部位

1）左上腹：常见于胰腺、脾脏、结肠左曲疾病。

2）右下腹：常见于阑尾和回盲部位病变。

3）麦氏点：急性阑尾炎。

4）左下腹：结肠、乙状结肠、直肠的病变。

5）侧腹部：多见于肾脏、输尿管的病变。

6）耻骨上部：膀胱或妇科疾病。

7）脐周：小肠病变。

8）部位不定：肠虫症。

（4）腹痛的性质和程度

1）空腔脏器痉挛：表现为阵发性绞痛。

2）胆道蛔虫症：多表现为剑突下阵发剧烈钻顶痛。

3）急性胰腺炎：为持续性疼痛，呈阵发性加剧。

4）内脏穿孔：多为剧痛。

5）腹腔内出血：开始为腹腔剧烈疼痛，后可转为持续性钝痛。

6）肝脏肿大：多表现为持续性隐痛或胀痛。

7）消化性溃疡：慢性、周期性和节律性隐痛或烧灼痛。

（5）牵涉痛

1）胆囊疾病：牵涉至右肩部。

2）急性胰腺炎：可牵涉至左腰背部。

3）十二指肠溃疡穿孔：可牵涉至背部。

4）肾绞痛：沿腹直肌边缘向腹股沟放射。

5）急性心肌梗死：部分急性心肌梗死单纯以上腹部牵涉痛为首发症状。

（6）伴随症状

1）腹痛伴腹泻：提示急性胃肠炎可能性大。

2）腹痛伴血尿：多为尿路结石。

3）急性腹痛伴呕吐、腹胀、肛门停止排气：多见于肠梗阻。

4）急性腹痛伴血便：考虑为肠套叠和肠系膜血管栓塞。

5）急性腹痛伴休克：提示可能有肝脏、脾脏等腹腔脏器破裂、出血。

6）腹痛伴寒战、高热：提示急性化脓性胆管炎症和腹腔脏器脓肿。

7）上腹痛伴反酸、嗳气：可能有消化性溃疡。

2. 系统回顾　由于不同系统疾病均可导致腹痛，因此在病史采集过程中要对各个系统疾病逐一排除，除最常见的腹部脏器病变外，要特别注意冠心病、急性心肌梗死引起的上腹痛。

3. 既往史　可与系统回顾同时进行，最大限度地避免漏诊、误诊。

（1）有消化性溃疡病史：考虑消化性溃疡穿孔。

（2）育龄妇女有停经史：考虑宫外孕。

（3）酗酒史：不除外急性胰腺炎、急性胃炎。

（4）心脑血管疾病史：要考虑是否有血栓引起的腹部血管栓塞、冠心病、急性心肌梗死等。

4. 个人史　育龄妇女需要询问月经、婚育史；询问职业接触史，如有无铅接触史。铅中毒者可因腹部平滑肌痉挛导致腹绞痛。

5. 用药史　腹痛期间是否应用药物，特别注意询问是否用过可能掩盖腹部疼痛的镇痛药物，避免漏诊。

（三）体格检查

1. 一般情况　监测患者的体温、脉搏、呼吸、血压等基本生命体征的变化；注意患者的神志、体位、痛苦程度、皮肤色泽、黏膜情况，进行心肺、四肢、脊柱和神经系统的全面检查。

2. 重点查体

（1）腹部检查（以视诊—听诊—触诊—叩诊顺序为宜）

1）视诊：观察腹部有无隆起、胃型、肠型、蠕动波，有无异常包块，有无色素沉着、瘀斑、疱疹等，有无腹壁静脉曲张。

2）听诊：注意肠鸣音是否正常，有无血管杂音。

3）触诊：注意有无压痛、反跳痛、肌紧张，有无肿块，肝脏、脾脏有无肿大或触痛，墨菲征是否阳性。

4）叩诊：注意有无局限性或移动性浊音，肝浊音界及肝脾有无叩痛。

（2）直肠指诊及妇科检查：对腹腔及盆腔病变有重要价值，一定不能忽视。

（四）辅助检查

1. 血、尿、便常规　外周血白细胞总数及中性粒细胞百分比增高提示炎症性病变；尿中出现大量红细胞，提示泌尿系统结石、肿瘤或泌尿系统外伤；尿白细胞增多，提示泌尿系统感染；脓血便提示肠道感染；黑便提示消化道出血；粪便不规则或便中带血提示结直肠癌可能性大；血便可考虑绞窄性肠梗阻、肠系膜血栓栓塞、出血性肠炎等。

2. 血液生化检查　血清淀粉酶增高提示为胰腺炎；血糖与血酮增高伴有腹痛应考虑糖尿病酮症酸中毒；血清胆红素增高提示胆道疾病；肝、肾功能及电解质的检查除脏器原发疾病外，还可以帮助排除其他系统疾病，有助于判断病情。

3. X线检查　腹部X线片检查在腹痛的诊断中应用最广。膈下发现游离气体，考虑为胃肠道穿孔；肠腔积气扩张、肠内见多个液平则可诊断肠梗阻；输尿管部位的钙化影可提示输尿管结石；腰大肌影模糊或消失的，提示后腹膜炎症或出血；X线钡餐造影或钡灌肠检查可发现胃肠溃疡、肿瘤，疑有肠梗阻时禁忌钡餐造影。

4. 腹部超声检查　对肝脏、胆囊、胰腺、脾脏、肾脏、子宫及附件等疾病的检查有诊断价值。

5. 腹腔穿刺液检查　包块常规及生化检查，必要时还需做细菌培养、结核菌培养和脱落细胞检查，对明确腹腔病变有指导意义。

6. 心电图　部分心肌梗死患者胸部症状不明显，仅以上腹痛为首发症状，易发生漏诊、误诊，建议进行心电图检查，除外此类疾病。

7. 腹部CT及MRI　对肝脏、胆囊、胰腺、脾脏、肾脏、卵巢、腹腔内不明包块的诊断与鉴别诊断有重要价值。

8. 内镜检查　在胃肠道疾病鉴别中起重要作用，内镜检查的同时可以取病变组织进行病理检查，检查结果对疾病性质的确定具有决定性意义。

三、处理原则

1. 病因治疗　尽早明确病因，对因治疗。对有手术指征的急腹症，如溃疡出血，穿孔，阑尾炎，胆囊炎，胰腺炎，肝、脾、肠系膜破裂，腹主动脉瘤破裂，异位妊娠等更应及时处理。

2. 对症治疗

（1）禁食，胃肠减压，开通静脉通路，补液。

（2）解痉、镇痛：对诊断明确的胆绞痛、肾绞痛等可用强镇痛药及解痉镇痛药。在不能明确诊断之前，要慎用解痉镇痛药，以免掩盖病情。

（3）根据临床表现及辅助指标，纠正水、电解质平衡紊乱。

（4）如有感染征象先予经验性抗感染治疗，若感染类型明确，应选用敏感抗生素进一步治疗。

四、转诊指征

1. 不能明确诊断的腹痛。

2．需要紧急手术治疗的急、重症腹痛患者。

3．伴休克、水电解质、酸碱平衡紊乱的严重患者，应先在社区医院测量并记录血压、心率、呼吸等生命体征，给予补液、补充电解质等对症治疗，在保证生命体征平稳的情况下，及时积极护送转诊或呼叫急救车转诊。

4．诊断未明确的腹痛患者，转诊前慎用镇痛药物。

5．功能性腹痛伴有精神症状的患者，经社区干预后效果不明显者，可转诊至精神专科治疗。

（王尚才）

第十一节　消　瘦

消瘦是指由于各种原因造成的体重低于正常低限的一种状态。目前消瘦的定义有两种。根据自身标准体重判定：体重低于标准体重的 10% 就可诊断为消瘦。也有学者主张体重低于标准体重的 10% 为低体重，低于标准体重的 20% 为消瘦。成年人标准体重（kg）＝身高（cm）－105。

根据成人体重指数（BMI）判定：BMI $< 18.5 kg/m^2$ 定义为消瘦。

值得注意的是，体重的动态变化更易引起关注。在某种生理或病理情况下，如 6～12 个月内体重下降超过原体重的 5%，称为体重下降。由于体重受遗传、营养状况、消化吸收、消耗等多种因素的影响，有些低体重自幼出现，不一定代表病理状态。体重的动态变化可能具有更重要的临床意义。

一、常见病因

造成体重下降的根本原因是机体吸收与消耗的负平衡，常见于以下原因。

1．营养物质摄入不足

（1）吞咽困难：包括口腔疾病，如口腔炎、咽后壁脓肿、急性扁桃体炎、舌癌等；食管贲门疾病，如食管癌、贲门癌、食管损伤等；神经肌肉疾病，如延髓性麻痹、重症肌无力等。

（2）进食减少：包括神经精神疾病，如神经性厌食，抑郁症，反应性精神病等；消化系统疾病，如慢性萎缩性胃炎、胃淀粉样变、胰腺炎、胆囊炎、肝硬化及糖尿病引起的胃轻瘫等；呼吸系统疾病，如各种原因引起的呼吸功能不全；循环系统疾病，如各种原因引起的心力衰竭；肾脏疾病，如慢性肾衰竭；慢性感染性疾病，如慢性重症感染等。

2．营养物质消化、吸收障碍

（1）胃源性：重症胃炎、溃疡、胃切除术后、倾倒综合征、胃泌素瘤和皮革胃等。

（2）肠源性：各种肠道疾病及先天性乳糖酶缺乏症、短肠综合征等。

（3）肝源性：重症肝炎、肝硬化、肝癌等。

（4）胰源性：慢性胰腺炎、胰腺癌、胰大部切除术后及胰瘘等。

（5）胆源性：慢性胆囊炎、胆囊癌、胆囊切除术后、胆道功能障碍综合征、原发性胆汁性肝硬化、原发性肝硬化胆管炎、肝胆管癌等。

3．营养物质消耗增加

（1）内分泌代谢性疾病：见于甲状腺功能亢进症、糖尿病等。

（2）慢性消耗性疾病：如重症结核病、恶性肿瘤及某些慢性感染等。

（3）大面积烧伤：因有大量血浆从创面渗出，发生负氮平衡而致消瘦。

（4）高热：体温每升高1℃，营养物质的代谢率提高13%，加之患者食欲不佳，持久高热可致体重显著下降。

4．其他原因

（1）营养物质利用障碍：如糖尿病患者，由于胰岛素分泌相对或绝对不足，导致机体利用葡萄糖障碍，而消耗其他营养物质，如蛋白质和脂肪，从而引起消瘦。

（2）减重。

（3）体质性消瘦：无任何疾病征象，可有家族史。

二、诊断思路

（一）初始评估

1．定性诊断　判断是非器质性消瘦还是器质性消瘦。

2．定位诊断　引起消瘦的疾病属于哪个系统或器官，累及的部位是单个还是多个，局部还是全身。

3．定因诊断　是引起消瘦的疾病诊断的根本，可从摄入不足、吸收障碍、利用障碍、消耗过多等方面明确病因。

首要任务：通过详细的病史询问及体格检查，明确消瘦的病因是否是危及生命的严重疾病。

（二）问病史

（1）一般情况：包括性别、年龄、职业、婚姻状况、信仰等可能与消瘦相关的因素。

（2）消瘦的发生、发展过程及与之相关的饮食、运动等情况：包括引起消瘦的原因，消瘦出现的时间，体重下降的速度，与饮食、运动、情绪及精神心理状况相关性。

（3）伴随症状：如伴有吞咽困难，提示口咽部、食管疾病；伴有上腹部疼痛不适，提示慢性胃炎、溃疡病、胃癌、胆囊、胰腺疾病；伴有下腹部疼痛不适，提示慢性肠炎、痢疾、肿瘤；伴有上腹痛及呕血，提示溃疡病、胃癌；伴有腹泻，提示慢性肠炎、痢疾、肠结核、短肠综合征、倾倒综合征及乳糖酶缺乏症；伴有便血，提示炎性肠病、肝硬化、胃癌，伴有咯血，提示肺结核、肺癌；伴有发热，提示慢性感染、肺结核、肿瘤，须警惕人类免疫缺陷病毒（HIV）感染；伴有多饮、多尿、多食，提示糖尿病，注意部分患者以视力障碍、指端麻木、外阴瘙痒为首发症状；伴有怕热、多汗、心率增快、脾气急躁、震颤多动、多食多便，提示甲状腺功能亢进症；伴有低血压、低血糖、皮肤黏膜色素沉着：见于肾上腺皮质功能减退症；伴有闭经、无乳、皮肤苍白、毛发脱落，提示希恩综合征；如体重极度下降，低于标准体重的25%，年轻女性，伴有闭经、心动过缓、自我引起呕吐，提示神经性厌食；伴有精神紧张、焦虑、抑郁，提示精神、心理疾患。

（4）既往史、个人史、家族史、服药史、社会心理因素，成年患者应询问月经史、性功能及生育状况。

（三）体格检查

体格检查是疾病诊断的重要手段，要结合病史信息，有针对性地做好以下检查：

1．重视一般检查　包括生命体征、发育与体型、营养状况、精神状态、语调与语态、面容与表情、体位、皮肤及浅表淋巴结等。

2. 进行规范、有针对性的系统检查 包括毛发、眼睛、口咽部、甲状腺,以及规范、有针对性的心脏、肺部、腹部及神经系统检查。

3. 不要忽视肛门、直肠、生殖器检查,必要时进行肛门指检。

(四)辅助检查

1. 实验室检查 包括血常规、尿常规、便常规及隐血试验、血沉、血生化、内分泌系统相关的检测,如甲状腺功能、肿瘤标志物等。

2. 超声 包括甲状腺超声、腹部超声等。

3. X线检查 可以协助结核、肿瘤、消化道病变的诊断。

4. CT、MRI 可以更加精确地发现消瘦与结核、肿瘤的关系。

病情需要可以进一步做特殊辅助检查。

三、处理原则

1. 一般措施 进行详细的解释及健康教育,生活方式指导,心理疏导,戒除不良嗜好,培养良好的生活习惯。

2. 营养支持 合理进食,营养指导,根据机体情况摄入充足的蛋白质、维生素和矿物质,避免过量摄入刺激性食物。

3. 增强体质,适当运动。

4. 病因治疗 明确病因采取相应措施治疗。

四、转诊指征

1. 基层不能明确诊断。

2. 不能解释的消瘦,怀疑有恶性肿瘤。

3. 严重的心理障碍、抑郁、精神疾病。

4. 严重进食障碍。

5. 严重内分泌性疾病。

6. 有心、肝、肾、肺等重要脏器功能严重减退。

7. 消瘦的病因明确,但治疗效果不满意。

(佟秀梅)

第十二节 呕 吐

呕吐是指胃内容物或一部分小肠内容物,通过食管逆流而出的复杂的反射动作。

一、常见病因

1. 反射性呕吐 主要为消化系统病变,如咽部刺激、胃肠道疾病,肝、胆、胰与腹膜疾病,还有一部分来自胃肠道外的刺激,如休克、青光眼、肾绞痛及各种急性传染病。

2. 中枢性呕吐 包括中枢神经系统感染、脑血管病、颅内压增高、偏头痛、颅脑外伤等,药物或化学毒物的作用,代谢障碍(如糖尿病酮症酸中毒、尿毒症)及妊娠反应。

3. 前庭障碍性呕吐 如梅尼埃病、迷路炎、良性位置性眩晕。

4. 神经性呕吐 胃神经症、癔症。

二、诊断思路

（一）初始评估

1. 明确症状　明确是否为真正的呕吐。某些食管疾病如反流性食管炎、食管裂孔疝也有酸性液体或食物反流到口腔吐出，但无呕吐动作。此外呕吐还要与咯血加以区别。

2. 除了单纯的消化系统原因引起的呕吐外，还要考虑是否有其他被忽视的可能引起呕吐的疾病。

3. 有无危险信号

（1）生命体征是否平稳。

（2）神志是否清楚。

（3）是否有严重基础疾病。

（4）儿童和年老体弱者对呕吐及引起呕吐的疾病是否能耐受。

（5）引起呕吐的原因是否查明。

（二）问病史

1. 现病史

（1）呕吐的方式：分为一般性呕吐和喷射性呕吐，后者系颅内压增高引起，常无恶心的先兆，呕吐后症状不缓解。

（2）发生时间和诱发因素：胃源性呕吐常与进食有关，伴恶心，呕吐后感觉轻松；幽门梗阻、胃潴留引起的呕吐常在餐后发生；食物中毒引起呕吐常有不洁饮食史；药物引起呕吐多有服药史；妊娠呕吐常于清晨发生；神经官能症所导致的呕吐常由嗅到异味、看到厌恶的食物或某些精神刺激引起。

（3）呕吐的次数和量：幽门梗阻和肠梗阻引起的呕吐，量较多，可导致失水和电解质、酸碱平衡紊乱；高位小肠梗阻呕吐次数频繁而剧烈；神经官能症引起的呕吐，每日呕吐量不多，与进食无明显关系，营养状态无明显改变。

（4）呕吐物性状：幽门梗阻的呕吐物常为宿食，一般不含胆汁；高位小肠梗阻呕吐常伴胆汁；低位肠梗阻呕吐物可伴胆汁，甚至带有粪臭的肠内容物。

（5）伴随症状：感染性或非感染性胃肠炎者常有腹泻、发热；食物、药物中毒者常有特征性的表现，如有机磷中毒、亚硝酸盐中毒等；前庭障碍性呕吐常伴眩晕和眼球震颤；颅内压增高和偏头痛引起的呕吐多伴有明显的头痛。

2. 系统回顾

（1）消化系统疾病：急性或慢性胃炎、消化性溃疡、胃癌、各种原因引起的幽门梗阻、肠梗阻、急性阑尾炎、急性胰腺炎、胆囊炎、胆石症、消化系统寄生虫病、腹膜炎等。

（2）循环系统疾病：急性心肌梗死、休克、心力衰竭。

（3）呼吸系统疾病：肺部感染、肺梗死、慢性阻塞性肺疾病、肺源性心脏病。

（4）中枢神经系统疾病：脑血管病、颅内感染性疾病、颅内占位、偏头痛、头颅外伤等。

（5）耳源性疾病：梅尼埃病、迷路炎、前庭神经元炎、晕动病等。

（6）药物引起：洋地黄类药物、雌激素、抗感染药物、抗肿瘤药物等。

（7）神经症性：胃神经症、癔症。

（8）急性中毒：食物中毒、药物中毒、重金属中毒、有机溶剂中毒等。

（9）其他疾病：肾绞痛、盆腔炎、过敏性紫癜、青光眼、某些急性传染病、糖尿病酮症酸中毒、尿毒症、低钠、妊娠、放射性损害等。

3. **既往史** 应重点关注消化道疾病和手术史。其他还有营养和服药史。

4. **个人史** 包括是否有酗酒和其他药物成瘾、毒品接触史。

5. **用药史** 是否应用某些能引起呕吐的药物,如洋地黄、雌激素、抗感染药物、抗肿瘤药等。

（三）体格检查

1. **生命体征** 如有发热,考虑胃肠炎、胆囊炎、阑尾炎、肝炎、肠穿孔;血压升高,要考虑是否有脑源性因素引起的头晕、呕吐。

2. **皮肤黏膜** 皮肤弹性差、黏膜干燥说明可能伴有脱水。

3. **头面部** 如有眼球震颤,应考虑是否有迷路炎、椎基底动脉供血不足、小脑梗死或出血、肿瘤;发现视盘水肿,应考虑可能引起颅内压增高的疾病,如脑血管病、颅内占位等。

4. **胸部检查** 心脏、肺病变如心肌梗死、肺梗死、高血压、急性肺部感染、肺源性心脏病等均可引起呕吐。

5. **腹部** 腹部病变是引起呕吐最常见的原因,根据不同病因,临床表现出的体征亦不相同。如急性胃肠炎时,查体多有中上腹及脐周轻压痛,肠鸣音活跃;幽门梗阻时可见胃蠕动波、胃型,上腹部不适或压痛,振水音(+);肠梗阻常表现为腹部膨隆,可见肠型、肠蠕动波,腹部压痛,叩诊呈鼓音。机械性肠梗阻时肠鸣音亢进;麻痹性肠梗阻时肠鸣音减弱或消失。阑尾炎、胆囊炎、内脏穿孔时可有腹膜刺激征。

6. **神经系统** 查体发现神志异常、脑膜刺激征或病理征时,更多提示有中枢神经系统病变。

（四）辅助检查

1. **血常规** 血细胞比容和血红蛋白增高提示有血液浓缩,要考虑是否有脱水等情况。

2. **电解质** 严重的长时间呕吐可以引起低钠、低钾、低氯、代谢性碱中毒。对于症状超过3日和需要静脉补液的患者应检测电解质。

3. **肾功能** 血尿素氮/肌酐比值超过20:1提示有严重脱水。

4. **血清酶** 胰腺炎患者血清酶、脂肪酶水平升高。

5. **尿液检查** 对有月经不规则、停经等情况的育龄妇女,要做尿妊娠试验,排除妊娠可能;尿中有亚硝酸盐、白细胞和细菌,提示有尿路感染;尿酮体阳性,则提示糖尿病酮症;血尿则可能有尿路结石。

6. **血药浓度监测** 对于服用茶碱、地高辛和水杨酸的患者有一定价值,特别是需要服药的无人照顾的老年人。

7. **腹部影像** 怀疑肠梗阻者要拍腹部卧位、立位 X 线片;对怀疑腹部外科疾病者,必要时可选择 CT 扫描;怀疑幽门狭窄、肠套叠的儿童、结石症的患者可进行超声检查;对于不能明确诊断的,还可以选择内镜、MRI 或造影检查。

8. **心电图** 怀疑急性心肌梗死或冠心病者应进行心电图检查。

三、处理原则

1. 积极查找病因,病因治疗是关键。

2. 对于意识障碍者,呕吐易发生误吸,应抬高床位、头侧位,同时注意保护气道。

3. 严重呕吐常伴有低钾、低镁、循环血容量不足和代谢性碱中毒,需要及时补液、补充电解质,纠正水、电解质及酸碱失衡。

4. **对症止吐** ①甲氧氯普胺:10mg,口服或者肌内注射,需要时每 8 小时 1 次;②昂丹司琼：8mg，口服或者静脉给予，适用于化疗、手术后恶心、呕吐或抗胆碱能药物过量，与地塞米松或甲氧氯普胺联用效果显著增强；③冬眠合剂：异丙嗪 25m＋氯丙嗪 25mg＋哌替啶 50mg，肌内注射，适用于其他药物治疗无效的顽固性呕吐。

四、转诊指征

1. 病因不明的呕吐。
2. 急性中枢性呕吐需急诊转院。
3. 由肿瘤所致呕吐。
4. 伴有肠梗阻、腹膜刺激征者。
5. 呕吐严重，引起失水、电解质紊乱、酸碱平衡失调者。
6. 经病因及对症治疗后症状无缓解或者进一步加重者。

（王尚才）

第十三节 视物模糊

视物模糊是指看东西模糊不清。本症可由白内障、近视、远视等多种眼科疾病导致，亦可能是其他全身疾病引起的并发症，或者是受外界干扰的非病变情况。

一、常见病因

视物模糊的原因主要包括外伤、眼部病变（如白内障、角膜炎、虹膜炎、慢性闭角型青光眼）、全身疾病（如脑卒中、垂体瘤）等。

1. 突发的视物模糊
（1）严重头部外伤引起视神经管壁骨折，视神经束直接损伤或视神经撕脱。
（2）玻璃体积血可引起视物模糊，如糖尿病视网膜病变、视网膜静脉周围炎、视网膜中央静脉阻塞、高血压视网膜病变或动脉硬化、视网膜裂孔等，外伤亦可引起。
（3）其他：视网膜脱离、青光眼急剧发作。
2. 渐进性视物模糊
（1）白内障、屈光不正等。
（2）伴有红眼及其他症状者，见于角膜炎、虹膜炎、慢性闭角型青光眼、继发性青光眼、视神经炎等。
（3）伴有中心及周边视野缺损者，可见于各种视网膜、视神经、脉络膜炎症，视神经萎缩，视网膜、脉络膜变性，青光眼及眼内、眶内、颅内肿瘤。
（4）伴有暗点者，可见于黄斑部出血、黄斑部脱离、中心性视网膜脉络膜病变、近视性变性、黄斑变性等。
（5）伴有视物变形者，见于视网膜出血、视网膜脱离等。
3. 少见病
（1）各种原因引起的角膜浑浊、角膜变性、晶体浑浊、玻璃体浑浊等。
（2）部分玻璃体浑浊，如炎症性玻璃体浑浊或出血、视网膜脱离早期。
（3）其他如视网膜中央动脉阻塞、视神经束病变及视中枢损害、脑卒中、垂体瘤等。
4. 罕见病 视网膜瘢痕、圆盘状黄斑变性、增生性视网膜炎、球后视神经炎、全眼球炎等。

重要提示：
1. 视物模糊应区别是突发还是渐进性。
2. 突发视物模糊应立即转诊，由专科进行处理。
3. 视物模糊可由眼科疾病引起，亦可由全身性疾病引起。

二、诊断思路

（一）初始评估

对于突发的视物模糊，需要紧急转诊，由专科进行处理，如外伤、急性青光眼、玻璃体积血或视网膜出血、视网膜脱离、急性黄斑病变、视网膜动脉阻塞、视网膜静脉阻塞、视神经炎、缺血性视神经病变、枕叶大脑皮质梗死及精神心理疾病等。

对于渐进性视物模糊，需要鉴别如屈光不正、斜视、弱视、青光眼、老年性白内障、慢性角膜疾病、慢性视网膜疾病等。

（二）问病史

1. 现病史

（1）性别和年龄：儿童易患视网膜母细胞瘤、斜视或弱视等；老年人易患老年性白内障、老年性黄斑变性等。

（2）诱因：眼球穿孔伤、爆炸伤、化学烧伤、辐射伤等。

（3）症状的特点、性状、发作形式、持续时间、加重及缓解因素、伴随症状。详细询问视物模糊的发生发展过程，视物模糊是单眼还是双眼；是同时还是先后发生；是迅速发生还是逐渐发生；是远视力差还是近视力差，抑或远近视力都差；有无其他症状，如眼充血、畏光、流泪、疼痛、头痛、眼胀、雾视、虹视，暗点、色视、小视、夜盲、视物变形、视野缺损、眼前黑影飘动、闪光感。

2. 既往史 高血压、糖尿病、慢性肾炎、血液病等。

3. 家族史 先天性眼病家族史（如白内障、视网膜母细胞瘤）、青光眼或其他遗传性眼病家族史。

（三）体格检查

1. 眼部检查 必须系统、全面地从眼外到眼内进行检查，以防遗漏重要体征。

（1）视力：视力检查包括远视力和近视力检查，以对视物模糊有一个初步印象。

（2）外眼检查

1）眼睑：一般眼睑病变很少引起视物模糊，只有当眼睑病变导致刺激因素，才会出现视物模糊，如眼睑外翻、倒睫、结膜结石、睑缘炎、瘢痕形成等。

2）眼眶与眼球：眼球有无凸出与凹陷，眼球位置有无异常，眶周有无肿物，眼球转动是否受限。

3）角膜：大小，有无血管翳、浸润、溃疡瘢痕、变性等。

4）前房：深浅，房水浑浊程度，有无积脓积血及渗出物。

5）虹膜：注意双侧对比，检查颜色纹理，有无缺损，有无结节萎缩、前后粘连、新生血管。

6）瞳孔：形状大小、边缘、光反应（直接间接、辐辏），瞳孔区有无渗出物、色素等。

7）晶状体：是否存在、位置及透明度。

（3）玻璃体及眼底检查：在暗室内用直接或间接检眼镜进行检查，观察玻璃体有无浑浊、出血、液化变性、异物、寄生虫等，检查眼底应注意视盘、视网膜血管、黄斑及眼底全貌，有无炎症出血、渗出、变性畸形等。

（4）特殊检查：裂隙灯显微镜检查、视野检查、眼压及眼球突出度测量等。

2. 全身检查　视物模糊可由全身性疾病引起，故全面体检非常重要，尤其应注意血压、神经、心血管及内分泌等系统的检查。

重要提示：

1. 儿童易患视网膜母细胞瘤、斜视或弱视等：老年人易患老年性白内障、老年性黄斑变性等。

2. 眼部检查时必须系统、全面地从眼外到眼内进行检查，以防遗漏重要体征。

3. 全身检查：视物模糊可由全身性疾病引起，故全面体检非常重要，尤其应注意血压、神经、心血管及内分泌等系统的检查。

（四）辅助检查

1. 实验室检查　为了明确诊断或追究病因，血常规、尿常规、红细胞沉降率、血糖、结核菌素试验、甲状腺功能及病理检查等均有重要参考价值。

2. 其他检查　包括荧光素眼底血管造影、视觉电生理检查、显示眼部结构和病变的影响检查（如眼眶 X 线检查、超声多普勒、CT 扫描、MRI 等）。

三、处理原则

1. 治疗原则　绝大多数的视物模糊需要转诊至专科医院进行治疗，在治疗中应注意以下原则。

（1）明确视物模糊的病因、对症处理病因、保护视功能。

（2）积极纠正屈光不正。

（3）在治疗眼部疾患的同时，及时治疗原发病。

（4）眼外伤和急性视物模糊患者应及时转诊至专科医院。

（5）定期随访，了解患者视力、眼压情况。

（6）开展健康教育、鼓励患者养成良好的用眼习惯。

2. 非药物治疗　全科医生可进行的工作包括对患者进行健康教育，帮助其树立良好的用眼习惯；鼓励、督促无症状人员进行定期筛查，及时发现视物模糊；指导弱视儿童尽早进行视觉评估，纠正屈光不正。

3. 药物治疗　根据疾病原因进行治疗，如抗感染、局部热敷、脓肿的切开引流、局部镇痛、异物的取出及眼部清洗等，如遇特殊情况还可施行手术治疗。

四、转诊指征

1. 不明原因的突发的视物模糊需要紧急转诊。

2. 任何视物模糊，突然的或逐渐发生的，疼痛的或无痛的，特别是 1mm 小孔试验未能改变视敏度者。

（杜雪平）

第十四节 耳 鸣

耳鸣是在没有外界声源刺激的情况下,患者感知到的无意义声音信号。目前认为大多数耳鸣的产生是起自耳蜗这一声音电信号转换装置的听觉系统损害引起的电活动异常,后期涉及多个中枢成分参与的中枢重塑发展成为慢性耳鸣。

一、常见病因

1. 听觉系统疾病

(1)外耳:外耳道耵聍栓塞、肿物或异物。

(2)中耳:各种炎症、耳硬化症。

(3)内耳:梅尼埃病、突发性聋、外伤、噪声性聋、老年性聋等。

2. 全身性疾病

(1)心脑血管疾病、高血压、动脉硬化、低血压等。

(2)自主神经功能紊乱、精神紧张、焦虑、疲劳等。

(3)内分泌疾病:甲状腺功能减退症、糖尿病等。

(4)其他:听神经鞘瘤、颈椎病、耳毒性药物、贫血、神经退行性变等。

二、诊断思路

(一)初始评估

1. 耳鸣的评估 区分恼人耳鸣和非恼人耳鸣:恼人耳鸣的定义是致患者感到痛苦并且影响其生活质量的耳鸣;非恼人耳鸣对生活质量无明显影响。

2. 心理状态的评估 由于有严重耳鸣有自杀倾向者。

3. 危险信号

(1)高血压、脑血管病患者突然出现耳鸣,可能是原有基础疾病加重的信号。

(2)血管搏动耳鸣。

(3)一侧耳鸣且伴有听力下降,耳周围的头面部麻木或有刺痛感。

(二)问病史

1. 现病史

(1)一般情况:从患者的语言和表情可以初步判断其是否处于焦虑状态,并在问诊过程中进行适当安抚,同时询问患者睡眠、情绪状态、工作生活压力及同事关系等。患者的性别和年龄对于问诊的侧重点有帮助。

(2)起病情况:起病缓急及持续时间,患者合并的慢性基础疾病和用药史。

(3)主要症状的特点:耳鸣的性质,如蝉鸣声、嗡嗡声、嘶嘶声、尖锐声、心搏声;耳鸣的频度,是间歇性还是持续性;响声出现的部位,耳鸣的响声可出现在耳中、颅内、颅外和空中四个部位;耳鸣的程度;加重及减轻的因素等。

(4)伴随症状:是否伴有听力下降、头晕或眩晕及持续的时间,几秒钟、几分钟还是几小时、几天。几秒钟频发者,考虑前庭阵发症,20秒以上、小于4分钟,考虑耳石症,5～20分钟以内,考虑血管原因,20分钟～12小时,考虑梅尼埃病,持续几天,考虑前庭神经元炎。是否伴有耳闷胀感、耳内有无分泌物,是否伴有发热、头痛等。

（5）诊治经过：包括接受过的检查结果、既往诊断及用药的种类、剂量、对治疗的反应等。

2．系统回顾　明确慢性疾病的症状包括发热、头晕和头痛等。

3．既往史　既往有无高血压、糖尿病、颈椎病等疾病史，是否有不洁采耳史等。

4．个人史

（1）近期有无精神紧张、生活环境改变、工作压力大及负性生活事件。

（2）饮食结构情况、对疾病的认知程度、精神心理状态等。

（3）吸烟饮酒嗜好与摄入量。

（4）冶游史、婚育史及配偶健康状况。

（5）有无特殊工种、劳动环境及毒物接触史。

5．用药史　可能导致耳鸣的药物包括氨基糖苷类抗生素、水杨酸类物、利尿剂、某些化疗药物等。

（三）体格检查

1．全身检查

（1）生命体征：体温、呼吸、脉搏、血压。

（2）营养与意识状态。

（3）一般状况：有无虚弱、神志异常、恶病质、抑郁等。

（4）心、肺检查：有无异常体征。

（5）神经系统检查：四肢肌力、肌张力及有无病理征等。

2．重点查体

（1）外耳：观察耳郭的形状有无红肿、触痛，牵拉耳郭时是否出现疼痛或疼痛加重；外耳道有无红肿、耵聍栓塞或疖肿；鼓膜有无充血及有无穿孔，有无溢脓等。

（2）乳突：乳突是否有红肿压痛，耳周是否有先天性瘘管。

（3）听力：粗测发现被检查者有听力减退，则应进行专科检查。

（4）邻近部位的检查：扁桃体有无红肿化脓，牙齿有无龋齿、有无叩痛，下颌关节有无压痛、张口受限等。

（四）辅助检查

1．听力检查　是诊断耳鸣的主要步骤。听力检查包括音叉检查、纯音听阈、超听阈检查、言语测听、声导抗测听及电反应测听等方法。

2．全身检查　神经系统及脑血管、眼底动脉检查等。

3．影像学检查　出现单侧耳鸣、搏动性耳鸣、局部神经定位体征，不对称性听力下降可以做头颅CT、MRI检查。

4．心理学评价　耳鸣伴随抑郁和焦虑症状时可以行心理学评估。

5．实验室检查　血常规、尿常规、血糖、血脂、肝肾功能、甲状腺功能等。

三、处理原则

1．治疗目的　减轻耳鸣的影响，纠正相关的功能障碍。

2．治疗原则　明确病因的，要对因治疗；病因不明确或病因虽明确但短时间不能治愈者，要采取对因和对症综合治疗。伴有中重度以上听力下降的耳鸣患者，建议使用助听器或人工耳蜗。

3. 非药物治疗

（1）耳鸣习服疗法：通过心理治疗及结合可佩戴的发生器，促使患者对耳鸣信号的习服，最终达到不察觉耳鸣。

（2）认知行为疗法：这种治疗需要患者写日记，完成作业，激发积极性。教会患者分散注意力的技巧，从而改变自身对耳鸣的心理反应。

（3）掩蔽疗法：使用类似助听器的装置，产生低强度声音，减少患者对耳鸣的感知。

4. 药物治疗

（1）血管扩张剂：改善耳蜗血供，常用药物盐酸氟桂利嗪、蚓激酶制剂、银杏叶制剂等。

（2）改善内耳组织的能量代谢：常用药物有甲钴胺、α-硫辛酸等。

（3）抗惊厥药：常用药物有利多卡因、卡马西平等。

（4）抗焦虑药：常用药物有氟哌噻吨美利曲辛、乌灵胶囊等。

（5）改善睡眠：酒石酸唑吡坦、百乐眠等。

四、转诊指征

1. 耳鸣需进一步明确诊断及治疗者。

2. 耳鸣经治疗无效者。

3. 疑似恶性肿瘤等严重疾病引起耳鸣耳痛者。

4. 由于严重的耳鸣，患者有自杀倾向。

（周文利）

第十五节 鼻 出 血

鼻出血（nasal bleeding, epistaxis）是指由于各种原因引起的鼻腔和/或鼻窦及邻近部位出血，血液经鼻腔、鼻窦从前鼻孔和/或后鼻孔流出的现象。邻近部位出血包括靠近后鼻孔部位的鼻咽部出血、颈内动脉瘤破裂出血、咽鼓管出血和鼻泪管出血等。鼻出血可由鼻腔本身的疾病引起，也可为全身疾病的局部表现。

一、常见病因

引起鼻出血的病因大致可分为两种，即局部因素和全身因素。

1. 局部原因

（1）鼻部损伤：车祸、跌伤、拳击伤及挖鼻等机械性创伤，是引起鼻出血的常见原因。高空飞行、潜水过程中的气压性损伤，头颈部放疗性损伤等也可出现鼻出血。

（2）鼻部畸形：鼻中隔偏曲或穿孔。

（3）鼻部炎症：急性鼻窦炎、干燥性鼻炎、萎缩性鼻炎等。

（4）鼻腔、鼻窦及鼻咽部肿瘤：鼻中隔血管瘤、鼻咽纤维血管瘤、出血性鼻息肉和鼻腔鼻窦恶性肿瘤等。

（5）鼻腔异物。

（6）其他原因：如咽扁桃体肥大、原发性鼻出血等。

2. 全身原因

（1）出血性疾病及血液病：包括血管壁结构和功能缺陷性疾病，如遗传性出血性毛细血管扩张症、维生素 C 缺乏症、过敏性紫癜、药物性血管性紫癜等；血小板数量或功能障碍性疾病，如原发性血小板减少性紫癜、各种原因引起的继发性血小板减少等；凝血因子障碍性疾病，如各型血友病、维生素 K 缺乏症等；血液的自身抗凝作用过强，如抗凝剂使用不当、血循环中存在抗纤维蛋白原等抗凝物质、弥散性血管内凝血等。

（2）急性发热性传染病：如上呼吸道感染、流感、出血热、猩红热、疟疾、麻疹及伤寒等。一般出血量较少，多发生于发热期，且出血部位多位于鼻腔前部。

（3）心血管系统疾病：高血压和动脉硬化是中老年人鼻出血的重要原因。

（4）其他全身性疾病：严重肝病、尿毒症患者可出现鼻出血。另外，服用非甾体抗炎药、抗血小板聚集类药物（阿司匹林、氯吡格雷）或抗凝药物（如华法林）也可导致鼻出血。

二、诊断思路

（一）初始评估

1. 明确症状　单侧或双侧、出血量、是否反复出现、伴随症状。

2. 是否病重或患慢性病（未被识别的）。

3. 有无危险信号　大出血引起出血性休克，大出血误吸引起呼吸困难，长期反复出血引起严重贫血，高血压患者处于高血压危象。

（二）问病史

1. 现病史

（1）起病及症状特点：应详细询问起病的诱因、出血为单侧还是双侧，出血部位、量和速度、持续时间、偶发性还是复发性等。

（2）伴随症状：是否同时存在局部疼痛、耳鸣、听力下降、鼻塞、嗅觉减退、流脓涕、发热、全身瘀点或瘀斑、外伤后出血不止、月经过多等。

（3）年龄分布特点：儿童以发热、上呼吸道感染、异物等致鼻出血多见，青壮年以外伤、鼻中隔疾病多见，老年人以高血压、动脉硬化等多见。

（4）一般情况：精神状态、食欲、体重改变、睡眠及大小便。

2. 系统回顾　明确慢性疾病的症状，包括皮肤黏膜出血、大小便颜色、发热、盗汗和消瘦等。

3. 既往史　有无心血管疾病、血液系统疾病、肝肾疾病等，有无头面部外伤史和鼻部手术史，有无类似鼻出血发作史。

4. 个人史　有无反复发作鼻出血的家族史，女性患者应询问鼻出血与月经和妊娠的关系。

5. 用药史　有无长期服用导致鼻出血药物（非甾体抗炎药、抗血小板聚集类药物或抗凝药物）。

（三）体格检查

1. 全身检查

（1）生命体征：有无呼吸加快、呼吸困难、发绀、心动过速或血压降低。

（2）一般状况：有无虚弱、倦怠、神志异常、恶病质、抑郁、肥胖、消瘦等。

（3）特殊面容：苍白（急性白血病、再生障碍性贫血、结核、恶性肿瘤）。

（4）全身皮肤：有无黄疸；有无皮疹，尤其是瘀点和出血性皮疹、红斑或充血。

（5）淋巴结：局部或全身。

（6）包块：新出现或有变化者。

2. 重点查体

（1）检查鼻腔：清除鼻腔内凝血块，可应用1%麻黄素充分收缩并麻醉鼻黏膜，寻找出血部位，以明确病因、准确止血。

（2）有无鼻腔黏膜病变、鼻中隔偏曲或穿孔、鼻腔异物、炎症、息肉等。

（3）局部有无皮肤擦伤、挫伤或局部肿胀、皮下淤血、鼻梁塌陷和偏斜。

（4）颈部有无肿大淋巴结。

（四）辅助检查

1. 基本检查 血常规；血生化，肝功能、肾功能等；凝血功能。

2. 特殊辅助检查 ①鼻部X线检查；②鼻窦或头颅CT、MRI；③鼻咽镜或鼻内镜检查；④骨髓检查。

三、处理原则

治疗原则：按出血量、出血部位、出血原因短时间内尽快作出初步判断。根据出血的轻重缓急、出血部位、出血量及病因，选择不同的止血方法。对活动性鼻出血的患者应先尽快止血，维持生命体征，避免因出血量大而引起严重后果，止血后再寻找病因并对因治疗。

1. 非药物治疗

（1）对患者和家属进行安慰，消除紧张、恐惧的情绪，以免患者因精神因素引起血压升高，使出血加剧。

（2）采取坐位，头保持直立位或稍前倾；出血量大时采取半卧位或平卧位，头部偏向一侧。保持呼吸道通畅。

（3）前额和后颈敷冰袋。

（4）儿童患者应嘱咐家属注意生活异物及玩具看管，预防为主。

（5）高血压患者纳入高血压社区规范化管理，积极控制血压。

（6）鼻腔前部少量出血及在家中发生鼻出血的患者，可用指压法止血，用手指捏紧双侧鼻翼或将出血侧鼻翼压向鼻中隔10~15分钟。

2. 药物治疗

（1）局部止血药物：应用棉片浸以1%麻黄素、1‰肾上腺素、3%过氧化氢溶液或凝血酶，紧塞鼻腔数分钟至数小时。适用于较轻的鼻腔前段出血。

（2）适当应用全身止血药物，如凝血酶、维生素C、维生素K等。

（3）对于情绪紧张的患者，可适当应用镇静药物。

3. 耳鼻喉科专科治疗

（1）烧灼法：常用的有化学药物烧灼和物理烧灼（包括电烧灼、激光烧灼和微波烧灼等）。适用于部位固定的反复小量出血。

（2）填塞法：包括前鼻孔填塞、后鼻孔填塞、鼻腔填塞和鼻咽填塞。鼻腔填塞及后鼻孔填塞可能出现PO_2降低和PCO_2升高，故应注意心肺脑功能，必要时给予吸氧，注意患者的营养，并予以高热量易消化饮食。

（3）经鼻内镜止血法：在鼻内镜下探查出血部位并行电凝止血，方法准确可靠、患者痛苦小。止血后不需特殊护理，不需住院治疗，并发症少，但费用较高。

（4）动脉栓塞：通过数字减影血管造影（DSA）技术，可对出血部位定位并对该部位的血管进行栓塞治疗。用于难以控制的严重鼻出血。

（5）血管结扎术：目前一般应用较少，多应用于严重鼻出血、经上述各种治疗方法仍不能止血者。一般鼻腔上部的出血可行筛前动脉结扎术；鼻腔后下部出血者应行上颌动脉或颈外动脉结扎术。

（6）鼻中隔手术：用于鼻中隔偏曲出血患者。

四、转诊指征

1. 反复鼻出血，局部处理无效。
2. 反复鼻出血伴贫血。
3. 严重鼻出血各种填塞方法无效。
4. 严重鼻出血出现休克。
5. 严重全身性疾病所致的鼻出血。
6. 病因诊断不明的鼻出血。

（陈　洁）

第十六节　乏　　力

乏力（fatigue）是一种主观感觉，通常指自觉疲劳、肢体软弱无力的感觉。乏力是临床上最常见的主诉症状之一，属非特异性疲惫感觉。生理状态下，乏力在休息或进食后可缓解，而病理性乏力则不能恢复正常。

一、常见病因

1. 生理性　工作劳累、睡眠不足、饥饿、妊娠时均可感到乏力，但休息或进食后可很快恢复。

2. 药物性　包括酒精、镇静催眠药、抗抑郁药、肾上腺皮质激素、β受体阻滞剂、利尿剂、抗过敏药、非甾体抗炎药等药品不良反应、中毒等。

3. 中毒　重金属（铅、铬、镉等）、一氧化氮、杀虫剂、有机溶剂等。

4. 心因性疾病　抑郁症、精神分裂症、焦虑躁狂症、其他原发精神疾病、躯体形式障碍等。

5. 躯体性疾病

（1）感染：急性病毒、细菌或真菌感染，慢性感染，感染性心内膜炎，结核，病毒性肝炎及其他感染等。

（2）内分泌代谢疾病：垂体前叶功能减退症、甲状腺功能亢进症或甲状腺功能减退症、更年期综合征、电解质紊乱、糖尿病、肥胖等。

（3）血液系统疾病：贫血、白细胞减少或缺乏、白血病、血小板减少性紫癜、真性红细胞增多症。

（4）心血管系统疾病：先天性心脏病、充血性心力衰竭、心脏瓣膜病、冠心病。

（5）呼吸系统疾病：慢性阻塞性肺疾病、阻塞性呼吸睡眠暂停综合征、哮喘等。

（6）消化系统疾病：肝硬化、慢性肝损伤、脂肪肝、炎性肠病、胃食管反流性疾病等。

（7）神经系统疾病：帕金森病、多发性硬化、纤维性肌痛等。

（8）泌尿系统疾病：急性或慢性肾功能不全。

（9）风湿免疫性疾病：类风湿关节炎、系统性红斑狼疮、干燥综合征、多发性肌炎。

（10）骨骼肌肉系统疾病：慢性肌劳损、重症肌无力。

（11）恶性肿瘤。

二、诊断思路

（一）初始评估

1. 对乏力的评估　首先区分是生理性因素还是其他疾病导致的乏力。生理性因素导致的乏力通常经过休息症状可得到缓解。而病理性乏力休息后不能缓解而且会伴有其他不适，需进一步检查以明确诊断。

2. 心理状态评估　是否合并心理精神疾病。

3. 危险信号

（1）乏力伴有其他严重、持续的不适症状及体征。

（2）精神极度疲乏，不能进行正常活动，休息状态下也可感到乏力、少言语。

（二）问病史

1. 现病史

（1）一般信息：性别、年龄、婚姻状况、工种、信仰。

（2）起病及症状特点：应详细询问起病的诱因，是否有应急突发事件、生活事件，起病缓急、加重及缓解因素、持续时间、进展变化等。重症肌无力患者可迅速出现无力状态，持续而迅速的动作更易引起乏力，疲乏感晨轻晚重，补充氯化钾后乏力可减轻。慢性肾炎患者因长期低盐或无盐饮食，出现乏力症状要警惕有无低钠血症。

（3）伴随症状：乏力伴活动后心慌、气促、双下肢水肿，可能是心功能不全表现；伴面色苍白、活动后头晕心悸者，可能存在贫血；乏力伴发热，可能存在感染性疾病；乏力伴恶心、呕吐、食欲下降，提示消化系统异常；出现乏力、口干、消瘦、多饮、多食、多尿症状要考虑糖尿病；乏力伴咳嗽、咯血、胸痛，需警惕肺癌；乏力伴持续情绪低落、少言语、焦虑、抑郁等，提示合并精神心理疾病；

（4）一般情况：进食量及日常食谱、体重改变情况，睡眠时长和质量、有无打鼾，大小便的频率和颜色等。

（5）患者合并慢性基础疾病和用药史：包括用药的种类、剂量，有无用镇静催眠药、利尿剂等。

2. 系统回顾　明确慢性疾病的症状包括发热、肢体无力、消瘦及认知障碍。

3. 既往史　慢性疾病史、职业史、传染病史、家族史。

4. 个人史

（1）近期有无精神紧张、生活环境改变、工作压力大及负性生活事件。

（2）饮食结构情况、对疾病的认知程度、精神心理状态等。

（3）吸烟饮酒嗜好与摄入量。

（4）冶游史、婚育史及配偶健康状况，女性需要问末次月经等。

5. 用药史　可能导致乏力的药物服用史包括抗苯二氮䓬类镇静药、抗抑郁药、肌肉松弛剂、第一代抗组胺药、β受体阻滞剂、利尿剂等。

（三）体格检查

1. 全身检查

（1）生命体征：体温、呼吸、脉搏、血压。

（2）营养与意识状态：有无皮肤粗糙、皮疹、红肿、水肿等。

（3）淋巴结：局部及全身浅表淋巴结有无肿大。

2. 重点查体

（1）甲状腺：有无肿大、杂音。

（2）心肺检查：心肺查体有无异常体征。

（3）腹部：有无腹部肌紧张、压痛、反跳痛及腹部包块，肝、脾是否肿大。

（4）四肢：下肢有无水肿、有无静脉曲张。

（5）神经系统检查：四肢肌力、肌张力及有无病理征。

（四）辅助检查

1. 常规检查　血常规、尿常规、便常规及便隐血试验，可初步了解患者有无血液系统、泌尿系统和消化系统有无异常。

2. 血液检查　C反应蛋白、血沉、血糖、肝功能、肾功能、血脂、电解质、甲状腺功能、心肌酶谱，育龄妇女需要检测尿人绒毛膜促性腺激素及血人绒毛膜促性腺激素等。

3. 影像学检查　胸部X线检查、CT或MRI，以除外呼吸系统及神经系统疾病。

4. 病情需要可以选做其他检查如促肾上腺皮质激素（ACTH）兴奋试验、乙酰胆碱受体抗体、抗核抗体、甲胎蛋白、癌胚蛋白、前列腺特异性抗原等，以及肝胆盆腔等的超声检查、肌电图、多导睡眠监测、焦虑抑郁量表等。

三、处理原则

1. 治疗目的　乏力者首先需进行病史、体格检查、实验室检查等方面的初步评估，明确有无相关原发病，给予相应的治疗处理措施，缓解症状。

2. 治疗原则　个体化综合治疗、调整心态、病因治疗、避免滥用药物。

3. 非药物治疗

（1）合理膳食：加强营养，减少咖啡和酒精的摄入。

（2）适度运动：如行走、瑜伽、跳舞可有效缓解疲劳症状，增加精力，改善抑郁情绪。

（3）注意睡眠卫生：睡前不要进食不易消化的食物；保持规律的作息时间；卧室环境应安静、舒适、光线及温度适宜。

4. 对于病因不明或治疗后仍有乏力感的患者可进行抑郁评估、行为认知疗法及运动疗法。

5. 对于明确合并原发病的患者应进行原发病治疗，严重者可转至专科治疗。

6. 药物治疗　金刚烷胺、阿司匹林、人参等对改善乏力有效。哌甲酯对于改善帕金森病患者乏力有效。莫达非尼对于改善多发性硬化患者困倦感有效。慢性疲劳综合征可结合中医治疗。

四、转诊指征

1. 在基层不能明确诊断者。

2. 治疗效果不满意者。

3. 合并精神心理障碍者需要心理医师的会诊，制订更合理的治疗方案。

4. 有心肝肾肺器官功能严重减退者。

5. 出现神经肌肉疾病及严重内分泌疾病者。

6. 肿瘤或者怀疑恶性肿瘤者。

（周文利）

第三章 慢性非传染性疾病基层管理

第一节 高 血 压

一、定义

高血压是一种以动脉血压持续升高为特征的进行性"心血管综合征"。目前，我国采用国际统一的标准，即在安静状态下，非同日 3 次测量诊室血压，收缩压（SBP）≥140mmHg 和 / 或舒张压（DBP）≥90mmHg，即为高血压。根据血压升高水平，又进一步将高血压分为高血压 1 级（140～159/90～99mmHg）、高血压 2 级（160～179/100～109mmHg）和高血压 3 级（≥180/110mmHg）。当收缩压和舒张压分属不同分级时，以较高级别作为标准。在这里需要注意的是，正常血压为<120/80mmHg,血压120～139/80～89mmHg 为正常高值。

高血压分为原发性和继发性两大类,其中原发性高血压约占95%。对于初次就诊或血压不易控制的患者要留意有无继发性高血压的可能。当出现以下情况,需要注意有继发性高血压的可能:高血压发病年龄<30岁者;高血压3级以上者;双侧上肢血压相差20mmHg以上者;血压升高伴头痛、心悸、多汗或肢体肌无力者;夜尿增多、泡沫尿或伴有肾脏疾病者;腹主动脉闻及明显杂音者;夜间睡眠打鼾并出现呼吸暂停等症状者。

高血压患者大多起病缓慢,且缺乏特殊的临床症状。有的患者仅在体检测量血压或出现心、脑、肾等并发症时才发现。其常见症状有头晕、头痛、疲劳等,多数症状在血压控制后可缓解。

二、诊断依据

高血压的诊断主要根据诊室测量的血压值,还有家庭自测血压及动态血压等测量方式。每种测量方式诊断高血压的标准不同(均指未用抗高血压药物的情况下)。诊室血压≥140/90mmHg,家庭自测血压≥135/85mmHg,动态血压监测白天≥135/85mmHg,夜间≥120/70mmHg,24小时≥130/80mmHg,即为高血压。对于疑似"白大衣高血压、夜间高血压或者血压不稳定"患者,可结合动态血压监测及家庭自测血压的方式进行诊断。

三、三级预防

1. 一级预防　主要针对健康人群和高危人群,重点是高危人群。

(1)筛查对象

1)血压处于高值。

2)超重或肥胖(BMI≥24kg/m^2)和/或腹型肥胖(腰围男性≥90cm,女性≥85cm)。

3)有高血压家族史(一、二级亲属)。

4)长期高盐膳食(食盐量≥10g/d)。

5)长期过量饮酒(饮白酒≥100ml/d)。

6)年龄≥55岁。

(2)筛查内容

1)有无血压升高,可行诊室血压测量、动态血压检查及家庭自测血压。

2)与高血压相关的心脏病,如心脏听诊、心电图、超声心动图。

3)其他相关疾病,如冠心病、脑卒中等的相关筛查。

4)生活方式及相关家族史询问。

(3)筛查频率:每半年测量1次血压。

2. 二级预防　针对高血压患者开展积极的临床治疗,包括健康生活方式和规律服用降压药物,两者缺一不可。

(1)健康的生活方式:是高血压防治的基石。生活方式干预是高血压治疗的第一步。患者一旦明确诊断高血压都需要立即采取生活方式干预。主要包括减少钠盐摄入(每日食盐量<6g/d,注意隐性盐的摄入)、运动(中等强度,每次30分钟,每周5～7次)、减轻体重(BMI<24kg/m^2,男性腰围<90cm,女性腰围<85cm)、戒烟(科学戒烟,避免被动吸烟)、限酒(白酒<50ml/d,葡萄酒<100ml/d,啤酒<300ml/d)和保持好心态(减轻精神压力,保持心情愉悦)等。

（2）药物治疗：合理使用降压药是血压达标的关键。高血压的治疗应遵循起始采用常规剂量、优选长效降压药、联合治疗、个体化治疗、药物经济学等原则。社区常用降压药主要分为钙通道阻滞剂（C）、血管紧张素转化酶抑制剂（A）、血管紧张素Ⅱ受体阻滞剂（A）、利尿剂（主要为噻嗪类利尿剂，D）、β受体阻滞剂（B）和复方制剂（F）等（表3-1-1）。

表 3-1-1　社区常用降压药物选择

分类	代表药物	适应证	禁忌证	不良反应
CCB（二氢吡啶类）	硝苯地平	老年高血压 合并糖尿病、冠心病或外周血管病	心力衰竭	心率增快 面部潮红 头痛 踝部水肿
CCB（非二氢吡啶类）	维拉帕米 地尔硫䓬	冠心病 室上性快速性心律失常	心力衰竭 病窦综合征 二、三度房室传导阻滞	
β受体阻滞剂	**洛尔	冠心病 快速性心律失常 稳定性充血性心力衰竭	急性心力衰竭 支气管哮喘 病态窦房结综合征 房室传导阻滞 外周血管病	增加胰岛素抵抗，易掩盖低血糖症状
利尿剂（噻嗪类）	氢氯噻嗪	轻中度高血压 合并肥胖、2型糖尿病 老年高血压	痛风 妊娠 低钾血症	影响血脂、血糖、尿酸代谢
利尿剂（保钾类）	螺内酯	心力衰竭 心肌梗死后	肾功能不全 高钾血症	
利尿剂（袢利尿剂）	呋塞米	肾功能不全		
ACEI	**普利	冠心病 蛋白尿 心力衰竭	高钾血症 妊娠	主要是刺激性干咳，血管性水肿少见
ARB	**沙坦	左心室肥厚 糖尿病肾病 非糖尿病肾病	双侧肾动脉狭窄禁用 血肌酐≥3mg/dl慎用	血管性水肿少见

注：ACEI，血管紧张素转化酶抑制剂；ARB，血管紧张素Ⅱ受体阻滞剂；CCB，钙通道阻滞剂。**指分别以"洛尔""普利""沙坦"结尾的药品名。

血压<160/100mmHg且未合并糖尿病、冠心病、脑卒中、肾脏等疾病的患者，可建议生活方式干预3个月。若3个月后血压未达标，则加用药物治疗。血压<160/100mmHg或高于目标血压<20/10mmHg或低/中危患者，宜单药起始治疗（C、A、D、B），如血压控制不佳或血压>160/100mmHg或高于目标血压20/10mmHg以上或高危/很高危患者，宜联合起始治疗（C+A、A+D、C+D、C+B、F），若血压仍然控制不佳，可采用（C+A+D、C+A+B）治疗，必要时可再加其他降压药。社区高血压患者多为老年人或高血压合并多种疾病，其血压控制程度应具体情况具体分析。如老年高血压患者的血压<150/90mmHg，耐受可降至<140/90mmHg，80岁及以上者血压应<150/90mmHg；高血压合并糖尿病或心力衰竭或冠心病患者血压应<130/80mmHg。

（3）综合治疗：2017 年国家基层高血压防治指南建议，对于合并心血管疾病或具有某些危险因素的高血压患者，应考虑给予阿司匹林及他汀等药物，降低心血管疾病再发及死亡风险。

3. 三级预防　高血压三级预防的目标是延缓高血压并发症的进展，降低致残率和病死率，并改善患者的生存质量。

四、随访监测

1. 建立健康档案（SOAP）

（1）主观资料（S）：包括主诉、现病史、既往史、家族史、生活习惯等。

1）主诉。

2）现病史：①发病过程（何时发现，有何症状）；②诊治过程（是否医院就诊、是否行相关检查，是否明确诊断、目前用药、药物疗效、有无副作用，目前症状、是否存在并发症等）；③目前的生活习惯、体力活动，是否存在心理问题；④目前是否存在危急情况，如高血压危象等；⑤康复治疗等。

3）既往史：是否存在高血压的危险因素及控制情况，是否合并其他疾病及治疗情况。

4）家族史：直系亲属中有无高血压病史及发病的年龄等。

5）生活习惯：包括膳食摄入（食盐、食油等）、吸烟饮酒、体力活动及家庭情况、工作环境、文化程度、有无精神创伤史等。

（2）客观资料（O）：包括体格检查、辅助检查和心理量表测量等。

1）体格检查：除常规检查外，重点检查身高、体重、腰围、血压（双侧）、脉搏、呼吸、精神状态，有无库欣病面容、神经纤维瘤性皮肤斑、甲状腺功能亢进性突眼征，颈动脉有无杂音，心肺功能及双下肢水肿情况。

2）辅助检查：血常规，生化指标（电解质、血糖、血脂、肝功能、肾功能、尿酸等），尿常规，便常规，尿白蛋白 / 肌酐比值（A/C）；心电图，腹部超声，颈动脉及下肢动静脉超声，其他伴随疾病的相关检查等。

3）采用各种心理量表判定患者病情。

（3）评价（A）

1）诊断：根据血压水平，高血压分为 1 级、2 级和 3 级。根据血压水平、心血管危险因素、靶器官损害和伴随临床疾病，高血压患者分为低危、中危、高危和很高危（表 3-1-2）。

2）鉴别诊断。

3）存在的健康问题、问题程度及预后：主要包括危险因素、疾病状态评估，并发症和综合评估等。

（4）计划（P）

1）检查 / 辅助检查计划。

2）治疗计划：主要包括药物治疗。

3）危险因素干预计划：包括饮食、运动及心理等。

4）随访计划：包括按时服药、定期体检、签约家庭医生、纳入高血压规范化管理等。

2. 健康教育与健康生活方式的指导　有针对性的健康教育需要贯穿高血压社区管理始终。健康教育分为群体教育和个体教育 2 种形式，受众人群包括正常人群、高危人群、高血压患者及家属。不同人群的健康教育内容有所不同。

表 3-1-2 高血压心血管危险分层标准

其他心血管危险因素①和疾病史	高血压		
	1 级	2 级	3 级
无	低危	中危	高危
1~2 个其他危险因素	中危	中危	很高危
≥3 个其他危险因素，或靶器官损害②	高危	高危	很高危
临床合并症③，或合并糖尿病	很高危	很高危	很高危

注：

①心血管危险因素包括高血压、男性 >55 岁、女性 >65 岁、吸烟、糖耐量受损和/或空腹血糖受损、血脂异常、早发心血管病家族史、腹型肥胖、高同型半胱氨酸血症。

②靶器官损害包括左心室肥厚、动脉粥样斑块、估测的肾小球滤过率（eGFR）降低或血清肌酐轻度升高、微量蛋白尿。

③临床合并症包括脑血管病、心脏疾病、肾脏疾病、糖尿病、外周血管疾病、视网膜病变。

（1）群体教育：可针对健康人群、高危人群、患者及家属。内容包括高血压的概念、危害，哪些人容易得高血压，什么是健康生活方式，定期检查血压的意义等。

（2）个体教育：主要针对患者及家属。

1）高血压危险因素的控制：①减少钠盐摄入（利用盐勺，少食咸菜、味精，少吃肉汤类，多吃含钾、钙丰富而含钠低的食品，多吃蔬菜水果）；②减轻体重（减少食物总热量，增加活动量，必要时可借助药物）；③适量活动（可慢走、游泳、打太极，运动量可用心率反映或以微微出汗为宜）；④戒烟；⑤限酒；⑥保持心情舒畅，紧张、易怒均可导致血压升高。高血压患者要保持良好精神状况，避免情绪激动。还要培养个人兴趣爱好，保证睡眠时间。

2）常用高血压药物的使用：①长期坚持服药的意义；②不擅自增减剂量或停用药物；③常用降压药的不良反应；④服药注意事项；⑤低血压的预防。

3）高血压患者自我管理：①按时服药；②定期进行家庭自测血压；③定期随诊；④避免过度劳累、紧张，过重的精神压力，生活有规律，保证睡眠。

3. 随访监测内容

（1）随访流程：对确诊的高血压患者，全科医生每年要提供 4 次面对面的随访。其随访流程按照《国家基本公共卫生服务规范（第三版）》，具体见图 3-1-1。

（2）随访评估内容：评估心血管疾病发病风险、靶器官损害及并存的临床情况等。监测项目主要有症状、血压、体重、体重指数、心率、饮食、运动、心理、药物依从性及不良反应、血尿常规、生化、肝肾功能、心电图等。其中，初诊和年度随访需要全面监测，每次随访和季度随访不需要监测生化指标和心电图。

4. 转诊指征与转诊前处理原则

（1）基层卫生机构与三级医院建立双向转诊通道，及时转诊。

1）疑似继发性高血压。

2）妊娠和哺乳期妇女。

3）高血压急症及亚急症。

4）难治性高血压。

5）出现严重的药品不良反应。

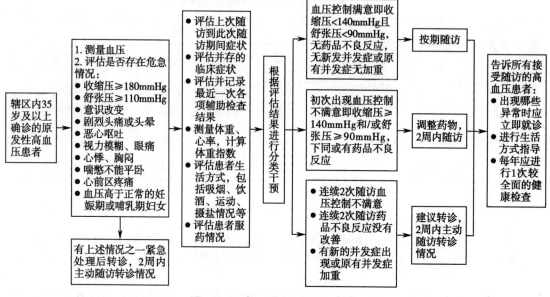

图 3-1-1　高血压患者随访流程图

6）原有疾病加重或合并严重的临床疾患或靶器官损害需要进一步评估治疗。

（2）高血压急症转诊前处理原则

1）监测血压及生命体征。

2）去除或纠正引起血压升高的诱因或病因。

3）开通静脉通道，静脉应用降压药（临床上多使用硝普钠、乌拉地尔或硝酸甘油）控制血压。

4）联系 120 及家属。

五、管理效果评估

1．高血压防治知识知晓

（1）高血压标准知晓率。

（2）高血压危险因素知晓率。

2．行为危害因素的改变

（1）饮食改善率、规律运动率和戒烟率。

（2）超重和肥胖者的体重控制率。

3．临床疗效指标

（1）高血压患者规范管理率 = 按照高血压规范管理的高血压人数 / 年内已管理的高血压人数 × 100%。

（2）管理人群血压控制率 = 高血压达标人数 / 年内已管理的高血压患者总数 × 100%：高血压达标采用时点达标进行评估，即最近一次随访血压控制在 <140/90mmHg，65 岁及以上患者血压 <150/90mmHg。

（3）生活质量。

（4）死亡率。

4. 满意度指标

（1）患者满意度。

（2）全科医生满意度。

（亓海萍）

第二节 糖 尿 病

教学要求

一、教学目的

1. 掌握糖尿病常见危险因素、临床特征；社区糖尿病的防治策略与措施；糖尿病转诊指征；糖尿病基本药物治疗方案。

2. 熟悉常见危险因素的干预方法；社区进行健康教育的重点；糖尿病患者药物治疗中的安全性监测方法；糖尿病患者的社区管理内容。

3. 了解糖尿病的流行特征、发病机制；前沿治疗理念；社区效果评估。

二、教学内容

1. 糖尿病概述

（1）糖尿病的流行特征

（2）糖尿病的分类、临床特征、诊断标准

（3）糖尿病的危险因素

2. 糖尿病社区的防治原则与措施

（1）糖尿病危险因素干预

（2）糖尿病患者的治疗流程

（3）糖尿病患者的随访管理

（4）糖尿病患者的转诊指征

（5）糖尿病药物治疗及安全性监测

1）糖尿病患者药物常见副作用

2）糖尿病患者治疗期间安全性监测

3. 糖尿病患者的社区管理和评估

一、定义

糖尿病（diabetes mellitus，DM）是一组由多种病因引起的以糖代谢紊乱为主要表现的临床综合征。其原因主要是胰岛素分泌和／或缺陷引起糖类、脂肪、蛋白质代谢紊乱。长期代谢紊乱可引起眼、肾、神经、心脏、血管等组织器官的慢性进行性病变、功能减退及衰竭；病变严重或应激时可发生急性严重代谢紊乱，如糖尿病酮症酸中毒（diabetes ketoacidosis，DKA）、高血糖高渗状态等。

糖尿病分型：

1. 1 型糖尿病（T1DM）　胰岛 β 细胞破坏，常导致胰岛素绝对缺乏。

2. 2 型糖尿病（T2DM）　从以胰岛素抵抗为主伴胰岛素分泌不足到以胰岛素分泌不足为主伴胰岛素抵抗。

3. 其他特殊类型糖尿病　如胰岛 β 细胞功能的基因缺陷、胰岛素作用的基因缺陷，胰腺外分泌疾病、内分泌疾病导致，药物或化学品所致，感染导致，不常见的免疫介导的糖尿病。

4. 妊娠糖尿病。

二、诊断依据

糖尿病的诊断依据是根据静脉血浆葡萄糖水平和 / 或糖尿病的典型症状。中华医学会糖尿病学分会建议在我国人群中采用 WHO（1999）糖代谢状态分类：

①正常血糖：空腹血糖 <6.1mmol/L，糖负荷后 2 小时血糖 <7.8mmol/L。②空腹血糖受损：空腹血糖 6.1～7.0mmol/L，糖负荷后 2 小时血糖 <7.8mmol/L。③糖耐量减低：空腹血糖≥7.0mmol/L，75g 糖负荷后 2 小时血糖≥11.1mmol/L。④糖尿病。

糖尿病诊断标准：糖尿病的症状（多饮、多食、多尿和不明原因的体重下降）加满足以下第 1～4 条任一条；无糖尿病典型症状者，需改日复查确认。

①随机血糖≥11.1mmol/L；②空腹血糖≥7.0mmol/L；③口服糖耐量试验（OGTT）2 小时血糖≥11.1mmol/L；④糖化血红蛋白≥6.5%。

三、三级预防

1. 一级预防　针对健康人群和高危人群开展，重点是高危人群。

（1）筛查对象：糖尿病高危人群指在成年人中具有下列任何一个及以上的危险因素者，即成年人糖尿病高危人群。①年龄≥45 岁；②有糖尿病前期（糖耐量减低、空腹血糖受损）史；③超重 / 肥胖和 / 或腹型肥胖；④静坐生活方式；⑤一级亲属中有 2 型糖尿病家族史；⑥有妊娠糖尿病病史；⑦高血压、冠心病、脑卒中的患者；⑧血脂异常；⑨巨大胎儿史；⑩长期接受抗精神类药物和 / 或抗抑郁类药物和他汀类药物治疗等。其中，有糖尿病前期和腹型肥胖是 2 型糖尿病最重要的高危人群。

（2）筛查内容：建议对糖尿病高危人群行空腹血糖、餐后 2 小时血糖或任意点血糖筛查。如空腹血糖≥6.1mmol/L 或餐后 2 小时血糖及任意点血糖≥7.8mmol/L，建议行 OGTT 检查。

（3）筛查频率：每年至少测 1 次空腹血糖。

2. 二级预防

（1）药物治疗：糖尿病的治疗药物分为口服降糖药和胰岛素两类。口服降糖药根据作用效果分为胰岛素促泌剂（磺脲类、格列奈类）、双胍类、噻唑烷二酮类和 α 糖苷酶抑制剂、二肽基肽酶 -4（DPP-4）抑制剂、钠 - 葡萄糖协同转运蛋白 2（SGLT2）抑制剂（表 3-2-1）。

目前社区应用较多的胰岛素治疗方案是预混胰岛素（30R、50R）或短效胰岛素（门冬胰岛素）+ 长效胰岛素（甘精胰岛素）。胰岛素治疗的适应证包括 1 型糖尿病，2 型糖尿病经饮食、运动及口服降糖药治疗不佳者；妊娠糖尿病、糖尿病急性代谢紊乱；脑血管意外等。

（2）非药物治疗

1）饮食指导：饮食指导是重要的非药物治疗方法。全科医生可利用食物交换份法对患者进行饮食指导，具体计算步骤如下：

第一步，计算理想体重：理想体重（kg）= 实际身高（cm）- 105。

第二步，计算每日所需总热量：首先评估体型，其次确定体力劳动类型，最后计算总热量。总热量 = 理想体重（kg）× 每日每千克体重所需热量（表 3-2-2）。

表 3-2-1 口服降糖药一览表

药物分类	代表药物	作用特点	副作用	禁忌证
磺脲类	格列美脲 格列吡嗪 格列喹酮 格列齐特	①促进胰岛素分泌 ②年龄>40岁，病程<5年，空腹血糖<10mmol/L效果好	①低血糖 ②体重增加 ③胃肠道反应等	1型糖尿病、儿童糖尿病、孕妇、哺乳期妇女、全胰腺切除术后等
格列奈类	瑞格列奈 那格列奈	①促进胰岛素分泌 ②降糖作用快而短，主要控制餐后高血糖		
双胍类	二甲双胍	①减少肝脏葡萄糖的输出 ②基本用药，单独应用不易低血糖	①胃肠道反应 ②皮肤过敏 ③乳酸酸中毒	肝肾功能不全、严重感染、缺氧或接受大手术者、酗酒者等
噻唑烷二酮类	罗格列酮 吡格列酮	①改善胰岛素抵抗 ②单独应用不引起低血糖	①水肿 ②体重增加	有心脏病、心力衰竭倾向或肝病者慎用
α糖苷酶抑制剂	阿卡波糖 伏格列波糖	①延缓碳水化合物在肠道的吸收 ②适用于餐后血糖升高明显的患者	胃肠道反应	肝肾功能不全者慎用
DPP-4抑制剂	西格列汀 沙格列汀	①减少体内胰高糖素样肽-1的分解 ②吸收快，不受进食影响	①胃肠道反应 ②感染	急性胰腺炎
SGLT2抑制剂	达格列净	①抑制肾脏对葡萄糖的重吸收 ②降低体重、收缩压、TG，升高HDL-C	①生殖泌尿系统感染 ②酮症酸中毒、急性肾损伤、骨折少见	

注：TG，甘油三酯；HDL-C，高密度脂蛋白胆固醇；DPP-4，二肽基肽酶-4；SGLT2，钠-葡萄糖协同转运蛋白2。

表 3-2-2 各类体型与体力劳动类型人群所需热量表

体型	卧床	轻体力（脑力工作者）	中体力（清洁、跳舞、步行）	重体力（农民、建筑工人、打篮球）
消瘦（BMI<18.5kg/m²）	20~25	35	40	45~50
正常（18.5kg/m²≤BMI<24kg/m²）	15~20	25~30	35	40
超重/肥胖（BMI≥24kg/m²）	15	20~25	30	35

注：BMI，体重指数。

第三步，确定每日所需食物交换份数：总食物交换份数＝总热量÷90。

第四步，确定各类食物的比例分配及具体的交换份数。

《中国2型糖尿病防治指南（2017版）》推荐每日膳食（肾功能正常）：脂肪提供的热量不超过总热量的20%~30%，碳水化合物提供的热量占总热量的50%~65%，蛋白质的摄入量可占 15%～20%。根据此标准确定每日碳水化合物、蛋白质、脂肪的组成,换算出每类食物的具体交换份数。食品交换的内容和营养价值见表 3-2-3。

表 3-2-3　食品交换的四组(八类)的内容和营养价值

组别	类别	1 食物交换份重量 /g	蛋白质 /g	脂肪 /g	碳水化合物 /g	主要营养素
谷薯组	谷薯类	25	2	—	20	碳水化合物 膳食纤维
油脂组	油脂类	10	—	10	—	脂肪
	坚果类	15	4	7	2	
肉蛋组	肉蛋类	50	9	6	—	蛋白质
	乳类	160	3	5	6	
	大豆类	25	9	4	4	
蔬果组	蔬菜类	500	5	—	17	矿物质、维生素、膳食纤维
	水果类	200	1	—	21	

第五步,结合实际情况,根据患者喜好并结合食物升糖指数表选择并交换食物。食物的热量分配比例为早餐 1/5、午餐 2/5、晚餐 2/5 或早餐 1/3、午餐 1/3、晚餐 1/3。

2)运动指导:运动前,需要 5～10 分钟热身,然后运动 20～30 分钟,最后做 5～10 分钟恢复运动。一般糖尿病患者可以按照 3(每次 30 分钟)、5(每周运动 5 日)、7(目标心率 170－年龄)进行有氧运动。中等强度的运动包括有氧健身操、慢跑、游泳等。糖尿病患者的运动强调个体化,高龄、有心血管疾病或自主神经病变的患者不要求心率达标。

3)戒烟:可采用一切可利用的资源劝患者戒烟,并帮助其维持戒烟状态。对于戒烟困难、复吸、需药物辅助的患者可转诊至戒烟门诊。

4)心理问题干预:全科医生应帮助糖尿病患者学会和疾病共存,保持良好情绪。

5)血糖监测:血糖监测是糖尿病管理的重要辅助手段。血糖监测的频率取决于病情及治疗方式。对于病情稳定的患者,每周可监测 3 次;对于血糖控制差的患者可每日监测 4～7 次,直至血糖得到控制。

(3)综合治疗:《中国 2 型糖尿病防治指南(2017 版)》建议,对于没有明显糖尿病血管并发症但具有心血管危险因素的 2 型糖尿病患者应采取降糖、降压、调脂和应用阿司匹林治疗。血压控制目标 <130/80mmHg,低密度脂蛋白(LDL)<2.6mmol/L(无心血管疾病)或 LDL<1.8mmol/L(合并心血管疾病)。

3. 三级预防　三级预防主要是延缓糖尿病并发症的发生发展,降低致残率和病死率,并改善患者的生存质量。

四、随访监测

1. 建立健康档案(SOAP)

(1)主观资料(S):包括主诉、现病史、既往史、家族史、生活习惯等。

1)主诉。

2)现病史:①患者发病过程(何时发现,有何症状);②诊治过程(是否医院就诊、是否行相关检查,是否明确诊断、目前用药、药物疗效、有无副作用,目前症状、是否存在并发症等);

③目前的生活方式、体力活动,是否存在心理问题;④目前是否存在危急情况,如糖尿病酮症酸中毒等。

3)既往史:是否存在糖尿病的危险因素及控制情况,是否合并其他疾病及治疗情况、有无精神创伤史。

4)家族史:直系亲属中有无糖尿病病史及发病年龄等。

5)生活方式:包括膳食摄入(食盐、食油等)、吸烟饮酒,体力活动、家庭情况、工作环境、文化程度等。

(2)客观资料(O):包括体格检查、辅助检查和心理量表测量等。

1)体格检查:除常规检查外,重点检查身高、体重、体重指数、腰围、血压、心脏、甲状腺、足背动脉及糖尿病的其他特殊体征。

2)辅助检查:血常规、生化指标(电解质、血糖、血脂、肝功能、肾功能、尿酸等)、尿常规、便常规、糖化血红蛋白、尿白蛋白/肌酐比值、心电图、腹部超声、颈动脉及下肢动静脉超声、其他伴随疾病的相关检查。

3)根据情况采用各种心理量表判定患者情况。

(3)评价(A)

1)诊断:在诊断糖尿病的同时,还需重点关注糖尿病的神经和微血管病变等并发症。

2)鉴别诊断。

3)存在的健康问题、问题程度及预后:主要包括危险因素、疾病状态评估,并发症和综合评估等。

(4)计划(P)

1)计划包括检查/辅助检查计划。

2)药物治疗。

3)非药物治疗:包括饮食、运动及心情。

4)医生建议:包括按时服药、定期体检、签约家医、纳入糖尿病规范化管理等。

2. 健康教育与健康生活方式的指导　健康教育分为群体教育和个体教育两种形式,受众人群包括正常人群、高危人群、糖尿病患者及家属。不同人群的健康教育内容有所不同。

(1)群体教育:可针对健康人群、高危人群、患者及家属。内容包括糖尿病的临床表现及危害、哪些人容易得糖尿病、什么是健康生活方式、定期监测血糖的意义、如何预防糖尿病等。

(2)个体教育:主要针对患者及家属。

(3)糖尿病危险因素的控制:①合理饮食(少吃多餐,不吃过甜食物和辛辣食品);②适量活动(餐后半小时后即可开始运动,但不宜过量,不能从事剧烈的运动,标准以微汗即可;因此提倡以每日散步1~2小时为宜);③减轻体重;④戒烟;⑤限酒;⑥保持心情舒畅。

(4)常用降糖药物的使用:讲解①长期坚持服药的意义;②根据血糖水平及时调整药物用量;③常用降糖药的不良反应;④服药注意事项;⑤低血糖的预防(口袋里经常备些糖果、饼干)。

(5)做好糖尿病自我管理:①按时服药;②定期进行家庭自测血糖;③定期随诊;④避免过度劳累、紧张,以及过重的精神压力,生活有规律,保证充足睡眠。

(6)做好足部护理:①选择合适的鞋子,注意足部的保暖,选用透气吸汗的纯羊毛和纯棉袜子,尽量不要在室内外赤脚行走;②每日要用温和的肥皂洗脚,足浸泡在水中的时间≤5分钟,洗完后用柔软的毛巾轻轻擦干。

3．随访监测内容 对 2 型糖尿病患者，全科医生每年要提供 4 次面对面的随访。其随访监测情况按照《国家基本公共卫生服务规范（第三版）》施行，具体见图 3-2-1。

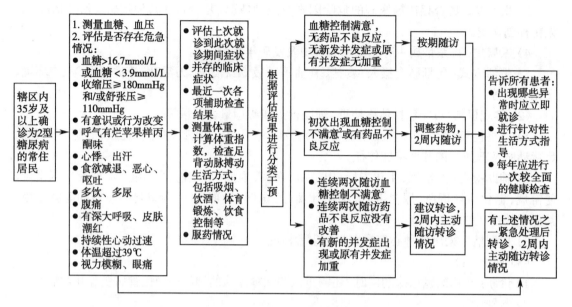

图 3-2-1 糖尿病患者随访流程图

1．血糖控制满意为空腹血糖＜7.0mmol/L，且非空腹血糖＜10.0mmol/L，且糖化血红蛋白＜7.0%。2．血糖控制不满意为空腹血糖≥7.0mmol/L，或非空腹血糖≥10.0mmol/L，或糖化血红蛋白≥7.0%。

4．转诊指征与转诊前处理原则

（1）转诊指征

1）发病紧急：糖尿病急性并发症，如糖尿病酮症酸中毒、糖尿病乳酸酸中毒、低血糖昏迷等。

2）并发症严重：如重症感染、急性心肌梗死、脑血管意外等。

3）临床分型难。

4）血糖控制差。

5）妊娠或哺乳期血糖异常者。

（2）急重症转诊前处理原则

1）生命体征监测。

2）吸氧。

3）开通静脉通道。

4）评估情况并对症处理（如血糖≤3.9mmol/L 即需要补充葡萄糖或含糖食物；高血糖危象，给予静脉滴注生理盐水补液治疗等）。

5）联系 120 及家属。

五、管理效果评估

1．糖尿病防治知识知晓情况

（1）糖尿病标准知晓率。

（2）糖尿病危险因素知晓率。

2. 行为危害因素的改变

（1）饮食改善率、规律运动率和戒烟率。

（2）超重和肥胖者的体重控制率。

3. 临床疗效指标

（1）糖尿病患者规范管理率＝按照糖尿病管理规范进行管理的糖尿病人数／年内已管理的糖尿病人数×100%。

（2）管理人群血糖控制率＝年内最近一次随访空腹血糖达标人数／年内已管理的糖尿病患者总数×100%（空腹血糖达标是指空腹血糖＜7mmol/L）。

（3）生活质量。

（4）死亡率。

4. 满意度指标

（1）患者满意度。

（2）全科医生满意度。

（亓海萍）

第三节　脑　卒　中

教学要求

一、教学目的

1. 掌握脑卒中常见危险因素、临床特征；社区脑卒中的防治策略与措施；脑卒中转诊指征；脑卒中基本药物治疗方案；脑卒中恢复期的社区管理。

2. 熟悉常见危险因素的干预方法；社区进行健康教育的重点；脑卒中患者药物治疗中的安全性监测方法；脑卒中患者的社区管理内容。

3. 了解脑卒中的流行特征、发病机制；前沿治疗理念；社区效果评估。

二、教学内容

1. 脑卒中概述

（1）脑卒中的流行特征

（2）脑卒中的分类、临床特征、诊断标准

（3）脑卒中的危险因素

（4）短暂性脑缺血发作的早期发现

2. 脑卒中社区的防治原则与措施

（1）脑卒中危险因素干预

（2）脑卒中患者的治疗流程

（3）脑卒中患者的随访管理

（4）脑卒中患者的转诊指征

（5）脑卒中药物治疗及安全性监测

1）脑卒中患者药物常见副作用

2）脑卒中患者治疗期间安全性监测

3. 脑卒中患者的社区管理和评估

一、定义

脑血管疾病是指脑血管病变所引起的脑功能障碍。中华医学会神经病学分会1995年"全国第四届脑血管病学术会议"将我国脑血管病分为11类,包括短暂性脑缺血发作、脑卒中、椎基底动脉供血不足、脑血管性痴呆等类型。脑血管病常见类型及其主要特点如下:

1. 短暂性脑缺血发作(transient ischemic attack,TIA) 短暂性脑缺血发作是颈动脉或椎基底动脉系统发生短暂性血液供应不足,引起局灶性脑缺血导致突发的、短暂性、可逆性神经功能障碍。发作持续数分钟,通常在30分钟内完全恢复,一般不超过24小时;不遗留神经功能缺损症状和体征,头部影像学检查(CT、MRI)无责任病灶。

2. 脑梗死(cerebral infarction) 由于脑局部供血障碍导致脑组织缺血、缺氧引起的脑组织坏死软化,产生相应脑功能受损的临床症状。常见类型有脑血栓形成、脑栓塞、腔隙性脑梗死。根据病因分型包括大动脉粥样硬化型、心源性栓塞型、穿支动脉闭塞型、其他病因型、不明原因型。

3. 脑出血(intracerebral hemorrhage,ICH) 原发性脑内血管非外伤性破裂,血液流入脑实质内或脑室内形成血肿,产生相应脑功能受损的临床症状。

4. 蛛网膜下腔出血(subarachnoid hemorrhage,SAH) 脑底部或脑表面的病变血管破裂,血液直接流入蛛网膜下腔引起的一种临床综合征。

脑卒中(stroke)是指急性起病、至少持续24小时、因脑局部血液循环障碍所致神经功能缺损的综合征,包括脑梗死、脑出血及蛛网膜下腔出血。

二、诊断依据

脑卒中的诊断主要依靠病史、体格检查、脑CT、脑MRI及脑血管造影等辅助检查。由于社区卫生服务机构缺乏相应的影像学检查手段,可依据病史症状、体征等迅速作出初步诊断,并尽快转诊至上级医院明确诊断。

脑血管病的症状、体征可以不同程度或不同组合出现,常见表现如下:

1. 突然出现的面部、上肢、下肢麻木或无力,特别是位于肢体一侧。

2. 突然说话或理解困难、言语含糊不清。

3. 突然单或双眼视力丧失或模糊。

4. 双眼向一侧凝视。

5. 突发眩晕伴呕吐,单纯眩晕也是许多非血管性疾病的常见症状,因此应至少有一个其他的卒中症状存在。

6. 突然行走困难、步态笨拙、蹒跚、平衡或协调困难。

7. 其他症状,如突然出现既往少见的严重头痛、呕吐,突然意识水平下降或抽搐。

三、三级预防

1. 一级预防 针对健康人群,特别是高危人群开展一级预防。

(1)筛查对象:高危人群主要包括高血压、糖尿病、血脂代谢异常、吸烟、睡眠呼吸暂停、高同型半胱氨酸血症、肥胖、久坐生活方式、脑供血动脉狭窄、心脏病(如心房颤动、其他心律失常、心肌病或间隔缺损等)、脑卒中家族史及年龄超过60岁的人群。

(2)筛查内容

1)有无脑供血动脉狭窄:无创检查如颈部血管超声、经颅多普勒超声、头颈部CT血管成像（CTA）及磁共振血管成像（MRA），有创检查如脑血管造影等。

2）有无与脑卒中相关的心脏病：如体格检查（心脏听诊）、心电图、超声心动图。

3）有无其他相关疾病：如高血压、糖尿病、血脂代谢异常的相关筛查。

4）生活方式及相关家族史询问。

（3）筛查频率：每年一次。

2. 二级预防　主要是针对短暂性脑缺血发作患者开展临床治疗。

（1）药物治疗

1）病因治疗：控制血压、血糖、血脂，降低同型半胱氨酸，心脏病特别是心房颤动患者应给予抗血小板聚集治疗或抗凝治疗。

2）抗血小板聚集治疗：对缺血性卒中患者，如无禁忌证长期使用阿司匹林 75～150mg/d，不能使用阿司匹林者可改用氯吡格雷 75mg/d。

（2）非药物治疗：①戒烟；②限制饮酒；③控制体重；④增加体育锻炼与合理膳食；⑤积极进行康复治疗；⑥心理治疗。

3. 三级预防　针对已经发生脑卒中患者开展康复治疗（参见相关章节）。

四、随访监测

1. 建立健康档案（SOAP）

（1）主观资料（S）：包括主诉、现病史、既往史、家族史、生活习惯等。

1）主诉。

2）现病史：①患者发病过程（何时发现，有何症状）；②诊治过程（是否医院就诊，是否行相关检查，是否明确诊断，目前用药，药物疗效，有无副作用，目前症状，是否存在并发症等）；③目前的生活方式、体力活动，是否存在心理问题；④目前是否存在危急情况，如昏迷等；⑤康复治疗等。

3）既往史：是否存在脑卒中的危险因素及控制情况，是否合并其他疾病及治疗情况。

4）家族史：直系亲属中有无脑卒中病史及发病年龄等。

5）生活方式：包括膳食摄入（食盐、食油等）、吸烟饮酒、体力活动、家庭情况、工作环境、文化程度等。

（2）客观资料（O）：包括体格检查、实验室检查和脑卒中量表（NIHSS）评估等。

1）体格检查：除常规检查外，重点检查患者的意识水平、计算力、反应力、记忆力、言语、理解力、脑神经及肌张力、四肢肌力、深浅感觉、共济运动、腱反射和病理征等。

2）辅助检查：血常规，生化指标（电解质、血糖、血脂、肝功能、肾功能、尿酸等），尿常规，便常规，心电图，颈动脉及下肢动脉超声，头颅 CT、MRI/MRA，经颅多普勒超声，以及其他伴随疾病的相关检查。

3）采用脑卒中量表判定患者病情。

（3）评价（A）

1）诊断：在诊断脑卒中的同时，还需重点关注引起脑卒中的病因诊断。

2）鉴别诊断。

3）存在的健康问题、问题程度及预后：主要包括危险因素、疾病状态评估，并发症和综合评估等。

（4）计划（P）

1）计划包括检查/辅助检查计划。

2）药物治疗。

3）非药物治疗：包括饮食、运动、心情，以及康复锻炼。

4）医生建议：包括按时服药、定期体检、签约家医、纳入脑卒中规范化管理等。

2. 健康教育与健康生活方式的指导　开展个体和群体的健康教育与生活方式指导。

（1）群体教育：包括健康人群、高危人群、患者群体及其家属，健康教育内容为脑卒中定义、高危人群及预防和筛查、常见症状和诊断方法、药物及非药物治疗和康复措施等。

（2）个体健康教育：主要针对患者及其家属。

1）预防肺部感染：每日开窗通风；预防误吸；保证患者充足的摄水量，一般2 000ml/d以降低分泌物的黏稠度；保持呼吸道通畅，及时排痰。

2）预防压疮：做到"七勤"，即勤翻身、勤擦洗、勤按摩、勤换洗、勤整理、勤检查、勤交代。

3）预防泌尿系统感染：对排尿困难患者，避免导尿，可用诱导和按摩膀胱区的方法协助患者排尿；对于尿失禁患者，及时更换衣裤、床单、被褥，每日清洗会阴部，保持会阴部清洁舒适；对于尿潴留患者，鼓励自行排尿，尽可能避免导尿，若需导尿应严格无菌操作，避免尿路感染；若出现泌尿系统感染的症状，如发热、畏寒、尿频、尿急、尿痛、尿少、浊尿、血尿等，应及时治疗。

4）预防下肢深静脉血栓形成：减少形成静脉血栓的因素，可采取抬高下肢20°～30°，尽量避免膝下垫枕，减少在下肢输血、输液；最有效的预防方法是增加患者的活动量，如鼓励患者深呼吸、咳嗽和早期下床活动，被动按摩下肢腿部的比目鱼肌和腓肠肌，督促患者在床上主动屈伸下肢，做跖屈和背屈运动，内、外踝运动，足踝的"环转"运动，必要时下肢穿弹力长袜，防止血液滞留在下肢。

5）预防便秘：患者应多吃粗纤维食物和蔬菜水果；餐前半小时喝一杯温开水，可刺激排便；便秘患者，每日按摩腹部，养成每日早晨排便的习惯；一般排便相隔不应超过3日，必要时使用治疗便秘的药物或灌肠。

6）运动指导：根据患者病情采取适当运动。

7）饮食指导：低脂肪、低胆固醇、高蛋白、高维生素饮食；尽量少吃或不吃含胆固醇较多食物，如肥肉、动物内脏；适量吃一些蔬菜、水果、瘦肉、豆制品等。

8）心理支持：卒中突然发生后处于急性心理应急状态，患者常有无用感、孤独感、失落感和死亡恐惧，需要医生和护士坐下来、耐心倾听。理解、倾听是一种最为有效、最为实际的心理护理技术，心理护理侧重点可以放在对患者自我生存价值的认识上；多鼓励患者，以争取其对治疗的合作态度；在病情允许的情况下，要鼓励患者做力所能及的事情，减少过多、过细的照顾。

9）康复指导：卒中后康复治疗是脑卒中治疗不可缺少的重要一环，可由专业康复师或社区卫生服务中心参加过实用康复技术培训班的医护人员完成，同时指导患者及家属按康复计划进行家庭康复治疗。

10）居家与社区环境改造：家庭内与社区设施改造，如加装扶手、斜坡改造等，方便患者自主活动。

3. 随访监测内容

（1）根据患者病情，预约下次就诊时间；对规范管理对象，病情平稳时每月随访一次。

（2）随访时需记录重点查体（特别是神经系统检查）结果、治疗及干预措施效果。

（3）定期评估，每年进行一次管理评估。

1）首次就诊评估内容：询问主要相关症状及病史，必要的体格检查包括生命体征、心肺等重要脏器及神经系统查体，主要实验室检查如血糖、血脂、肝肾功能等，重要辅助检查如心电图、头颅CT、颈动脉超声等，药物及非药物治疗，康复评定结果等。

2）每次复诊评估内容：主要相关症状及其变化，重点查体，药物及非药物治疗等。

3）季度复诊评估内容：主要相关症状及其变化，重点查体，复查实验室检查异常指标，药物及非药物治疗，可行康复评定。

4）年度复诊评估内容：主要相关症状及其变化，重点查体，复查主要实验室检查及心电图，必要时可复查头颅CT、颈动脉超声等，药物及非药物治疗，康复评定等。

4. 转诊指征与转诊前处理原则

（1）社区初诊脑卒中转出条件：①疑似有脑出血；②疑似脑梗死或短暂性脑缺血发作；③病情不稳定并有恶化可能；④症状不典型需要明确诊断；⑤存在严重的合并症，如严重高血压等；⑥患者及其家属主动要求住院。

（2）社区随诊脑卒中转出条件：①病情恶化；②存在严重的合并症，如严重高血压等；③原治疗方案效果不佳，需制订新的治疗方案；④出现严重的心理、精神障碍，需转至精神科或精神专科医院治疗；⑤患者及其家属主动要求住院。

（3）转诊前处理原则

1）监测生命体征，包括神志、血压、心率、呼吸等。

2）意识丧失的患者头应偏向一侧，可使用冰帽或类似方法降低头部温度。

3）开通静脉通道，注意除低血糖患者外应输注生理盐水，血压稳定时输液速度不宜过快。

4）吸氧。

5）评估有无低血糖。

五、管理效果评估

1. 是否对脑血管病高危因素人进行健康教育，血压、血脂及血糖监测（每年次数、内容记入档案）。

2. 是否对脑卒中患者进行健康教育、生活指导、康复训练指导（每月次数、内容记入档案）。

3. 社区内每年脑卒中的新发病例、因脑卒中死亡人数。

4. 人群脑卒中危险因素知识知晓率，开展知识、态度、行为调查。

5. 社区居民对全科医生质量及服务的满意度。

（严春泽）

第四节　冠　心　病

教学要求

一、教学目的

1. 掌握冠心病的危险因素和分型；心绞痛和心肌梗死的发病机制、临床表现、诊断与鉴别；冠心病基本药物治疗方案；社区冠心病的防治策略与措施；冠心病转诊指征。

2. 熟悉常见危险因素的干预方法；社区健康教育的重点；冠心病患者药物治疗中的安全性监测方法；冠心病患者的社区管理内容。

3. 了解冠心病的流行特征；治疗方法的进展；社区管理效果评估。

二、教学内容

1. 冠心病概述

(1) 冠心病的流行特征

(2) 冠心病的分类、临床特征、诊断标准

(3) 冠心病的危险因素

2. 社区防治原则与措施

(1) 冠心病危险因素干预

(2) 冠心病患者的治疗流程

(3) 冠心病患者的随访管理

(4) 冠心病患者的转诊指征

(5) 冠心病药物治疗及安全性监测

1) 冠心病药物常见副作用

2) 冠心病患者治疗期间安全性监测

3. 冠心病患者社区管理和评估

一、定义

冠心病是指冠状动脉粥样硬化使管腔狭窄或阻塞，导致心肌缺血、缺氧或坏死而引起的心脏病，它和冠状动脉功能性改变（冠状动脉痉挛）一起，统称冠状动脉性心脏病，简称冠心病。冠心病的其他病因还包括炎症、栓塞、结缔组织疾病、创伤、先天性畸形等。其本质是心肌供氧和需氧之间失平衡（供氧＜需氧）导致心肌缺血、缺氧或坏死，而引起胸闷、胸痛为主要表现的临床综合征。由于冠状动脉粥样硬化占冠心病病因的95%～99%，因此临床上常用"冠心病"一词替代冠状动脉粥样硬化性心脏病。临床上根据冠心病的临床特点，将本病分为急性冠脉综合征和慢性心肌缺血综合征。

1. 急性冠脉综合征（ACS）　发病机制为冠状动脉粥样硬化斑块破裂、出血而引发血小板聚集和／或血栓的形成，导致病变血管不同程度的阻塞。临床上包括不稳定型心绞痛和非ST段抬高心肌梗死（两者症状、体征极其相似，如果心肌损伤标志物升高，则有助于后者的诊断）、ST段抬高心肌梗死、心脏性猝死。冠状动脉造影是诊断冠心病的"金指标"。急性冠脉综合征属于转诊指征。

2. 慢性心肌缺血综合征　发病机制为心肌暂时性供氧和需氧之间失衡而引起心肌缺血、缺氧，表现为胸痛或胸部不适为主要特征的临床综合征，包括慢性稳定型心绞痛、缺血性心肌病、急性冠脉综合征之后稳定的病程阶段、X综合征。

(1) 慢性稳定型心绞痛：是在冠状动脉固定性严重狭窄基础上，由于心肌负荷的增加引起的心肌急剧、短暂的缺血缺氧临床综合征。通常为一过性胸部不适，其特点为短暂的胸骨后压榨性疼痛或憋闷感，可由运动、情绪波动或其他应激诱发。

(2) 缺血性心肌病：指由于长期心肌缺血导致心肌局限性或弥漫性纤维化，从而产生心

脏收缩和/或舒张功能受损，引起心脏扩大或僵硬、慢性心力衰竭、心律失常等一系列临床表现的临床综合征。

（3）急性冠脉综合征后稳定的病程阶段：通常无症状，表现为长期、静止、无典型缺血症状的状态。

（4）X综合征：指患者在运动时出现心绞痛或类似心绞痛的症状，运动试验阳性，但冠状动脉造影结果阴性。虽然缺血症状反复存在，但预后良好。

二、诊断依据

冠心病诊断主要依靠询问危险因素、胸痛的病史、发病症状、体征及相关辅助检查，如心肌损伤标志物、心电图（24小时动态心电图，出现与症状雷同的心电图动态改变，为诊断提供证据）、胸部X线检查、超声心动图、运动平板试验、冠脉CT、冠脉造影等综合作出诊断。目前，冠状动脉造影仍是诊断冠心病的"金标准"。由于社区卫生服务机构缺乏相应的检查手段，可依据病史、症状、体征及简单的检查等迅速作出初步诊断，并尽快转诊至上级医院。

1. 与心肌缺血相关的胸部不适（心绞痛），通常从以下4个方面描述：

（1）部位：心肌缺血引起的胸部不适通常位于胸骨体后，可波及心前区，手掌大小范围，甚至横贯前胸，界限不清。常放射至左肩、左臂内侧达环指和小指，或至颈、咽、下颌部。

（2）性质：胸痛常为压迫、发闷、紧缩或胸口沉重感，有时被描述为颈部扼制或胸骨后烧灼感，但不像针刺或刀扎样锐痛。可伴有呼吸困难，也可伴有非特异性症状，如乏力或虚弱感、头晕、恶心、坐立不安或濒死感。呼吸困难可能为稳定型心绞痛的唯一临床表现，有时与肺部疾病引起的气短难以鉴别。胸痛发作时，患者被迫停止正在进行的活动，直至症状缓解和消失。

（3）持续时间：通常持续数分钟至10余分钟，大多数情况下3～5分钟，很少超过30分钟，若症状仅持续数秒，则很可能与心绞痛无关。

（4）诱因：与劳累或情绪激动相关是心绞痛的重要特征。当负荷增加，如走坡路、逆风行走、饱餐后或天气变冷时，心绞痛常被诱发。疼痛多发生于劳累或激动时，而不是劳累之后。含服硝酸酯类药物常在数分钟内缓解。

典型和非典型心绞痛描述（表3-4-1）结合典型心绞痛病史即可初步确立诊断。

表3-4-1 胸痛传统临床分类

临床分类	临床特征
典型心绞痛	同时符合下列3项特征： a. 胸骨后不适感，其性质和持续时间具有明显特征 b. 劳累或情绪应激可诱发 c. 休息和/或硝酸酯类药物治疗后数分钟内可缓解
非典型心绞痛	符合上述特征中的2项
非心绞痛性质的胸痛	仅符合上述特征中的1项或都不符合

2. 对于急性冠脉综合征，发病的部位与稳定型心绞痛相似，但疼痛的性质、持续时间及诱因等与稳定型心绞痛不同，通过症状、心电图、心肌损伤标志物作出初步判断，疑似或确诊急性冠脉综合征，及时转诊至上级医院。

三、三级预防

1. 一级预防　针对健康人群和高危人群。以健康教育为主,宣传冠心病防治知识,提高对冠心病及危险因素的认识,树立冠心病及危险因素可预防的信念,重点强化健康的生活方式,包括合理膳食、不吸烟、健康饮酒、经常运动、控制体重和良好的社会支持环境等。对可控的危险因素进行干预,制订相应的计划和目标值,定期监测,预防动脉粥样硬化和冠心病发生。

2. 二级预防　针对已确诊的冠心病患者。早发现、早诊断、早治疗,采用非药物和药物预防并发症的发生。二级预防能提高患者的生活质量,有效降低死亡率。概括起来包括以下五个方面:

A. aspirin 抗血小板聚集

anti-anginal therapy 抗心绞痛治疗,硝酸酯类制剂

B. β-blocker 预防心律失常,减轻心脏负荷等

blood pressure control 控制好血压

C. cholesterol lowering 控制血脂水平

cigarette quitting 戒烟

D. diet control 控制饮食

diabetes control 治疗糖尿病

E. exercise 鼓励有计划的、适当的运动锻炼

education 普及有关冠心病的教育,包括患者和家属

3. 三级预防　积极治疗并发症,防止病情进一步恶化,进行合理、适当的康复治疗,提高生活质量、延长寿命,降低致残和致死率。

四、随访监测

1. 建立健康档案(SOAP)

(1)主观资料(S):包括主诉、现病史、既往史、个人史、生活方式、家族史、社会心理因素等。

1)现病史:①诊治过程,何时、因何症状做哪些检查,诊断是什么,是否存在并发症;②目前的治疗、疗效、有无副作用等;③目前的生活状态、体力活动,是否存在不适;④目前是否存在危急情况,如心肌缺血、心律失常、心功能不全等。

2)既往史:冠心病的危险因素及控制情况,是否合并其他疾病及治疗情况。

3)家族史:直系亲属中有无冠心病病史及发病的年龄等。

4)个人史及生活方式:膳食摄入、吸烟饮酒、体力活动量及体重变化等。

5)社会心理因素:包括家庭情况、工作环境、文化程度及有无精神创伤史。

(2)客观资料(O):包括体格检查、实验室检查、心理行为测量等。

1)体格检查:除常规检查外,重点检查身高、体重、腹围、血压(双侧)、脉搏、呼吸、精神状态,有无心功能不全的体征(如口唇发绀、颈静脉怒张、肺底啰音、心律、心率、肝脏检查、双下肢水肿等),有无心脏各瓣膜杂音、心包摩擦音等。

2)实验室检查:心电图,生化指标(血糖、血脂、肝功能、肾功能、尿酸等),血常规,尿常规,便常规,心肌酶,超声心动图、颈动脉超声,以及其他伴随疾病的相关检查。

3)采用心理行为测量表评估。

(3)评价(A):包括目前疾病的诊断、诊断依据、鉴别诊断、心功能状况、是否存在并发症

以及治疗;目前存在的健康问题及问题轻重程度、预后等,是对患者健康问题的评估,其不单是以疾病为中心的诊断,还包括生理问题、心理问题、社会问题等。

(4)计划(P):针对目前存在的问题提出处理计划,不仅局限于药物处方,包括诊疗计划;治疗策略(非药物治疗和药物治疗、治疗目标值、是否转诊等);对患者的健康教育;随访的时间及内容安排等。

1)检查计划:进一步完善相关检查,必要时转诊至上级医院。

2)非药物治疗目标及措施:均应进行生活方式干预,并持之以恒,进行健康教育。

3)药物治疗。

4)心脏康复治疗。

5)随访时间安排。

2. 健康教育与健康生活方式的指导

(1)健康教育:健康教育主要针对全人群、高危人群、患病人群,采取健康讲座或发放宣传资料等形式。

1)全人群的健康教育:广泛宣传冠心病的防治,主要是选择健康的生活方式,包括合理膳食、不吸烟、健康饮酒、有效运动、保持良好的体重和良好的社会支持环境。

2)冠心病高危人群健康教育:宣传冠心病的危险因素,提高冠心病易患人群识别自身危险因素的能力,重点是积极控制相关危险因素,要求控制达到指南建议下的目标值,并强调定期监测这些指标。

3)冠心病患者的健康教育

①正确认识冠心病及其危险因素、冠心病的危害、主要的症状、规范治疗。

②要坚持非药物疗法,改变不良生活方式。

③坚持规范化药物治疗,血压、血脂、血糖治疗要达标。

④要定期到社区卫生服务中心(站)随访,如有病情变化随诊。对于心肌梗死后患者,要对日常生活注意事项进行指导并提供急救知识。

(2)健康生活方式指导

1)合理膳食:食盐量 <6g/d,食油量 <25g/d;每次进食不宜过饱;多进食燕麦、玉米片、全谷类、豆制品、鱼类及含较多的纤维素及维生素的蔬菜和水果等。

2)戒烟:详细询问吸烟史,讲明吸烟危害,动员并协助患者戒烟。

3)规律运动:建议每日运动30分钟,每周运动不少于5日。

4)保持排便通畅:建议多饮水,多进食水果蔬菜,尽量坐位排便。

5)生活规律:每日规律作息,适当工作、运动及娱乐活动,充足睡眠,避免过度紧张、劳累。

6)心理调节:通过健康教育、心理疏导等方式安抚其情绪,减轻其心理压力。

3. 随访 随访的内容包括症状、治疗情况、不良反应、生活方式干预及危险因素控制、体格检查、实验室检查等,评估患者当前的状态及存在的问题,制订相应的措施。以 SOAP 的形式建立随访和档案管理。

(1)目前情况:①有无心肌缺血的症状;心绞痛发作的情况;体力活动有无改变,有无伴随症状以及新的并发症;患者的社会心理状态。②治疗情况,是否规律用药,用法用量,有无不良反应;对危险因素的干预情况及效果。③生活方式,评估患者对冠心病知识的了解情况;生活方式是否健康。

(2)客观检查:是否有新的有价值的体征或者需要进一步完善的相关的辅助检查。

（3）评估：患者目前的病情，有无转诊指征；药物应用是否合理、有效，是否存在不良反应，是否需要调整用药；危险因素控制情况；不良生活方式的改变情况；冠心病知识的了解；是否存在心理问题，患者的家庭、社会支撑环境等。

（4）处理计划：制订不同的处理计划，预约下次就诊、随访的时间。

4. 转诊指征

（1）首次发生心绞痛者。

（2）不稳定型心绞痛者。

（3）新发心肌梗死或疑似心肌梗死者。

（4）首次发现的陈旧性心肌梗死者。

（5）无胸痛，心电图 ST-T 有动态异常改变者。

（6）新近发生心力衰竭者。

（7）恶化的慢性心力衰竭者。

（8）需要调整治疗方案者：①心律失常治疗药物的调整；②经药物治疗仍有症状者；③需介入治疗或外科旁路移植手术治疗；④抗血小板药物调整。

五、管理效果评估

1. 冠心病相关知识水平

（1）冠心病危险因素知晓率。

（2）急性心肌梗死早发症状知识知晓率。

2. 行为危害因素的改变

（1）戒烟率、饮食改善率和规律运动率。

（2）超重和肥胖者体重控制率。

3. 临床疗效指标

（1）危险因素控制。

（2）生活质量。

（3）再住院率、心肌梗死发生率及复发率。

（4）死亡率。

（陈　瑒）

第五节　慢性阻塞性肺疾病

教学要求

一、教学目的

1. 掌握 COPD 的病因、临床表现、诊断与鉴别诊断，急性发作期治疗，三级预防措施与康复；明确 COPD 分型、发病机制及社区预防。

2. 熟悉 COPD 患者社区筛查和管理。

二、教学内容

1. COPD 概述

（1）COPD 的定义和流行特征

（2）COPD 危险因素

（3）COPD 临床表现及实验室检查

（4）COPD 的诊断、严重程度分级及病程分期

2. COPD 治疗和社区管理

（1）稳定期的治疗原则和方法

（2）急性加重期治疗原则和方法、转诊及注意事项

（3）COPD 社区筛查和管理

1）社区居民 COPD 筛查流程图

2）COPD 患者社区管理流程图

3. COPD 社区综合管理思路与相关适宜技术

一、定义

慢性阻塞性肺疾病（chronic obstructive pulmonary disease，COPD）是一种可以预防和治疗的常见疾病。其以持续存在的气流受限为特征，气流受限呈进行性发展，伴有气道和肺对有害颗粒或气体所致慢性炎症反应增加，急性加重和合并症影响整体疾病的严重程度。主要累及肺，但也可引起肺外各器官的损害。

二、诊断依据

1. COPD 的诊断　主要根据吸烟等高危因素史、临床症状、体征及肺功能检查等综合分析确定。肺功能检查所见持续气流受限是 COPD 诊断的必备条件。吸入支气管扩张剂后第 1 秒用力呼气容积占用力肺活量的百分比（FEV_1/FVC）<70%，则表明存在持续气流受限。

2. 病情严重程度评估　目前多主张对稳定期 COPD 采用综合指标体系进行病情严重程度评估。

（1）症状评估：可采用改良版英国医学研究委员会呼吸困难问卷（mMRC 问卷）进行评估（表 3-5-1）。

表 3-5-1　改良版英国医学研究委员会呼吸困难问卷（mMRC 问卷）

mMRC 分级	呼吸困难症状
0	剧烈活动时出现呼吸困难
1	平地快步行走或爬缓坡时出现呼吸困难
2	由于呼吸困难，平地行走时比同龄人慢或需要停下来休息
3	平地行走 100m 左右或数分钟后即需要停下来喘气
4	因严重呼吸困难而不能离开家，或在穿衣脱衣时即出现呼吸困难

（2）肺功能评估：可使用 GOLD 分级，COPD 患者吸入支气管扩张剂，FEV_1/FVC<70%；再依据其 FEV_1 下降程度进行气流受限的严重程度分级（表 3-5-2）。

（3）急性加重风险评估：根据症状、肺功能、上一年急性加重史预测未来急性加重的风险。

（4）慢性合并症的评估：COPD 患者常见合并症包括心血管疾病、骨质疏松、焦虑和抑郁、肺癌、感染、代谢综合征等，应进行 COPD 合并症的评估。

表 3-5-2 COPD 患者气流受限严重程度的肺功能分级

肺功能分级	患者肺功能：FEV₁%pred
GOLD1 级：轻度	$FEV_1\%pred \geqslant 80\%$
GOLD2 级：中度	$50\% \leqslant FEV_1\%pred < 80\%$
GOLD3 级：重度	$30\% \leqslant FEV_1\%pred < 50\%$
GOLD4 级：极重度	$FEV_1\%pred < 30\%$

注：COPD，慢性阻塞性肺疾病；$FEV_1\%pred$，第 1 秒用力呼气容积占预计值的百分比。

（5）多维评估：可采用 DOSE 指数进行评估（表 3-5-3）。DOSE 指数≥4 分表明入院风险更高且死亡率更高，包含呼吸困难（D，以 mMRC 评分表示）、气流阻塞程度（O，以 FEV_1 占预计值的百分比表示）、吸烟状态（S）和病情加重频率（E）。

表 3-5-3 DOSE 指数

DOSE 评分	mMRC 评分	FEV₁ 占预计值百分比 /%	吸烟状态	每年病情加重次数
0	0～1	>50	不吸烟	0～1
1	2	30～49	吸烟	2～3
2	3	<30	—	>3
3	4	—	—	—

注：FEV_1，第 1 秒用力呼气容积。

三、三级预防

1. 一级预防　高危人群筛查。

（1）筛查对象：具有下列一项及以上危险因素者，视为高危人群。①年龄≥35 岁；②吸烟和被动吸烟者；③患有支气管哮喘、过敏性鼻炎、慢性支气管炎、肺气肿等某些特定疾病者；④直系亲属中有 COPD 家族史；⑤生活、工作在空气污染环境中；⑥婴幼儿期反复下呼吸道感染；⑦居住在气候寒冷、潮湿地区及使用燃煤、木柴取暖；⑧维生素 A 缺乏或者胎儿时期肺发育不良；⑨营养状况较差，体重指数较低。

（2）筛查内容

1）采集病史：有无吸烟史；有无慢性咳嗽、咳痰（性质、程度及发作时间）；有无气促、呼吸困难、喘息、胸闷、体重下降、食欲减退等；有无 COPD 病史及家族史。

2）体格检查：有无桶状胸、双侧触觉语颤减弱、肺部叩诊过清音、听诊呼吸音减弱。

3）辅助检查：包括血常规、肺功能、胸部 X 线、CT、脉搏氧饱和度和血气分析等。

（3）筛查频率：每年一次。

2. 二级预防

（1）药物治疗

1）支气管舒张剂：支气管舒张剂是控制 COPD 症状的重要治疗药物，主要包括 β₂ 受体激动剂、抗胆碱能药及甲基黄嘌呤类等药物。首选吸入治疗。短效制剂适用于各级 COPD 患者，按需使用，以缓解症状；长效制剂适用于中度以上 COPD 患者，可预防和减轻症状，增加运动耐力。甲基黄嘌呤类药物亦有支气管舒张作用。不同作用机制与作用时间的药物合理联合应用可增强支气管舒张作用、减少不良反应。

①β_2受体激动剂：短效β_2受体激动剂（SABA）主要有沙丁胺醇、特布他林等定量雾化吸入剂，数分钟内起效，疗效持续4～5小时，每次100～200μg（1～2喷），24小时内不超过8～12喷；长效β_2受体激动剂（LABA）主要有沙美特罗、福莫特罗等，作用持续12小时以上，每日吸入2次。

②抗胆碱药：短效抗胆碱药（SAMA）主要有异丙托溴铵定量雾化吸入剂，起效较沙丁胺醇慢，疗效持续6～8小时，每次40～80μg，每日3～4次；长效抗胆碱药（LAMA）主要有噻托溴铵，作用时间长达24小时以上，每次吸入剂量18μg，每日1次。

③甲基黄嘌呤类药物：包括短效和长效剂型。短效剂型如氨茶碱，常用剂量为每次100～200mg，每日3次；长效剂型如缓释茶碱，常用剂量为每次200～300mg，每12小时1次。高剂量茶碱因其潜在的不良反应，不建议常规应用。由于此类药物的治疗浓度和中毒浓度相近，建议有条件的医院监测茶碱的血药浓度。

2）糖皮质激素：长期规律吸入糖皮质激素适于重度和极重度且反复急性加重的COPD患者，可减少急性加重次数、增加运动耐量、改善生活质量，但不能阻止FEV_1的下降趋势。联合吸入糖皮质激素和长效β_2受体激动剂，疗效优于单一制剂。不推荐长期口服、肌内注射或静脉应用糖皮质激素治疗。

3）其他药物

①祛痰药：常用药物有盐酸氨溴索、乙酰半胱氨酸、羧甲司坦、标准桃金娘油等。

②疫苗：定期接种流感疫苗、肺炎疫苗，减少呼吸道感染发生。

③中医治疗：某些中药具有调理机体状况的作用，可予辨证施治。

（2）非药物治疗

1）戒烟。

2）营养支持。

3）康复治疗。

4）改善生活或工作环境。

5）长期家庭氧疗（LTOT）。

6）控制呼吸道感染。

7）心理治疗。

3. 三级预防　康复治疗。

四、随访监测

1. 建立健康档案（SOAP）

（1）主观资料（S）：由就医者提供，包括主诉、现病史、既往史、个人史、家族史、生活方式等。

1）现病史询问：①慢性咳嗽、咳痰的性质、程度及发作时间；②伴随症状，如气促、呼吸困难、喘息、胸闷、体重下降、食欲减退等；③诱因，如感染、劳累、接触香烟、粉尘等有害气体；④饮食、睡眠、大小便、体重变化情况。

2）诊疗经过询问：①是否到过医院就诊，做哪些检查；②治疗情况如何。

3）相关病史询问：①有无COPD病史及家族史；②吸烟和饮酒史、职业；③有无药物过敏史。

（2）客观资料（O）：包括体格检查、辅助检查等。

（3）评价（A）：包括诊断、鉴别诊断、目前存在的健康问题、健康问题轻重程度及预后等。即根据上述的主观、客观治疗得到的初步诊断；根据患者所述的不适、结合家族史及检查结果分析该患者病情严重程度，是否出现肺源性心脏病、呼吸衰竭、心力衰竭等并发症。

（4）处理计划（P）：针对目前存在的问题而制订诊疗计划、治疗策略（包括用药和治疗方式）、对患者的教育等预防措施，侧重治疗过程及治疗中存在的问题进行，将患者纳入慢性病管理。

2. 健康教育与健康生活方式的指导

（1）健康教育：群体教育主要针对健康人群、高危人群、患病人群及其家属。包括提供健康教育资料；设置健康教育宣传栏；开展公众健康咨询活动；举办健康知识讲座等形式。个体健康教育主要针对患者及其家属进行。

（2）健康生活方式指导

1）戒烟和控烟：防治 COPD 最有效的方法是控制吸烟。提高自我保护意识，宣传戒烟工作是当前控制吸烟的首要任务。应加强健康教育、持续干预及积极宣传戒烟成功者，对开展戒烟工作进行适时的评价，改进干预措施。

2）营养指导：营养不良是 COPD 患者常见的并发症。COPD 患者对营养物质的需求较高，尤其是急性发作期要注意适当补充营养，以利于机体的恢复。

3）康复治疗：包括体能锻炼（可根据患者的体力状况，选择步行、慢跑、气功、呼吸体操、踏车训练等）；正确咳嗽：呼吸肌锻炼（腹式呼吸、缩唇呼吸）。

4）长期家庭氧疗（LTOT）

①氧疗指征（具有以下任何一项）：Ⅰ. 静息时，$PaO_2 \leqslant 55mmHg$ 或 $SaO_2 \leqslant 88\%$，有或无高碳酸血症。Ⅱ. $56mmHg \leqslant PaO_2 < 60mmHg$，$SaO_2 < 89\%$ 伴下述之一：继发红细胞增多（血细胞比容 > 55%）；肺动脉高压（平均肺动脉压 $\geqslant 25mmHg$）；右心功能不全导致水肿。

②氧疗方法：一般采用鼻导管吸氧，氧流量为 1.0～2.0L/min，吸氧时间 > 15h/d，使患者在静息状态下，达到 $PaO_2 \geqslant 60mmHg$ 和/或使 SaO_2 升至 90% 以上。

③注意事项：对于已经出现发绀的 COPD 患者，如果吸入的氧流量太大，可能抑制缺氧对呼吸中枢的兴奋作用，发生 CO_2 潴留，引起肺性脑病，患者出现昏迷。

3. 随访监测内容

（1）定期全科门诊随访：①询问上次随访至此次随访期间疾病控制情况及生活方式（包括吸烟、饮酒、饮食、运动等情况）；②了解患者用药情况，是否按医嘱坚持用药，是否出现药品不良反应等；③疾病相关查体；④针对此次就诊对患者病情作出评估，根据存在问题及时调整治疗方案；⑤预约下次随诊时间。

（2）评估：定期复查血常规、尿常规、血生化、肺功能检查、胸部 X 线检查、心电图检查，建议每年至少监测一次。每年对患者的病情控制及用药情况进行一次评估。

4. 转诊指征与转诊前处理原则

（1）转诊指征

1）因诊断需要到上级医院完善检查。

2）如经社区管理后患者病情仍无法控制，临床处理有困难。

3）出现严重并发症。

（2）转诊前处理原则

1）病情严重程度的评估，维持生命体征。

2）氧疗。

3）药物治疗：根据患者具体病情应用支气管扩张剂、糖皮质激素，合并感染时应用抗菌药物。

4）及时转诊上级医院。

五、管理效果评估

1. COPD 患者建档率 = 实际建档的 COPD 患者数 / 年内辖区内 COPD 患者总人数 ×100%。

2. COPD 患者健康管理率 = 年内已管理 COPD 患者人数 / 年内辖区内 COPD 患者总人数 ×100%。

注：辖区内 COPD 患者总人数估算：辖区常住成年人口总数 × 成年人 COPD 患病率［通过当地流行病学调查、社区卫生诊断获得或是选用本省（区、市）或全国近期 COPD 患病率指标］。

3. 管理的患者 COPD 防治知识知晓率 = 被调查 COPD 患者防治知识回答正确题数 / 被调查患者防治知识回答题数总数 ×100%。

（陈　洁）

第六节　血　脂　异　常

教学要求

一、教学目的

1. 掌握血脂异常的定义、判断标准及动脉粥样硬化形成的原因；血脂异常的预防和治疗；调脂治疗的原则和目标。

2. 熟悉社区健康教育的重点；血脂异常患者药物治疗中的安全性监测方法；血脂异常患者的社区管理内容。

3. 了解血脂异常的流行特征、发病机制；前沿治疗理念；社区管理效果评估。

二、教学内容

1. 血脂异常概述

（1）血脂异常的流行特征

（2）血脂异常的分类、诊断标准

（3）血脂异常的危险因素

2. 血脂异常社区的防治原则与措施

（1）血脂异常危险因素干预

（2）血脂异常患者的治疗流程

（3）血脂异常患者的随访管理

（4）血脂异常患者的转诊指征

（5）血脂异常药物治疗及安全性监测

1）血脂异常患者药物常见副作用

2）血脂异常患者治疗期间安全性监测

3. 血脂异常患者的社区管理和评估

一、定义

血脂异常指血清中的总胆固醇（TC）、甘油三酯（TG）、低密度脂蛋白胆固醇（LDL-C）水平升高，高密度脂蛋白胆固醇（HDL-C）水平降低。

1. 诊断　当以下一种或几种血脂指标出现异常，即可诊断为血脂异常。

（1）血清 LDL-C 水平升高和 / 或总胆固醇（TC）水平升高。

（2）血清 TG 水平升高。

（3）血清 HDL-C 水平降低。

2. 临床分型　血脂异常的常见临床分型如下。

（1）高胆固醇血症：表现为血清 TC 水平增高。

（2）高甘油三酯血症：表现为血清 TG 水平增高。

（3）混合型高脂血症：表现为胆固醇血症和甘油三酯血症。

（4）低高密度脂蛋白血症：表现为血清 HDL-C 水平降低。

3. 分类　按是否继发于全身系统性疾病分类。

（1）继发性血脂异常：可由全身系统性疾病引起，也可由应用某些药物引起。

（2）原发性血脂异常：在排除继发性血脂异常后，可诊断为原发性血脂异常。

二、诊断依据

1. 详细询问病史，包括个人饮食和生活习惯，有无引起继发性血脂异常的相关疾病、引起血脂异常的药物应用史及家族史。体格检查需全面、系统，并注意有无黄色素瘤、角膜环和血脂症眼底改变等。

引起继发性血脂异常的系统性疾病常见的有糖尿病、肾病综合征、甲状腺功能减退症，其他疾病有肾衰竭、肝脏疾病、系统性红斑狼疮、糖原贮积症、骨髓瘤、脂肪萎缩症、急性卟啉病、多囊卵巢综合征等；常见的药物有利尿剂、β 受体阻滞剂、糖皮质激素等也可能引起继发性血脂升高。在排除了继发性血脂异常后，即可诊断为原发性血脂异常。

2. 实验室检查　血脂异常一般是通过实验室检查发现、诊断、分型的。生化检查前需空腹状态下（禁食 12～14 小时），检测血浆或血清 TC、TG、LDL-C 和 HDL-C 的水平进行诊断。确定治疗前，至少有两次血脂检查结果。

三、三级预防

1. 一级预防　针对健康人群和高危人群。定期监测血脂水平。20～40 岁成年人，每 5 年应测量 1 次血脂；动脉粥样硬化性心血管疾病（ASCVD）及其高危人群（包括存在多项 ASCVD 危险因素，如高血压、糖尿病、肥胖、吸烟等的人群；早发的心血管病家族史者，直系亲属发病男性 <55 岁，女性 <65 岁；家族性血脂异常；皮肤或肌腱黄色素瘤及跟腱增厚者），每 3～6 个月测 1 次血脂。

2. 二级预防　已经诊断的血脂异常患者。早发现、早诊断、早治疗，血脂水平结合心血管风险的危险评估，进行危险分层，确定血脂达标的目标值（均以降低 LDL-C 作为首要目标）；对于继发性血脂异常，首先非药物＋对因治疗；对于原发性血脂异常，采用非药物和药物等方法控制血脂达标，达到进一步防治 ASCVD 的发生、发展的目的。二级预防能提高患者的生活质量，有效降低死亡率。

3．三级预防 在有效控制血脂的基础上，积极治疗并发症，防止病情进一步恶化，做到合理、有效的综合治疗，提高生活质量、延长寿命，降低致残和致死率。

四、随访监测

1．建立健康档案（SOAP）

（1）主观资料（S）：包括主诉、现病史、既往史、个人史、生活方式、家族史、社会心理因素等。

1）现病史：①诊治过程，何时、因何做哪些检查，诊断是什么，是否存在并发症；②目前的治疗是什么、疗效、有无副作用等；③目前的生活状态、体力活动，是否存在不适；④目前是否存在 ASCVD。

2）既往史：是否存在全身系统性疾病及治疗情况；是否存在 ASCVD 的危险因素；是否存在 ASCVD。

3）家族史：有无家族性血脂异常者；直系亲属有无早发心血管疾病家族史（一级直系亲属男性<55 岁，女性<65 岁）。

4）个人史及生活方式：膳食摄入、吸烟饮酒、锻炼情况及体重变化等。女性需询问月经生育史。

5）社会心理因素：包括家庭结构、工作环境、文化程度及有无精神创伤史。

（2）客观资料（O）：包括体格检查、辅助检查、心理行为测量等。

1）体格检查：重点检查身高、体重、腹围、皮肤或肌腱有无黄色素瘤，有无脚跟增厚，血压、脉搏、呼吸、体位、精神状态，心、肺、腹部等体格检查。双下肢足背动脉，有无水肿。

2）辅助检查：心电图，生化指标（血糖、血脂、肝肾功能、尿酸、肌酸激酶等），血、尿常规、尿白蛋白/肌酐比值，超声心动图、颈动脉血管超声、踝肱指数（ABI）等相关检查。

3）采用心理行为测量表。

（3）评价（A）：包括目前疾病的诊断、诊断依据、鉴别诊断、血脂水平，评估 ASCVD 的危险分层，确定目标值；目前存在的健康问题及问题轻重程度、预后等，是对患者健康问题的评估，其不单是以疾病为中心的诊断，还包括生理问题、心理问题、社会问题等。

（4）计划（P）：针对目前存在的问题提出处理计划，不仅局限于开出药物处方，包括诊疗计划、治疗策略（包括非药物治疗和药物治疗、治疗的目标值、有无副作用、是否转诊等）、对患者的健康教育、随访的时间及内容安排等。

1）检查计划：进一步完善相关检查，必要时转诊至上级医院。

2）非药物治疗及措施：均应进行生活方式干预，并持之以恒，进行健康教育。

3）药物治疗。

4）随访时间安排。

2．健康教育与健康生活方式的指导

（1）健康教育：有效的健康教育能够增加患者对疾病的正确认识，使患者更加积极主动地参与到疾病的管理和控制中，获得更好的治疗依从性，从而使患者的血脂更好地达标，减少 ASCVD 的发生、发展，从而改善和提高患者的生活质量，降低死亡率。

健康教育内容：血脂异常的基本知识、血脂控制不达标可能带来的危害；不同人群为什么血脂的目标要求不一样；长期规律使用药物的必要性、药物的安全性及副作用；血脂的监测的必要性；健康的生活方式（强调生活方式干预在血脂控制中的重要性）的重要性。

健康教育主要针对全人群、高危人群、患病人群，一般采取发放相关的健康处方、健康讲座、参加健康俱乐部或发放宣传资料等形式。

1）全人群的健康教育：广泛宣传血脂异常的基础知识及危害，引导社会对血脂异常的关注和重视；检测血脂的重要性；树立血脂异常可预防、可控制的信念。主要是选择健康的生活方式，包括合理膳食、不吸烟、健康饮酒、有效运动、保持良好的体重和良好的社会支持环境。

2）高危人群的健康教育：哪些属于血脂异常的高危人群，血脂异常的基础知识、危害，每3～6个月检测血脂的重要性，密切关注自身血脂情况，更加注重健康的生活方式。

3）血脂异常患者的健康教育：①正确认识血脂异常及其危害、可引起血脂异常的原因。②坚持非药物疗法，改变不良生活方式，强调治疗性生活方式改变的重要性。③坚持长期、规范化药物治疗，以降低 LDL-C 为首选目标；对于不同患者，应将血脂水平和心血管风险结合起来，进行危险分层，确立降脂治疗的目标值。④病情稳定要定期到社区卫生服务中心（站）随访，定期检测血脂水平、肝肾功能及肌酸激酶等指标；给患者及家属讲解降脂药物的使用方法、效果、副作用等，消除对药物副作用的担忧。

（2）健康生活方式指导

1）合理膳食：控制饮食中胆固醇的摄入。日摄入碳水化合物占总能量的 50%～65%；减少饱和脂肪酸和胆固醇的摄入，饮食中胆固醇摄入量 <300mg/d，饱和脂肪酸摄入量不超过总热量的 10%，反式脂肪酸不超过总热量的 1%；选择使用富含膳食纤维和低升糖指数的碳水化合物替代饱和脂肪酸，每日饮食应包含 25～40g 膳食纤维（其中 7～13g 为水溶性膳食纤维）。碳水化合物摄入以谷类、薯类和全谷物为主。食物添加剂如植物甾醇、可溶性纤维有利于降低 LDL-C，但需监测安全性。脂肪摄入应优先选择富含 n-3 多不饱和脂肪酸的食物（如深海鱼、鱼油、植物油），薯类和全谷物为主，其中添加糖摄入不应超过总能量的 10%。

2）减轻体重：减少每日食物总能量（每日减少 300～500kcal），改善饮食结构，增加身体活动，可使超重和肥胖者体重减少 10% 以上。维持健康体重（BMI 20.0～23.9kg/m^2），腹围男性 <89cm，女性 <85cm，有利于血脂控制。

3）戒烟：完全戒烟和有效避免吸入二手烟，有利于预防 ASCVD，并升高 HDL-C 水平。

4）规律运动：建议每周 5～7 日、每次 30 分钟中等强度有氧运动。对于 ASCVD 患者应先进行运动负荷试验，充分评估其安全性后，再进行身体活动。

5）限制饮酒：中等量饮酒（男性每日 20～30g 乙醇，女性每日 10～20g 乙醇）能升高 HDL-C 水平。但即使少量饮酒也可使高甘油三酯血症患者甘油三酯水平进一步升高。饮酒对于心血管事件的影响尚无确切证据，提倡限制饮酒。

6）规律作息、保持良好心态：每日规律作息，保证充足睡眠；正确认识血脂异常及其危害，树立血脂异常可防可控，保持良好心态。

3. 随访　随访的内容包括症状、治疗情况、不良反应、生活方式干预及血脂控制情况、有无不良反应、有无 ASCVD 的发生和发展；体格检查、辅助检查等，评估患者当前的状态及存在的问题，制订相应的措施。以 SOAP 的形式建立随访和档案管理。

（1）主观资料：是否坚持治疗性生活方式的改变；是否规律用药，用法用量，有无不良反应；是否有与血脂异常相关的新的问题和并发症出现。

（2）客观资料：是否有新的有价值的体征出现或者需要进一步完善的相关的辅助检查。

（3）评价：患者目前的病情，有无转诊指征；药物应用是否合理、有效，是否存在不良反应，是否需要调整用药；不良生活方式的改变情况；血脂异常相关知识的了解情况；了解患者的家庭、社会支撑环境等。

（4）计划：制订不同的处理计划，预约下次就诊随访的时间。

4. 转诊指征

（1）经规范治疗血脂3～4个月仍不达标的患者。

（2）药物治疗，出现严重不良反应（肌溶解等）的患者。

（3）药物治疗后，丙氨酸转氨酶、天冬氨酸转氨酶升高超过正常高值的3倍以上，或肌酸激酶升高超过正常高值的5倍以上，停药后持续不降的患者。

（4）血脂异常治疗需要其他措施，如透析治疗或基因治疗等。

五、管理效果评估

1. 血脂异常相关知识水平

（1）血脂异常判定标准知晓率。

（2）血脂异常控制标准知晓率。

2. 行为危害因素的改变

（1）戒烟率、饮食改善率和规律运动率。

（2）超重和肥胖者的体重控制率。

3. 临床疗效指标

（1）根据危险分层，LDL-C达标情况。

（2）管理人群中心ASCVD发生率。

（3）管理人群中ASCVD复发率。

（4）生活质量。

（5）管理人群中医疗费用指标。

4. 满意度指标

（1）医师的满意度。

（2）患者的满意度。

（3）卫生管理人员的满意度。

（陈 玚）

第七节 慢性肾脏病

教学要求

一、教学目的

1. 掌握慢性肾脏病定义、分期、临床特征；慢性肾脏病转诊指征及社区管理。

2. 熟悉慢性肾脏病的常见病因；社区慢性肾脏病的防治策略与措施；社区进行健康教育的重点；慢性肾脏病患者的社区管理内容。

3. 了解慢性肾脏病前沿治疗理念；社区效果评估。

二、教学内容

1. 慢性肾脏病概述

（1）慢性肾脏病的定义

（2）慢性肾脏病的常见病因

（3）慢性肾脏病的肾小球滤过率（GFR）分期

（4）慢性肾脏病的并发症

2. 慢性肾脏病社区防治原则与措施

（1）慢性肾脏病危险因素干预

（2）慢性肾脏病患者治疗重点

（3）慢性肾脏病患者随访管理

（4）慢性肾脏病患者转诊指征

3. 慢性肾脏病患者社区管理和评估

一、定义

慢性肾脏病（CKD）指各种原因引起肾脏结构或功能异常，持续存在 3 个月以上。表 3-7-1 中任意一项异常持续存在 3 个月以上即可诊断 CKD。CKD 的防治已成为世界各国所面临的重要公共卫生问题。2012 年数据表明，我国目前 CKD 患病率为 10.8%。

表 3-7-1　慢性肾脏病定义

指标	具体标准
肾损伤指标（一条及以上）	● 白蛋白尿（尿白蛋白定量≥30mg/24h 或尿白蛋白/肌酐比值（A/C）≥30mg/g） ● 尿沉渣异常 ● 由于肾小管疾病导致电解质和其他异常 ● 影像学发现的结构异常 ● 肾移植
肾小球滤过率（GFR）下降	$GFR < 60ml/(min \cdot 1.73m^2)$

1. CKD 病因　主要包括糖尿病肾病、高血压肾小动脉硬化、原发性与继发性肾小球肾炎、肾小管间质疾病（慢性间质性肾炎、慢性肾盂肾炎、尿酸性肾病、梗阻性肾病等）、肾血管疾病、遗传性肾病（多囊肾病、遗传性肾炎）等。

2. CKD 的 GFR 分期　最初评估建议使用血肌酐和估测的 GFR（eGFR）公式进行分期（表 3-7-2）。当使用公式不准确情况下（如素食、长期卧床、肢体残缺等），建议利用其他检查（如肌酐清除率）。

表 3-7-2　慢性肾脏病患者肾小球滤过率（GFR）分期

分期	描述	GFR/[ml/(min·1.73m²)]
G1	肾损伤指标（+），GFR 正常或升高	≥90
G2	肾损伤指标（+），GFR 轻度下降	60～89
G3	GFR 轻到中重度下降	30～59
G4	GFR 严重下降	15～29
G5	肾衰竭	<15 或透析

3. 并发症　$GFR < 60ml/(min \cdot 1.73m^2)$ 的 CKD 患者需要筛查有无肾性贫血，肾性骨病，水、电解质和酸碱平衡失调，营养不良等并发症的发生。

二、诊断依据

CKD 诊断主要依靠病史、体格检查、尿常规、尿白蛋白 / 肌酐比值、肾功能、生化、血常规及超声等。社区卫生服务机构可依据病史、症状体征、辅助检查作出初步诊断，并转诊至上级医院。

CKD 通常隐匿起病，早期无明显症状，仅实验室检查发现异常，诊断 CKD，并根据 GFR 水平分期（表 3-7-3）。晚期患者症状多种多样（表 3-7-4）。

表 3-7-3 病史寻找慢性肾脏病诊断线索

线索	可能的诊断
系统回顾	
尿路刺激症状	提示尿路异常，如感染、梗阻或结石
近期感染	感染后肾小球肾炎或人类免疫缺陷病毒（HIV）相关肾病
皮疹或关节炎	自身免疫性疾病，如系统性红斑狼疮或冷球蛋白血症
血行传播疾病危险因素	HIV、乙型肝炎、丙型肝炎及相关的肾病
慢性疾病	
心力衰竭肝硬化或体液丢失	肾灌注减少（肾前性因素）
糖尿病	糖尿病肾病常有典型的临床过程，首先是微量白蛋白尿，后出现显性蛋白尿、高血压和肾小球滤过率下降
高血压	高血压肾小动脉硬化通常以严重的长期高血压为特征，常伴其他靶器官受损。近期高血压加重出现弥漫动脉粥样硬化表现，提示有大血管病变。年轻女性近期恶性高血压常提示大血管纤维肌性发育不良
例行检查异常发现	可揭示儿童、妊娠、入学或入保险等体检的高血压、蛋白尿史或与肾脏相关的影像学检查异常
肾脏病家族史	
每代都累及，男女易患性相同	常染色体显性遗传，如多囊肾
每代都累及，主要为男性易感	性连锁隐性遗传，如 Alport 综合征
不是每代累及	提示常染色体隐性遗传，如髓质囊性病或常染色体隐性遗传的多囊肾

表 3-7-4 慢性肾脏病晚期临床表现

器官 / 系统	临床表现
胃肠道	食欲缺乏，恶心、呕吐
心血管	动脉粥样硬化发生与发展速率加快，心肌病，心包炎
血液系统	贫血，中性粒细胞、淋巴细胞功能抑制，血小板功能障碍伴出血倾向
皮肤	皮肤瘙痒，肤色改变
神经系统	
中枢神经系统	嗜睡，感觉迟钝甚至昏迷，注意力不集中和运动能力下降，记忆力减退，癫痫
周围神经	对温度、痛觉反应迟钝，不安腿，肌肉易疲劳和肌肉痉挛
内分泌系统	继发性甲状旁腺功能亢进，胰岛素抵抗，甲状腺功能减退，睾丸萎缩，卵巢功能异常伴闭经、痛经、功能性子宫出血，多囊卵巢
呼吸系统	肺水肿，胸膜炎

三、三级预防

1. 一级预防　高危人群筛查。

（1）筛查对象

1）60岁以上的老年人。

2）患者有高血压、糖尿病、心血管疾病、代谢性疾病（肥胖、高血脂、高尿酸等）、自身免疫性疾病（系统性红斑狼疮、皮肌炎、系统性硬化等）、系统性感染、泌尿系统感染、泌尿系统结石、尿路梗阻、急性肾损伤恢复期、肾脏质量下降（如肾部分切除、肾脏供体和移植受体）等。

3）长期使用肾毒性药物（如非甾体抗炎药、氨基糖苷类抗生素、造影剂、含马兜铃酸的中草药）等。

4）有肾脏疾病家族史。

5）低出生体重。

（2）筛查内容

1）尿常规：有无蛋白及尿红、白细胞。

2）尿白蛋白/肌酐比值：尿标本为晨尿。

3）肾功能：血尿素氮和肌酐，计算 eGFR。

4）超声：了解肾脏大小和结构情况。

5）生活方式询问。

（3）筛查频率：每年一次。

2. 二级预防

（1）药物治疗

1）病因治疗：治疗肾炎，控制血压、血糖、血脂等，停用肾毒性药物。

2）延缓肾功能进展：危险因素主要包括高血压、高血糖、蛋白尿、吸烟等。因此要延缓肾功能进展，必须严格控制血压、血糖、蛋白尿、血脂等，改变不良习惯。

3）控制血压

①尿白蛋白无异常的糖尿病和非糖尿病的 CKD 患者，如诊室血压收缩压高于 140mmHg，或舒张压高于 90mmHg，应给予降压药治疗维持血压≤140/90mmHg。

②尿白蛋白定量≥30mg/24h 的糖尿病和非糖尿病 CKD 患者，如诊室血压收缩压 >130mmHg，或舒张压 >80mmHg，应给予降压药治疗维持血压≤130/80mmHg。

③糖尿病和非糖尿病的 CKD 患者，尿白蛋白≥300mg/24h 者，可使用血管紧张素转化酶抑制剂（ACEI）或血管紧张素Ⅱ受体阻滞剂（ARB）降压。

4）控制血糖：HbA1c 水平在 7.0% 以下，以阻止延缓糖尿病微血管病变，包括糖尿病肾病。GFR≥45ml/（min·1.73m^2）的患者可以使用二甲双胍，GFR 30～44ml/（min·1.73m^2）的患者使用二甲双胍应注意监测，GFR <30ml/（min·1.73m^2）应停用。

5）控制血脂：降低心血管疾病的危险。

6）避免肾脏损伤因素的发生：主要有原发病因复发或加重；有效血容量不足（低血压、脱水、大出血会休克等）；肾脏局部血供急剧减少（如肾动脉狭窄患者应用 ACEI、ARB 等药物）；严重高血压未能控制；肾毒性药物；泌尿道梗阻；严重感染、高钙血症、心力衰竭等。

（2）非药物治疗

1）限制蛋白摄入：GFR <60ml/（min·1.73m^2）的糖尿病或无糖尿病患者，应限制蛋白摄入

在 0.8g/(kg·d) 以下；避免高蛋白摄入[> 1.3g/(kg·d)]。

2）限制盐摄入：成人摄入在 5g 以下。

3）增加体育锻炼：至少每周 5 次，每次 30 分钟以上，达到理想体重（BMI 20～24.9kg/m^2）。

4）戒烟。

5）心理治疗。

3. 三级预防

（1）GFR 分期 3～5 期患者常发生肾性贫血、肾性骨病、水和电解质异常（如高钾血症）等并发症需转诊。

（2）控制心血管疾病危险因素：CKD 患者为心血管疾病的高危人群，需要对危险因素进行防治。

四、随访监测

1. 建立健康档案（SOAP）

（1）主观资料（S）：首次接诊了解相关症状、诊治过程、目前药物治疗、伴随疾病及其控制。

（2）客观资料（O）：

查体：测量双上肢血压；体重指数、心率；观察有无贫血、皮疹、面部及下肢水肿、淋巴结肿大；听诊颈动脉、胸主动脉、腹部动脉、肾动脉和股动脉杂音；心肺检查；腹部有无肾脏增大（多囊肾）或肿块，腹腔积液，检查四肢动脉搏动和神经系统体征，有无关节肿痛。实验室检查：尿常规；血常规；肾功能；血糖；血脂；电解质；血尿酸；尿红细胞形态（有血尿时）；24 小时尿蛋白定量；尿蛋白/肌酐比值，甲状旁腺激素，肾脏影像学检查（一般为超声）等。必要时检查血气、铁代谢、血清叶酸和维生素 B$_{12}$、眼底、心电图、超声心动图、颈动脉超声、胸部 X 线片等。

（3）评价（A）：包括诊断、目前健康问题、轻重程度和预后等。

（4）计划（P）

1）病因治疗。

2）并发症治疗，如肾性贫血、肾性骨病、电解质紊乱等。

3）伴随疾病的治疗，如高血压、糖尿病、冠心病治疗。

4）相关知识宣教，避免肾脏损伤因素。

2. 健康教育与健康生活方式指导

（1）群体教育：主要针对健康人群、高危人群、患病人群及其家属，一般采取健康讲座或发放宣传资料的方式进行健康教育。

（2）个体健康教育：主要针对患者及其家属。

1）限制蛋白饮食，避免高蛋白饮食。减少钠盐摄入，食盐量逐步降至 < 5g/d。

2）体育运动：采取适当运动，逐步达到理想体重。

3）避免肾脏损伤因素：避免严重感染，肾毒性药物使用，低血容量。

4）心理支持：患者常有对肾衰竭及透析的恐惧，需要医生和护士耐心倾听；理解、倾听是一种最为有效、最实际的心理护理技术，心理护理侧重点可以放在对患者自我生存价值的认识上；多鼓励患者，争取其对治疗的合作态度。

3. 随访监测内容

（1）根据患者病情，预约下次就诊时间；对规范管理对象每月随访一次。

（2）随访时需记录重点查体结果、治疗及干预措施效果。

（3）阶段评估治疗效果，每年一次管理评估。评估内容及频次见表3-7-5。

表3-7-5 慢性肾脏病社区随访内容

随访项目	随访内容	初诊	每次复诊	季度复诊	年度复诊
病史体检	症状	每次随访			
	体征	每次随访			
	血压	每次随访			
	体重指数	一年一次			
实验室检查	血脂	+	−	*	+
	血糖	+	−	*	+
	血常规	+	−	*	+
	尿常规	+	−	*	+
	血肌酐、尿素氮	+	−	*	+
	肝功能	+	−	*	+
特殊检查	肾脏超声	+	−	*	+
非药物治疗	饮食治疗	每次随访			
	运动治疗	每次随访			
	心理咨询	每次随访			
	戒烟	每次随访			
药物治疗	疗效、副作用及药物相互作用等	每次随访			
存在的其他问题	心理、生活、社会方面问题及解决方法、满意程度等	每次随访			

注：+，需做的检查。−，无须做的检查。*，如初诊异常，需进行检查；如正常则无须进行检查。

4. 转诊指征

（1）转出条件：①疑似慢性肾脏病；②病因不确定；③存在并发症；④严重合并症，如心力衰竭等；⑤患者及其家属主动要求转诊。

（2）社区随诊转出条件：①病情恶化；②存在并发症，如肾性贫血、肾性骨病等；③需制订新的治疗方案；④患者及其家属要求转诊。

五、管理效果评估

1. 健康教育效果；血压、血脂、血糖、尿常规、肾功能监测（每年次数、内容记入档案）；健康生活方式指导、异常指标按时复查（每月次数、内容记入档案）。

2. 每年新发病例、因慢性肾脏病死亡人数。

3. 危险因素知识知效率，开展知识、态度、行为调查。

4. 社区居民对全科医生质量及服务态度的满意度。

（王　英）

第八节 骨质疏松症

> **教学要求**
>
> **一、教学目的**
>
> 1. 掌握骨质疏松症的概念和诊断方法；骨质疏松症的发病机制、危险因素、危害和表现；骨质疏松症的预防和治疗；社区骨质疏松症的防治策略与措施。
>
> 2. 熟悉常见危险因素的干预方法；社区进行健康教育的重点；骨质疏松症患者药物治疗中的安全性监测方法；骨质疏松症患者的社区管理内容。
>
> 3. 了解骨质疏松症的流行特征；前沿治疗理念；社区管理效果评估。
>
> **二、教学内容**
>
> 1. 骨质疏松症概述
>
> （1）骨质疏松症的流行特征
>
> （2）骨质疏松症的临床特征、诊断标准
>
> （3）骨质疏松症的危险因素
>
> 2. 骨质疏松症社区的防治原则与措施
>
> （1）骨质疏松症危险因素干预
>
> （2）骨质疏松症患者的治疗流程
>
> （3）骨质疏松症患者的随访管理
>
> （4）骨质疏松症患者的转诊指征
>
> （5）骨质疏松症药物治疗及安全性监测
>
> 1）骨质疏松症患者药物常见副作用
>
> 2）骨质疏松症患者治疗期间安全性监测
>
> 3. 骨质疏松症患者社区管理和评估

一、定义

骨质疏松症（osteoporosis，OP）是一种以骨量降低和骨组织微结构破坏为特征，导致骨脆性增加和易于骨折的代谢性骨病。

骨质疏松症可发生于任何年龄，但多见于绝经后女性和老年男性。骨质疏松症分为原发性和继发性两大类。原发性骨质疏松症又分为绝经后骨质疏松症（Ⅰ型）、老年骨质疏松症（Ⅱ型）和特发性骨质疏松症（包括青少年型）。绝经后骨质疏松症一般发生在女性绝经后 5～10 年内；老年骨质疏松症一般指 70 岁以后发生的骨质疏松；特发性骨质疏松症主要发生在青少年，病因尚未明。继发性骨质疏松症指由任何影响骨代谢的疾病和 / 或药物及其他明确病因导致的骨质疏松。

二、诊断依据

诊断原发性骨质疏松症应包括确定是否为骨质疏松症和排除继发性骨质疏松症两方面。

1. 确诊骨质疏松症　骨质疏松症诊断主要基于双能 X 线吸收检测法（dual energy X ray absorptiometry，DXA）骨密度测量结果和 / 或脆性骨折。

（1）基于骨密度的诊断：DXA 骨密度测量是目前公认的骨密度检查方法，测定值可作为骨质疏松症诊断的金标准。可用于骨质疏松症的诊断、骨折风险性预测和药物疗效评估。测量部位可以是中轴骨（腰椎 1～4、股骨颈或全髋），也可以为桡骨远端 1/3。DXA 结果判定见表 3-8-1。

表 3-8-1 基于双能 X 线吸收检测法（DXA）的骨密度分类标准

分类	T- 值
正常	≥-1.0
低骨量	-2.5～-1.0
骨质疏松	≤-2.5
严重骨质疏松	≤-2.5＋脆性骨折

（2）基于脆性骨折的诊断：如髋部或椎体发生脆性骨折，不依赖于骨密度测定，临床上即可诊断骨质疏松症。而在肱骨近端、骨盆或前臂远端发生的脆性骨折，即使骨密度测定显示低骨量（-2.5＜T- 值＜-1.0），也可诊断骨质疏松症，具体骨质疏松症诊断标准见表 3-8-2。

表 3-8-2 骨质疏松症诊断标准

骨质疏松症的诊断标准（符合以下三条中之一者）：
髋部或椎体脆性骨折
双能 X 线吸收检测法（DXA）测量的中轴骨骨密度或桡骨远端 1/3 骨密度的 T- 值≤-2.5
骨密度测量符合低骨量（-2.5＜T- 值＜-1.0）＋肱骨近端、骨盆或前臂远端脆性骨折

2. 骨质疏松症鉴别诊断 骨质疏松症可由多种病因所致。在诊断原发性骨质疏松症前，要排除其他影响骨代谢的疾病，评价可能导致骨质疏松症的各种病因、危险因素及药物。需要鉴别的病因主要包括影响骨代谢的内分泌疾病（甲状旁腺疾病、性腺疾病、肾上腺疾病和甲状腺疾病等）、类风湿关节炎等免疫性疾病、影响钙和维生素 D 吸收和代谢的消化系统和肾脏疾病、神经肌肉疾病、多发性骨髓瘤等恶性疾病、多种先天和获得性骨代谢异常疾病、长期服用糖皮质激素或其他影响骨代谢药物等。

三、三级预防

1. 一级预防 骨质疏松症高危人群筛查。

（1）筛查对象：辖区居民及门诊就诊者。需要关注的人群包括：

1）绝经后或双侧卵巢切除后女性。

2）不明原因的慢性腰背疼痛。

3）身材变矮或脊椎畸形。

4）脆性骨折史或脆性骨折家族史。

5）存在多种骨质疏松症危险因素，如高龄、吸烟、制动、低体重、长期卧床、服用糖皮质激素等。

（2）筛查方法

1）病史采集

①既往有无骨质疏松症或脆性骨折的病史。

②是否存在骨质疏松症危险因素。骨质疏松症危险因素包括:

不可控因素:主要有种族(骨质疏松症的风险:白种人高于黄种人,黄种人高于黑种人)、老龄化、女性绝经、脆性骨折家族史。

可控因素:不健康生活方式,包括体力活动少、吸烟、过量饮酒、过多饮用含咖啡因的饮料、营养失衡、蛋白质摄入过多或不足、钙和 / 或维生素 D 缺乏、高钠饮食、体重过低等。

③风险评估:推荐国际骨质疏松基金会(International Osteoporosis Foundation,IOF)骨质疏松风险一分钟测试题和亚洲人骨质疏松自我筛查工具(osteoporosis self-assessment tool for Asians,OSTA),作为疾病风险的初筛工具。

A. IOF 骨质疏松症风险一分钟测试题见表 3-8-3。

表 3-8-3　国际骨质疏松基金会(IOF)骨质疏松症风险一分钟测试题

类别	编号	问题	回答
不可控因素	1	父母曾被诊断有骨质疏松或曾在轻摔后骨折	是□否□
	2	父母中一人有驼背	是□否□
	3	实际年龄超过 40 岁	是□否□
	4	是否成年后因为轻摔后发生骨折	是□否□
	5	是否经常摔倒(去年超过一次)或因为身体较虚弱而担心摔倒?	是□否□
	6	40 岁后的身高是否减少超过 3cm 以上?	是□否□
	7	是否体重过轻?(体重指数 $<19kg/m^2$)	是□否□
	8	是否曾服用类固醇激素(例如可的松、泼尼松)连续超过 3 个月?(可的松通常用于治疗哮喘、类风湿关节炎和某些炎性疾病)	是□否□
	9	是否患有类风湿关节炎?	是□否□
	10	是否被诊断出有甲状腺功能亢进或是甲状旁腺功能亢进、1 型糖尿病、克罗恩病或乳糜泻等胃肠疾病或营养不良?	是□否□
	11	女士回答:是否在 45 岁或以前就停经?	是□否□
	12	女士回答:除了妊娠、绝经或子宫切除外,是否曾停经超过 12 个月?	是□否□
	13	女士回答:是否在 50 岁前切除卵巢又没有服用雌 / 孕激素补充剂?	是□否□
	14	男性回答:是否出现过阳痿、性欲减退或其他雄激素过低的相关症状?	是□否□
可控因素	15	是否经常大量饮酒(每日饮用超过两单位的乙醇,相当于啤酒 1 斤、葡萄酒 3 两或烈性酒 1 两)?	是□否□
	16	目前习惯吸烟,或曾经吸烟?	是□否□
	17	每日运动量(包括做家务、走路和跑步等)少于 30min?	是□否□
	18	是否不能食用乳制品,又没有服用钙片?	是□否□
	19	每日从事户外活动时间是否少于 10min,又没有服用维生素 D?	是□否□
结果判断		上述问题,只要其中有一题回答结果为"是",即为阳性,提示存在骨质疏松症的风险,并建议进行骨密度检查或用骨折风险评估工具(FRAX)进行风险评估	

B. 亚洲人骨质疏松症自我筛查工具(OSTA):主要是根据年龄和体重筛查骨质疏松症的风险,但需要指出,OSTA 选用的指标过少,需结合其他危险因素进行判断,且仅适用于绝经后妇女。计算方法:OSTA 指数 =[体重(kg)- 年龄(岁)]× 0.2,结果判定见表 3-8-4。

表 3-8-4 OSTA 指数评价骨质疏松风险级别

风险级别	OSTA 指数
低	>-1
中	-4～-1
高	<-4

注：OSTA，亚洲人骨质疏松症自我筛查工具。

④临床特点：典型临床表现有骨痛、脊柱变形和发生脆性骨折。脆性骨折是骨强度下降的最终体现。患者常因骨痛就诊，骨痛可发生于全身各个部位，最常见的为腰背部疼痛。脊柱变形严重者可有身高缩短和驼背、脊柱畸形和伸展受限。身长缩短、驼背是骨质疏松症的重要体征。

2）辅助检查

①骨密度及骨测量方法：临床常用的骨密度测量方法有双能 X 线吸收检测法（DXA）和定量超声（QUS）等。目前公认的骨质疏松症诊断标准是基于 DXA 测量的结果（表 3-8-5）。

表 3-8-5 骨密度测量的临床指征

符合以下任何 1 条，建议行骨密度测定：
女性 65 岁以上和男性 70 岁以上者
女性 65 岁以下和男性 70 岁以下，有 1 个或多个骨质疏松危险因素者
有脆性骨折史的成年人
各种原因引起性激素水平低下的成年人
X 线影像已有骨质疏松改变者
接受骨质疏松治疗、进行疗效监测者
患有影响骨代谢疾病或使用影响骨代谢药物史者
IOF 骨质疏松症风险一分钟测试题回答结果阳性者
OSTA 结果≤-1 者

注：IOF，国际骨质疏松基金会；OSTA，亚洲人骨质疏松症自我筛查工具。

A. DXA 检测骨密度（诊断依据部分）。

B. 定量超声（quantitative ultrasound，QUS）：QUS 目前主要用于骨质疏松风险人群的筛查和骨质疏松性骨折的风险评估，适合在基层医疗机构开展。但不能用于骨质疏松症的诊断和药物疗效判断。通常测量部位为跟骨。目前国内外尚无统一的 QUS 筛查判定标准，如果怀疑骨质疏松症，应进一步行 DXA 测量。

②椎体骨折评估：胸腰椎 X 线侧位影像可作为判定骨质疏松性椎体压缩性骨折首选的检查方法。常规胸腰椎 X 线侧位摄片的范围应分别包括胸 4～腰 1 和胸 12～腰 5 椎体。基于胸腰椎侧位 X 线影像并采用 Genant 目视半定量判定方法（图 3-8-1），椎体压缩性骨折的程度可以分为Ⅰ、Ⅱ、Ⅲ度或称轻、中、重度。该判定方法分度是依据压缩椎体最明显处的上下高度与同一椎体后高之比；若全椎体压缩，则压缩最明显处的上下高度与其邻近上一椎体后高之比，椎体压缩性骨折的轻、中、重度判定标准分别为椎体压缩 20%～25%、25%～40% 及 40% 以上。建议存在表 3-8-6 所述情况者，进行椎体骨折评估。

③骨转换标志物（bone turnover markers，BTMs）：BTMs 分为骨形成标志物和骨吸收标志物。前者主要有血清碱性磷酸酶（alkaline phosphatase，ALP）、血清骨钙素（osteocalcin，OC）、

椎体骨折形态类型	椎体骨折程度
楔形变形　　双凹变形　　压缩变形	正常
	Ⅰ度：轻度骨折，与相同或相邻的椎骨相比，椎骨前、中、后部的高度下降20%~25%
	Ⅱ度：中度骨折，与相同或相邻的椎骨相比，椎骨前、中、后部的高度下降25%~40%
	Ⅲ度：重度骨折，与相同或相邻的椎骨相比，椎骨前、中、后部的高度下降40%以上

图 3-8-1　Genant 目视半定量判定方法

表 3-8-6　进行椎体骨折评估的指征

符合以下任何 1 条，建议行胸腰椎 X 线侧位影像及骨折判定：
女性 70 岁以上和男性 80 岁以上，椎体、全髋或股骨颈骨密度 T- 值≤-1.0
女性 65～69 岁和男性 70～79 岁，椎体、全髋或股骨颈骨密度 T- 值≤-1.5
绝经后女性及 50 岁以上男性，具有以下任一特殊危险因素：①成年期（≥50 岁）非暴力性骨折；②较年轻时最高身高缩短≥4cm；③ 1 年内身高进行性缩短≥2cm；④近期或正在使用长程（>3 个月）糖皮质激素治疗。

血清Ⅰ型前胶原 N- 端前肽（procollagen type 1 N-peptide，P1NP）等，能反映成骨细胞活性及骨形成状态，后者主要有空腹 2 小时尿钙 / 肌酐比值（ratio of urinary calcium to creatinine，UCa/Cr）、血清Ⅰ型胶原 C- 末端肽交联（serum C-terminal telopeptide of type 1 collagen，S-CTX），代表破骨细胞活性及骨吸收水平。这些标志物的测定有助于鉴别原发性和继发性骨质疏松症、判断骨转换类型、预测骨丢失速率、评估骨折风险、了解病情进展、选择干预措施、监测药物疗效及依从性等。原发性骨质疏松症患者 BTMs 水平往往正常或轻度升高。如果 BTMs 明显升高，需排除高转换型继发性骨质疏松症或其他疾病的可能。

④骨骼 X 线影像：常用摄片部位包括椎体、髋部、腕部、掌骨、跟骨和管状骨等。该方法灵敏度和准确性低，对骨质疏松症早期诊断价值不大，但根据临床症状和体征选择性进行相关部位的骨骼 X 线影像检查，可反映骨骼的病理变化，为骨质疏松症的诊断和鉴别诊断提供依据。

⑤其他实验室检查：血常规、尿常规，肝、肾功能，血钙、磷，血清蛋白电泳，尿钙、钠、肌酐，性腺激素，血清泌乳素，25 羟维生素 D，甲状旁腺激素，甲状腺功能等。

（3）筛查频率：40 岁以上人群，每 2 年进行一次筛查；绝经后女性及 60 岁以上男性，每 1 年进行一次筛查。

2. 二级预防　临床治疗。

（1）非药物治疗：调整生活方式。

1）加强营养，均衡膳食：建议摄入富含钙、低盐和适量蛋白质的均衡膳食，推荐每日蛋白质摄入量 0.8～1.0g/kg（体重），并每日摄入牛奶 300ml 或相当量奶制品。

2）充足日照：上午 11：00 到下午 3：00，尽可能暴露皮肤于阳光下晒 15～30 分钟，每周 2 次，以促进体内维生素 D 的合成。

3）规律运动：适合于骨质疏松症的运动包括负重运动及抗阻运动，推荐规律的负重及肌肉力量练习。肌肉力量练习包括重量训练、抗阻运动及行走、慢跑、太极拳、瑜伽、舞蹈和乒乓球等，应循序渐进、持之以恒。

4）戒烟、限酒，避免过量饮用咖啡、碳酸饮料及尽量避免或少用影响骨代谢的药物。

（2）药物治疗

1）骨健康基本补充剂

①钙剂：2022 版《中国居民膳食指南》参考摄入量建议，成人每日钙推荐摄入量为 800mg（元素钙），50 岁及以上人群每日钙推荐摄入量为 1 000mg。

②维生素 D：成人推荐维生素 D 摄入量为 400U（10μg）/d；65 岁及以上老年人因缺乏日照、摄入和吸收障碍常有维生素 D 缺乏，推荐摄入量为 600U（15μg）/d；可耐受最高摄入量为 2 000U（50μg）/d。不推荐使用活性维生素 D 纠正维生素 D 缺乏，不建议 1 年单次较大剂量普通维生素 D 的补充。

2）抗骨质疏松症药物：抗骨质疏松症药物治疗的适应证，主要包括经骨密度检查确诊为骨质疏松症的患者；已经发生过椎体和髋部等部位脆性骨折者；骨量减少但具有高骨折风险的患者。防治骨质疏松症主要药物见表 3-8-7。

表 3-8-7 防治骨质疏松症主要药物

种类	作用机制	常用药物
双膦酸盐类	抑制破骨细胞的功能，从而抑制骨吸收	阿仑膦酸钠 唑来膦酸 伊班膦酸钠 氯膦酸二钠
降钙素类	能抑制破骨细胞的生物活性和减少破骨细胞的数量，从而阻止骨量丢失，并增加骨量	鳗鱼降钙素类似物（依降钙素） 鲑降钙素（鼻喷剂和注射剂）
雌激素类	抑制骨转换阻止骨丢失	替勃龙 戊酸雌二醇 雌二醇/雌二醇地屈孕酮
甲状旁腺素类似物	促进骨形成	特立帕肽
选择性雌激素受体调节剂类	选择性作用于雌激素的靶器官，与不同形式的雌激素受体结合后，发生不同的生物效应	雷洛昔芬
锶盐	具有抑制骨吸收和促进骨形成的双重作用	雷奈酸锶
活性维生素 D 及其类似物	促进骨形成和矿化，并抑制骨吸收	骨化三醇 阿法骨化醇
维生素 K_2	可以促进骨形成，并有一定抑制骨吸收的作用	四烯甲萘醌
RANKL 抑制剂	骨吸收抑制剂	地诺单抗
中药	补肾强骨	骨碎补总黄酮制剂 淫羊藿苷类制剂 人工虎骨粉制剂

3．三级预防　康复治疗，包括运动疗法、物理因子治疗、作业疗法和康复工程。

（1）运动疗法：治疗性运动包括有氧运动（如慢跑、游泳）、抗阻运动（如负重练习）、冲击性运动（如体操、跳绳）、振动运动（如全身振动训练）等。

（2）物理因子治疗：包括脉冲电磁场、体外冲击波、超短波、微波、中频脉冲、针灸等治疗，可增加骨量、减轻疼痛、增强肌力、促进神经修复、改善肢体功能。

（3）作业疗法：以针对骨质疏松症患者的康复宣教为主，包括指导患者正确的姿势，改变不良生活习惯，提高安全性。

（4）康复工程：行动不便者可选用拐杖、助行架等辅助器具，以提高行动能力，减少跌倒发生。可进行环境改造如将楼梯改为坡道，浴室增加扶手等，以增加安全性。骨质疏松性骨折患者可佩戴矫形器，以缓解疼痛，矫正姿势，预防再次骨折等。

四、随访监测

1．建立健康档案　在社区居民健康档案的基础上，增加骨质疏松症管理相关内容，为每位被管理者建立健康档案。

2．生活方式指导

（1）饮食指导：主要是合理营养，增加食物中的钙含量，摄取足够的钙质，减少影响钙吸收的因素。

（2）运动指导：开始要有一段时间的适应期，一般两周左右，采取低强度的运动，如快步走、慢跑、健身操等，以调节呼吸功能、心肺功能及必要的肌肉适应力。每次运动前必须做准备活动，运动后要做整理运动。

运动前要进行评估：骨质疏松症好发于老年人，多合并高血压、心脏病等慢性病。运动前需经过医生评估，除外不适合运动的疾病，在医生的指导下选择一种合适的运动方式。运动试验的禁忌证：绝对禁忌证包括心力衰竭、严重心律失常、不稳定型心绞痛、近期急性心肌梗死、严重未控制的高血压（超过210/110mmHg）、全身急性炎症、传染病和急性心包炎、心肌炎、室壁瘤、发绀型先天性心脏病等器质性心脏病；相对禁忌证包括骨关节病影响运动时、严重肝肾疾病、贫血等。

运动强度要适宜：从运动的安全性和有效性角度考虑，以中等强度为好。运动时心率达到最大安全运动心率的60%～70%（最大安全运动心率＝220－年龄）。若运动后疲劳感在运动后休息10～20分钟就渐渐恢复正常，不再有疲劳感，这样的运动量就合适。若运动后疲劳乏力不因休息而减少，甚至睡眠后仍感不适，应予减少运动量或改变运动项目。

循序渐进，坚持全面、系统、持久的运动：运动的效果在于持之以恒，只有坚持经常性有节奏的运动，每周3～5次，每次30～40分钟，才会有明显效果。

3．随访监测内容　骨质疏松症是一种慢性疾病，其治疗是一个长期的过程，在接受治疗期间应对如下情况进行监测：对治疗的依从性和新出现的症状；钙和维生素D的摄入是否充足；药物的不良反应；脊椎影像学检查；骨密度检测；骨转换标志物。

建议每6～12个月系统地观察中轴骨（腰椎和股骨近端）骨密度的变化，有助于评价药物的疗效，如腰椎和股骨近端测量受限，可选择非优势侧桡骨远端1/3。

4．转诊指征

（1）需确诊或排除继发性骨质疏松症者。

（2）需要上级医院制订治疗方案者。

（3）骨质疏松性骨折患者需要外科治疗者。

（4）骨质疏松症经治疗疗效不佳者。

（5）服用治疗骨质疏松症药物后出现不能解释或处理的不良反应。

转诊后，全科医生应于两周内进行随访，了解进一步检查治疗情况。

五、管理效果评估

1. 医务人员骨质疏松症相关知识知晓率。

2. 患者骨质疏松症相关知识知晓率。

3. 健康行为采纳率，包括戒烟率、戒酒率、规范治疗率、规律服药率、规律运动率等。

4. 骨量减少者管理率，骨质疏松症患者管理率。

（闫　岩）

第九节　前列腺增生症

教学要求

一、教学目的

1. 掌握前列腺增生症的定义、临床表现、辅助检查及诊断；掌握前列腺增生症基本治疗药物；转诊指征。

2. 熟悉国际前列腺症状评分（I-PSS）标准；治疗前列腺增生症药物常见不良反应。

3. 了解前列腺增生症管理效果评估。

二、教学内容

1. 前列腺增生症概述

（1）前列腺增生症的定义

（2）前列腺增生症的病理生理改变、临床表现、辅助检查及诊断

（3）前列腺增生的鉴别诊断

（4）前列腺增生基本治疗药物种类及药理作用

2. 前列腺增生症随访监测

（1）建立前列腺增生患者健康档案

（2）前列腺增生症患者健康教育与生活方式指导

（3）前列腺增生症患者随访评估内容及时间

（4）前列腺增生症患者转诊指征

3. 前列腺增生症患者社区管理效果评估

一、定义

前列腺增生症，亦称良性前列腺增生（benign prostatic hyperplasia，BPH），是尿道周围前列腺的良性腺瘤样增生。导致不同程度的膀胱流出道梗阻症状：尿频、尿急、夜尿、排尿踌躇，出现排空不完全的感觉，尿末淋漓，充溢性尿失禁或尿潴留。可能与年龄引起的激素改变有关。男性在 45 岁以后前列腺可有不同程度增生，多在 50 岁以后出现临床症状，60 岁以后症状更加明显。

BPH 主要发生于前列腺尿道周围移行带,增生组织呈多发结节,并逐渐增大。增生腺体凸向后尿道,使前列腺部尿道伸长、弯曲、受压变窄,尿道阻力增加,尿液流出逐渐受阻。为了克服排尿阻力,逼尿肌增强其收缩能力,膀胱代偿性肥大。膀胱排空不完全易引起尿淤积,形成结石,易发生前列腺、膀胱和上尿路感染。长期梗阻,即使是不完全梗阻,也能引起肾盂积水并损害肾功能。

二、诊断依据

BPH 的诊断需要根据症状、体格检查尤其是直肠指诊、影像学检查、尿动力学检查及内镜检查等综合判断。以下尿路症状为主诉就诊的 50 岁以上男性患者,首先应该考虑 BPH 的可能。

1. 临床表现

(1) 尿频、尿急:常见症状是尿频,逐渐加重,尤其是夜尿次数增多。

(2) 进行性排尿困难:主要表现为排尿踌躇、排尿缓慢、排尿费力、射尿无力,尿线细小,尿流滴沥,分段排尿及排尿不尽等。

(3) 尿失禁:当膀胱过度充盈达到膀胱容量极限时,使少量尿液从尿道口溢出,称为充溢性尿失禁。

(4) 急性尿潴留:如有受凉、饮酒、劳累等诱因而引起前列腺腺体及膀胱颈部充血、水肿时,可发生急性尿潴留。患者膀胱极度膨胀、疼痛,尿意频繁,辗转不安、难以入眠。

(5) 血尿:出血量不等,多为间歇性,偶有大量出血,血块充满膀胱,须紧急处理。

(6) 肾功能不全症状:晚期由于长期尿路梗阻而导致双肾积水,使肾功能减退,表现为食欲减退、恶心、呕吐及贫血等。

(7) 其他症状:长期排尿困难使腹压增加,可引起或加重痔疮症状和腹股沟疝等。

2. 辅助检查

(1) 直肠指诊:当出现尿流变细、排尿分叉等进行性排尿困难伴尿急,夜尿增多 > 2 次 /d 时,需进行直肠指诊。该检查为诊断 BPH 的重要步骤。表现为前列腺肿大,表面光滑及中等硬度,中间沟变浅或者消失。

(2) 超声:经腹壁或直肠途径进行。可测定前列腺的大小、形态,包括横径、前后径与上下径,还可以测定残余尿量,亦可以了解是否有膀胱结石及上尿路积水。

(3) 尿动力学检查:检查确定排尿的梗阻程度。前列腺增生引起下尿路梗阻最大尿流率降低,排尿期膀胱内压增高。

(4) 血清前列腺特异性抗原(PSA)测定:BPH、前列腺癌都可能使血清 PSA 升高。当腹部查体未触及或者叩及胀大膀胱,直肠指诊发现前列腺增大时,则需完成该项检查。PSA 的测定对排除前列腺癌很有必要。

(5) 膀胱镜检查:直接观察前列腺各叶的增生情况,并可了解膀胱内有无其他病变,如肿瘤、结石、憩室等,考虑手术治疗的患者进行此项检查决定手术方式。

3. 国际前列腺症状评分(I-PSS)标准(表 3-9-1)是目前国际公认的判断 BPH 患者症状严重程度的最佳手段,可反映下尿路症状严重程度。

4. 鉴别诊断

(1) 前列腺癌:直肠指诊时前列腺多不对称,表面不光滑,可触及不规则、无弹性的硬结。血清 PSA 异常,前列腺穿刺活体组织检查可确定诊断。

表 3-9-1 国际前列腺症状评分(I-PSS)

最近一个月内您是否有以下症状?	无	在五次中					症状评分
		少于一次	少于半数	等于半数	多于半数	几乎每次	
1.经常有尿不尽感?	0	1	2	3	4	5	
2.两次排尿间隔经常小于两小时?	0	1	2	3	4	5	
3.曾经有间断性排尿?	0	1	2	3	4	5	
4.有排尿不能等待现象?	0	1	2	3	4	5	
5.有尿线变细现象?	0	1	2	3	4	5	
6.需要用力及使劲才能开始排尿?	0	1	2	3	4	5	
7.从入睡到早起需要排尿几次?	没有	1次	2次	3次	4次	5次	
	0	1	2	3	4	5	

症状总评分 =

注:I-PSS 患者分类(总分 0~35 分)——轻度症状,0~7 分;中度症状,8~19 分;重度症状,20~35 分。

(2)神经源性膀胱功能障碍:部分中枢神经系统疾病、糖尿病患者可发生排尿困难、尿潴留或尿失禁,神经系统检查常有会阴部感觉异常或肛门括约肌松弛等,尿动力学检查膀胱及尿道状态可表现为萎缩、憩室、顺应性差、反流、过度活动等。

(3)膀胱颈挛缩:多为慢性炎症所致,多在 40~50 岁出现排尿不畅症状,但前列腺体积不增大。

三、三级预防

1. 一级预防 在没有前列腺增生的人群中,大力开展健康教育,提高广大群众对前列腺健康重要性的认识,以及在高危人群中进行前列腺增生相关的筛查。

2. 二级预防 在发生前列腺增生相关症状后,应尽可能地早发现、早诊断、早治疗,避免出现相关并发症。

3. 三级预防 通过各种治疗措施恢复排尿的功能,保护正常肾功能。

四、随访监测

1. 建立健康档案(SOAP)

(1)主观资料(S):首次接诊需要详细采集病史,包括临床表现,如尿频、尿急及进行性排尿困难等,诊治过程及其控制情况等。

(2)客观资料(O):除完善常规体格检查外,重点完成腹部查体及直肠指诊;完善经直肠前列腺超声、尿动力学检查、血清 PSA、肾功能等辅助检查。

(3)评价(A):评估内容包括患者疾病情况和生活情况,有无并发症及其控制情况,疾病诱发因素是否能做到避免等情况。

(4)计划(P)

1)非药物治疗方面:管理诱发因素。①忌饮酒及辛辣食物,减少前列腺充血水肿;②避免饮水量过少,每日饮水量不应少于 1 500ml;③避免憋尿,养成良好排尿习惯;④避免长时间压迫会阴部,如久坐、骑车等;⑤避免劳累;⑥饮食多吃清淡易消化食物,防止便秘加重排尿困难;⑦避免应用影响膀胱功能的药物,如阿托品、山莨菪碱等药物。

2)药物治疗方面:标准的药物治疗包括 α_1 受体阻滞剂、5α 还原酶抑制剂及两者联合治疗。BPH 患者药物治疗的短期目标是缓解患者的下尿路症状,长期目标是延缓疾病的临床进展,预防合并症的发生。

①α_1 受体阻滞剂:常用药物有特拉唑嗪、多沙唑嗪、坦索罗辛等。特拉唑嗪,每日 2mg 口服,能降低前列腺和尿道平滑肌的张力,从而缓解膀胱出口梗阻,改善症状和提高尿流率,但不影响前列腺体积,也不能显著控制疾病进展;使用 α_1 受体阻滞剂 2～3 日后,70% 的患者能感受到症状改善。坦索罗辛,每日 0.2mg 口服,其主要作用机制是选择性阻断前列腺中的 α_1 肾上腺素受体,松弛前列腺平滑肌,从而改善良性前列腺增生所致的排尿困难。α_1 受体阻滞剂是目前治疗 BPH 的一线用药,通过阻滞分布在前列腺和膀胱颈部平滑肌表面的肾上腺素能受体,松弛平滑肌,达到缓解膀胱出口动力性梗阻的作用。其常见副作用包括头晕、头痛、无力、困倦、直立性低血压、逆行射精等,直立性低血压更容易发生在老年及高血压患者中。

②5α 还原酶抑制剂:目前市场上使用的 5α 还原酶抑制剂包括非那雄胺和度他雄胺。非那雄胺只抑制Ⅱ型 5α 还原酶,而度他雄胺能抑制Ⅰ型和Ⅱ型 5α 还原酶。在减少急性尿潴留的发生及前列腺外科干预方面,度他雄胺更有优势。用法:非那雄胺,每日 1mg 口服;度他雄胺,每日 0.5mg 口服。作用机制:5α 还原酶抑制剂通过抑制体内睾酮向双氢睾酮的转变,进而降低前列腺内双氢睾酮的含量,达到缩小前列腺体积、改善排尿困难的治疗目的。前列腺体积的缩小是缓慢的,症状缓解至少需要 3～6 个月。因此,使用前需要告知患者需治疗 6 个月后,症状才能获得显著改善;治疗 12 个月后,前列腺特异性抗原水平会下降 50%。5α 还原酶抑制剂常见的副作用包括勃起功能障碍、性欲减退、射精障碍和乳腺疼痛。

③α_1 受体阻滞剂和 5α 还原酶抑制剂的联合治疗:联合治疗能显著降低 BPH 临床进展的危险,长期疗效优于单药治疗,主要用于 BPH 进展风险较高的患者,建议疗程不短于一年。

3)手术治疗:外科手术的方式包括常规手术治疗、激光治疗及微创治疗。①经尿道前列腺电切术(TURP):仍是目前 BPH 手术的主要方式;②激光治疗:有经尿道钬激光前列腺剜除术、经尿道前列腺激光汽化术、经尿道前列腺激光凝固术等,出血少、并发症较少,适于不能耐受 TURP 或前列腺体积较小的患者;③微创手术:适用于手术风险较高不能耐受 TURP 且药物治疗疗效欠佳的患者,方法包括经尿道针刺消融、经尿道微波热疗及前列腺支架等。

4)急性尿潴留的紧急处理:①应用 α 受体阻滞剂使膀胱颈松弛,有利于尿液排出;②放置留置导尿管以引流尿液,必要时可行膀胱造瘘术。

2. 健康教育与健康生活方式的指导

(1)认识BPH的危害,使人们能够引起足够的重视,主动采取积极的预防措施。

(2)了解BPH的相关治疗方案。

(3)强调规律服药的重要性,改善症状,提高生活质量,同时注意有无药品不良反应。

(4)避免诱发因素发生,如避免饮酒、饮水量过少、进食辛辣刺激性食物;避免长时间憋尿、压迫会阴部,如久坐、骑车等;限制含咖啡因类饮料的摄入;多进食清淡易消化食物,多吃蔬菜,防止便秘等。

(5)鼓励适当锻炼身体,调畅情志,可采用精神放松训练,分散尿意感觉。

(6)指导排空膀胱的技巧,如重复排尿等。

3. 随访评估内容及时间

（1）每年随访一次，评估患者疾病情况和生活状况，重点是腹部检查和前列腺指诊，了解药物治疗依从性及药品不良反应。

（2）每年检查一次肾功能、经直肠前列腺超声、前列腺特异性抗原等。

（3）综合评估患者情况，根据存在的问题及时调整治疗方案或转诊、预约下次随诊时间。

（4）每年评估一次，包括病情、预后、生活等方面。

4. 转诊指征与转诊前处理原则

（1）治疗效果欠佳，症状改善不明显或加重者。

（2）因设备原因无法进行相关检查者。

（3）因药物级别限制无法在社区获得有效治疗者。

（4）需要外科手术治疗者。

（5）转诊前需常规监测患者生命体征，若出现急性尿潴留情况，需给予留置导尿管引流尿液处理。

五、管理效果评估

1. 健康教育、健康生活指导及完善相关检查（每年次数、内容记入档案）。

2. 患者治疗效果评估。

3. 相关知识掌握；开展知识、态度、行为调查。

4. 社区居民满意度。

（王尚才）

第十节 肿 瘤

教学要求

一、教学目的

1. 掌握肿瘤概念、分型、致病因素；社区常见肿瘤的防治策略；肿瘤的社区管理。

2. 熟悉常见危险因素的干预方法；社区健康教育重点。

3. 了解肿瘤的流行特征、发病机制；前沿治疗理念与安宁疗护。

二、教学内容

1. 肿瘤概述

2. 肿瘤分类

3. 肿瘤治疗

4. 肿瘤的三级预防

5. 肿瘤的安宁疗护

一、定义

肿瘤（tumour）是在各种致病因素的长期作用下，机体局部组织的正常细胞过度增生和异常分化而形成的新生物。这种新生物多呈占位性块状突起。

根据肿瘤的形态及对机体的影响，分为良性肿瘤和恶性肿瘤。良性肿瘤一般称为瘤，恶性肿瘤来自上皮组织者称为癌，来源于间叶组织者称为肉瘤，来源于胚胎性肿瘤者称母细胞瘤。根据细胞分化程度分为高分化、中分化、低分化。

肿瘤的病因目前虽未完全了解，但近年研究显示其致病过程是人体内在、外在因素综合作用的结果。外在因素包括物理因素、化学因素和生物因素。物理因素有放射性物质、日光、X 线、刺激性物质；化学因素主要有氮芥、环氧化物、烷化物、亚硝基化合物及多环芳烃类如煤、石油、沥青、烟草、汽车尾气等；生物因素主要是病毒感染，如乙肝病毒、丙肝病毒、乳头瘤病毒等。内在因素包括遗传、内分泌、免疫、营养和精神状态。

肿瘤生化改变表现为核糖核酸增高，酶的变化和糖原减少。临床生化诊断肿瘤标志物常用的有：甲胎蛋白（AFP），对肝癌敏感；癌胚抗原（CEA），对腺细胞癌敏感；前列腺抗原（PSA），对前列腺癌反应敏感；鳞状细胞癌抗原（SCC），对鳞癌敏感；神经元烯醇化酶（NSE），对小细胞癌敏感；细胞胶质素（CYFRA21～1），对非小细胞癌敏感；癌抗原，对腺细胞癌敏感。

肿瘤的病理分期用 TNM 分期，T 表示原发肿瘤大小，N 表示周围淋巴结状况，M 表示邻近组织受侵程度。

二、常见肿瘤分类

1. 上皮性肿瘤

（1）乳头状瘤：被覆上皮发生的良性肿瘤，呈乳头状生长，表面可为鳞状上皮、腺上皮或移行上皮。其中外耳道、阴茎、膀胱和大肠的乳头状瘤易恶变。

（2）腺瘤：腺上皮发生的良性肿瘤。多见于甲状腺、卵巢、乳腺、涎腺和肠等处。黏膜腺瘤多呈息肉状，腺器官内的腺瘤多呈有包膜结节状，卵巢的腺瘤多呈囊性乳头状。

（3）鳞状细胞癌（鳞癌）：发生在鳞状上皮被覆的部位，如皮肤、口腔、宫颈、食管、喉、阴茎等处。非鳞状上皮被覆的部位，也可通过鳞状上皮化生而发生鳞癌。肿瘤可呈溃疡状、菜花状、髓质状，切面灰白、质硬、边界不清。

（4）腺癌：胃肠道、乳腺、甲状腺、胆囊、子宫体等处多见。肿瘤可呈结节状、溃疡状、菜花状，或弥漫浸润。切面灰白、质硬、边界不清。肿瘤形成腺腔，腺体大小不一，排列紧密，呈筛状结构。癌细胞异型性明显，常呈不规则的多层排列。

（5）基底细胞癌：由表皮基底细胞发生的低度恶性的肿瘤。老年患者多见，好发于面部，生长缓慢，可形成溃疡，很少发生转移。

（6）移行细胞癌：由移行细胞发生的恶性肿瘤。好发于泌尿道，可呈乳头状、菜花状或溃疡状，肿瘤细胞与移行细胞相似。

2. 间叶组织肿瘤

（1）纤维瘤：纤维组织发生的肿瘤，多为良性。好发于皮肤、肌腱和筋膜。肿瘤由成熟的成纤维细胞和胶原纤维构成，边界清楚，质韧，生长缓慢，术后不复发。

（2）脂肪瘤：好发于背、肩、颈及四肢的皮下组织。肿瘤呈分叶状，有包膜、质软、色淡黄，似正常的脂肪组织，大小数厘米至数十厘米不等。可单发，亦可多发。

（3）平滑肌瘤：最多见于子宫，其次为胃肠。肿瘤呈结节状，边界清楚，无包膜，由排列成束状、编织状的梭形平滑肌细胞构成，核两端钝圆，核分裂象少见。

（4）血管瘤：由血管发生的良性肿瘤。常发生在儿童，以皮肤多见。呈鲜红色或暗红色斑块，浸润性生长，边界不清。组织学上分为毛细血管瘤、海绵状血管瘤和混合型。

（5）纤维肉瘤：由纤维组织发生的恶性肿瘤。好发于四肢皮下及深部组织，由异型性明显的成纤维细胞样的细胞构成,产生胶原纤维。外观呈结节状,粉红色、质软、鱼肉状,可有假包膜。

(6)横纹肌肉瘤:青少年好发。多见于头颈部和生殖泌尿道,亦可发生于四肢。易发生血行转移,预后差。

(7)骨肉瘤:由成骨细胞发生的恶性肿瘤,青少年多见。好发于四肢长骨的干骺端,恶性度高,早期即可经血行转移至肺脏。肿瘤破坏干骺端皮质及骨髓腔,并可侵犯周围的软组织,还可穿过骺板侵犯骨骺,肿瘤内可见放射状的新生骨,在骨处形成三角形新生骨。

(8)其他常见肿瘤

1)黑色素痣:是表皮基底层黑色素细胞的良性增生性病变。可分为:①交界痣,痣细胞位于表皮和真皮交界处;②皮内痣,痣细胞位于真皮内;③复合痣,既有交界痣,又有皮内痣成分。如发生迅速增大、边缘不规则,痒、痛、肿,甚至破溃、出血,常是恶变的征象。交界痣最容易发生恶变。

2)恶性黑色素瘤:是一种能产生黑色素的高度恶性肿瘤。最常发生的部位是皮肤(足底部、外阴及肛门),口腔黏膜、食管、脑膜和眼等处也可发生,大多由交界痣恶变而来。其外观可呈雀斑状、表浅蔓延状、结节状,颜色与肿瘤产生的色素多少和血液供应有关,可呈黑色、棕色、蓝色、灰褐色,甚至白色、红色。黑色素瘤预后极差,早期即可发生淋巴转移。

3)畸胎瘤:来源于有多向分化潜能的生殖细胞肿瘤,往往含有三个胚层的组织成分。根据组织分化成熟程度,分为良性畸胎瘤和恶性畸胎瘤两类。卵巢和睾丸是发生此瘤最常见的部位。

3. 常见癌前病变,不典型增生(上皮内肿瘤) 癌前病变指某些具有癌变潜能的良性病变,长期不治疗,有的可转变为癌。常见的癌前病变包括:

(1)黏膜白斑病:常发生在口腔、宫颈及外阴等处,不典型增生的白斑可转变为鳞状细胞癌。

(2)子宫颈鳞状上皮不典型增生:可演变为鳞癌。

(3)纤维囊性乳腺病:伴乳腺导管和腺泡上皮细胞不典型增生易发生癌变。

(4)结肠家族性腺瘤性息肉病:往往有家族史,大肠生长大量腺瘤,如不手术切除,40 岁左右可发生大肠癌。

(5)慢性萎缩性胃炎和胃溃疡病:均通过不典型增生进一步演变为胃癌。

(6)皮肤慢性溃疡:长期不愈合的小腿皮肤溃疡,有可能变为鳞状细胞癌。

(7)乳头状瘤:外耳道、阴茎、膀胱及喉头的乳头状瘤均具有癌变的倾向,应予以重视。

(8)上皮内肿瘤:根据不典型增生程度分为 3 级。Ⅰ级:轻度增生(不典型增生的细胞占上皮的下 1/3);Ⅱ级:中度增生(不典型增生的细胞占上皮的下 1/3~2/3);Ⅲ级:重度增生(不典型增生的细胞占上皮的下 2/3 以上)。由于原位癌与重度不典型增生鉴别诊断时常有困难,治疗方法相同,因此将原位癌归入上皮内肿瘤Ⅲ级。

4. 原位癌和早期浸润癌 原位癌指癌变仅限于上皮层,常累及上皮全层,但基底膜完整,未侵破基底膜。肉眼无明显病变,仅在显微镜下才可见。往往是体检或筛查时偶然发现。如宫颈、食管及乳腺小叶原位癌和乳腺导管内癌等。早期浸润癌为原位癌继续发展形成,癌细胞突破基底膜,仅浸润黏膜下层,无局部淋巴结转移。如能及时手术治疗,预后和原位癌基本相同。

5. 交界性肿瘤 良性肿瘤和恶性肿瘤之间并无绝对界限。生物学行为介于良、恶性之间的一类肿瘤称交界性肿瘤,如卵巢交界性浆液性乳头状囊腺瘤或交界性黏液性乳头状囊腺瘤。这些肿瘤实际上均属低度恶性肿瘤,也可发生转移。

三、肿瘤的治疗原则

治疗肿瘤必须杀灭或彻底消除肿瘤细胞。主要治疗方法是外科手术、放射治疗、化学疗法及其他,如内分泌治疗、免疫治疗、诱导分化药物治疗等。

1. 手术治疗　目前仍是某些恶性肿瘤的最有效的方法。根据肿瘤特点包括以下式式:

(1)根治手术:包括原发癌所在器官的部分或全部连同周围正常组织和区域淋巴结整块切除。

(2)扩大根治术:在根治的基础上,扩大切除附近器官、组织及区域淋巴结。

(3)姑息手术:手术减轻症状,改善生存质量。

(4)其他,如冷冻、激光手术等。

2. 放射治疗　包括光子疗法(X线、γ射线、放射性核素)、粒子疗法(加速器)、聚焦照射、适形照射等。

3. 化学治疗(药物治疗)

(1)直接影响DNA结构和功能的抗肿瘤药

1)破坏DNA的烷化剂:通过与肿瘤细胞中DNA共价结合,使其丧失活性;或使DNA分子断裂,导致细胞死亡。为广谱抗癌药,代表药物有氮芥、环磷酰胺、噻替哌、卡莫司汀。

2)破坏DNA的铂类化合物:通过与DNA结合,使肿瘤细胞DNA停止复制。代表药物有顺铂、卡铂、奥沙利铂。

3)破坏DNA的抗生素,代表药物包括:①丝裂霉素,机制与烷化剂相同,适用于胃癌、结直肠癌、肺癌、胰腺癌、肝癌、宫颈癌、子宫癌、乳腺癌、头颈区肿瘤、膀胱肿瘤。②博来霉素,天然存在的抗肿瘤抗生素,直接作用于肿瘤细胞DNA,使DNA链断裂和裂解,最终抑制细胞增殖,肿瘤细胞死亡。适用于皮肤恶性肿瘤、头颈部肿瘤、肺癌、食管癌、恶性淋巴瘤、宫颈癌、神经胶质瘤、甲状腺癌。

4)拓扑异构酶抑制剂,抑制拓扑异构酶,阻止DNA复制及RNA合成。包括喜树碱、羟喜树碱、伊立替康、拓扑替康、依托泊苷、替尼泊苷。

(2)干扰核酸生物合成的药物(抗代谢药):化学结构与体内某些核酸或蛋白质代谢物相似,从而影响或拮抗代谢功能,最终导致肿瘤细胞死亡。代表药物有氟尿嘧啶、巯嘌呤、甲氨蝶呤、阿糖胞苷。

(3)干扰转录过程和阻止RNA合成的药物:蒽环类抗肿瘤抗生素,直接作用于DNA或嵌入DNA,干扰DNA的模板功能,从而干扰转录过程,阻止mRNA形成。代表药物有柔红霉素、多柔比星、表柔比星、吡柔比星。

(4)抑制蛋白质合成与功能的药物:均为植物提取物或其半合成衍生物,干扰微管蛋白装配,干扰有丝分裂中纺锤体的形成,使细胞生长停滞于分裂中期(M期)。代表药物有长春碱类、紫杉烷类、高三尖杉酯碱。

(5)调节体内激素平衡的药物

1)雌激素类(己烯雌酚、炔雌醇):用于绝经后乳腺癌。

2)抗雌激素类:①雌激素受体拮抗剂,代表药物他莫昔芬和托瑞米芬;②芳香氨酶抑制剂,代表药物来曲唑、阿那曲唑。

3）孕激素类：如甲羟孕酮及甲地孕酮。

4）抗雄激素类：代表药物有氟他胺。

5）靶向抗肿瘤药：①酪氨酸激酶抑制剂，代表药物有吉非替尼、厄洛替尼；②单克隆抗体抗肿瘤药（单抗药），代表药物有曲妥珠单抗、利妥昔单抗、西妥昔单抗。

4. 生物疗法 免疫制剂有卡介苗、麻疹疫苗、干扰素、白介素-2、核糖核酸等；特异性疗法有自身瘤疫苗、异体瘤疫苗、细胞因子等。

四、三级预防

1. 一级预防 病因预防，指对于一般人群消除或减少致癌因素，促进健康，防患于未然，包括戒烟、合理膳食、节制饮酒、免疫接种、防止职业肿瘤。

2. 二级预防 通过普查和筛查等方式做到早期发现，早期治疗。其措施包括筛查和干预试验，如宫颈癌筛查、乳腺癌筛查、结直肠癌筛查、食管癌的早期诊断和治疗、定期检查胃镜、幽门螺杆菌检查及治疗。

3. 三级预防 指对现患肿瘤患者防止复发，减少其并发症，防止致残，提高生存率和康复率及减轻由肿瘤引起的疼痛等，如镇痛、临终关怀等。

五、随访监测

1. 建立健康档案

（1）主观资料（S）

1）疾病状况：疾病的症状、诊断、确诊依据；组织细胞类型、病理分期；治疗经过等。

2）目前情况：目前治疗、生活质量、心理状况等。

3）既往疾病史、生活方式；相关的肿瘤家族史；家庭资源等。

（2）客观资料（O）

1）除常规体格检查外，重点观察患者一般状况（有无恶病质、贫血等），原发肿瘤部位有无淋巴结及全身其他器官转移等。

2）血、尿、便常规，肝肾功能及肿瘤相应的检查指标。

3）患者生活质量、心理状态测评。

（3）评价（A）

1）患者目前疾病情况、状态等。

2）患者家庭资源、心理状态、生活质量等。生活质量可参考卡劳夫斯基（Karnofsky）生活质量评分。

3）患者存在的危险因素、预后等。

（4）计划（P）

1）制订患者需完善的检查项目。

2）制订相应的药物和非药物治疗。

3）制订观察和监测指标。

2. 沟通技巧 恶性肿瘤患者易产生较大的精神压力和心理障碍，全科医师与患者沟通时需要技巧，使其容易接受全科医师的指导和建议，提高患者生活质量和改善预后。在与患者沟通前，应先与患者家属取得联系，如第一次接电话的是患者本人，全科医师不应主动提及肿瘤的字眼，可以问"最近有什么不舒服、到什么地方就诊过、现在情况怎么样"等问题来探知患者对自身疾病的知情情况。如果确认患者不知情,应在随访过程中避免病情的泄露。如果患者知情,则可以按照以下的技巧沟通。

肿瘤患者可能存在焦虑、抑郁症状,在问诊时可采用诱导询问式方法了解患者目前用药及治疗康复情况,耐心倾听患者诉说,记录个细节;可将"效果差"说成"不够满意","无法治疗"说成"好得慢些";同时根据患者的心理承受能力、性格、文化涵养、受教育程度、病情轻重等采用不同的交流方式:对心理承受能力好、性格开朗、病情较轻者可直截了当告知病情及治疗方案;对心理承受能力较差、性格内向、病情严重者,应注意分次、逐步将病情和治疗信息传递给患者。

除语言沟通技巧外,还要注意非语言沟通技巧,医护人员的着装、表情、动作、眼神均可直接或间接影响患者。如在与患者交流时不可左顾右盼、心不在焉,要设身处地为患者着想、理解患者的感受、体谅患者,对患者的需求及时作出反应,使患者通过医护人员的每一个非语言信息,获得勇气、信心、安全感。

全科医师对患者出院后的访视亦需选择合适的时机,访视以上午9至10时或下午2至4时为宜,应充分考虑患者及家人休息、餐饮时间,体现对患者的人文关怀,避免打扰患者生活节奏,利于交流的进行。

3. 康复指导 为肿瘤患者提供切实有效的康复指导也是社区管理的重要内容。

(1) 康复指导目的

1) 尽早发现肿瘤的复发及转移,延长患者生存期。

2) 减轻患者身心不适,较好融入社会生活,提高生活质量。

3) 通过健康教育,促使患者及家属形成健康的生活方式,延缓肿瘤的恶化及减少肿瘤的发生。

(2) 康复指导措施

1) 随访康复指导:对患者进行面对面或电话随访,仔细询问患者近期的症状及不适感,及时发现肿瘤复发征象,敦促患者定期复查,检测功能状态及生活质量评价。

2) 健康教育:定期举行健康教育宣教,发放肿瘤防治宣传手册,开展肿瘤宣传周活动,邀请专家进行专题肿瘤讲座。

3) 心理康复指导:可与心理医师一起对患者进行心理指导,适时组织同病种康复的志愿者和新发患者交流经验,树立抗癌信心,促进患者尽快康复。

4. 随访

(1) 随访目的及间隔:随访主要目的是提供治疗和护理等信息,指导患者康复,尽早发现疾病复发或转移征兆,转诊或疾病紧急处理。

随访间隔可依据卡劳夫斯基生活质量评分确定,80分以上者,至少12个月随访一次;50分以上者,至少6个月随访一次;50分以下者每月至少随访一次,死亡患者撤销随访。

(2) 随访内容

1) 患者目前状况:肿瘤有无转移、复发日期、生活质量评分或死亡日期等。

2) 患者医疗照顾需求:目前进行的治疗项目、晚期患者医护照顾的需求等。

3) 目前一般状况,危险因素控制情况等。

4) 康复指导:指导用药、健康宣教、心理康复等。

5. 安宁疗护 安宁疗护又称临终关怀、安宁和缓医疗、姑息疗法,与传统的医疗相比,是一个新的治疗理念。安宁疗护更加关注患者肉体和精神上的感受,认为生命质量和人的尊严超越一切,不愿忍受并不能延长寿命而被安排的医疗救治所带来的痛苦和麻烦,因此在制订医疗方案时,应在法律法规允许的情况下首先考虑患者的意愿。

在肿瘤终末期的患者当中,通常需要在以下方面给予关注:

(1)疼痛:约一半的癌症临终患者有剧烈的疼痛。在疾病终末期,口服阿片类药是最适合、价效关系最好的途径。研究发现对于临终患者成瘾行为很少出现,即使出现也容易治疗。除了盲目撤药,不会出现新的问题。

(2)呼吸困难:呼吸困难是临终患者最害怕的症状之一。部分终末期患者会合并胸腔积液,传统治疗可进行胸腔穿刺,然而,目前为了不增加临终患者的痛苦,这些措施是不必要的,可以通过无创性、无损伤的措施而提高舒适度。

1)吸氧,对纠正低氧血症有帮助,也有安慰作用。

2)气道淤血,最好用能减少分泌物的致干燥药物治疗,如局部用东莨菪碱凝胶,每8～12小时0.25～0.5mg,每8小时舌下含服莨菪碱0.125mg或在需要时每4～6小时肌内注射双苯海拉明10～50mg。

3)呼吸道黏稠分泌物,可用生理盐水喷雾;支气管痉挛和支气管炎症,可用沙丁胺醇喷雾或口服、肌内注射皮质类固醇激素治疗。

4)苯二氮䓬类常有助于解除伴随呼吸困难的焦虑。

(3)厌食:临终患者中常有厌食和体重明显减轻。研究显示静脉输液、全肠外营养和鼻饲均未能延长临终患者的寿命,反而这些行为会增加其不适,使存活期缩短。临终患者脱水引起口干,用湿棉签或冰块擦唇即可。应婉转地告知患者家属,患者即将故世,喂食无助于增加其体力或推迟其死期。应帮助家属用其他办法来表示他们的关心和爱护,如在这段时间里必须给予支持性护理保证其舒适,如良好的口腔卫生(刷牙、口腔擦拭、润唇膏等)。

(4)恶心和呕吐:恶心、呕吐可由疾病本身引起,也可由药物引起。轻度恶心可给予吩噻嗪类药物进行非特异治疗(如口服异丙嗪25mg每日4次,或丙氯拉嗪10mg饭前服用,如不能口服,可异丙嗪直肠给药25mg每日2次)。抗胆碱能药如东莨菪碱和抗组胺药如美克洛嗪、苯海拉明等可预防许多患者的复发性恶心。用于顽固性恶心的二线药物包括氟哌啶醇、昂丹司琼(ondansetron)及格拉司琼(granisetron),常能很好地缓解化疗引起的恶心。它们可作为二线药物用于病因更复杂的恶心。

癌症在腹部扩散时,患者常因恶性肠道梗阻而产生恶心和疼痛。恶心、疼痛和肠痉挛症状可用东莨菪碱控制,每日1～2mg,分次舌下、局部或皮下用药;也可用吗啡口服或直肠给药;或任何上述的止吐药。奥曲肽,150μg间隔12小时皮下或静脉给药,能抑制消化道分泌并极好地减轻恶心和腹胀。如果给予镇吐药,加用奥曲肽时则可不必再用胃肠减压。皮质类固醇(如地塞米松4～6mg,静脉或肌内注射或直肠给药,每日3次),可在肿瘤部位减轻炎症,暂时缓解阻塞。需要指出的是在安宁疗护过程中一般避免做静脉输液和胃管吸引,因为会加重梗阻处水肿。

(5)便秘:由于缺少活动、使用阿片类药和抗胆碱能药及减少了液体和食物纤维摄入,临终患者常有便秘。轻泻剂有助于预防粪便嵌顿,特别是使用阿片类药的患者。1日2次使用粪便软化剂(如多库酯)和轻度刺激性泻药(如鼠李酚或番泻叶),对大部分患者都会奏效。对刺激性泻药曾产生肠痉挛的患者可增加多库酯单用的剂量或用渗透压性泻药如乳果糖或山梨醇(后者便宜得多,又同样有效),开始时15～30ml每日2次,可增加剂量至效果显现。

(6)压疮:许多临终患者卧床不动、营养差、大小便失禁、恶病质,很容易发生压疮。预防的方法是应每 2 小时翻动患者以解除压迫,可使用特别的床垫或持续充气床。

（7）精神错乱或烦躁:终末期可能出现的精神改变会使患者和家属都很难受,尽管许多患者自己并未认识到这一点。精神错乱是常见的,原因很多,包括药物、缺氧、代谢障碍,可从苯二氮䓬类药中获益。如果患者正接受适当的镇痛治疗,晚间用镇静药会有帮助。若患者的烦躁发生于严重的终末期而其他措施无效时,可用巴比妥类药。

（8）抑郁症:大部分临终患者有抑郁症状。提供心理支持并允许患者说出他们的担心和感觉是最好、最简单的办法。训练有素的社会工作者、医生、护士或宗教人士能帮助缓解他们的担心。对有持续性、临床症状明显的抑郁症患者可试用抗抑郁药。伴有焦虑和失眠的抑郁症患者可在就寝时服用有镇静作用的三环类抗抑郁药。

（9）应激:小部分人能平静安详地面对死亡,大多数患者和家属则会体验应激状态。当死亡未能预料,或是患者和家属之间存在人际冲突而不能平静地分享最后时刻时,临近死亡则更加令人紧张,进而产生极大痛苦。通常,应激状态的最好治疗方法是表示同情、说明情况、提供咨询,甚至心理治疗。

（10）悲痛:悲痛是一正常过程,常在预料死亡前就开始,表现在害怕失去控制、被隔离、会受苦、未来不确定和失去自我。护理人员应倾听患者的忧虑,告之病情进展,解释疾病将如何恶化,死亡怎样来临,加强安宁疗护护理。

（王尚才）

第四章　突发公共卫生事件中传染性疾病的基层管理

第一节　严重急性呼吸综合征基层管理

教学要求

一、教学目的

1.掌握严重急性呼吸综合征的流行病学特点、主要症状；严重急性呼吸综合征疑似病例和确诊病例的诊断标准；严重急性呼吸综合征的基层防控措施。

2.了解严重急性呼吸综合征的鉴别诊断及治疗原则。

二、教学内容

1.严重急性呼吸综合征概述

(1)严重急性呼吸综合征的定义

(2)严重急性呼吸综合征的病原学

(3)严重急性呼吸综合征的临床诊断及鉴别诊断

(4)严重急性呼吸综合征的治疗原则

2.严重急性呼吸综合征的基层防控

(1)病例的发现与报告

(2)重点人群的社区管理

(3)社区综合性预防措施

一、定义

严重急性呼吸综合征（severe acute respiratory syndrome，SARS）是由新型冠状病毒（coronavirus）感染引起的一种以肺部病变为主、侵袭多脏器的新型传染病，曾称"传染性非典型肺炎"。临床特征是起病急、发热、干咳、气促、肺实变体征、外周血白细胞计数不高或降低、胸部 X 线片有炎症性改变等。严重急性呼吸综合征具有较强的传染性和较高的病死率，我国已将严重急性呼吸综合征定为乙类法定传染病，并规定按甲类传染病进行报告、隔离治疗和管理。

二、病原学

引起 SARS 的新型冠状病毒（SARS-CoV）属于冠状病毒科，单股正链 RNA，不耐热，耐低温，对一般消毒剂敏感。SARS-CoV 广泛存在于野生动物体内。人类 SARS-CoV 可能来源于果子狸等野生动物。

三、临床诊断标准

1. 流行病学史

（1）发病前14日内曾经接触过疑似或临床诊断或实验室确诊SARS病例，尤其是与其密切接触。

（2）病例有明确传染他人，尤其是传染多人发病的证据，他人或多人被诊断为疑似或临床或实验室确诊SARS病例。

（3）发病前14日内有与果子狸或相关野生动物的接触史，如曾经到过饲养、贩卖、运输、加工、烹饪果子狸或相关野生动物的场所和环境，直接接触过其分泌物和/或排泄物等。

（4）从事SARS-CoV检测、科研的相关实验室工作人员。

（5）发病前2周内居住在或曾到过SARS流行的区域（由卫生行政部门组织专家评估确定）。

2. 临床表现

（1）潜伏期在2周内，一般为2～10日。

（2）发热及相关症状：常以发热为首发和主要症状，体温一般高于38℃，常呈持续性高热，可伴有畏寒、头痛、乏力、肌肉和关节酸痛。在早期，使用退热药可有效；进入进展期，通常难以用退热药控制高热。使用糖皮质激素可对热型造成干扰。

（3）呼吸系统症状：咳嗽不多见，表现为干咳、少痰，少数患者出现咽痛。可有胸闷，严重者逐渐出现呼吸加速、气促，甚至呼吸窘迫。常无上呼吸道卡他症状。呼吸困难和低氧血症多见于发病6～12日以后。

（4）其他症状：部分患者出现腹泻、恶心、呕吐等消化道症状。

（5）严重急性呼吸综合征患者的肺部体征常不明显，部分患者可闻及少许湿啰音，或有肺实变体征。偶有局部叩诊浊音、呼吸音减低等少量胸腔积液的体征。

3. 实验室检查

（1）外周血白细胞计数多为正常或降低，血淋巴细胞减少。

（2）部分患者伴有肝功能及肾功能异常，乳酸脱氢酶（LDH）、丙氨酸转氨酶（ALT）、天冬氨酸转氨酶（AST）、肌酸激酶（CK）升高。

4. 肺部影像学检查　肺部不同程度的片状、斑片状浸润性阴影或呈网状样改变；少数病例进展迅速，呈大片状阴影，常为双侧；肺部阴影与症状、体征可不一致（症状轻，阴影较明显）；肺部阴影吸收、消退较慢。

5. SARS-CoV实验室检测

（1）SARS-CoV核酸（RNA）检测：应用逆转录聚合酶链反应（RT-PCR）方法检测SARS-CoV的RNA，RT-PCR检测阳性结果应使用原始标本进行重复试验或在第二个实验室检测同一份标本。

（2）SARS-CoV特异性抗原N蛋白检测：以酶联免疫吸附试验（ELISA）检测血清或血浆标本中SARS-CoV核衣壳（N）蛋白抗原阳性，重复一次试验，结果仍为阳性。

（3）SARS-CoV特异性抗体检测：急性期血清标本是指发病后7日内采集的标本，应尽可能早地采集；恢复期血清标本是指发病后3周～4周采集的标本。WHO推荐以ELISA和斑点免疫渗滤试验（IFA）作为血清SARS-CoV抗体检测方法。出现下列情况中的任何一项即为阳性。

1）病例的任何一份血清抗体检测阳性。

2）平行检测急性期和恢复期血清，抗体阳转。

3）平行检测急性期和恢复期血清，抗体效价升高≥4倍。

6.诊断标准

（1）疑似病例：符合以下任何一项可诊断为疑似病例。

1）具备流行病学史中的任何一项及严重急性呼吸综合征的相应临床表现，但尚没有典型肺部 X 线影像学表现者。

2）具备严重急性呼吸综合征的相应临床表现，有或没有肺部 X 线影像学表现者，同时具备任何一种标本经任何一间具备 RT-PCR 检测和生物安全资质的实验室检测 SARS-CoV RNA 阳性。

3）具备严重急性呼吸综合征的相应临床表现，有或没有肺部 X 线影像学表现者，同时具备病例的任何一份血清抗体检测阳性。

（2）临床诊断病例：具备流行病学史中的任一项和严重急性呼吸综合征的相应临床表现，尤其是肺部 X 线影像学表现，并能排除其他疾病诊断者。

（3）确诊病例：在临床诊断的基础上，若分泌物 SARS-CoV RNA 检测阳性，或血清 SARS-CoV 抗体阳转，或抗体效价 4 倍及以上增高，则可作出确定诊断。

四、鉴别诊断

1.上呼吸道感染　上呼吸道感染胸部影像学无明显异常。病毒性感染时，白细胞计数多正常或偏低，淋巴细胞比例升高；细菌感染时，白细胞计数常增多，有中性粒细胞增多或核左移现象；多呈自限性，发生率较高。严重急性呼吸综合征患者经外周血象检查可见白细胞计数一般正常或降低，常有淋巴细胞计数减少，绝大部分患者在起病早期即有胸部 X 线检查异常，多呈斑片状或网状改变。

2.细菌性肺炎　细菌性肺炎是最常见的肺炎，也是最常见的感染性疾病之一，常见症状为咳嗽、咳痰，或原有呼吸道症状加重，并出现脓性痰或血痰，伴或不伴胸痛。严重急性呼吸综合征患者以发热为首发症状，起病 3～7 日后出现干咳、少痰，偶有血丝痰，肺部体征不明显，分泌物 SARS-CoV RNA 检测阳性，血清 SARS-CoV 抗体阳转，由此可鉴别。

3.真菌性肺炎　真菌性肺炎多临床症状轻，而肺部 X 线征象严重，胸部 X 线片可见大片状阴影，多见于肺底和中部，个别为粟粒状阴影；痰涂片检查可以明确病原体；用抗真菌药物治疗显效。严重急性呼吸综合征患者在起病早期即有肺部 X 线检查异常，多呈斑片状或网状改变；起病初期常呈单灶病变，短期内病灶迅速增多，常累及双肺或单肺多叶；部分患者进展迅速，呈大片状阴影，双肺周边区域累及较为常见。

4.肺结核　是一种由结核分枝杆菌感染引起的呼吸系统传染病，病灶主要发生于肺组织、气管、支气管和胸膜部位；痰标本细菌学检查可见结核分枝杆菌。严重急性呼吸综合征患者经痰标本细菌学检查没有结核分枝杆菌。

5.其他疾病　包括艾滋病或其他使用免疫抑制剂（如器官移植术后等）患者合并肺部感染、汉坦病毒肺综合征、肺部肿瘤、非感染性间质性肺疾病、肺水肿、肺不张、肺栓塞、肺血管炎、肺嗜酸性粒细胞浸润症等。

五、治疗

临床上遇到考虑有该病可能的病例，应在具备有效隔离条件和防护条件的定点医院隔离治疗，同时进行相关的诊断和鉴别诊断的程序。目前尚缺少针对病因的治疗，主要是对症支持治疗和针对并发症的治疗。

1. 一般治疗

（1）卧床休息，注意维持水、电解质平衡，避免剧烈咳嗽，咳嗽剧烈者给予镇咳药物，咳痰者给予祛痰药。

（2）发热超过 38.5℃者，可使用解热镇痛药，儿童忌用阿司匹林，可给予冷敷、酒精擦浴等物理降温。

（3）气促明显、轻度低氧血症者应早给予持续鼻导管吸氧。

2. 药物治疗

（1）抗病毒治疗：目前尚未发现针对严重急性呼吸综合征冠状病毒的特异性药物。临床回顾性分析资料显示，利巴韦林等常用抗病毒药对该病无效。

（2）抗菌药物的使用：如莫西沙星或罗红霉素等。抗菌药物的应用目的主要为两个：一是鉴别诊断的需要，以便排除普通的肺炎；二是用于治疗和控制继发细菌感染。

（3）糖皮质激素，应用糖皮质激素的治疗应有以下指征之一：

1）有严重中毒症状，高热持续 3 日不退。

2）48 小时内肺部阴影面积扩大超过 50%。

3）出现急性呼吸窘迫综合征（ARDS）。

（4）可选用中药辅助治疗。

（5）可选用增强免疫功能的药物。

六、基层防控

基层卫生服务机构是卫生健康服务体系的网底，要在严重急性呼吸综合征疫情防控工作中充分发挥基层卫生服务机构的作用，健全辖区管理措施，提高认识，加强防范，有效遏制疫情扩散和蔓延。科学开展宣传教育，指导辖区居民认识和预防疾病。

1. 病例的发现和报告　各级各类医疗机构的医务人员发现符合病例定义的疑似病例后，应当立即进行单人单间隔离，同时在确保转运安全前提下立即将疑似病例转运至定点医院。对于确诊病例应在发现后 2 小时内进行网络直报。

2. 重点人群的社区管理　重点人群包括工作或生活中有与果子狸或相关生动物的接触史者，从事 SARS-CoV 检测、科研的相关实验室工作人员，发热患者，疫情发生时密切接触者。

（1）对于严重急性呼吸综合征高危人群，在辖区应做好登记，依托家庭医生加强精准管理和服务。做好健康指导，平时工作中做好自我防护。一旦上述人员出现不明原因发热，要提高警惕，做好筛查及上报。

（2）做好预检分诊工作，预防交叉感染，对发热患者叮嘱其做好个人防护、避免乘坐公共交通工具前往发热门诊就诊以明确诊断。

（3）严重急性呼吸综合征密切接触者是指 14 日内护理或探视严重急性呼吸综合征病例、与病例曾居住在一起（包括住院）或直接接触过病例的呼吸道分泌物和体液者。对于密切接触者进行医学观察，医学观察分为居家观察、集中观察和入院观察三种。医学观察期限原则上为 2 周，在医学观察期间不得外出活动，社区卫生服务人员重点管理居家观察人员，每日询问上午、下午两次体温及有无不适症状，被管理者出现发热或呼吸系统症状时需要联系 120 转运至定点医院治疗。

3. 社区综合性预防措施

（1）开展冬春季呼吸道传染病预防的科普宣传，使居民了解此病的特征与预防的方法，争取做到早发现、早报告、早隔离治疗患者。

（2）室内经常通风换气，促进空气流通；勤打扫环境卫生，勤晒衣服和被褥等。

（3）保持良好的个人卫生习惯，打喷嚏、咳嗽和清洁鼻子后要洗手，洗手后用清洁的毛巾或纸巾擦干；不要共用毛巾。

（4）注意均衡饮食、定期运动、充足休息、减轻压力和避免吸烟，根据气候变化增减衣服，增强身体的抵抗力。

（5）要保持空调设备的良好运行，并经常清洗隔尘网；保证商场、超市、影剧院等场所中央空调系统的送风安全，必要时应对供送气设备进行消毒。

（武　琳）

第二节　新型冠状病毒感染基层管理

教学要求

一、教学目的
1. 掌握新冠病毒感染的流行病学特点和主要症状。
2. 掌握新冠病毒感染的诊断标准。
3. 掌握新冠病毒感染的基层防控。

二、教学内容
1. 新冠病毒感染概述
（1）新冠病毒感染传染源、传播途径、易感人群
（2）新冠病毒感染临床表现
（3）新冠病毒感染诊断及鉴别诊断
（4）新冠病毒感染治疗原则
2. 新冠病毒感染基层防控
（1）重症高危人群与预警指标
（2）居家康复管理
（3）家庭感染防控指导

一、定义

新型冠状病毒感染（corona virus disease 2019，COVID-19）为新发急性呼吸道传染病，是全球性重大的公共卫生事件。

二、流行病学特点

新型冠状病毒（2019-nCoV，以下简称新冠病毒）属于β属的冠状病毒，有包膜，颗粒呈圆形或椭圆形，直径 60～140nm。体外分离培养时，新冠病毒 96 个小时左右即可在人呼吸道上皮细胞内发现。冠状病毒对紫外线和热敏感，56℃ 30 分钟、乙醚、75% 乙醇溶液、含氯消毒剂、过氧乙酸和氯仿等脂溶剂均可有效灭活病毒，氯己定不能有效灭活病毒。

1. 传染源 主要是新冠病毒感染的患者,在潜伏期即有传染性,发病后 3 日内传染性较强。

2. 传播途径 经呼吸道飞沫和密切接触传播是主要的传播途径。接触病毒污染的物品也可造成感染。在相对封闭的环境中经气溶胶传播。

3. 易感人群 人群普遍易感。

三、临床表现

潜伏期多为 2~4 日。

以咽干、咽痛、发热、咳嗽为主要表现,发热多为中低热,热程多不超过 3 天。部分患者可伴有肌肉酸痛、嗅觉味觉减退或丧失、鼻塞、流涕、腹泻、结膜炎等。

重症患者多在发病 5~7 天后出现呼吸困难和 / 或低氧血症。严重者可快速进展为急性呼吸窘迫综合征、脓毒症休克、难以纠正的代谢性酸中毒和出凝血功能障碍及多器官功能衰竭等。极少数患者还可有中枢神经系统受累等表现。

儿童感染后临床表现与成人相似,高热相对多见;部分病例症状可不典型,表现为呕吐、腹泻等消化道症状或仅表现为反应差、呼吸急促;少数可出现声音嘶哑等急性喉炎或喉气管炎表现或喘息、肺部哮鸣音,但极少出现严重呼吸窘迫;少数出现热性惊厥,极少数患儿可出现脑炎、脑膜炎、脑病甚至急性坏死性脑病、急性播散性脑脊髓膜炎、吉兰 - 巴雷综合征等危及生命的神经系统并发症;也可发生儿童多系统炎症综合征(MIS-C),主要表现为发热伴皮疹、非化脓性结膜炎、黏膜炎症、低血压或休克、凝血障碍、急性消化道症状及惊厥、脑水肿等脑病表现,一旦发生,病情可在短期内急剧恶化。

大多数患者预后良好,病情危重者多见于老年人、有慢性基础疾病者、晚期妊娠和围产期女性、肥胖人群等。

四、诊断

根据流行病学史、临床表现、实验室检查等综合分析,作出诊断。新冠病毒核酸检测阳性为确诊的首要标准。

诊断标准为:

1. 具有新冠病毒感染的相关临床表现。

2. 具有以下一种或以上病原学、血清学检查结果:

(1)新冠病毒核酸检测阳性。

(2)新冠病毒抗原检测阳性。

(3)新冠病毒分离、培养阳性。

(4)恢复期新冠病毒特异性 IgG 抗体水平为急性期 4 倍或以上升高。

五、临床分型

1. 轻型 以上呼吸道感染为主要表现,如咽干、咽痛、咳嗽、发热等。

2. 中型 持续高热 >3 天和 / 或咳嗽、气促等,但呼吸频率 <30 次 /min、静息状态下吸空气时指氧饱和度 >93%。影像学可见特征性新冠病毒感染肺炎表现。

3. 重型

(1)成人符合下列任何一条且不能以新冠病毒感染以外的其他原因解释:

1）出现气促，呼吸频率≥30 次/min。

2）静息状态下，吸空气时指氧饱和度≤93%。

3）动脉血氧分压（PaO_2）/吸氧浓度（FiO_2）≤300mmHg（1mmHg＝0.133kPa）。高海拔（海拔超过 1 000m）地区应根据以下公式对 PaO_2/FiO_2 进行校正：$PaO_2/FiO_2 \times$［760/大气压（mmHg）］。

4）临床症状进行性加重，肺部影像学显示 24～48 小时内病灶明显进展＞50% 者。

（2）儿童符合下列任何一条：

1）超高热或持续高热超过 3 日。

2）出现气促（＜2 月龄，呼吸≥60 次/min；2～12 月龄，呼吸频率≥50 次/min；1～5 岁，呼吸频率≥40 次/min；＞5 岁，呼吸频率≥30 次/min），除外发热和哭闹的影响。

3）静息状态下，吸空气时指氧饱和度≤93%。

4）出现鼻翼扇动、三凹征、喘鸣或喘息。

5）出现意识障碍或惊厥。

6）拒食或喂养困难，有脱水征。

4. 危重型　符合以下情况之一者：

（1）出现呼吸衰竭，且需要机械通气。

（2）出现休克。

（3）合并其他器官功能衰竭需重症监护病房监护治疗。

六、鉴别诊断

1. 轻型表现需要与其他病毒引起的上呼吸道感染相鉴别。

2. 主要与流感病毒、腺病毒、呼吸道合胞病毒等其他已知病毒性肺炎及肺炎支原体感染鉴别，应尽可能采取包括快速抗原检测和多重 PCR 核酸检测等方法，对常见呼吸道病原体进行检测。

3. 要与非感染性疾病，如血管炎、皮肌炎和机化性肺炎等鉴别。

4. 儿童患者出现皮疹、黏膜损害时，需与川崎病鉴别。

七、治疗

应按呼吸道传染病要求隔离治疗。

1. 一般治疗

（1）适当休息，加强支持治疗。高热者可进行物理降温，应用解热药物。咳嗽咳痰严重者给予止咳祛痰药物。

（2）及时给予有效氧疗措施，包括鼻导管、面罩给氧和经鼻高流量氧疗。

（3）抗菌药物治疗，避免盲目或不恰当使用抗菌药物。

2. 抗病毒治疗　目前较为一致的意见认为，具有潜在抗病毒作用的药物应在病程早期使用，建议重点应用于有重症高危因素及有重症倾向的患者。

（1）奈玛特韦片/利托那韦片组合包装：适用人群为发病 5 天以内的轻、中型且伴有进展为重症高风险因素的成年患者。用法：奈玛特韦 300mg 与利托那韦 100mg 同时服用，每 12 小时 1 次，连续服用 5 天。不建议在哺乳期使用。中度肾功能损伤者应将奈玛特韦减半服用，重度肝、肾功能损伤者不应使用。

（2）阿兹夫定片：用于治疗中型新冠病毒感染的成年患者。用法：空腹整片吞服，每次

5mg，每日 1 次，疗程至多不超过 14 天。不建议在妊娠期和哺乳期使用，中重度肝、肾功能损伤患者慎用。

（3）莫诺拉韦胶囊：适用人群为发病 5 天以内的轻、中型且伴有进展为重症高风险因素的成年患者。用法：800mg，每 12 小时口服 1 次，连续服用 5 天。不建议在妊娠期和哺乳期使用。

（4）单克隆抗体：安巴韦单抗 / 罗米司韦单抗注射液。联合用于治疗轻、中型且伴有进展为重症高风险因素的成人和青少年（12～17 岁，体重≥40kg）患者。

（5）静脉注射新冠病毒人免疫球蛋白：可在病程早期用于有重症高风险因素、病毒载量较高、病情进展较快的患者。

（6）康复者恢复期血浆：可在病程早期用于有重症高风险因素、病毒载量较高、病情进展较快的患者。

3. 免疫治疗

（1）糖皮质激素：对于氧合指标进行性恶化、影像学进展迅速、机体炎症反应过度激活状态的重型和危重型病例，酌情短期内（不超过 10 日）使用糖皮质激素，建议地塞米松 5mg/d 或甲泼尼龙 40mg/d，避免长时间、大剂量使用糖皮质激素，以减少副作用。

（2）白介素 -6（IL-6）抑制剂：托珠单抗。对于重型、危重型且实验室检测 IL-6 水平明显升高者可试用。注意过敏反应，有结核等活动性感染者禁用。

4. 抗凝治疗 具有重症高风险因素，病情进展较快的中型及重型、危重型病例，无禁忌证情况下可给予治疗剂量的低分子量肝素或普通肝素。发生血栓栓塞事件时，按照相应指南进行治疗。

5. 俯卧位治疗 具有重症高风险因素，病情进展较快的中型及重型、危重型病例，应给予规范的俯卧位治疗，建议至少 12h/d。

6. 重型、危重型支持治疗 在上述治疗的基础上，积极防治并发症，治疗基础疾病，预防继发感染，及时进行器官功能支持。

7. 中医药治疗 本病属于中医"疫"病范畴，可根据病情、当地气候特点及不同体质等情况辨证论治。

八、基层防控

1. 新冠病毒疫苗接种 组织安排辖区内居民接种新冠病毒疫苗。接种新冠病毒疫苗可以减少新冠病毒感染和发病，是降低重症和死亡发生率的有效手段，符合接种条件者均应接种。符合加强免疫条件的接种对象，应及时进行加强免疫接种。

2. 一般预防措施 加强新冠疫情防控宣传。保持良好的个人及环境卫生，均衡营养，适量运动，充足休息，避免过度疲劳。提高健康素养，养成"一米线"、勤洗手、戴口罩、公筷制等卫生习惯和生活方式，打喷嚏或咳嗽时应掩住口鼻。保持室内通风良好，做好个人防护。

3. 门诊预检分诊 落实门急诊预检分诊制度，做好患者分流。提供手卫生、呼吸道卫生和咳嗽礼仪指导，有呼吸道症状的患者及陪同人员应当佩戴医用外科口罩或医用防护口罩。

4. 关注重症高危人群及早期预警指标，必要时及时转诊。

（1）重症高危人群符合以下任一项：

1）大于 65 岁，尤其是未全程接种新冠病毒疫苗者。

2）有心脑血管疾病（含高血压）、慢性肺部疾病、糖尿病、慢性肝脏、肾脏疾病、肿瘤等基础疾病以及维持性透析患者。

3）免疫功能缺陷（如艾滋病患者、长期使用皮质类固醇或其他免疫抑制药物导致免疫功能减退状态）。

4）肥胖（体重指数≥30kg/m²）。

5）晚期妊娠和围产期女性。

6）重度吸烟者。

（2）成人重症早期预警指标

1）低氧血症或呼吸窘迫进行性加重。

2）组织氧合指标（如指氧饱和度、氧合指数）恶化或乳酸进行性升高。

3）外周血淋巴细胞计数进行性降低或炎症因子如白介素 -6、C 反应蛋白、铁蛋白等进行性上升。

4）D- 二聚体等凝血功能相关指标明显升高。

5）胸部影像学显示肺部病变明显进展。

5. 新冠病毒感染者居家康复管理

（1）居家健康监测：包括症状、体温、抗原等监测。

（2）居家对症治疗：无症状感染者无须药物治疗，如出现发热、咳嗽、咳痰、流涕、咽痛等症状时，需对症处理。

（3）居家康复训练

1）运动康复：新冠病毒感染会导致肌肉力量和耐力明显下降。运动康复需要分阶段逐步开展，每个阶段至少保持 7 天。如果感到困难或者症状倒退，可以退回原阶段。如在运动过程中出现胸痛、心悸、头晕等不适症状，应立即停止运动，必要时及时就医。

2）营养支持：科学合理的膳食能够改善营养状况，增强免疫力，有利于患者的康复。新冠病毒感染者应平衡膳食，三餐规律进食。饮食清淡易消化，食物多样，保证谷类、优质蛋白、新鲜蔬菜、水果的摄入，适当多饮水。

3）保证睡眠：避免熬夜及睡前剧烈活动。可通过睡前冥想、呼吸训练、渐进式肌肉放松等帮助入睡。合理安排运动时间。合理安排午休时间。必要时可进行药物治疗。

4）心理调整：包括避免过分关注，保持社会联系，生活规律，积极投入工作，寻求专业帮助等。除此之外还可以通过呼吸及音乐放松、冥想以及做自己感兴趣的事情来缓解压力。

6. 家庭感染防控指导

（1）居住安排：新冠病毒感染者应在独立的房间居住，且房间门需保持关闭。感染者生活、用餐应尽量在居住的房间内。与其他人保持 1m 以上距离，感染者本人及家庭成员应注意规范佩戴口罩及做好手卫生。

（2）居家通风：感染者居家期间应该做好居室内通风，至少每日两次，每次 30 分钟。

（3）环境与物品消毒：感染者居家期间，要做好卫生间、厨房等公用空间环境消毒。餐具等可以耐受湿热的物品首选煮沸消毒。环境消毒可以使用酒精消毒湿巾、季铵盐消毒湿巾、500mg/L 的含氯消毒剂擦拭消毒。

（武　琳）

第五章　急危重症基层管理

第一节　概　　述

迅速、有效的现场救治能及时拯救急危重症患者的生命,降低伤残发生率。对急危重症患者的识别救治、评估病情及转诊是全科医生在基层工作必须掌握的、极为重要的临床技能,而连续追踪、随诊及管理更能体现基层医疗特点。

一、急危重症的定义

急危重症是指在各种内、外因素的作用下,机体正常的生理功能严重受损,引发一个或多个脏器功能不全或衰竭,导致生命垂危或死亡的状况。

二、急诊医疗服务体系与院前急救

急诊、急救,是指在任何伤、病突然发生时,医生利用所处环境中可获得的一切设备及材料,按照一定的原则,对伤病患者给予快速判断和处理的行为。急诊医疗服务体系(emergency medical service system,EMSS)是医务人员及时将医疗救治措施送达急危重症患者的身边,不失时机地利用现有的医疗条件和手段,进行初步的紧急救治;在基本生命体征恢复或相对稳定时,抓紧时机将患者紧急转运到就近或有条件的医院的急诊科进一步急救;再依据患者的病情收入重症监护病房或专科病房的医疗服务过程。通常 EMSS 由院前急救、医院急诊科(室)及重症监护病房(intensive care unit,ICU)三个环节所组成。EMSS 的流程:院前急救—120 报警—救护车出动—现场救护—运送至医院—生命绿色通道—急诊科(室)或重症监护病房监护与救治。急救医疗服务体系应具有以下特点:①能为危急重症患者提供及时的急救医疗服务。②院前急救、医院急诊科(室)及重症监护病房既有各自的明确分工,又有密切的合作联系,可根据患者的病情提供不同的急救医疗服务。③既适用于平时的急诊工作,又适用于大型灾害或意外事故的急救工作。

我国是一个人口众多、疾病负担沉重的国家。随着疾病谱的改变和人口老龄化进程的加快,非传染性疾病尤其是心脑血管病的发病率日趋增高,交通事故、自杀、溺水、中毒、高空坠落等伤害事故和意外灾害也在不断增加(伤害已成为我国第 5 位死亡原因),公众对急诊医疗服务的需求日益高涨。此外,随着医疗技术的快速发展及现代医学对创伤、疾病早期发展影响临床预后认识的逐步深入,都要求在患者伤后或发病早期迅速采取有效的医疗救治,诸如现场基础生命支持(basic life support,BLS)(识别心脏骤停、启动应急反应系统、高质量心肺复苏、体外除颤)和高级心血管生命支持(Advanced Cardiac Life Support,ACLS),以及压迫止血、固定、镇痛、镇静、液体复苏、抗感染、急诊手术、溶栓等治疗,目的是在"黄金时间"内抢救生命,控制病情进展,保护器官功能,防止多器官功能衰竭,争取良好的临床预后。因此,发展EMSS,提高社会和医疗机构急诊医疗水平和急救反应能力是十分必要和紧迫的。

目前,我国大力提倡社区院前急救,边抢救边呼叫"120"急救系统,分秒必争,以最快的速度转至上级综合性医院得到更好的救治。构建急危重症的社区救治网络,是第一时间挽救患者生命的保证。基层医疗卫生机构的全科医生是社区院前急救的主力军。为了提高院前急救水平和效率,有力实施院前急救流程,必要的急救设备、器材和药品,应急能力强和技术熟练的急救队伍这三者缺一不可。院前急救是急诊医学的重要组成部分,也是当前急救工作中一个比较薄弱的环节,需要相关部门认真进行组织管理,制订周密的急救流程和计划,在不断的应急演练和急救实施过程中不断总结经验教训并进一步完善急救流程、急救工作内容和明确人员分工合作的岗位职责。院前急救迅速、高效地运转,离不开完好的急救设备、畅通的呼救与通信系统、训练有素的医疗急救人员的团队合作、开放的绿色通道及急救机构与各医院的网络协作和大力支持。各种急救设备必须保持全天候性能良好和电源充足、随时待机的状态;一切急救药品和器材需备足备齐、放置有序、标识明确;急救流程应规范而有序,要严格按照急救流程实施急救工作,高效挽救生命,杜绝事故的发生。此外,还要有处理成批病员的应急预案,努力提高大规模抢救的成功率。

院前急救(prehospital emergency)是指到达医院前急救人员对各种病因所致的危及生命的急症、创伤、中毒、灾害性事故的患者进行现场紧急救护处理和向医院转送途中的医疗救治全过程。院前急救是EMSS的重要组成部分,包括现场紧急处理和转运途中的监护。其主要任务就是采用初步急救措施维持患者生命,包括基础生命支持(basic life support,BLS)和基础创伤生命支持(basic traumatic life support,BTLS)。基础生命支持由一系列连续性评估和急救组成,包括识别突发心脏骤停(sudden cardiac arrest,SCA)及心肺复苏(cardiopulmonary resuscitation,CPR),迅速恢复循环和呼吸,以维持重要器官氧和血液的供应,维持基本的生命活动。突发心脏骤停是指由各种原因所致心脏射血功能的突然终止。心脏骤停后即出现意识丧失,脉搏消失及呼吸停止。经及时有效的心肺复苏,部分患者可获存活。心肺复苏是抢救生命最基本的医疗技术和方法,包括开放气道、人工通气、胸外按压、电除颤纠正室颤或无脉性室性心动过速,以及药物治疗等。基础生命支持可归纳为A、B、C、D,即A(airway),开放气道;B(breathing),人工呼吸;C(circulation),胸外按压;D(defibrillation),电除颤。基础生命支持包含了生存链"早期识别、求救;早期心肺复苏;早期电除颤和早期高级生命支持"中的前三个环节。

院前急救是呼吸、心脏骤停、严重创伤、心脑血管危重症获救的重要手段。及时、有效的院前急救,是有效减少患者的早期死亡,挽救患者生命和减少后期出现并发症的有效医疗措施。患者早期致死的原因多为心脏意外、大出血、休克、呼吸衰竭等。世界卫生组织的资料证实,20%的创伤因没有及时现场救治而死亡。约2/3交通事故遇难者于伤后25分钟内死亡。40%~60%的心肌梗死患者在发病后数小时内死亡,其中70%患者死于发病现场。一些气道阻塞、溺水、电击伤及心搏、呼吸骤停患者,就是因为没有实施最简单的现场心肺复苏而不幸死亡。院前急救非常强调时效性,实施急救的时间与急救结果有十分重要的关系。脑组织在常温下只能耐受缺血、缺氧4分钟,进行心肺复苏后可以延长至20分钟;早期除颤,即5分钟以内的除颤可以提高成活率。若院前急救措施不当或不及时,将直接危及患者生命,也使得后期可能出现全身炎症反应综合征、急性呼吸窘迫综合征、多器官功能衰竭等多种严重并发症。因此，及时、正确的院前急救至关重要。

通常院前呼救有两种情况：一是在短时间内有生命危险的重危患者，如心肌梗死、急性呼吸道梗阻、中毒、严重创伤等，约占呼救人数的 1/5，常常需要现场急救与心肺复苏；另一类是在短时间无生命危险的一般急诊患者，如高热、一般创伤急腹症等，约占呼救人数的 60%，呼救的目的是想要得到医疗救助。只要有呼救，医务人员就必须在最短时间内到达发病现场，再视病情需要做合理的处置。我国社区卫生覆盖面广，社区全科医生熟悉辖区内居民的健康状况及地理环境，在接到求救信息时，会比急救中心的医疗人员更早到达现场，可以为急危重症患者提供初步的救治措施，使患者及早得到救治，降低死亡率和致残率。

院前急救作为 EMSS 的重要组成部分，对其技术指标的评价可以控制急救医疗服务质量。院前急救的技术指标有：

1. 院前急救时间

（1）急救反应时间：是从接到求助电话到救护车抵达伤病现场的平均时间。受通信、交通状况、急救人员数量、急救车辆配置、急救站点分布、急救半径等因素的影响。国际目标要求为 5～10 分钟。

（2）现场抢救时间：是急救人员在现场对伤病员实施救治的时间。视伤病员情况是否允许安全转运而定，也要根据是否急需送往医院接受关键性治疗的要求而定。

（3）转运时间：即从现场转运到医院的时间。取决于路面交通状况、有能力接受危重伤病员的综合性医院的分布等因素。

2. 院前急救效果　除上述影响急救时间的因素外，急救设施的配备、急救人员的急救技术水平，院前急救系统的管理水平及标准化急救流程的实施都会影响急救的实际效果。院前心脏骤停的复苏成功率常作为评价急救效果的主要客观指标之一。

3. 院前急救需求　人们对院前急救的需求能否满足，取决于 120 对急救电话的反应，救护车数量、分布及急救人员的急救能力和团队合作能力等。对突发公共卫生事件或灾害事故的紧急救援能力也是衡量满足院前急救需求的重要指标。

院前急救的原则：以挽救生命为根本，边抢救边运送，急救与联系目的地医院同时进行，先重后轻，先急后缓，先近后远，先止血后包扎，先固定后搬运。鉴于目前全科医生急救知识及技能水平参差不齐，要把社区急救工作做好，必须对社区医务人员进行急救知识与急救技能的培训，提高其识别、救治急危重症患者的能力。社区医疗和社会医疗保障体系，离不开全科医学的完善和发展，而急诊医学是全科医学的重要组成部分。我们应探索在有限条件下诊治和处理危重急症的方法，努力提高社区医务人员处理危重急症的水平，提高抢救成功率。

三、急危重症患者的常见病因和死因

急危重症患者的病因错综复杂。国内各地院前急救急危重症患者的病因和死因基本情况大致如下。

（一）急危重症患者的常见病因

1. 呼吸衰竭　包括急性与慢性呼吸衰竭，根据血气分析结果又可分为 I 型呼吸衰竭（单纯低氧血症）、II 型呼吸衰竭（低氧血症外，同时伴有二氧化碳潴留），可见于重症肺炎、慢性阻塞性肺疾病急性加重期等。

2. 心力衰竭　如急性左心衰竭、右心衰竭、全心衰竭和泵衰竭（心源性休克）等，可见于冠状动脉粥样硬化性心脏病、风湿性心脏病、先天性心脏病等。

3．肾衰竭　可分为急性肾衰竭和慢性肾衰竭，多见于急、慢性肾小球肾炎、肾病综合征等。

4．脑功能衰竭　如昏迷、脑水肿、脑疝形成、严重脑挫裂伤等，可见于脑卒中、代谢性疾病等。

5．肝衰竭　如肝性脑病、严重出血倾向等，可见于急性重症肝炎或慢性肝硬化、肝功能失代偿期等。

6．休克　由各种原因所致的循环功能衰竭，最终共同表现为有效循环血容量减少、组织灌注不足、细胞代谢紊乱和功能受损的一组综合征。根据休克的常见病因，可分为创伤性、失血性、感染性、心源性、过敏性、神经源性等类型。

（二）急危重症患者的常见死因

据统计，急危重症患者常见的前 5 位死因为心脑血管疾病、创伤、呼吸系统疾病、中毒和消化系统疾病，而心脑血管急症和外伤是院前急救的两大主要救助对象。

（三）常见的急危重症

心脏骤停、呼吸困难、昏迷、胸痛、腹痛、猝死、休克等是常见的急危重症，将在下面各节中详加叙述。

了解急危重症患者的常见病因和死因，掌握常见急危重症的识别与急救技能，有利于社区急危重症的急救工作的顺利开展及院前急救水平的提高。

四、急危重症患者的社区现场急救程序

急危重症患者的发病原因错综复杂，而且病情复杂多变，往往在急救工作中很难立即明确诊断。另外，在急救现场，因为医疗资源比较少，无法进行有针对性的检查，因此，急救人员需要掌握急诊处理临床问题的思维方法和解决问题应遵循的急诊流程，把重点放在立即抢救生命、稳定病情上。在现场急救工作中，首要任务就是病情危重与否的评估。需要快速了解病情并加以判断，强调关注生命体征。在问诊时应了解患者的重点问题，特别是发生此次紧急情况的诱因和基础疾病，以主诉症状为重点，并快速询问患者是否存在胸痛、腹痛、头痛等高危主诉，根据病史、生命体征对患者进行迅速筛选。

急症抢救有很强的时限性，要尽可能减少院前和 / 或院内医生救治时间的延误。"黄金时间"更强调从致伤、发病之时起计算时间，缩小时间窗。如果能及早识别急危重症，根据所掌握的急救基本程序尽早开展救治工作，就能提高急救成功率。只有生命体征稳定，才能赢得明确诊断和针对病因治疗的时机，在抢救流程上应遵循救命优先的原则。

任何急危重症均可适用的急救基本流程如下：①评估患者 A、B、C（气道、呼吸、循环），判断有无生命危险，如有危险需要立即抢救；②评估患者病情严重程度；③根据病情采取相应的救治措施；④救治中继续观察病情变化，边救治、边观察、边诊断，重复评估治疗效果。基本急救程序见图 5-1-1。

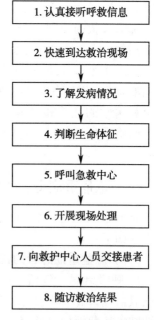

图 5-1-1　急救技术流程图

现场急救程序说明：

（一）认真接听呼救信息

准确的呼救信息能使急救人员对患者的危急情况作出正确的初步判断，是进行院前急救的重要基础。急救人员应该认真接听呼救有关信息，除了详细了解急危重症患者所处的位置、有无明显的地面标志物外，对患者此次发病时间、发病过程、危重程度、诱发因素、既往病史、用药情况、过敏史等有初步的了解，为顺利开展救治工作做好准备。

（二）快速到达救治现场

时间是救治工作能否取得成功的关键保障。急救人员尽快到达现场，开展救治工作，有利于控制急危重症患者的病情，提高救治率、降低致残率及死亡率。

急救人员首先要确定现场有无威胁患者和急救者安全的因素，如有威胁患者和急救者安全的因素，应及时躲避或脱离危险。例如，来到CO急性中毒的现场，急救人员应迅速关闭煤气，尽快把中毒者搬离CO浓度很高的密闭室内环境，如果暂时无法搬动，宜迅速打开所有窗户进行通风，并松开患者的衣领、裤带，保持呼吸道通畅。

（三）评估生命体征

生命体征是评价生命活动存在与否及其质量的指标，是用来判断患者的病情轻重和危急程度的指征，是机体内在活动的反映，是衡量机体状况的可靠指标。生命体征包括意识状态、血压、脉搏、呼吸和体温等。全科医生到达救治现场后，要尽快评估患者的生命体征。

1. 意识　迅速判断了解患者的意识状态，有利于判断患者病情的严重程度。可一边用力拍患者的肩膀，一边大声呼唤："××，你怎么了？"如果患者对声音、动作等外界刺激毫无反应，提示病情危重。

2. 循环功能　对于呼之不应的患者，要用尽可能短的时间，迅速判断患者的颈动脉有无搏动；如果患者意识丧失，颈动脉无搏动，心脏骤停的诊断可成立，应紧急启动心肺复苏。监测血压，对于创伤患者，如发现血压渐进性下降，需要考虑失血性休克，警惕有无内出血。心率是重要的监测指标，不仅仅要关注心率的快慢，还需关注节律是否齐整，从而判断患者是否存在心律失常。

3. 呼吸功能　迅速（<10秒）判断有无呼吸停止和气道阻塞。可将耳朵贴近患者鼻腔，倾听有无气流进出，同时观察胸壁有无上下起伏活动。如患者有自主呼吸，应了解其自主呼吸的频率、节律、深浅，有无发绀及三凹征，有无端坐呼吸等情况。潮式呼吸见于重症脑缺氧、缺血、严重心脏病、尿毒症患者；点头样呼吸见于濒死状态；间歇呼吸见于脑炎、脑膜炎、颅内压增高等情况。

（四）呼叫急救中心

在掌握患者的基本情况后应及时向急救中心呼救（可以是本人或请他人向急救中心呼救）。重点要说明患者现在所在的位置，有无明显地面标志物及患者病情的危重程度，有利于引导救护车快速到达现场，对患者进行进一步救治和转运。

（五）开展现场急救

一旦发现患者呼吸、脉搏消失，应立即进行启动心肺复苏；有条件时，进行电除颤。

血压是生命体征的重要标志，血压过高，应注意有无高血压急症等，根据病因，适时进行降压处理。对高血压脑病、脑出血等，若收缩压>180mmHg，或平均动脉压>130mmHg，应使用静脉降压药物。使用降压药物时要注意不可把血压降得过快、过低，一般降至发病前血压水平或150/90mmHg即可，以免造成脑灌注不足。对于急性主动脉夹层，应使用β受体阻滞剂控制血压,将收缩压控制在 100～120mmHg。血压过低,应注意有无休克等情况。对于创伤患者,根据病情进行必要的止血、包扎及固定。对可能有脊柱损伤的昏迷患者要尽量减少不必要的搬动,必须搬动时要将患者四肢固定,两人或三人用手分别托住伤员的头、肩、臀和下肢,动作一致地将伤员托起,平放在硬板或门板担架上,绝不可一人抱头、一人抱脚不一致地搬动。严格禁止弯曲转动患者身体和转动头部,以免造成脊髓的进一步损伤。如果高度怀疑颈椎损伤,应尽快固定颈部,有条件者可选用颈托,以减少因盲目移动造成的医源性、不可逆的二次损伤,导致神经功能障碍或呼吸心跳停止等严重后果。中毒患者应尽快将患者撤离中毒区域,清洗污染的衣物。急救人员需做好自身保护,以防中毒。

现场救治需根据患者的具体情况处置,不可能千篇一律。因此,急救人员需要充分掌握急救知识和技能,准备好足够且必备的急救药物及器械,保持随时应急救治的状态,接到呼救迅速到达现场,开展院前急救工作,才能提高急救成功率,更好地挽救急危重症患者的生命。

（六）向急救中心人员交接患者

当急救中心的急救人员到达现场后,应及时向他们提供患者的意识状态、生命体征、发病时间、发病过程、诱发因素、危重程度、既往病史、过敏史、已采取的救治措施、转运时需要注意的问题等信息,以便下一步的转运、监护及救治工作。

（七）随访患者的救治结果

对于转运后的患者,应进一步了解患者被转运到哪个医院进行救治,对处置后的结果进行随访等,以便不断总结经验,提高救治水平。

五、急危重症基层管理的基本要求

急危重症发病的基本病因可以归类为两大类:原有基础疾病急性发作所致,如冠心病、哮喘等;意外伤害所致,如交通事故、火灾或溺水等。

全科医生开展急危重症患者管理,就是对患者可能发生的危及生命的情况进行相应的准备,以便应对急危重症的救治工作。其目的是减少急危重症的发生率、提高救治成功率、降低致残率和减少死亡率。因此,基层医疗卫生机构及医务人员应定期进行院前急救知识和技能的培训,定期进行急救演练,提高自身的应急急救能力和团队协作急救能力,并随时做好现场急救的准备工作,包括急救药品及器械的准备工作。

（一）制订现场救治预案

现场急救是一个拯救生命的系统工程,通常由急救前、急救中、急救后转运患者等环节构成,而且环环相扣,分秒必争。针对现场救治中可能发生的、不同急危重症患者的各种情况,应认真做好现场救治预案。制订预案时一定要切合实际,并结合本社区的特点。救治预案不仅针对个人,对群体突发事件的救治更要有预案。现场救治一定要责任到人,如指定应急责任人、联络人、应急设备保管者、明确现场急救的医护分工等,以提高现场急救效率,防止忙乱、无序状况的发生,避免影响救治效果。强调定期开展急救演练,以保证在实际现场急救工作中发挥更为积极有效的作用。

（二）掌握辖区的基本信息

1. 居民的健康信息　建立社区居民的健康档案并及时更新,便于掌握居民的健康信息,对于急危重症的诊断和鉴别诊断可能会有帮助。

例如,高血压患者突然昏迷伴一侧肢体偏瘫,全科医生需要考虑是否发生脑卒中。及时予以降低颅内压的脱水剂治疗，有利于控制颅内高压的进展，为转诊至上级医院做进一步诊治提供救治时间。

又如，糖尿病患者发生昏迷，应考虑是高血糖抑或低血糖所致的昏迷，应及时进行血糖的监测，加以鉴别，为进一步救治提供依据。

我国已经进入老年型社会，老年人由于脏器功能衰退、反应慢、活动能力差等因素，成为最容易受到意外伤害的群体。据统计，跌倒是我国 65 岁以上老年人意外死亡的首位因素，全世界有 30%～40% 的 65 岁以上老年人每年跌倒 1 次或多次，80 岁以上的老年人跌倒发生率更是高达 50%。因此，全科医生应重视对老年人发生意外伤害的教育与保护，减少意外伤害对老年人的不利影响。

2. 地理分布情况　全科医生的工作地点就在社区，非常熟悉所辖区域的地理环境，在接到求救信息时，能迅速到达现场，开展救治工作。如果不熟悉地理环境及交通道路，则可能在赶赴救治现场的途中浪费大量的时间，从而延误宝贵的救治时机。

道路交通伤是一个重要但又容易被忽视的公共卫生问题。据统计，全世界每年约有 120 万人死于道路交通伤，受伤者多达 5 000 万人，造成的经济损失为 5 180 亿美元，占各国国民生产总值（GNP）的 1%～2%。预计到 2030 年道路交通事故将成为第七大死亡原因。如果所辖区域是交通要道，则发生交通意外伤害的机会就比较多。

严重的交通伤，大多可能是多发伤患者，现场救治时应该认真加以甄别，及时救治、适当处置，有可能控制病情的发展，挽救患者的生命，减少致残率，有利于患者的康复。例如，交通伤后，如果患者血压发生渐进性下降，而浅表伤口均无明显出血，应警惕严重内脏出血的存在，可在积极扩容的基础上，通过必要的影像学检查、实验室检查明确诊断，予以必要的紧急处理，以挽救生命。

3. 所辖区域的工厂情况　全科医生应了解所辖区域的工厂的生产情况，有敏锐的洞察能力，预见可能会发生的意外伤害。例如，所在区域有化学工厂等，应注意可能会发生化学中毒等情况，加强相关知识和技能的学习，做好救治前的准备工作，做到有备无患。

4. CO 中毒　工作在城市的全科医生，很可能遇到 CO 中毒事件。对于 CO 中毒的急救，关闭煤气、迅速脱离 CO 浓度很高的环境是最关键的急救步骤。全科医生应掌握 CO 中毒的急救知识。

5. 农药等毒物的中毒、溺水、电击　工作在农村、边远地区或山区的全科医生，农药等毒物的中毒、溺水、电击伤是常常可以遇到的紧急情况。因此，对于辖区居民家中可能存在的农药的相关知识和急救措施必须掌握，对于溺水、电击伤的急救处理也是必备的技能之一。当然，提醒辖区居民做好相关防护，以避免误服、误吸毒物及溺水、电击伤的发生才是根本。

（三）加强慢性病管理，防治并发症

对于慢性病患者，除了完善健康档案外，还应嘱其定期到社区卫生服务中心随访，跟踪病情的变化，适时予以处置，防止各种急慢性并发症的发生。

对于病情较重、行动不便的患者，可设立家庭病床进行随诊，密切观察病情变化，及时予以相应的处理。当患者发生急危重症时，需及时转诊至上级医院进行诊治。

对于急危重症患者从上级医院转回社区后，全科医生应详细了解患者在上级医院的诊断及治疗过程、目前治疗方案和注意事项等，为患者制订一套切实可行的健康管理计划。

（四）开展健康教育，防止意外伤害，提高急救意识和能力

对于慢性病患者，应进行如何加强控制危险因素和合理、规范用药的健康教育。在进行防控意外伤害的教育时，可以联合相关部门，如交警、环保、教育等部门共同进行，通过生动的案例开展健康教育，提高居民对意外伤害、事故的防控意识和方法。

在现场救治中强调"时间就是生命"。由于发现急危重症患者的"第一目击者"可能不是医生，因此应该加强现场急救，尤其是心肺复苏知识的普及培训，提高社区居民对急症的预防意识和急救能力，为进一步挽救患者的生命争取宝贵的时间。

（五）加强全科医生自身医疗和急救能力

急救医疗工作涉及的范围广泛，包括各科的急症、院外各种环境下的医疗救护、灾害和灾难医学、创伤医学、中毒急救学、危重病医学等，内容极其丰富。这就要求救治者必须拥有丰富的知识、正确的判断能力、熟练的操作技能及较强的应急能力。因此，全科医生应定期进行急救技术的培训，需要掌握急救技能，方可在急救时得心应手。

（王　健）

第二节　心　脏　骤　停

一、定义及分类

1. 定义　心脏骤停（cardiac arrest）是指心脏射血功能突然停止，造成全身血液循环中断而产生的一系列临床表现，包括呼吸停止、意识丧失和大动脉搏动消失。心脏骤停常是心脏性猝死的直接原因。

2. 分类　根据心脏骤停时的电活动状态一般分为3类：①心室颤动/无脉性室性心动过速；②心脏骤停/心脏静止；③电-机械分离（心电图显示：心房、心室电活动完全正常，但心脏无机械收缩）。其中以心室颤动占绝大多数。

二、常见病因及临床表现

1. 常见病因　除各种意外事件（如触电、溺水、创伤）外。

（1）心脏骤停主要病因是冠状动脉粥样硬化性心脏病，约占总数的80%，其中以急性心肌梗死患者发生率最高。

（2）其他可发生心脏骤停的心脏病包括心肌炎、心肌病（主要是肥厚型心肌病）、心脏瓣膜病（主要是主动脉瓣狭窄）、急性肺栓塞。

（3）心脏电生理异常中的缓慢性心律失常和快速性心律失常，前者包括窦性心动过缓、窦房传导阻滞、窦性停搏、严重的房室传导阻滞，后者包括室性心动过速、预激综合征并发心房颤动。

（4）各种心脏病晚期出现严重心力衰竭时，最终也可以表现为心脏骤停。

2. 临床表现　心脏骤停主要临床表现是相同的：突然倒地、意识丧失、心音消失、大动脉搏动消失、呼吸停止或断续等一系列症状和体征。

三、诊断及鉴别诊断

1. 诊断要点

（1）突然意识丧失，可伴抽搐，多发生在心脏停搏后10秒内。

（2）心音消失。

（3）大动脉搏动消失，血压测不出。

（4）呼吸断续呈叹息样，随后停止。

（5）瞳孔散大，对光反应迟钝或消失，多在心脏停搏后30～60秒后出现。

（6）心电图可出现室性心动过速、心室颤动、电-机械分离和心脏骤停等表现。

2. 鉴别诊断

（1）癫痫发作：发作时也出现突然倒地，意识丧失，双眼上翻，四肢抽搐，甚至由于患者的肢体抽动，在心电监测上可能出现类似室性心动过速或心室颤动的干扰波形。但仔细听诊可发现心音存在，大动脉搏动也可触及，患者多可自行苏醒。

（2）非心脏性猝死：发病早期患者的心率、血压存在，猝死是由于心脏以外的其他基础疾病导致，如严重哮喘、喉头水肿、急性脑血管病、休克等，需结合具体情况鉴别。

（3）基础疾病的鉴别：心脏骤停发生时，及时有效的心肺复苏（CPR）及紧急救治是第一位的，可边抢救边寻找病因及诱发因素，或在初步抢救成功后，进行相关基础疾病或离子通道疾病鉴别。

四、救治

心脏骤停发生后4分钟内为抢救的最佳时机。对患者尽早现场实施有效的心肺复苏（CPR）和尽早复律治疗，是提高存活率的关键。救治"生存链"：①及早呼救；②及早CPR（包括胸外按压和救生呼吸）；③及早除颤；④及早高级生命支持（ACLS）；⑤及早复苏后监护治疗。救治要点如下（图5-2-1）：

1. 心脏骤停的确定及呼救

（1）救助者首先应判断周围环境是否安全；将患者平放在安全的硬平面上（视所在地的具体情况）。

（2）判断患者的意识状态（可用力拍打双肩、在两侧耳边大声呼叫），若没有反应可判断为意识丧失，同时判断有无脉搏（5～10秒内完成）；在不延缓心肺复苏的同时，进行呼救，请周围人（无人时自己）拨打急救电话请求援助。

报告内容包括发生的紧急情况、抢救地点、请求援助者的姓名及联系方式、现场有无除颤设施（自动体外除颤器，AED）。

2. CPR　包括胸部按压和救生呼吸两部分。

（1）实施高质量胸外心脏按压要点

1）按压部位：掌根部位于患者胸骨中线与两乳头连线点或胸骨下半部。

2）按压姿势和方法：两掌相叠，手指可伸直翘起或相互交叉锁住。按压时肘关节固定，双臂伸直与患者胸壁水平面垂直；按压后完全放松，按压与放松时间比为1∶1，放松时手掌不得离开胸壁。

3）按压频率：100～120次/min。

4）按压深度：至少5cm，避免超过6cm。

5）胸廓完全反弹：施救者在心脏按压的间歇应避免依靠患者胸壁，便于胸廓完全反弹。

6）按压有效的指标是能触及大动脉搏动。

（2）救生呼吸方法：在上述30次按压后，再开放气道。

1）首先，开放气道，保持呼吸道畅通是成功复苏的重要一步。

①若无颈部损伤者，采用仰头抬颌法（左手掌放在患者前额部向下压，右手的示指及中指将下颌提起，使患者头后仰30°，下颌角与地面垂直）。

②不能排除颈椎损伤者采用推举下颌法（双手置于患者头部两侧，肘部支撑在患者仰卧的平面上，托紧下颌角，用力向上托下颌。如果患者紧闭双唇，可用拇指将患者口唇分开）。

③检查口腔是否通畅，清除口腔分泌物、异物、义齿。

2）实施救生呼吸：开通气道后，首先进行2次救生呼吸。可实施口对口或使用简易呼吸器进行救生呼吸。

①保持仰头抬颌手法，以维持气道通畅。

②潮气量应使患者胸廓起伏。

③每次吹气时间1秒以上，保证足够的潮气量使胸廓起伏。

④若单人操作，按照心脏按压30次行2次人工呼吸的频率；若双人操作，则每分钟通气8～10次，不需呼吸与心外按压同步。

⑤救生呼吸有效指标是能看到胸廓起伏，但也有注意避免过度通气。

（3）定期评估：每进行5个循环周期（5个人30:2，约持续2分钟）进行评估，评估时间不超过10秒，观察患者有无反应，生命体征是否恢复。建议每2分钟更换按压者，以免疲劳导致按压频率和深度不够。

3. 除颤治疗　当心脏骤停发生在医院内且有除颤器或发生在院外有目击者且AED可立即获得时，应以最快速度除颤。方法：打开除颤器电源开关，将两个电极板置于患者胸前（心尖部和右心底部各一个），从监测屏幕中观察患者的心律。当发现为可除颤心律时（如无脉性室性心动过速或心室颤动），应立即高能量行电复律（如双向波200J）。若使用AED，按照仪器上的说明步骤操作。一次除颤不成功，继续2分钟CPR，再次评估心律，如仍可除颤则再次电复律。

4. 重复除颤及复苏药物治疗

（1）可除颤的心律：2次除颤仍未成功者，应继续2分钟PCR，同时使用肾上腺素（一线用药），可使室颤波变粗，有利于除颤，标准剂量是1mg静脉注射，每3～5分钟可重复。胺碘酮是复苏的首选抗心律失常药物，用于治疗电除颤后难治性心室颤动或无脉性室性心动过速，300mg静脉注射，可重复使用1次，第2剂150mg静脉注射，若电复律无效则不再使用。利多卡因可用于室性心动过速，1～1.5mg/kg静脉推注，间隔5～10分钟可减半静脉推注，最大剂量不超过3mg/kg。

（2）不可除颤的心律

1）心脏骤停：持续CPR，可给予阿托品每次1～2mg，有助于窦房结或室上性节律的恢复；尽早给予肾上腺素静脉推注。

2）电-机械分离：持续CPR，尽早肾上腺素静脉推注。电-机械分离是心脏骤停中较少见的一种情况，治疗效果差。

5. 复苏后支持治疗　治疗原发病（如急性心肌梗死、心律失常、水电解质平衡紊乱等）；保护脑细胞，防止脑水肿（甘露醇脱水、低温疗法、激素应用等）；纠正酸中毒（碳酸氢钠）；维持有效循环（多巴胺、肾上腺素等；药物无效可用主动脉内气囊反搏术）；维持呼吸功能（给氧、机械通气、呼吸兴奋剂）；防治肾衰竭；防止继发感染等。

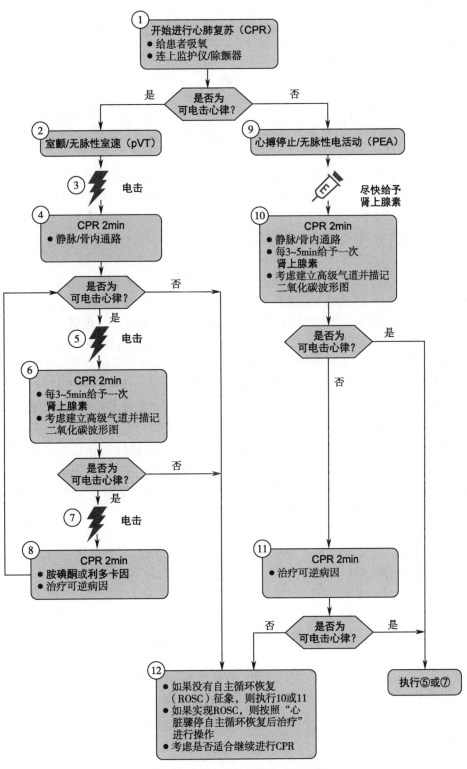

图 5-2-1 成人心脏骤停治疗流程图

五、转诊

凡心脏骤停患者,无论即刻复苏是否成功,均应及时启动120急救系统,由专业急救人员紧急转至上级医院进一步诊治。

六、基层管理

基层管理针对两类人群:一类是可能出现心脏骤停的高危人群,应加强筛查、管理;另一类是对已出现过心脏骤停,心肺复苏成功并存活出院者,加强基层随访,防止再次出现心脏事件。对不同病因导致的心脏骤停存活者,随访的重点不同各有不同。

1. 筛查　对已有冠状动脉粥样硬化性心脏病、心肌病、心脏瓣膜病及心力衰竭的患者要加强管理,全面评价病情,并密切监测,定期行心电图、24小时心电图监测(Holter),发现有室性心律失常及早处理,并告知患者如有黑矇、晕厥先兆等症状时及时就诊。如患者心功能明显异常,也要注意随访,并按照相应指南治疗。

2. 分级预防

(1)一级预防:加强对各类心血管疾病危险因素的管理,保持健康生活方式,最大限度减少心血管并发症。积极治疗已有基础疾病,如行冠状动脉血运重建[经皮冠状动脉介入治疗(PCI)或冠状动脉旁路移植术(CABG)];纠正心功能不全;维持正常电解质及酸碱平衡,使用指南推荐的针对心肌梗死、心肌病和心力衰竭等的二级预防药物;当发现左心室射血分数(LVEF)≤35%或陈旧心肌梗死患者出现明显室性心律失常时,及时转诊至上级医院进一步诊治,评价是否有植入埋藏式心律转复除颤器(ICD)的指征。

(2)二级预防:如患者曾出现过心脏骤停,且抢救成功,或患者在急性心肌梗死48小时以后出现持续室性心动过速,有强烈指征植入ICD或心脏再同步治疗除颤器(CRT-D),应转诊至上级医院评价。同时积极治疗原发病,加强抗心律失常药物(如β受体阻滞剂或胺碘酮等)治疗,减少恶性心律失常的发生或减少放电。

(3)康复、护理及出院后随访:心脏骤停复苏成功后,需多学科协作,进行复苏后管理,包括脑复苏及肢体功能恢复,并应加强护理,防止并发症。出院后需密切随访,规范基础疾病的治疗,控制恶性心律失常发生,并逐步进行功能锻炼,恢复自主活动能力,提高生命质量。

3. 随访与评估　随访期间应注意患者的血压、血糖和血脂,了解肝肾功能、电解质、脑钠肽等情况;复查心电图、超声心电图和24小时动态心电图等,明确心功能状况。

(陈　琦)

第三节　呼 吸 困 难

呼吸困难是指患者主观上感到空气不足、呼吸费力,客观上表现为呼吸运动用力,严重时可出现张口呼吸、鼻翼扇动、端坐呼吸甚至发绀,辅助呼吸肌参与呼吸运动,并且可有呼吸频率、深度与节律的改变。呼吸困难为临床常见的症状之一,不但影响患者的生活、学习或工作,严重时甚至危及生命。

一、呼吸困难的鉴别诊断

引起呼吸困难的原因众多,主要为呼吸系统疾病、心血管系统疾病、血液系统疾病、神经精神性疾病和中毒。对于呼吸困难患者，基层全科医生应尽快判断患者的生命体征，并根据其病史、体征及相关的辅助检查作出初步诊断，进行相应的处理。

（一）常见呼吸困难的鉴别（表5-3-1）

表5-3-1 常见呼吸困难的鉴别

诊断	临床特点	辅助检查
上呼吸道阻塞	感染性疾病：多发于冬、春季节。起病前患者常有上呼吸道感染症状 非感染性疾病：多见于刺激性化学气体吸入、异物误吸、药物或食物过敏等 主要表现为咽痛、声音嘶哑、异物阻塞感，以吸气性呼吸困难为主，可有"三凹征"，伴高调吸气性喉鸣音	喉镜检查：可明确喉部异物的吸入或喉部肿瘤等 血常规检查：细菌感染性疾病白细胞总数增加，中性粒细胞高 微生物学检查：可明确感染的病原体
气管、支气管阻塞	常见于气管、支气管异物、肿瘤或外压性狭窄。气管、支气管外压性呼吸困难，见于胸部肿瘤或甲状腺手术后出血等 临床表现为突然发生的呛咳、呼吸急促，以吸气性呼吸困难为主。气管、支气管肿瘤表现为缓慢进展的呼吸困难，可伴有咯血	胸部X线片、胸部CT：可发现病灶或肺不张，有助于诊断 支气管镜检查：有助于确诊及取出异物等处理
慢性阻塞性肺疾病	有慢性咳嗽、咳痰史，活动时或急性感染时出现呼吸困难。随着病情发展，肺功能减退，即使在休息时，呼吸困难亦难以缓解 主要表现以呼气性呼吸困难为主，即呼气费力、呼气缓慢、呼吸时间延长，常伴有呼气期哮鸣音。呼吸困难是常见就诊原因之一	肺功能测定：第一秒用力呼气容积（FEV_1）占用力肺活量（FVC）百分比是评价气流受限的敏感指标。即在吸入支气管舒张剂后，$FEV_1/FVC < 70\%$ 可确定存在气流受限并且不能完全逆转
支气管哮喘	多在儿童或青少年起病，反复发作喘息、气急、胸闷或咳嗽。症状发作多与接触变应原、冷空气、物理、化学性刺激、呼吸道感染或运动等因素有关 发作时两肺可闻及散在或弥漫性哮鸣音，以呼气性呼吸困难为特征	支气管激发试验：FEV_1 降低≥20% 支气管舒张试验：FEV_1 增加≥12%，且绝对值增加≥200ml 昼夜呼气峰值流速（PEF）变异率≥20%
气胸	自发性气胸起病急骤，胸部突感疼痛，继之呼吸困难 创伤性气胸有明确的胸背部外伤史 肺部听诊呼吸音减弱或消失	胸部X线片：可以明确诊断。发现合并胸腔积液，应警惕血气胸
胸腔积液	感染性胸腔积液常见于结核性胸膜炎、脓胸等，常有感染中毒症状（如发热等） 非感染性胸腔积液见于癌性胸膜炎、胸部外伤及低蛋白血症等 呼吸困难与胸腔积液量有关，积液量越多，呼吸困难的症状越明显	胸部X线片及超声检查：可以明确有无胸腔积液及积液量 胸腔积液检查：进行胸腔积液分析、微生物、病理细胞等检查，有利于明确胸腔积液的原因
肺炎	感染性肺炎以细菌感染多见，其他可见于病毒、支原体、真菌、衣原体及原虫等感染。患者常有发热、咳嗽、咳痰等症状，查体可及肺部湿啰音及实变体征 非感染性肺炎的原因包括放射性损伤、刺激性气体或胃酸的吸入等 肺部受损的范围越大，则呼吸困难的程度越重	胸部X线片：可发现病灶的部位、范围等 痰液检查：有利于明确感染的病原体，指导进一步治疗

续表

诊断	临床特点	辅助检查
肺结核	呼吸困难多见于干酪性肺炎和伴大量胸腔积液的结核患者。患者可伴有咳嗽、咳痰、咯血、胸痛及发热、盗汗、消瘦等全身症状	胸部 X 线片、痰液、胸腔积液检查：有助于诊断
肺栓塞	主要表现为不明原因的呼吸困难、胸痛、咯血、晕厥、咳嗽及心悸等。如临床同时出现呼吸困难、胸痛及咯血，应警惕"肺梗死三联征"	胸部 X 线片：肺动脉高压及右心扩大征，肺动脉阻塞区域的肺纹理变细、稀疏或消失 肺动脉造影术：是诊断肺栓塞的经典方法
心源性呼吸困难	主要由左心和 / 或右心衰竭引起，尤其左心衰竭时呼吸困难更为严重 左心衰竭可由风湿性心瓣膜病、高血压心脏病、冠状动脉粥样硬化性心脏病所致，右心衰竭可由肺源性心脏病、先天性心脏病、心包积液或由左心衰竭发展而来	胸部 X 线片：肺水肿时可见肺门影扩大、Kerley B 线等 心电图：了解有无心肌梗死、心律失常等 心脏超声检查：了解心脏结构及其功能
中毒性呼吸困难	某些药物、化学毒物可能引起呼吸困难 代谢性酸中毒：出现规则而深长的呼吸，可伴有鼾音，称为酸中毒大呼吸。糖尿病酮症酸中毒患者呼出的气体有烂苹果味；尿毒症酸中毒者，常有明显贫血、水肿等	代谢性酸中毒：血气分析、血糖、肾功能检查 吗啡类药物中毒：胃液、尿液及血液等标本的毒物检测 有机磷农药中毒：血液胆碱酯酶活力下降 一氧化碳中毒：血液碳氧血红蛋白含量增加 急性乙醇中毒：血液酒精浓度测定
贫血	多有偏食、挑食、月经过多、血尿、黑便等病史；除呼吸困难的表现外，可有头晕、乏力等表现，查体可见皮肤黏膜苍白、心率增快等体征	血常规可见血红蛋白、红细胞不同程度地降低
神经精神性疾病	焦虑、癔症可有呼吸困难的表现 癔症常在心理社会因素刺激下急性起病，可有歇斯底里的多次发作，可伴有胸痛、呼吸浅促、过度通气、手足搐搦，尤多见于女性	心理评估多有异常发现

（二）呼吸困难的诊断与鉴别诊断（以案例说明）

【案例】 患者，男性，70 岁，20 年前起每年秋冬季持续咳嗽、咳痰 3 个月，近 2 年出现活动后呼吸困难。1 日前受凉后咳嗽，咳黄脓痰，伴明显气急，无发热、胸痛、咯血等症状。有吸烟史 30 年，每日平均吸烟 20 支。体格检查：体温 37℃，脉搏 104 次 /min，呼吸 26 次 /min，血压 130/74mmHg，神志清晰，口唇发绀，咽峡部稍充血。轻度桶状胸，肋间隙稍增宽，双肺叩诊清音，两肺可及散在哮鸣音和湿啰音。心率 104 次 /min，律齐，各瓣膜听诊区未闻及杂音。腹部（−），双下肢无水肿。轻度杵状指。辅助检查：血常规：白细胞计数 12×10^9/L；中性粒细胞百分比 80%。胸部 X 线片：两肺纹理紊乱、增多。末梢血氧饱和度：90%。肺功能检查：FEV_1/FVC 65%，FEV_1 1.8L，占预计值 55%。

【分析】 患者的临床资料有以下几个特点：

（1）患者，老年男性，病程 20 年，反复咳嗽、咳痰，近 2 年出现活动后呼吸困难。1 日前症状加重。有吸烟史 30 年。无粉尘接触史，无过敏性疾病史。

（2）口唇发绀，轻度桶状胸，肋间隙稍增宽，双肺可及散在哮鸣音和湿啰音。轻度杵状指。

（3）血常规：白细胞计数 $12×10^9/L$；中性粒细胞百分比 80%。

（4）胸部 X 线片：两肺纹理紊乱、增多。末梢血氧饱和度：90%；肺功能检查：FEV_1/FVC 65%，FEV_1 1.8L，占预计值 55%。

【诊断】　根据该患者的病史、症状、体征及辅助检查结果，诊断应考虑为慢性阻塞性肺疾病（COPD）。不可逆的气流受限是 COPD 诊断的必备条件。进一步应做动脉血气分析、心电图等检查以明确有无呼吸衰竭和肺心病。

【鉴别诊断】

1．支气管扩张　起病年龄较轻，有反复发作咳嗽、咳痰特点，常反复咯血。合并感染时咯大量脓性痰。查体常有肺部固定性湿啰音。部分胸部 X 线片显示肺纹理粗乱或呈卷发状，高分辨率 CT 可见支气管扩张改变。

2．支气管哮喘　有家族史或个人过敏史，大都幼年起病，春秋季节发作，以发作性喘息为特征，发作时两肺布满哮鸣音，支气管解痉剂效果显著。哮喘的气流受限多为可逆性，支气管舒张试验阳性。

3．肺癌　可有肺癌家族史和长期吸烟史；临床表现以刺激性干咳为主，可有痰血、胸痛，或原有慢性咳嗽、咳痰性质发生改变；查体可闻及局限性哮鸣音，胸部 X 线片和 CT 可发现占位性病变。痰细胞学检查、纤维支气管镜检查及 CT 引导下肺组织穿刺活检，有助于明确诊断。

4．硅沉着病（矽肺）　有粉尘接触史，胸部 X 线片及 CT 上有矽结节，可与 COPD 鉴别。

二、急性呼吸困难患者的转诊及院前处理

（一）急性呼吸困难患者转诊

对未能明确诊断的突发性呼吸困难者，可依据患者生命体征的稳定与否及伴随症状的轻重，初步划分为急性严重呼吸困难和急性呼吸困难两类，急性严重呼吸困难需要立即转诊。转诊到专科医院之前，基层全科医生要根据患者临床表现特点作出初步判断并给予相应的院前处理（图 5-3-1）。

（二）急性呼吸困难者的院前处理

1．上呼吸道异物

（1）去除异物：当食物或异物卡住喉部窒息时，患者不能说话、不能呼吸，会用手放在喉部，即 Heimlich 征象。此时可以询问患者，"你被卡住了吗？"患者如果点头示意，则表示"是的"。即应立即采用 Heimlich 手法进行救治。

A．应用于成年人

1）抢救者站在患者的背后，用双臂向前环绕患者的腰部，令患者弯腰，头部前倾。

2）抢救者一手握拳，将拇指一侧置于患者胸廓下和脐上腹部。

3）抢救者的另一手抓住自己的拳头，快速向上向内冲击患者被压住的腹部。注意冲击力仅限于抢救者手上，不能拳击、挤压患者的胸腹部，亦不能用双臂加压于患者的胸腹部。

4）反复操作，直至异物排出体外。

B．应用于婴幼儿

1）患儿仰卧，躺在硬床板或地面上，抢救者位于患儿的一侧或背朝患儿。

2）抢救者两手的示指和中指置于患儿胸廓下和脐上腹部，快速向上向内冲击压迫，但动作要轻柔。

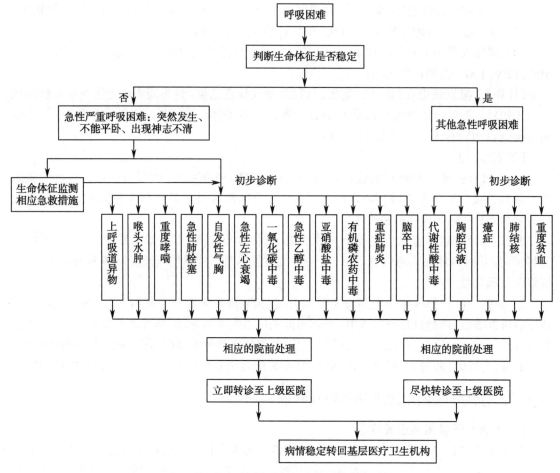

图 5-3-1 急性呼吸困难转诊流程图

3）反复操作，直至异物排出体外。

（2）监测生命体征：意识、呼吸、心率、血压和脉搏。

（3）建立人工气道：发生窒息时应及时做环甲膜穿刺术或切开术以开通气道。

（4）吸氧：根据具体情况采用不同的给氧方式，以缓解缺氧状况。如果气道完全阻塞则吸氧无效。

（5）转诊：呼叫救护车，及时转运至上级医院抢救。

2. 喉头水肿

（1）脱离变应原：立即使患者脱离变应原，如输注青霉素等药物时突然发生喉头水肿，应立即停止使用青霉素；如因吸入有毒气体而突然发生喉头水肿，需及时撤离现场。

（2）高流量给氧。

（3）监测生命体征：意识、血压、呼吸、脉搏及心率。

（4）建立人工气道：如患者出现喘鸣音加重、发声困难、呼吸困难、发绀加重，氧饱和度≤85%以下甚至出现呼之不应、心脏骤停者，应立即做环甲膜穿刺或切开术（有条件者可行气管插管或切开术），以开通气道，纠正缺氧。

（5）解痉平喘：如为变态反应所致喉头水肿，可皮下、肌内或缓慢静脉注射肾上腺素 0.3～0.5mg，可每 5～10 分钟重复给药；静脉注射地塞米松 5～10mg；异丙嗪 10mg 缓慢静脉注射

（或 25mg 肌内注射）。沙丁胺醇气道吸入。若发生心脏骤停，可肾上腺素 1mg 静脉推注。

（6）转诊：呼叫救护车，及时转运至上级医院抢救。

3．重度哮喘

（1）脱离变应原：及时撤离已知有变应原的区域，如新装修的房屋、花园等。

（2）高流量给氧：可面罩给氧 8L/min。

（3）持续雾化吸入：β₂ 受体激动剂如沙丁胺醇，也可合并雾化吸入抗胆碱能药物异丙托溴铵。

（4）糖皮质激素：是控制哮喘发作最有效的药物。静脉滴注氢化可的松 4mg/（kg·d）、甲泼尼龙 80～160mg/d 或地塞米松 10～30mg/d。

（5）氨茶碱：5% 葡萄糖 250ml 中加入氨茶碱 0.25g，静脉滴注，0.6～0.8mg/（kg·h），每日用量一般不超过 1.0g。

（6）补液：补液可以起到稀释痰液的作用，成人每日补液量 2 000～2 500ml。

（7）化痰：盐酸氨溴索 30～60mg/d，加入补液中，静脉滴注。

（8）监测生命体征：密切注意患者的病情变化和血气分析。

（9）维持水电解质酸碱平衡。

（10）转诊：在积极抢救的同时呼叫 120 紧急转往上级医院。

4．急性心肌梗死

（1）卧床休息。

（2）监测血压、呼吸、心率、尿量和心电图变化。

（3）吸氧。

（4）建立静脉通道。

（5）阿司匹林 300mg 嚼服。

（6）如非右心室心肌梗死，可予硝酸甘油 0.5mg 舌下含服。

（7）吗啡 5～10mg 皮下注射，必要时 1～2 小时后再注射一次，以后每 4～6 小时可重复应用。

（8）转诊：立即呼叫 120 转诊至有溶栓条件的上级医院。

5．急性肺栓塞

（1）卧床。

（2）监测生命体征：意识、血压、心率、呼吸、脉率，随访动脉血气分析。

（3）吸氧。

（4）抗凝治疗。

（5）病情危重者立即转诊。

6．急性左心衰竭

（1）体位：取半卧位或坐位。

（2）氧疗：高流量鼻导管或面罩给氧（8L/min）。

（3）吗啡：每次 3～5mg，静脉缓慢注射。必要时每间隔 15 分钟重复 1 次，共 2～3 次。

（4）快速利尿：呋塞米每次 20～40mg，静脉注射。4 小时后可重复 1 次。

（5）血管扩张药：可酌情选用硝普钠、硝酸甘油注射液静脉滴注。

（6）洋地黄：对未使用过洋地黄的患者，毛花苷 C 静脉注射，首剂可给予 0.4～0.8mg。注意对新发的急性心肌梗死及二尖瓣狭窄所致的肺水肿患者不宜使用。

（7）监测生命体征：意识、血压、心率、呼吸、脉率。

（8）转诊：立即向上级医院转诊。

7. 一氧化碳中毒

（1）脱离中毒环境：关闭煤气开关，将患者转移至空气新鲜处，但救治者需做好自身防护。

（2）氧疗：高浓度吸氧。

（3）监测生命体征：密切监测血压、心率及呼吸，必要时气管插管。

（4）防治脑水肿。

（5）促进脑细胞代谢。

（6）转诊：立即转诊，进行高压氧舱治疗。

8. 有机磷农药中毒

（1）迅速清除毒物：将患者撤离中毒环境，去除被污染的衣物，清洗污染的皮肤。口服农药中毒者予以催吐或用清水洗胃。

（2）紧急复苏：保持呼吸道通畅，吸氧。心脏停搏时，行体外心脏按压复苏等。

（3）早期、足量、联合和重复应用解毒药，并且选用合理给药途径和择期停药。

1）胆碱酯酶复活剂：早期应用，从而恢复乙酰胆碱酯酶的活性。

2）抗胆碱药：与乙酰胆碱竞争胆碱受体，阻断乙酰胆碱的作用。应早期、足量及维持足够的时间，尽快达到"阿托品化"。

（4）监测生命体征：密切监测意识、血压、心率、呼吸、尿量。

（5）立即转诊。

9. 急性乙醇中毒

（1）防止误吸：急性乙醇中毒者，可能发生呕吐，须注意防止误吸造成窒息或肺部感染。

（2）监测生命体征：密切监测血压、心率及呼吸等变化，随访心电图。

（3）保持呼吸道通畅，吸氧。

（4）加速乙醇在体内氧化：5% 葡萄糖注射液 1 000ml，加入普通胰岛素 10～12U，静脉滴注。注意低血糖反应。

（5）解毒剂：纳洛酮每次 0.4～1.2mg，缓慢静脉注射，有助于缩短昏迷时间，保护大脑功能。

（6）维持水电解质酸碱平衡。

（7）血液透析：病情严重者，有条件可考虑血液透析治疗。

（8）转诊：病情严重者应立即转诊。

10. 重症肺炎

（1）吸氧。

（2）监测生命体征：密切监测血压、心率及呼吸等变化，随访血气分析。

（3）抗感染、祛痰、解痉及对症支持治疗。

（4）转诊：有条件时立即转诊。

11. 缺血性脑卒中

（1）防止误吸：颅内高压者，可能发生呕吐，须注意防止误吸造成窒息或肺部感染。

（2）监测生命体征：密切监测血压、心率及呼吸等变化。

（3）有低氧血症者予吸氧，维持氧饱和度 >94%。

（4）控制血压。

（5）改善脑血循环。

（6）使用神经保护剂。

（7）转诊：有条件时立即转诊，以明确病因，制订进一步治疗方案。

12．胸腔积液

（1）吸氧。

（2）胸腔穿刺引流胸腔积液。

（3）转诊：尽快转诊至上级医院以明确病因，针对病因进行治疗。

13．自发性气胸

（1）卧床：绝对卧床休息。

（2）监测生命体征：监测血压、心率及呼吸。

（3）吸氧。

（4）排气治疗：根据肺压缩程度、气胸类型行胸腔穿刺抽气或胸腔闭式引流术。

（5）立即转诊。

14．急性变态反应

（1）面罩给氧 6～8L/min。

（2）肾上腺素 0.3～0.5mg（1∶1 000）肌内或静脉注射，每 5～10 分钟可重复注射。

（3）沙丁胺醇气道吸入。

（4）异丙嗪 10mg 缓慢静脉注射（或 25mg 肌内注射）。

（5）泼尼松龙 50mg，1～3 日或氢化可的松 200mg 静脉注射或甲泼尼龙 40～80mg/d。

（6）必要时气管插管。

三、基层管理

出院后转回基层的患者，全科医生必须详细了解患者的诊疗经过、出院诊断、出院后需注意的问题及目前的治疗等情况，为患者制订一套切实可行的健康管理计划。

（一）支气管哮喘

支气管哮喘的病因尚不明确，发作常有一定的诱发因素，如接触变应原（花粉等）或精神紧张等。通过基层健康教育和管理，掌握哮喘的防控措施，可以减少发病次数，改善患者的生活质量，并减少医疗费用支出。

教育与管理的方法：

1．建立健康档案　为初诊的哮喘患者建立健康档案。详细了解并记录相关信息，如发病和诊疗情况、过敏史及家族史等。尽量找出具体的促（诱）发因素及避免诱因的方法，如避免接触变应原，避免剧烈运动，忌用诱发哮喘的药物等。

2．健康知识教育　全科医师在对哮喘患者进行教育与管理过程中，应当与患者建立相互信任的伙伴关系，并且尽可能取得患者亲友的支持与帮助，协同做好教育与管理工作。要使患者及家属相信通过长期、规范的治疗，可以有效控制哮喘。教会患者识别哮喘发作先兆，学会在哮喘发作时进行自我处理的方法；正确使用平喘药，并鼓励记录哮喘日记。

3．定期随访　哮喘患者定期全科门诊随访，对患者的病情控制及用药定期评估。

（二）COPD

COPD 稳定期的管理目标：缓解症状、改善运动耐量，防止疾病进展，减少病死率。

教育与管理的方法：

1．建立健康档案　为 COPD 患者建立健康档案。

2．健康教育　提高患者与有关人员对 COPD 的认识及自身处理疾病的能力，加强预防措施,注射肺炎链球菌疫苗,注意保暖,避免感冒,提高对外部感染的抵抗能力,减少呼吸道症状反复加重,维持病情稳定,提高生命质量。帮助患者咳嗽,用力呼气以促进分泌物清除。呼吸肌锻炼包括缩唇呼吸、腹式呼吸锻炼等。避免患者到人群集中的场所活动,减少受感染的机会。

3. 营养支持的要求应达到理想体重,同时避免摄入高碳水化合物和高热量饮食,以免产生过多的二氧化碳。

4. 戒烟　减少烟雾对呼吸道的刺激。

5. 极重度 COPD 患者应长期家庭氧疗,流量 1～2L/min,每日吸氧持续时间 > 15 小时。

6. 加强锻炼,如步行、踏车等,增强体质。

7. 在医生指导下及时调整药物治疗方案。

8. 及时就医　呼吸困难如有加重,应及时就诊。

(三)急性肺栓塞

未经治疗的肺血栓栓塞症的病死率为25%～30%。全科医生要加强对危险因素的监控。

教育与管理的方法:

1. 健康教育　对患者及家属进行肺栓塞的病因、防治方法的教育,积极控制诱发因素。

2. 抗凝治疗　依据上级医院的处理方案,督促患者坚持抗凝治疗,定期复查凝血指标。

3. 上级医院回访　病情稳定则按照上级医院的计划进行回访,病情变化应及时回访以调整治疗方案。

(四)心力衰竭

心力衰竭是造成患者呼吸困难较为常见的原因。患者常有明确的基础心脏疾病史。

教育与管理的方法:

1. 健康教育　对发生急性心力衰竭的患者及家属进行健康教育,讲解心力衰竭的诱发因素、症状、日常生活、工作中需注意的事项。

2. 控制感染　感染(尤其是肺部感染)是心力衰竭常见的诱发因素。增强体质,注意保暖,提高对外部感染的抵抗能力。避免患者到人群集中的场所活动;减少受感染的机会。

3. 积极治疗器质性心脏病,避免心脏病变的进展。

4. 心理疏导。

5. 上级医院定期回访。

呼吸困难大多数是由患者自身基础疾病急性发作所致,控制原发疾病,稳定健康状况,可以减少呼吸困难的发病次数,缓解呼吸困难的程度,提高生活质量。

(王　健)

第四节　昏　迷

中枢神经系统对内外环境的刺激作出应答称为意识。脑干网状上行激活系统刺激大脑皮质,维持其兴奋性,使机体能保持觉醒;大脑皮质负责思维、行为、记忆、情感和注意等高级神经活动;皮质下结构对意识的清晰也起着十分重要的作用。而意识障碍是指人对周围环境及自身状态的识别和觉察能力出现障碍。昏迷是最严重的意识障碍,主要是大脑皮质和皮质下网状结构发生高度抑制的一种状态,表现为意识完全丧失,对外界任何刺激均失去反应和随意运动的丧失。

一、昏迷症状的识别

意识障碍可有嗜睡、意识模糊、昏睡、谵妄和昏迷等不同程度的表现。嗜睡是最轻的意识障碍，患者陷入持续的睡眠状态，对刺激有反应，可被唤醒，并能用言语正确回答和作出各种反应，但当刺激去除后很快又再入睡。意识模糊是指意识水平轻度下降，较嗜睡为深的一种意识障碍。患者能保持简单的精神活动，但对时间、地点、人物的定向能力发生障碍。昏睡是指患者处于熟睡状态，不易被唤醒。虽然在强烈刺激下（如压眼眶、晃动患者的身体等）可被唤醒，但刺激停止很快又再入睡。醒时答话含糊或答非所问。谵妄是一种以兴奋性增高为主的高级神经中枢急性活动失调状态，表现为意识模糊、定向力丧失、躁动不安、言语杂乱、幻觉、错觉。

昏迷是最严重的意识障碍，是常见急症之一。按昏迷的程度，可将昏迷分为轻度、中度和深度昏迷。轻度昏迷是指意识大部分丧失，呼唤不应，对声、光刺激无反应，无自主运动，对疼痛刺激（如压眶）可有痛苦表情及躲避反应，瞳孔对光反射、角膜反射、眼球运动、吞咽反射等可存在，生命体征平稳。中度昏迷是指意识丧失，对周围事物和各种刺激均无反应，对于剧烈刺激可出现防御反射，角膜反射减弱，瞳孔对光反射迟钝，眼球无转动。深度昏迷是指对外界一切刺激均无反应，瞳孔放大，对光反射，角膜反射、四肢肌张力消失，全身肌肉松弛，常伴有呼吸、循环障碍及大小便失禁。

全科医生对昏迷患者的诊疗步骤：判断是否属于昏迷、昏迷的程度、昏迷的病因及如何处理。

第一步，确定是否为昏迷。

1. 判断患者的意识障碍是否属于昏迷，应排除嗜睡、意识模糊、昏睡、谵妄等相对较轻的意识障碍。面对疑似昏迷患者应大声呼叫或给予疼痛刺激（如压眶）观察其反应，以确定其意识水平。

2. 临床上有些貌似昏迷的状态需要进行鉴别

1）木僵：见于精神分裂症患者，表现为不语、不吃、不动，对刺激无反应，极似昏迷，但实质上无意识障碍。

2）闭锁综合征：患者面部、舌、咽喉、四肢均不能活动，但意识清晰，能睁、闭眼活动示意，感觉和认知完全正常。

3）精神抑制状态：常见于癔症或强烈精神刺激后，患者对外界刺激无反应，双目紧闭，用力拨开眼睑时可见眼球有躲避现象，瞳孔对光反射灵敏，无神经系统阳性体征。

第二步，确定昏迷的程度。

判断患者的昏迷程度属于轻度昏迷、中度昏迷还是深度昏迷，并判断生命体征是否平稳。昏迷程度也可以用 Glasgow 昏迷评分（Glasgow coma score，GCS）量表确定患者的意识水平（表5-4-1）。生命体征如果不稳定立即进行院前急救。

第三步，尽力明确昏迷的病因及如何处理。

昏迷患者一般病情危重，必须争分夺秒，抓住主要矛盾，先行抢救，同时抓紧检查，尽力明确昏迷的病因是脑部疾病还是脑部以外的脏器或全身代谢性疾病，针对病因治疗。不能明确病因者，先对症处理，及时转诊。

（一）常见昏迷病因的识别

常见引起昏迷的病因识别见表5-4-2。

表 5-4-1 Glasgow 昏迷评分

检查项目	临床表现	评分 / 分
睁眼	自动睁眼	4
	呼唤睁眼	3
	刺激睁眼	2
	无反应	1
语言	定向力正常	5
	定向力障碍	4
	不恰当的字词	3
	不能理解的声音	2
	无反应	1
运动	遵从命令	6
	刺激定位	5
	疼痛躲避	4
	疼痛后屈曲	3
	疼痛后伸展	2
	无反应	1

表 5-4-2 常见昏迷的病因识别

诊断	临床特点	辅助检查
脑出血	中年以上,高血压史,活动时或情绪激动时突然发病,突感头痛、呕吐、失语,迅速昏迷,可伴有偏瘫	头颅 CT
蛛网膜下腔出血	任何年龄都可发病,30~40 岁青壮年多见,起病急骤,突感剧烈头痛,多为撕裂样或剧烈胀痛,频繁呕吐,部分患者有烦躁不安、谵妄、幻觉、抽搐及昏迷等,昏迷持续时间较短、程度较浅,一般不引起肢体瘫痪,脑膜刺激征阳性	头颅 CT、腰椎穿刺脑脊液检查
脑栓塞	多有心房颤动等心脏病史或有长骨骨折、血管内介入治疗等病史。可表现为突发抽搐、偏瘫、失语、昏迷	头颅 CT 检查
脑梗死	中年以上,有动脉粥样硬化史,静息状态下或睡眠中急性起病,一至数日内出现局灶性脑损害的症状和体征	头颅 CT、MRI 检查
结核性脑膜炎	有结核病史或结核患者接触史,有发热、盗汗等结核中毒症状,头痛、呕吐、昏迷,有脑膜刺激征	胸部 X 线片、脑脊液检查
乙型脑炎	夏秋季发病,上感样症状、高热、头痛、呕吐、抽搐、逐渐昏迷	脑脊液检查
低血糖昏迷	糖尿病史,降糖药物或胰岛素治疗,有饮食不当史或降糖药物、胰岛素用量过大后出现心悸、出汗、无力、面色苍白、昏迷	血糖
糖尿病酮症酸中毒	有糖尿病史,饮酒、感染后出现恶心、呕吐,呼吸深大、有烂苹果味,昏迷	血酮体、血糖、血气分析
一氧化碳中毒	冬季发病,未正确使用取暖炉具、居室通风不良是中毒主要原因,患者出现胸闷、呼吸困难、幻觉、判断力下降、运动失调、嗜睡或浅昏迷,口唇可呈樱桃红色	血一氧化碳定量定性、血气分析

（二）昏迷的诊断（实例分析）

【案例】 某社区卫生服务中心接到本社区居民打来急救电话，正在散步的李大爷，72 岁，因"晕厥 5 分钟"要求急救。

1. 病史 到达现场后采集病史得知，患者是在与他人散步过程中，突发出汗、心悸、无力、面色苍白，继之倒地，呼之不应，无呕吐及抽搐，无大小便失禁。患者既往有高血压、糖尿病、脑梗死病史，曾住院治疗。发病前饮食和用药情况不详。

发病特点：患者老年，有高血压、糖尿病、脑梗死等慢性病史，发病突然，病程短，进展快。

病因考虑：患者急骤发病多半为意外所致，如低血糖、中毒、外伤等，也可见于慢性疾病的急性并发症，如急性脑血管病、阿斯综合征等。

2. 体格检查 初步判断生命体征：拍喊患者无应答，压眶反应弱，血压 90/70mmHg，脉搏微弱，110 次/min，律齐，未闻及心脏杂音。呼吸 27 次/min，呼气无特殊气味，瞳孔双侧等大等圆，直径 2mm，对光反应弱。胸廓未见异常，呼吸节律短促，两肺未闻及干湿啰音。颈软，膝腱反射未引出，四肢肌力对称，巴宾斯基征阴性，四肢末梢湿冷。

【分析信息】 首要抢救步骤是判断患者的生命体征。首先大声呼唤，判断患者的意识状态。其次判断大动脉搏动，如患者既无意识状态，亦无大动脉搏动，即刻进入抢救流程。该患者大声呼唤无反应，但压眶有反应，考虑浅昏迷；瞳孔及对光反射检查，有助于判断患者有无脑疝。颈软，四肢肌力对称，病理征未引出。该患者虽然昏迷但呼吸、心率存在，应迅速明确昏迷的原因，给予对症处理。

进一步了解病史：

【分析信息】 有外伤史吗？近期的脑外伤可导致硬膜下、硬膜外出血导致昏迷。患者在发病前没有脑外伤史。患者服用过什么药物？呼出气体有无特殊气味？瞳孔是否有变化？

滥用药物或毒品是昏迷最常见的原因。该患者呼吸无酒精、烂苹果、大蒜、氨气味，呼吸无显著减慢，双侧等大等圆，不考虑酒精、巴比妥、有机磷中毒。

该患者有糖尿病病史，可能存在低血糖昏迷，应快速检查血糖。该患者呼吸无烂苹果味，暂不支持酮症酸中毒。

【分析信息】 在迅速询问了患者昏迷的特点之后，全科医生对患者昏迷的原因有了初步印象：最可能为低血糖昏迷、糖尿病高渗性昏迷、糖尿病酮症酸中毒昏迷，不除外脑血管意外。脑出血多有高血压史或查体时可有血压升高，而该患者血压无升高，病理征未引出，脑出血不支持。脑栓塞亦急性起病，但多有房颤等心脏病史，查体可及房颤及病理征，该患者的病史和体征不支持脑栓塞。

3. 辅助检查

（1）血糖：2.6mmol/L。

（2）心电图检查：窦性心动过速伴 T 波低平。

（3）电解质、肝肾功能：电解质紊乱，如低钠或高钠血症、肝性脑病、尿毒症脑病等是引起昏迷的常见代谢性原因。

（4）血气分析：可识别严重的酸碱失衡、CO_2 潴留所致的昏迷。

【分析信息】 患者老年，有糖尿病史，活动中突然出汗、无力，然后猝倒、神志不清，快速血糖检测结果为 2.6mmol/L，初步诊断糖尿病、低血糖昏迷。

处理：

（1）平卧、吸氧、监测生命体征。

（2）立即静脉注射 50% 葡萄糖 40ml，继之 10% 葡萄糖静脉滴注，密切观察神志及血糖变化。

（3）病情无好转需 CT 检查除外脑血管意外。

二、昏迷的院前处理及转诊

（一）昏迷院前处理流程（图 5-4-1）

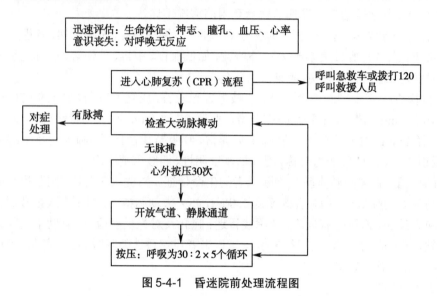

图 5-4-1　昏迷院前处理流程图

所有昏迷患者经初步院前急救后均应转入上级医院进一步诊断和治疗。急性昏迷提示患者濒临死亡，应直接进入心肺复苏流程（详见本章第二节）进行抢救，同时呼叫急救车。

（二）急性昏迷患者院前急救初步处理

1. 迅速清理呼吸道，保持气道通畅　头部的位置如果不正确，本身就会造成或加重窒息。昏迷患者咳嗽反射和吞咽反射受到抑制，呼吸道的分泌物、口咽部的呕吐物及其他异物极易堵塞呼吸道。正确的做法：

（1）迅速松开患者的衣领，将患者的头偏向一侧，清理口腔内阻塞物包括义齿。

（2）遇有舌根后坠严重的患者可去除枕头，抬起患者颈部，使患者头部充分后仰，下颌前移，使气道保持通畅。

（3）清理呼吸道的同时给氧，以纠正脑缺氧。根据患者情况可予鼻导管给氧、面罩给氧、双水平气道正压通气（BIPAP）呼吸机无创通气等，必要时予以气管插管人工呼吸机供氧。有条件时可行血气分析监测。

2. 建立静脉通道，维护循环功能　在清理呼吸道的同时应尽快开放静脉通道，及时扩容，保持患者的血容量、血压和心排血量在正常水平，以保证脑部等重要脏器的血液供应。对有休克、心律失常等要及时予以纠正。对昏迷伴有血压高的患者（如高血压脑病、脑出血等），若收缩压 >180mmHg 或平均动脉压 >130mmHg，应静脉使用降压药物。使用降压药物时要注意不可把血压降得过快、过低，一般降至发病前血压水平或 150/90mmHg 即可，以免造成脑灌注不足。

3. 迅速控制外伤出血，保护脊髓　若昏迷由外伤出血引起，对大量失血的伤口应积极止血处理；对可能有脊柱损伤的昏迷患者要尽量减少不必要的搬动，必须搬动时要将患者四肢固定，两人或三人用手分别托住伤员的头、肩、臀和下肢，动作一致地将伤员托起，平放在硬板或门板担架上，绝不可一人抱头、一人抱脚地不一致搬动。严格禁止弯曲转动患者身体和转动头部，以免造成脊髓的进一步损伤。

4. 处理脑水肿，保护脑功能　各种原因引起的昏迷都可能合并程度不同的脑水肿，甚至有脑疝发生。常用的脱水药有 20% 甘露醇 250ml、呋塞米、白蛋白、甘油果糖，脑外伤或炎症引起的脑水肿可给予地塞米松等糖皮质激素。

5. 预防感染，控制高热抽搐　持续抽搐会造成患者呼吸暂停，加重脑缺氧，引起患者脑组织的进一步损害，应立即处理。每隔 1～2 小时应给患者翻身一次，保持皮肤清洁干燥，预防压疮必要时留置导尿。对高热的患者在积极进行病因治疗的同时，可采用酒精擦浴、冰袋、冰帽等物理降温手段。

三、昏迷的基层随诊

昏迷患者因其病因复杂，在不能明确诊断时，须立即转运至上级医院诊治，待病情平稳、明确病因、治疗康复后转回基层医疗卫生机构，全科医生应详细了解患者在上级医院的诊治过程、出院诊断、目前的治疗、出院后需观察问题等，并记录于健康档案中，同时制订个性化的基层健康管理计划。

（一）患者教育

通常经过抢救恢复意识的患者对生命有更深刻的理解，此时是给予健康知识指导最好时机，全科医生应根据了解到的病情，针对患者存在的问题给予指导。例如，肝性脑病的发生和饮食有极大关系，过量进食海鲜、肉类、蛋类，常会导致疾病发生，因此，反复教育肝硬化患者应限制动物蛋白质的摄入，同时教育患者保持排便通畅，防止各种感染，谨慎使用麻醉、镇痛、镇静、催眠等药物。

（二）积极治疗原发病

积极治疗引起昏迷的原发疾病是防止再次发生昏迷的最好办法，而不同疾病的治疗方式各异（详见第四章）。

因脑血管疾病遗留肢体功能障碍、语言障碍等后遗症的患者，除给予相应的药物治疗外，重点是恢复期的康复治疗。全科医生应与康复医师配合，给患者和家属提供康复治疗的相关知识，并鼓励和督促患者坚持康复治疗；对长期卧床、吞咽困难、排尿障碍的患者，应指导看护者给患者勤翻身、拍背、鼻饲、营养支持、护理留置的导尿管等技能，以防发生压疮、呼吸系统和泌尿系统的感染。

（三）生活方式干预

对于有不良生活方式的患者应制订针对性的干预计划，如对糖尿病患者给予"五驾马车"内容的指导。全科医生还应进行阶段性干预评估，及时更新干预计划，以求取得最大干预效果（具体干预方法参见相关章节）。

（四）定期随访

不同疾病需要监测的指标各异。全科医生应督促患者定期复诊，如应用抗血小板制剂的患者应严密观察有无异常出血迹象，询问有无便血、牙龈出血、鼻出血、血尿，检查口腔黏膜、鼻腔、皮下有无出血，定期查尿、便常规，及早发现尿、便隐性出血情况。高血压、糖尿病患者应定期随访血压、血糖。

（王　健）

第五节 胸 痛

胸痛是临床常见的症状之一。引起胸痛的疾病很多,主要由胸部疾病所致,少数由其他疾病所致。胸痛的部位和严重程度,并不一定与病变的部位和严重程度一致,其中,有些胸痛是致命的。因此,对病情的判断尤为重要,一定要识别轻重缓急,以免贻误病情。

一、胸痛的临床思维程序

第一步,判断是急性还是慢性胸痛。

急性胸痛起病急骤,患者可以明确地讲清楚胸痛开始的时间,如心绞痛、急性心肌梗死等,而慢性胸痛开始的时间往往不够明确,如肺癌。

第二步,判断胸痛是否由胸外疾病所致。

胸痛未必由胸部疾病导致,某些腹部疾病也可导致胸痛,例如胆心综合征、膈下脓肿、急性胰腺炎等,应关注患者的腹部体征,通过腹部超声、X线片、CT及血生化检查等明确诊断,以免误诊。

第三步,判断胸痛是胸壁疾病还是胸腔内病变所致。

胸壁疾病引起的胸痛比较浅表、局限,胸壁局部可见肿胀、疱疹等改变,局部压痛明显;胸腔内病变引起的胸痛则范围较广,胸壁无压痛等体征。

第四步,判断病情是否危重及如何处理。

胸痛的剧烈程度与病情的轻重往往不一致。基层医生应在最短的时间内,判断患者的生命体征是否稳定,对生命体征不稳定者,如昏迷、休克者,立即给予急救,做好院前处理并紧急安排转运至上级医院;对生命体征稳定的患者,通过重点问诊及查体,判断是否存在威胁生命的疾病,如果有,立即给予紧急处理;对病情相对稳定者,通过详细问诊、查体及必要的辅助检查,作出初步诊断,给予相应处理;对病情稳定、诊断不明、需进一步检查的患者,可开具转诊单,转至上级医院诊治。

二、胸痛的鉴别诊断

(一)常见急性胸痛的鉴别(表 5-5-1)

表 5-5-1 急性胸痛的鉴别

诊断	临床特点	辅助检查
急性心肌梗死	年龄多在 40 岁以上,可有心血管病家族史,有心血管病的危险因素如高血压、糖尿病、血脂异常、吸烟等,突发心前区或胸骨后剧烈疼痛,典型者为压榨样疼痛或闷痛,胸痛持续时间长,常 >20min,休息或含服硝酸甘油胸痛不易缓解,可伴有恶心、呕吐、出汗、濒死感、休克、心力衰竭、心律失常等	ST 段抬高心肌梗死:心电图 ST 段弓背向上抬高、病理性 Q 波 非 ST 段抬高心肌梗死:除 aVR 导联外,各导联 ST 段广泛压低并有 ST-T 动态演变,伴心肌坏死标志物肌钙蛋白 T 和肌酸激酶同工酶(CK-MB)的升高
不稳定型心绞痛	下列情况之一的心绞痛:①有心血管病危险因素,近 1~2 个月内发作性胸骨后或左前区疼痛,伴窒息感;②原有稳定型心绞痛近期加重或出现静息心绞痛;③心绞痛发作时心电图 ST 段抬高	发作时心电图缺血性改变;心肌坏死标志物水平正常或轻度升高(小于 3 倍)

诊断	临床特点	辅助检查
肺栓塞	多有制动、高龄、肿瘤、化疗、手术、外伤等危险因素，突然发生胸痛、呼吸困难、咯血（经典的肺栓塞三联症），还可有晕厥、烦躁、濒死感等。烦躁不安、端坐呼吸，呼吸频率加快，肺动脉瓣区第二心音亢进，三尖瓣听诊区收缩期杂音，可有右心衰竭的体征	心电图 $S_I Q_{III} T_{III}$ 改变，完全或不完全右束支传导阻滞，电轴右偏；超声心动图出现肺动脉高压，右心室高负荷
主动脉夹层分离	常发生于 50～70 岁患者，有高血压、动脉硬化史，突然发生胸痛，迅速达到高峰，疼痛可在前胸、背部、腹部，疼痛剧烈难以忍受，呈刀割样或撕裂样。两上肢血压或上、下肢血压有明显差异；主动脉瓣区可闻及舒张期杂音；颈动脉搏动弱	心电图缺乏特异性改变；超声可见升主动脉增宽、主动脉出现夹层
自发性气胸	持重物、深吸气、剧烈咳嗽后突然发病，一侧胸痛，继之胸闷、呼吸困难、刺激性干咳，胸痛常为针刺样或刀割样，持续时间很短。气胸量大于 30% 时，患侧胸廓饱满，肋间隙膨隆，呼吸运动减弱；肺叩诊呈鼓音、一侧语音震颤和呼吸音减低或消失	典型 X 线表现为外凸弧形的细线条形阴影
急性心肌炎/急性心包炎	青壮年，急性或亚急性发病，有呼吸道或胃肠道感染等前驱症状，后出现持久性或间歇性胸痛，吸气与咳嗽可使疼痛加重，可伴有发热、气短、心悸等表现，查体可闻及心律不齐、心包摩擦音	急性心肌炎：心电图出现各种传导阻滞、心动过速、期前收缩、ST-T 改变等急性心包炎：心电图可有多导联 ST 轻度抬高；心脏超声见心包积液
胸膜炎	急性或亚急性起病，可有发热、咳嗽、胸痛、气短等症状，胸痛往往为隐痛、钝痛，且因咳嗽或呼吸而加剧；肺部听诊可闻及胸膜摩擦音，并可有湿啰音等其他肺部体征	X 线可见胸膜增厚及胸腔积液的征象
外伤性肋骨骨折	有外伤史，外伤后出现胸痛，呼吸时胸痛加重，局部肋骨有压痛、骨擦感	X 线可见骨折线

（二）急性胸痛诊断（实例分析）

1. 病史　李某，男性，45 岁，突发胸痛 3 小时，伴呼吸困难、出汗。由家人陪同进入诊室。

全科医生首先注意到，患者是被家属搀扶着进入诊室的，神情焦躁，但呼吸平稳。全科医生先请患者坐下。

全科医生：您好！您感到哪里不舒服？

患者：胸痛。

全科医生：有多长时间了？

患者：近 3 个小时了。

全科医生：先给您测一下血压好吗？

患者：好的。

检查结果：血压 120/70mmHg，脉搏 76 次/min，呼吸 18 次/min。

【分析信息】　患者生命体征稳定，全科医生对患者进行比较详细的问诊。引起胸痛的疾病很多，全科医生可以从患者的发病年龄，胸痛起病缓急、发生的时间、部位、性质、加重与缓解的因素、伴随症状等方面获得诊断信息。

全科医生：您能指一下是什么位置痛吗？

患者：（指前胸处）是这里痛。

全科医生：您能描述一下是怎么个痛法吗？

患者：是闷痛，感觉好像有块大石头压在胸前，喘不上气。

全科医生：除了胸痛，还有什么不舒服？

患者：有点喘不上气，还出汗。

全科医生：有没有连带其他地方疼痛？

患者：左肩、左上臂也带着疼，好像连左边的牙也在疼。

【分析信息】 前胸部闷痛向左肩、左臂内侧放射，这是典型的心脏缺血胸痛的特点（不典型的放射位置可以是左颈部、左颌部）。主动脉夹层时也可出现前胸部位的疼痛伴放射的特点，但放射方向是后背及腹部，且持续时间长，疼痛剧烈呈撕裂样或刀割样，不易缓解，且多伴有血压升高。

全科医生：胸痛是持续的还是间断的？每次持续时间有多久？

患者：是断续的，每次半个多小时，这3个小时以来发作了3次。

全科医生：您觉得发作有什么诱因吗？比如活动、进食或剧烈呕吐？

患者：好像没什么原因，胸痛与活动和进食都没有关系，也没有吐过。

【分析信息】 一般心绞痛是在体力负荷增加时发作。食管疾病引起的胸痛常发生在进食时（如食管癌）或进食后平卧时（如反流性食管炎），食管贲门黏膜撕裂症可引起剧烈胸痛，常发生于剧烈呕吐之后，并伴有呕血。

全科医生：您今天胸痛时自己吃过什么药吗？有作用吗？

患者：吃过一片止痛片，没什么效果。

【分析信息】 止痛片（镇痛药）缓解神经、肌肉引起的疼痛，对心肌缺血的疼痛无效。

全科医生：在此之前您有过类似发作吗？

患者：一周前快步上楼时感到胸闷不适，停下来休息一下就好了，没当回事。

全科医生：您最近有无感冒或腹泻？有没有发热？

患者：都没有。

【分析信息】 不发热，基本可排除各种感染性疾病引起的胸痛，包括急性心肌炎、心包炎、胸膜炎等。引起心肌炎的柯萨奇病毒或肠道病毒的感染，常表现为感冒或腹泻，往往是病毒性心肌炎的前驱症状。

全科医生：您去看过医生吗？做过什么检查？有没有用过什么药？

患者：3日前看过一次，当时做了心电图，照了胸部X线片，医生说没什么问题，开了些中药，好像也没什么效果。您看，这就是那天做的心电图。

全科医生：（看过心电图后）那天的心电图确实没什么问题。

【分析信息】 心绞痛不发作时心电图可以正常。

全科医生：您过去有什么慢性病吗？比如有没有高血压、糖尿病、血脂异常？

患者：没有高血压。近2年空腹血糖有时偏高；血脂偏高1~2年。

全科医生：您吸烟吗？

患者：吸烟20年，每日10~20支。

全科医生：您有心、脑血管病的家族史吗？

患者：父亲53岁死于脑出血。

【分析信息】 患者没有高血压史，但仍有其他多项冠状动脉粥样硬化性心脏病的危险因素；这对诊断有重要意义。

2．体格检查 脉搏 76 次 /min，呼吸 18 次 /min，左上肢血压 130/80mmHg、右上肢血压 126/78mmHg；面色红润，口唇无发绀，结膜无苍白。心率 76 次 /min，律齐，心尖部 2/6 级收缩期吹风样杂音。双肺呼吸音清晰，未闻及干、湿啰音。双下肢无水肿，左右对称。

【分析信息】 患者生命体征正常，一般情况良好，说明血流动力学稳定；结膜无苍白，可以排除严重贫血引起的心绞痛；无发绀，有助于排除急性肺栓塞；血压正常，双上肢血压对称，不支持主动脉夹层的诊断。

3．辅助检查 患者心电图见图 5-5-1。

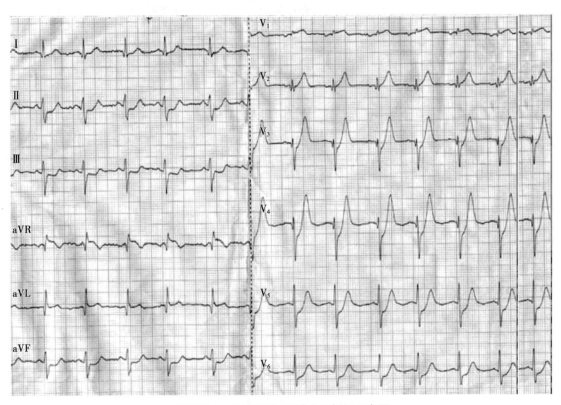

图 5-5-1　急性下壁、后壁心肌梗死心电图

【分析信息】 心电图见 II、III、aVF、V_3、V_4、V_5、V_6 导联 ST 段压低。综合分析患者症状及心电图检查，可以初步判断患者胸痛原因为急性非 Q 波心肌梗死可能性大，需要紧急处理后转诊。

初步诊断：

冠状动脉粥样硬化性心脏病

急性非 Q 波心肌梗死可能性大

血脂异常

2 型糖尿病待查

（三）急性胸痛的诊断流程（图 5-5-2）

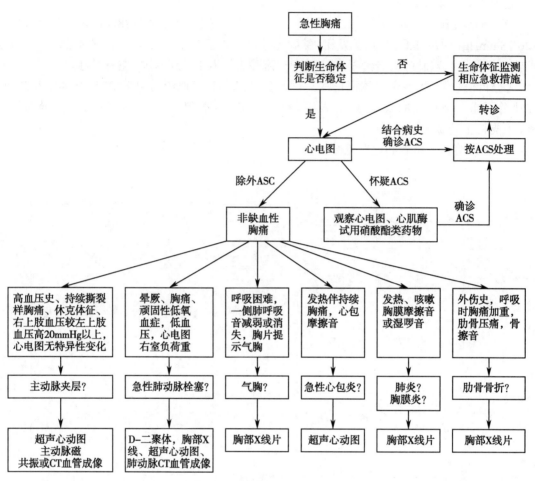

图 5-5-2　急性胸痛的诊断流程
ACS. 急性冠脉综合征。

三、转诊及院前处理

（一）胸痛的转诊

对突发急性胸痛，可初步划分为"急性严重胸痛"和"急性胸痛"两类；根据胸痛伴随的临床特点，作出初步判断，给予不同的转诊处理（表 5-5-2）。

（二）胸痛的院前处理

1. 急性心肌梗死的院前处理

（1）让患者平卧或静坐、镇静、勿紧张。

（2）监测生命体征，如血压、心率和心电图。

（3）解开衣领，保持呼吸道通畅，有条件吸氧、开放静脉通道。

（4）立即嚼服阿司匹林 300mg，如果心电图证实为急性非右心室心肌梗死，静脉滴注硝酸异山梨酯或硝酸甘油，若无针剂，可舌下含服硝酸甘油；若无硝酸甘油片剂，可舌下含服麝香保心丸、速效救心丸或丹参滴丸。

表 5-5-2　胸痛转诊注意事项

患者表现	临床特点	初步诊断	处理	注意事项
急性严重胸痛： 持续或反复发作的剧烈胸痛，并伴有以下临床表现之一： ①用硝酸甘油或非甾体抗炎药胸痛不缓解 ②胸痛呈压榨样/撕裂样 ③伴濒死感 ④伴休克 ⑤晕厥 ⑥发绀、呼吸困难 ⑦咯血 ⑧心率过快或过慢 ⑨血压升高或降低 ⑩体温≥39℃或≤35℃	胸骨后或左前胸压榨性疼痛，疼痛向左肩或左前臂放射，硝酸甘油不能缓解 ST段抬高心肌梗死：心电图ST段弓背向上抬高、病理性Q波；非ST段抬高心肌梗死：除aVR导联外，各导联ST段广泛压低并有ST-T动态演变 伴心肌坏死标志物肌钙蛋白T和肌酸激酶同工酶（CP-MB）的升高	急性冠脉综合征	立即转诊	院前救护
	突然发生前胸部剧烈刀割或撕裂样疼痛，向腰背放射，迅速达到高峰，硝酸甘油或非甾体抗炎药不能缓解 两上肢血压或上、下肢血压有明显差异	急性主动脉夹层分离	立即转诊	院前救护
	持重物、深吸气、剧烈咳嗽后突然发病，一侧胸痛，继之胸闷、呼吸困难、胸痛持续时间很短 气胸量大于30%时，患侧胸廓饱满，肋间隙膨隆，呼吸运动减弱；肺叩诊呈鼓音、一侧语音震颤和呼吸音减低或消失	自发性气胸	立即转诊	院前救护
	胸痛伴突发呼吸困难，可伴有咯血及晕厥 心电图：新出现 $S_1Q_{III}T_{III}$ 改变，或右束支传导阻滞/电轴右偏/顺钟向转位 胸部X线片：肺内楔形阴影	急性肺栓塞	立即转诊	院前救护
	胸痛伴心悸、发热 发病前1~3周有呼吸道或消化道感染史 心电图异常：心律失常、ST-T改变	急性心肌炎	立即转诊	院前救护
	持续性胸骨后或上腹痛，向后背部放射；伴恶心、剧烈呕吐、呕血	贲门黏膜撕裂症	立即转诊	
	其他不能明确病因的严重胸痛	病因不能确定	立即转诊	
急性胸痛： 有下列情况之一者： 新发胸痛； 发热伴胸闷	持续胸骨后疼痛 心包摩擦音，仰卧位明显 心电图多导联ST段轻度抬高	急性心包炎	尽快转诊	
	发热、咳嗽、咳痰 肺部听诊：湿啰音 胸部X线片：肺内片状阴影	肺炎	必要时转诊	
	发热、咳嗽、无痰 剧烈胸痛、深吸气时加剧 听诊闻及胸膜摩擦音 胸部X线片：可见胸腔积液、胸膜增厚	胸膜炎	转诊	
	胸骨后或左前胸压榨性疼痛，服用硝酸甘油可缓解 发作时心电图ST段压低	心绞痛	必要时转诊	

177

续表

患者表现	临床特点	初步诊断	处理	注意事项
	有外伤史 胸廓压痛、有/无骨擦音	外伤性胸痛	转诊至外科急诊	院前救护
	胸部沿肋间持续性疼痛 皮肤有簇状水疱	带状疱疹	必要时转诊	
	疼痛在呼吸、上肢活动时加重 肋软骨局部有触痛	肋软骨炎	必要时转诊	

（5）随时做好心肺复苏的准备，并立即联系专业急救人员转送至上级医院紧急进行规范救治。

2. 不稳定型心绞痛的院前处理 稳定型心绞痛是指胸痛在1～3个月内相对稳定，每日或每周疼痛发作次数大致相同，诱发疼痛的劳力和情绪激动程度相同，每次发作疼痛的性质和部位无改变，疼痛持续时间相仿，含服硝酸甘油后在相近时间内胸痛缓解。而不稳定型心绞痛是指介于稳定型心绞痛和急性心肌梗死之间的临床状态，包括静息型心绞痛、初发型心绞痛、恶化型心绞痛。自发性心绞痛是指胸痛持续时间较长，程度较重，且不易为硝酸甘油缓解，包括卧位型心绞痛、变异型心绞痛、中间综合征、梗死后心绞痛这4种类型。

（1）对稳定型心绞痛患者，应根据诱发心绞痛的体力活动量对患者进行严重程度分级（表5-5-3）。

表5-5-3 加拿大心血管病学会（CCS）心绞痛严重程度分级

严重程度	临床表现
Ⅰ级	日常活动时无症状 较日常活动重的体力活动，如平地小跑步、快速或持重物上三楼、上陡坡等引起心绞痛
Ⅱ级	日常活动稍受限制 一般体力活动，如正常速度步行1.5～2km、上三楼、上坡等即引起心绞痛
Ⅲ级	日常活动明显受限，较日常活动轻的体力活动，如正常速度步行0.5～1km、上二楼、上小坡等即引起心绞痛
Ⅳ级	轻微体力活动（如在室内缓行）即引起心绞痛，严重者休息时亦发生心绞痛

（2）对不稳定型心绞痛患者，应根据临床特点进行严重程度分级（表5-5-4）。

表5-5-4 不稳定型心绞痛患者严重程度分级（Braunwald分级）

严重程度	心绞痛类型
Ⅰ级	严重的初发型心绞痛或恶化型心绞痛，无静息痛
Ⅱ级	亚急性静息型心绞痛（1个月内发生过，但48h内无发作）
Ⅲ级	急性静息型心绞痛（在48h内有发作）

（3）低危患者

1）阿司匹林100mg，每日1次；美托洛尔25mg，每日2次；单硝酸异山梨酯20mg，每日3次；辛伐他汀20mg，每晚睡前1次；硝酸甘油（备用）。

2）减少体力活动；有吸烟嗜好者戒烟。

3）胸痛发作时硝酸甘油 0.5mg 舌下含服。

（4）对中危、高危患者立即转诊至上级医院。高危患者应有急救人员护送。

3．急性主动脉夹层的院前处理

（1）监测血压、心率、心电图，建立静脉通道。

（2）镇痛镇静（吗啡 10mg 或哌替啶 50mg＋异丙嗪 25mg 肌内注射）。

（3）控制血压，使用 β 受体阻滞剂，将收缩压控制在 100～120mmHg，心率控制在 60～75 次 /min。

（4）立即在急救人员护送下转至上级医院。

4．急性肺栓塞院前处理

（1）卧床、吸氧，监测呼吸、心率、血压、心电图。

（2）一旦诊断明确，有条件可启动低分子量肝素抗凝治疗。

（3）立即在急救人员护送下转至上级医院。

四、基层管理

对于从上级医院转回基层的胸痛患者，全科医生应详细了解患者在上级医院的诊治过程、出院诊断、目前的治疗方案、出院后需观察的问题等情况，为患者建立社区健康档案及制订基层健康管理计划。

1．冠心病 包括急性心肌梗死、不稳定型心绞痛及稳定型心绞痛的基层随访与管理（第四章第三节冠心病）。

2．主动脉夹层 主动脉夹层是高血压的急性并发症。对于能平安渡过手术期的患者，预防复发是最重要的治疗原则。而对于未行手术的主动脉夹层患者，积极内科治疗，防止急性进展是首要任务。

（1）严格控制收缩压＜120mmHg，心率＜75 次 /min。

（2）避免剧烈运动。

（3）积极预防、控制可能引起胸腔、腹压升高的各种健康问题（如情绪激动、便秘、咳嗽等）。

（4）定期到基层医疗机构及专科医院复查。

（5）一旦出现胸痛、腹痛立即转诊至专科医院。

3．急性肺栓塞 对于肺栓塞患者，防止复发是首要任务，也是全科医生管理的重点。急性肺栓塞与创伤、骨折、外科手术、吸烟、高龄、肥胖、长期制动、卧床、口服避孕药、妊娠、产褥、恶性肿瘤等因素相关。

要预防肺栓塞栓子形成，应给予规范的健康指导，主要包括如下：

（1）戒烟、减重。

（2）避免久坐；长途乘车、乘飞机应适时活动下肢；手术和创伤后应减少卧床时间；对需长时间卧床者应指导其在床上做锻炼。

（3）了解患者抗凝治疗方案，并监督患者正规治疗。向患者宣教使用抗凝剂的注意事项，使用华法林抗凝者，定期复查国际标准化比值（INR），提醒患者注意观察有无自发出血现象（如牙龈、鼻腔出血、血尿、黑便、皮肤瘀斑瘀点等）。

4．急性心肌炎 基层随访包括如下：

（1）营养均衡，劳逸结合，保证充足的睡眠，预防病毒感染（呼吸道及肠道）。

（2）心电图遗留有传导阻滞、室性期前收缩、ST-T 改变等异常者,应定期随访心电图。

5. 急性心包炎　急性心包炎依病因分为:①急性非特异性心包炎;②结核性心包炎;③化脓性心包炎;④肿瘤性心包炎。

（1）急性非特异性心包炎:病因不明,可能与病毒感染、自身免疫反应有关。患者出院时,如仍在使用糖皮质激素或心包积液尚未完全吸收,应定期复查血常规、血沉,1～2 年复查超声心动图。

（2）结核性心包炎:经过系统抗结核治疗的结核性心包炎患者仍有近半数有可能发展为缩窄性心包炎。基层医生随访与管理的任务:

1）监督患者按时服药、正规抗结核治疗,定期复诊。

2）教育患者自我检测病情（包括体温、体重、有无夜间盗汗等症状）,提醒患者如果出现食欲下降、听力减退等不适,及时就诊。

3）定期复查血常规、血沉、肝肾功能,及时发现药品不良反应。

4）定期体检。如果患者再次出现呼吸困难,下肢水肿、肝大、颈静脉怒张、奇脉等临床表现,而胸部 X 线片示心界不大,应高度怀疑缩窄性心包炎,及时转诊。

（3）化脓性心包炎:尽管急性期时化脓性心包炎用足量抗生素及心包切开引流,仍易发展为缩窄性心包炎。基层全科医生随访任务就是定期体检,如果发现奇脉等心包缩窄的临床特征,及时转诊。

（4）肿瘤性心包炎:这类患者应以专科治疗原发肿瘤为主。

6. 气胸　气胸的发生主要与胸腔内外压力的变化有关（如潜水、高海拔地区、持重物或屏气等）,但也可无明显诱因。继发性气胸见于原有肺部疾患者。

全科医生应加强对该类患者的健康教育及生活方式指导,建议不要到高海拔地区或深水地区活动;尽量避免持重物、屏气及各种剧烈活动,戒烟,积极治疗呼吸道感染。

对于继发性气胸患者,全科医生应指导积极治疗各种肺部疾病（如慢性阻塞性肺疾病、支气管哮喘、肺结核、肺大疱、肺脓肿等）。

7. 急性胸膜炎　急性胸膜炎中最常见的是结核性胸膜炎,其次是化脓性胸膜炎和肿瘤性胸腔积液。全科医生重点随访与管理的对象是结核性胸膜炎患者。这类患者的管理可参照"结核性心包炎"出院后管理的 1～3 项进行,也可以参照《国家基本公共卫生服务规范（第三版）》中"肺结核患者健康管理服务规范"进行社区管理。

（王　健）

第六节　腹　痛

腹痛是指各种原因引起的腹腔内外脏器的病变,表现为腹部的疼痛。病因复杂,包括炎症、缺血、出血、梗阻、穿孔、损伤及功能障碍等。急性腹痛的早期诊断至关重要。

一、急性腹痛的鉴别诊断

作为全科医生应对急性腹痛进行鉴别诊断:

1. 首先判断急性腹痛患者是否存在生命危险,急危重症患者立即抢救、转诊。

2. 判断有无需要紧急处理的外科手术指征。

3. 鉴别是器质性病变还是功能性失调。原则上先除外器质性疾病,不轻易诊断功能性腹痛。

4．明确腹痛的病因。应仔细询问腹痛的过程、部位、强度、特征、诱发或缓解因素、伴随症状及其他病史。

5．诊断未明，观察期间禁用吗啡类药物，以免掩盖病情。疑有肠穿孔、肠坏死者，禁用灌肠或泻药。

（一）腹痛的病因及鉴别诊断

1．常见腹痛的病因

（1）腹腔器官急性炎症：急性胃炎、急性肠炎、急性胰腺炎、急性出血坏死性肠炎、急性胆囊炎等。

（2）空腔脏器阻塞或扩张：肠梗阻、胆道结石、胆道蛔虫症、泌尿系统结石梗阻等。

（3）脏器扭转或破裂：肠扭转、肠绞窄、肠系膜或大网膜扭转、卵巢扭转、肝破裂、脾破裂及异位妊娠破裂等。

（4）腹膜炎症：多由胃肠穿孔引起，少部分为自发性腹膜炎。

（5）腹腔内血管阻塞：缺血性肠病、夹层腹主动脉瘤等。

（6）腹壁疾病：腹壁挫伤、脓肿及腹壁带状疱疹。

（7）胸腔疾病所致的腹部牵涉痛：肺炎、肺梗死、心绞痛、心肌梗死、急性心包炎、胸膜炎、食管裂孔疝等产生的牵涉痛。

（8）全身性疾病所致的腹痛：腹型过敏性紫癜、尿毒症、铅中毒等。

2．腹痛的鉴别诊断（表 5-6-1）

表 5-6-1　急性腹痛的鉴别诊断

诊断	临床特点	辅助检查
急性胰腺炎	多数有胆石症史，常在暴饮暴食或酗酒后突然发作，上腹部持续性疼痛，恶心、呕吐；重症患者腹痛迅速扩散至全腹，常有发热，早期休克或多脏器功能不全综合征。上腹压痛或伴肌紧张、反跳痛，黄疸，可有移动性浊音阳性	1．实验室检查：血白细胞计数升高，中性粒细胞百分比升高；血、尿淀粉酶高，发病后 6~8h 血清淀粉酶升高 2．CT 检查：胰腺肿大、周围脂肪层消失、胰周积液或腹腔积液 3．CT 增强扫描：可判断胰腺坏死
急性胆囊炎	中老年妇女多发，尤其肥胖者。多伴有胆囊结石，常在脂肪餐后发作，右上腹持续性疼痛，多伴有发热、恶心、呕吐，无黄疸。当结石嵌顿胆囊管或排入胆总管后右上腹阵发性绞痛，有黄疸。右上腹压痛、反跳痛和肌紧张，墨菲征阳性	1．实验室检查：血白细胞计数升高，中性粒细胞百分比高 2．超声：胆囊肿大，胆囊内结石、囊壁肿胀，壁厚或周围有渗出 3．腹部 X 线片：结石和肿大的胆囊
胆管结石、胆管炎	右上腹痛反复发作史。常有 Charcot 三联症：腹痛，寒战、高热和黄疸。有恶心、呕吐。重症急性胆管炎为 Reynolds 五联症：腹痛，寒战、高热，黄疸，感染性休克和意识障碍。皮肤巩膜黄染，右上腹肌紧张、压痛或反跳痛	1．实验室检查：血白细胞计数升高，中性粒细胞百分比高，有中毒性颗粒 2．超声：胆管扩张、可见结石 3．CT、磁共振胆胰管成像（MRCP）有助诊断
胆道蛔虫症	突发剧烈上腹痛，阵发性绞痛、剧烈钻顶样疼痛，不发作时同常人，有或无蛔虫感染史	血、便常规，肝功能，腹部超声
胃十二指肠穿孔	溃疡病史，突发上腹部剧烈疼痛，如刀割样，持续性，并迅速扩散至全腹，恶心、呕吐，发热。可有呕血或黑便。全腹压痛，反跳痛，肠鸣音消失，可出现气腹征和移动性浊音阳性，肝浊音区缩小或消失	1．腹部 X 线片：膈下游离气体 2．腹腔穿刺：黄色浑浊液体

续表

诊断	临床特点	辅助检查
腹腔脏器破裂	腹部外伤导致脾破裂、肝破裂、肾破裂、胰腺断裂等,肝癌病灶可因外力作用破裂或发生自发性破裂。发病突然,持续性腹痛常涉及全腹,常伴休克。全腹膨隆,压痛、肌紧张和反跳痛。面色苍白、脉搏加快、血压下降	腹腔穿刺:不凝固血性液体
肠梗阻	儿童多由肠道蛔虫症、肠套叠引起。成人多由疝嵌顿或肠粘连引起,老人则多由肠肿瘤等引起腹部膨隆或腹部不对称,可见肠型或蠕动波,腹部压痛,可闻及气过水声,肠鸣音减弱、消失	1. 实验室检查:血白细胞计数升高,中性粒细胞百分比升高。生化检查电解质紊乱、酸中毒等 2. 腹部 X 线片:肠腔充气,并有液气平面、闭袢肠管影 3. 上消化道造影和小肠镜检查
急性出血性坏死性肠炎	腹痛、腹泻、便血与毒血症症状(发热、休克),粪便有难闻的腥臭味,腹部压痛明显	血常规,便常规,腹部 X 线片
肠系膜血管栓塞或血栓形成	突发性腹部剧烈疼痛,伴恶心、呕吐。随着病变的进展,腹胀逐渐加剧,出现腹膜炎体征,肠鸣音消失,可有血便,并迅速出现休克	1. 实验室检查:血白细胞计数升高 2. 腹部 X 线片可见肠管扩张,气液平面 3. 腹腔穿刺:血性液体 4. 凝血功能检测、超声检查、磁共振血管成像、腹主动脉造影
急性胃肠炎	发病前常有不洁饮食史,腹痛以上腹部和脐周为主,持续性痛伴阵发性加剧。常伴恶心、呕吐、腹泻,亦可有发热。多无肌紧张,无反跳痛	实验室检查:便常规可有异常发现
泌尿道结石	腹痛突然发生,阵发性绞痛,向会阴部放射,常伴有腰痛。输尿管结石起初腰痛,结石向远端输尿管移动时,疼痛下移腹部,男性患者睾丸反射痛。血尿为本病的特征。多有类似疼痛发作史	1. 尿常规:尿红细胞阳性 2. 腹部 X 线片:结石阳性 3. 静脉肾盂造影:结石及其阻塞部位 4. 泌尿系统超声或 MRI
急性阑尾炎	中上腹持续性隐痛,数小时后转移至右下腹。也有为右下腹痛。转移性右下腹痛是急性阑尾炎腹痛特点,伴恶心、呕吐或腹泻。麦氏点压痛或伴有肌紧张、反跳痛	1. 实验室检查:血白细胞计数升高,中性粒细胞百分比升高 2. 超声检查:可发现阑尾肿胀或阑尾周围液性暗区
异位妊娠破裂	停经超过 6 周或数月者,突发下腹剧痛,呕吐、尿频;肛门下坠感、阴道少量流血。妇科检查:一侧附件不规则,可扪及触痛包块,宫颈举痛,阴道后穹隆饱满和触痛	1. 腹腔穿刺:抽出不凝固血性液体 2. 做阴道后穹隆穿刺:血性腹腔积液 3. 血人绒毛膜促性腺激素测定:明显升高 4. 妊娠试验阳性 5. 超声:证实异位妊娠最简单、准确的影像手段
卵巢囊肿扭转	女性,突然剧烈下腹痛,可伴有休克,检查腹部明显压痛并有痛性包块	妇科诊查、超声
肠套叠	婴儿,突发剧烈阵发性腹痛、哭闹不安、屈腿、以手抓腹部、间歇 10~20min 后又反复发作,呕吐、便血;面色苍白、腹部可触及腊肠样肿块。肛门指诊:空虚感	空气或钡灌肠 X 线检查空气或钡剂在结肠受阻呈杯口状、弹簧状阴影

（二）体格检查

首先，监测急性腹痛患者的体温、脉搏、呼吸和血压等生命体征，动态观察神志、体位、肤色、末梢循环情况等。其次，评估病情危重程度：①生命体征稳定、病情平稳患者进行仔细、全面、系统查体；②病情危重、生命体征不稳定的患者进行快速、重点查体，同时院前处理、立即转诊。

腹部检查要重点注意下列情况：

1. 先从视诊开始，观察腹部的外形、手术瘢痕、肠型等。

2. 触诊必须按顺序进行，从远离疼痛部位逐渐接近痛处，由浅触到深处，首先应查明是全腹压痛还是局部压痛。

3. 腹部有无包块，注意肿块的部位、大小、形状、压痛、质地，有无杂音及活动度等。

4. 肝浊音界和移动性浊音。

5. 听诊注意肠鸣音是否正常、增多、减少或消失及性质（高亢、金属音、气过水声）。

6. 腹痛原因诊断不明或下腹痛的患者，必要时应做直肠、生殖器的检查。

7. 应经常想到腹腔以外病变引起的腹痛，如肺炎、胸膜炎或心脏疾患引起的腹痛。应注意脊柱、脊肋角有无压痛，必要时做神经系统检查。

（三）辅助检查

腹痛的主要辅助检查包括血常规、尿常规、便常规、血尿淀粉酶、超声（腹部、妇科）、心电图、腹部 X 线、空气或钡灌肠、妊娠试验、诊断性穿刺等。需要行 CT、MRI 等检查，明确诊断及治疗或抢救的患者，立即转诊。

二、腹痛的院前处理原则

1. 监测生命体征。

2. 氧气吸入治疗。

3. 开通静脉通道。

4. 必要时禁食、胃肠减压、镇静、镇痛、抗感染。

5. 保持合适体位。

三、转诊

腹痛的病因、临床表现比较复杂，不能迅速作出诊断，需要遵循以下原则，立即转诊。

（一）转诊指征

1. 生命体征不稳定的急性腹痛者。

2. 急性胰腺炎、胃十二指肠溃疡穿孔、异位妊娠、腹腔脏器破裂、急性肠梗阻、重症急性胆囊炎胆管炎、肠系膜血管栓塞或血栓形成、急性阑尾炎、泌尿道结石等需立即进行急诊手术者。

3. 急性腹痛不能明确诊断需要进一步检查（放射学检查、腹腔镜、CT、血管造影、内镜检查等）或住院治疗的患者。

4. 急性腹痛持续时间超过 6 小时没有改善，需要手术探查确定病因者。

5. 经积极治疗病情不见好转反而加重者。

6. 全科医生查体有以下情况者：

（1）自主的肌紧张和肌肉强直，特别是弥漫至全腹者。

（2）进展性的或严重的局部压痛。

（3）伴有高热或低血压的腹部压痛或直肠肿块。

（4）伴有休克或酸中毒的直肠出血。

（5）腹痛同时出现败血症、出血、可疑的缺血。

（6）气腹。

（7）广泛的或进展性的肠腔扩张。

（二）转诊流程（图 5-6-1）

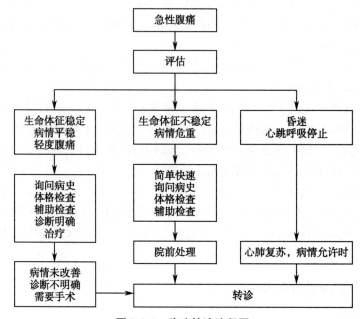

图 5-6-1 腹痛转诊流程图

四、基层管理

1. 建立健康档案进行连续性管理

2. 健康教育

（1）饮食规律、按时就餐，避免暴饮暴食；均衡低脂饮食，保持充足营养；加强饮食卫生，杜绝不洁饮食。

（2）戒烟戒酒、控制体重。

（3）适当锻炼、避免久坐。

（4）加强个人卫生清洁，特别是女性患者，保持经期、妊娠期、产褥期卫生。

（5）保持良好的生活习惯、情绪，劳逸结合；避免过度劳累、情绪激动或抑郁；及时有效地与患者沟通病情，解除由于疾病导致的紧张情绪；保持充足睡眠、休息。

3. 定期随访、检查，必要时转诊

（1）急性腹痛积极治疗，以防转成慢性腹痛。

（2）每年健康体检 1 次，避免复发或新发腹痛。

五、案例分析

患者，女性，32 岁，已婚，因"突发腹痛 1 日，头晕半小时"到某社区卫生服务中心就诊。

全科医生观察患者急性痛苦病容，由家属搀扶入诊室，神志清楚，呼吸平稳，语言清晰流利，体型适中。

（一）问诊

诱发因素、疼痛部位、发作与持续时间、有无弥散、性质／特征、严重程度、伴随症状、缓解和加剧因素、疼痛进展，特别是明确疼痛部位有助于鉴别诊断。同时还包括既往史和月经史（女性患者）。鉴别诊断中注意少见病因的存在。

全科医生：您好！请坐！您不舒服吗？

患者：肚子痛、头晕。

全科医生：多长时间了？

患者：肚子痛1日，头晕半小时。

全科医生：我给您测体温和血压好吗？

患者：好的。

体温：37.4℃，血压90/60mmHg，脉搏101次/min，呼吸18次/min。

【分析信息】 患者女性，32岁，低热，血压90/60mmHg，脉搏101次/min，呼吸18次/min，神志清楚，语言清晰流利，急性痛苦面容，体型适中。腹痛、头晕。提示可能有胃肠道疾病（穿孔、出血、感染）、泌尿系统疾病、妇科疾病。排除肠痉挛、肠套叠。

全科医生：请您指一下疼痛部位。

患者：整个肚子都痛，以右下腹为主。

【分析信息】

1. 阑尾炎早期、上输尿管、卵巢疾病引起脐周疼痛。

2. 典型阑尾炎疼痛为右下腹。

3. 结肠、膀胱、下输尿管和子宫疾病则引起下腹疼痛。

4. 患者腹痛位于中下腹考虑急性胃肠炎、肠梗阻、腹腔脏器破裂、过敏性紫癜、急性出血性坏死性肠炎、泌尿道结石、急性阑尾炎、异位妊娠、急性盆腔炎、卵巢囊肿蒂扭转等引起。

全科医生：请问您腹痛的性质？

患者：突然特别痛，好像什么东西被扯破一样。

【分析信息】

1. 肠绞痛是间歇性发作，有缓解期。

2. 胆囊（管）炎、胆囊（管）结石、胆道蛔虫症：胆绞痛常常是持续疼痛，且疼痛位于右上腹。

3. 患者突然剧烈腹痛，不除外急性胃肠炎、肠梗阻、腹腔脏器破裂、过敏性紫癜、急性出血性坏死性肠炎、泌尿道结石、急性阑尾炎、异位妊娠、急性盆腔炎、卵巢囊肿蒂扭转等引起。

全科医生：除了腹痛还有其他不舒服吗？

患者：呕吐一次，有点头晕、出汗，没有其他不舒服。

全科医生：呕血了吗？腹胀吗？大便正常吗？今天排气了吗？

患者：吐的都是吃到胃里的食物，没有呕血；没有腹胀、大便正常、有排气。

全科医生：除了腹痛以外，身体其他地方还有疼痛吗？

患者：没有。

全科医生：肚子痛是从发作持续到现在吗？

患者：是，一直痛，我用热敷、手按压都不能止痛。

全科医生：平时身体如何？服用什么药物？有食物或药物过敏史吗？有手术史吗？

患者：平时身体健康，不服药，没有过敏过，没做过手术。

全科医生：腹痛前有不洁饮食、聚餐饮酒、朋友打闹、撞击或外伤吗？

患者：没有。

全科医生：有过类似腹痛吗？

患者：没有发生过类似疼痛。

全科医生：今天的腹痛用过什么药物？是否有效？

患者：因为肚子痛、呕吐，我想可能是得了胃肠炎，吃了黄连片 2 片、诺氟沙星胶囊 2 粒、去痛片 1 片，开始觉得稍微减轻一点，现在不管用了。

【分析信息】

1. 无长期服用镇痛药、类固醇药物、非甾体抗炎药、其他可能导致腹痛的药物。

2. 下腹痛明显、无放射性疼痛，支持排除胆囊（管）炎、胆囊（管）结石、胰腺炎、动脉瘤破裂、泌尿道结石。

3. 无腹胀、有排气，大便正常，考虑排除肠梗阻、急性胃肠炎、急性出血性坏死性肠炎。

4. 既往无消化性溃疡、胆囊结石、酗酒、腹部手术或腹主动脉瘤；无心律失常或其他心脏疾病可能造成肠系膜动脉栓塞；无过敏史，考虑排除过敏性紫癜。

全科医生：月经规律吗？末次月经时间？白带颜色、是否有异味？

患者：规律，28～30 日，末次月经 34 日前，白色的白带、无异味。

【病史小结】　患者女性，32 岁，已婚，既往无过敏史、健康，无诱因突发全腹持续性剧烈疼痛 1 日，以右下腹为主，头晕半小时，呕吐一次，停经 34 日，白带正常。体温 37.4℃，血压 90/60mmHg，脉搏 101 次 /min，呼吸 18 次 /min。不除外异位妊娠、急性盆腔炎、卵巢囊肿蒂扭转、急性阑尾炎、腹部脏器破裂。

（二）体格检查

体温 37.4℃，血压 98/60mmHg，脉搏 101 次 /min，呼吸 18 次 /min；体型适中，全身皮肤黏膜无黄染，未见皮疹和出血点，面色苍白，急性痛苦病容，神志清楚。心率 101 次 /min，律齐，无奔马律，心脏听诊未闻及病理性杂音。胸廓对称，叩诊呈清音，双肺呼吸音清，未闻及干湿啰音及胸膜摩擦音。腹平软，全腹轻压痛，反跳痛，以右下腹为主，无肌紧张，肠鸣音正常，移动性浊音疑阳性。建议行妇科检查患者拒绝。

（三）辅助检查

实验室检查：白细胞计数 11×10^9/L，血红蛋白 10g/L。

尿妊娠试验阳性。

超声：腹腔积液，右侧附件低回声区，其内有妊娠囊。

（四）初步诊断

异位妊娠破裂出血。

（五）处理与转诊

1. 鉴于患者目前的状况，院前处理

（1）平卧，监测生命体征。

（2）吸氧。

（3）开通静脉通道，补充液体，维持正常血压，预防休克。

2. 立即转院手术或其他治疗。

3. 建议患者好转或治愈,转回基层卫生服务机构与全科医生沟通、随诊。

4. 建立或完善健康档案进行连续性管理。

5. 健康教育

(1) 科学合理房事,保持生殖健康,计划生育。

(2) 保持经期、妊娠期、产褥期卫生,避免妇科炎症。

(王志香)

第七节 猝 死

一、定义和分类

1. 定义 猝死(instant death)指外表健康或非预期死亡的人在内因或无外因的作用下,突然、意外地发生非暴力性死亡。

2. 分类 猝死按时间分类可分成:①瞬间死亡或即刻死亡,患者在发病后数秒、数分钟内死亡;②非常突然死亡或暴死,出现症状后 1 小时内死亡,如心源性猝死;③突然死亡,出现症状后 1~24 小时内死亡。

二、常见病因及临床症状

1. 常见病因

(1) 心脏性猝死:心源性猝死是成人猝死最主要的病因,而且发病至死亡时间越短,心源性的比例越大,可达 80%~90%。引起猝死的心血管疾病主要有冠心病、心肌病、心肌炎、心脏瓣膜病、心律失常及原发性心电紊乱(主要见于先天性长 QT 综合征、Brugada 综合征、心律失常性右心室发育不良)、心力衰竭等。在中老年以冠心病为主,青少年则以心肌病或原发性心电紊乱为主。

(2) 非心脏性猝死:20% 左右的猝死患者是非心源性疾病导致的死亡。

1) 呼吸系统疾病:气道梗阻、重症哮喘、张力性气胸、睡眠呼吸暂停等,尤其是急性肺栓塞,都可继发严重的低氧血症,导致心律失常发生,而某些致命性心律失常常与猝死相关。

2) 急性脑血管疾病:蛛网膜下腔出血、急性脑干出血、大面积脑梗死等,均可导致颅内压急剧升高,甚至发生脑疝,生命中枢受到压迫,患者可发生呼吸骤停或心脏骤停,导致猝死。

3) 主动脉夹层或主动脉瘤破裂:主动脉夹层及主动脉瘤破裂的漏诊率较高,应提高警惕,一旦出现剧烈胸痛或腹痛,应该考虑此病的可能,进行排查诊断。

4) 急性重症胰腺炎:酗酒和暴饮暴食可引起急性胰腺炎,剧烈的炎症风暴可导致心肌顿抑或心律失常,可发生猝死。

(3) 其他少见原因:各种原因导致的严重休克、酸碱失衡与电解质紊乱、药物导致的恶性心律失常、甲亢或甲减、严重感染等也可继发严重的心脏事件,导致猝死的发生。

2. 临床症状 多数患者猝死前并无预警的症状,猝死的典型症状为突发的意识丧失。

(1) 预警症状:多数患者猝死前并没有预警症状,故猝死难以预测。对存在不明原因的晕厥的患者应该提高警惕。部分患者在猝死前数天或数月会出现气短、胸痛、疲惫、心悸等非特异性症状。

(2) 典型症状:表现为突然发生的意识丧失,可伴抽搐、皮肤苍白或发绀、大小便失禁,并迅速发生心音消失、脉搏不能触及、呼吸停止、瞳孔散大。由于猝死的原因不同，猝死前段时间内可能出现相关病因的临床症状，如剧烈胸痛、严重呼吸困难、突发心悸、眩晕等。

三、诊断及鉴别诊断

1. 诊断　可根据上述猝死的典型症状作出诊断。

2. 鉴别诊断　本病需和其他导致突发意识丧失的疾病进行鉴别，如低血糖、酒精中毒等，但鉴别诊断十分简单，医院外可通过触摸大动脉搏动和观察胸廓是否起伏进行鉴别。

（1）若存在大动脉搏动和胸廓起伏，则考虑患者并非猝死，不必进行心肺复苏，建议尽快拨打急救电话寻求帮助。

（2）若存在大动脉搏动，但没有胸廓起伏，则考虑患者发生呼吸暂停导致意识丧失。建议首先确认患者口腔内有无异物或呕吐物，尽快清除，并采用仰头举颌法开放气道，尽快拨打急救电话寻求帮助。

（3）若没有大动脉搏动，也没有胸廓起伏，则考虑患者发生猝死，应立即开始心肺复苏，并拨打急救电话寻求帮助。

四、猝死的救治

1. 无论何种原因引起的猝死，如能及时发现，在其发生的最初 4～6 分钟内给予有效的心肺复苏，仍有救治成功的可能。在抢救的同时，立即启动呼救，联系 120 急救协助转诊事宜。

2. 第一目击者及时有效的初级心肺复苏和电复律有可能帮助患者恢复自主循环，挽救猝死患者的生命，是猝死急救的关键环节。同时积极寻找病因，特别是一些可纠正的致命因素（如短暂性心电紊乱）。具体救治实施步骤见本章第二节。

五、转诊

1. 所有猝死患者，均应及时启动 120 急救系统，由专业急救人员紧急转至上级医院进一步诊治，积极纠正猝死原因，尽量减轻脑损伤。

2. 对于幸存者，也应转诊至上级医院进行评估。

3. 对于一些需要手术或植入 ICD 治疗的患者，需转诊至专科医院。

4. 对于需要进一步进行病情评估的。

5. 对于存在猝死家族史的人群，应转诊至上级医院进行心脏筛查。

六、基层管理

猝死是能做到预防的。因此基层全科医生的责任在于能知晓哪些是猝死的高危人群，并指导高危人群采取有效的预防措施。主要包括两个方面的管理：日常生活方式的管理及相关病因的预防管理。

1. 健康的生活方式管理

（1）保证规律的作息，培养良好的生活习惯，适度的体育锻炼。

（2）定期进行健康体检，掌握个人健康状况。

（3）体检发现问题后，不要讳疾忌医，及时就医治疗，相互督促规范治疗。

（4）慢性疾病患者，需遵医嘱进行规范管理。

（5）家中自备硝酸甘油等急救药物。

（6）家庭中每一个成员都应学习急救相关科学知识，掌握力所能及的急救技能，如心肺复苏（CPR）技术。

2. 猝死病因预防管理

（1）对于存在猝死常见病因的患者，除了生活方式管理外，对于有明确猝死病因及相关危险因素亦要进行相关管理，如冠心病、脑血管疾病、肺栓塞、胰腺炎、心律失常等。

（2）对于猝死幸存者或有症状的心力衰竭、心脏瓣膜病、心肌病或原发性心电紊乱（主要见于先天性长 QT 综合征、Brugada 综合征、心律失常性右心室发育不良）等，应转诊至专科，听取医生建议是否需手术治疗或植入 ICD。

（3）存在猝死家族史的人群，应转诊至专科医院进行心脏筛查。

（4）对于存在猝死高危因素的年轻人，应避免剧烈运动，如参加马拉松，但并非绝对避免运动。

（5）对于运动员来说，35 岁以下完善心电图检查；35 岁以上进行运动负荷检查。积极做好心脏性猝死的相关筛查。

（陈　旸）

第八节　休　克

休克（shock）是由于各种致病因素作用引起的有效循环血容量急剧减少，导致器官和组织微循环灌注不足，致使组织缺氧、细胞代谢紊乱和器官功能受损的综合征。

一、休克症状的识别

血压降低是休克最常见、最重要的临床特征。迅速改善组织灌注，恢复细胞氧供，维持正常的细胞功能是治疗休克的关键。休克恶化是一个从组织灌注不足发展为多器官功能障碍至衰竭的病理过程。全科医生面对休克患者的诊断步骤：首先判断生命体征是否平稳，如果不平稳立即进行院前急救；明确休克的原因，对症治疗；及时转诊，以免延误病情。

（一）常见休克病因的识别（表 5-8-1）

表 5-8-1　常见休克病因的识别

诊断	病因	临床特点	辅助检查
低血容量性休克	血容量丢失：创伤出血、胃肠道出血、咯血、血气胸、腹腔出血、腹膜后出血、主动脉夹层动脉瘤破裂、骨折	血容量减少、前负荷降低和每搏量减少所致。由于外周血管收缩和低灌注，末梢皮肤湿冷，又称冷休克	血常规、心电图
	血浆容量丢失：大面积烧伤、剥脱性皮炎、腹膜炎、急性坏死性胰腺炎和肠梗阻等		
	脱水：呕吐、腹泻、肾上腺皮质功能不全、过度利尿和大量出汗		
感染性休克	严重的细菌感染：败血症、阻塞性胆管炎及腹膜炎等	常出现心动过速，真菌感染所致者可表现心动过缓。早期血压正常或轻度升高、脉压减小、皮肤潮红、四肢温暖，同时有发热、寒战等	血常规、细菌学检查、心电图

续表

诊断	病因	临床特点	辅助检查
心源性休克	心肌损伤或抑制：急性心肌梗死、心肌炎、心肌病等	心脏病的症状和体征，如奔马律及呼吸浅速、双肺底湿啰音等心衰表现；机械原因（如急性二尖瓣反流、室间隔缺损）所致者可出现相应的杂音；右心室衰竭时出现颈静脉怒张。心脏压塞时可有奇脉，听诊心音遥远	心电图、床旁胸部X线片和心电图检查
	机械因素：乳头肌或腱索断裂造成二尖瓣反流、心室壁破裂、室壁瘤、主动脉缩窄或肥厚型心肌病引起左心室流出道梗阻、心脏肿瘤		
	心律失常：严重心动过速或过缓、心脏阻滞、心室颤动		
	心外梗阻性休克：心脏压塞、张力性气胸、肺栓塞等		
过敏性休克	接触某些药物、造影剂及血制品等，发生过敏反应，引起静脉血管扩张和毛细血管通透性增加	接触某种致敏源后迅速发生呼吸困难、支气管哮鸣、心动过速和低血压，常同时伴有皮肤红肿、发绀等	心电图、血常规
神经源性休克	常见于外伤所致剧痛、脊髓损伤、药物麻醉等	早期因静脉扩张常表现手足温暖，又称暖休克；晚期皮肤血管发生强烈收缩，皮温降低	

（二）休克的临床表现

1. 生命体征变化　意识状况、呼吸、脉搏和血压。如果患者出现神志淡漠、脉搏增快，应当警惕休克的可能。仰卧位无明显低血压而又高度怀疑休克存在的患者，需进一步测定坐位或直立位血压、脉搏变化（注意每次体位改变后需等3～5分钟，待血压、脉搏稳定后再进行测定）。如果收缩压较患者平时血压下降10～20mmHg，同时伴脉搏增速超过每分钟15次，表明血管内存在容量缺失。在一些轻度低血容量患者中，可以发现其坐位或直立位血压无明显变化。

2. 皮肤湿冷和尿量减少　患者外周循环低灌注时可以出现皮肤肢端湿冷，并伴有网状青斑、皮肤苍白等，而肾脏灌注减少和应激反应，则出现少尿或无尿。

3. 低血压　成人收缩压＜90mmHg，或比基础血压降低30mmHg，脉压＜30mmHg，则提示低血压。

4. 其他重要征象

（1）交感神经兴奋：精神紧张或烦躁不安、焦虑、大汗淋漓或过度换气等。

（2）精神状态改变：休克患者意识可正常；如患者平均动脉压小于60～70mmHg，脑灌注压下降，出现精神状态急性改变，如烦躁不安、神志淡漠、嗜睡、昏迷等。

（三）休克的诊断

1. 有发生休克的病因。

2. 意识障碍。

3. 脉搏快，超过100次/min，细数或不能触及。

4. 四肢湿冷，胸骨部位皮肤指压阳性（压后再充盈时间大于2秒），皮肤花纹，黏膜苍白或发绀，尿量小于30ml/h或无尿。

5. 收缩压＜12kPa（90mmHg）。

6. 脉压＜3.99kPa（30mmHg）。

7. 原有高血压者收缩压较原有水平下降30%以上。

凡符合1及2～4中的两项和5～7中的一项者，诊断即可成立。

二、休克的诊断及鉴别诊断（案例分析）

患者张某，男性，52岁，退休工人。因"间断腹痛10年加重伴头晕乏力3小时"由家人陪伴到某社区卫生服务中心就诊。

全科医生首先观察患者无力，面色苍白，神志淡漠，由家属搀扶入诊室。

全科医生：您好！请坐！您感到哪里不舒服？

患者：腹痛、头晕、出汗、无力、有点心慌。

全科医生：多长时间了？

患者：3小时。

全科医生：以前有过类似发作的情况吗？

患者：近10年间断胃痛，曾做胃镜检查诊断"十二指肠溃疡"，胃痛时服用抑酸药可缓解。

全科医生：这次腹痛加重有什么原因吗？

患者：今天中午参加同事孩子婚礼喝酒后腹痛加重，拉肚子，同时感到头晕、无力、心慌、出汗。

全科医生：是否恶心和呕吐？有大便吗？什么颜色？量有多少？

患者：恶心但没有呕吐，大便发黑发亮，稀糊状，大约1 000g。

全科医生：这次喝酒后是否跌倒？

患者：没有。

全科医生：以前是否有排黑便或便血情况？

患者：没有。

全科医生：最近是否消瘦？

患者：没有。

全科医生：最近有没有发热、咳嗽、胸痛等症状？

患者：没有。

全科医生：既往有心脏病吗？

患者：没有。

全科医生：服用什么药物了吗？

患者：这次腹痛加重服了2粒雷尼替丁不缓解。

全科医生：那我先给你检查一下好吗？

患者：好的。

体格检查：体温37℃，脉搏118次/min，呼吸24次/min，血压86/52mmHg。神志清晰，表情淡漠，皮肤及黏膜苍白，锁骨上及腋窝淋巴结未触及，双肺呼吸音清，未闻及干湿啰音，心律齐，心率118次/min，未闻及杂音及心包摩擦音，腹软，左上腹压痛，无反跳痛和肌紧张，肠鸣音活跃，16次/min，双下肢无浮肿，四肢末梢湿冷。

辅助检查：急查血常规和便常规。

血常规：血红蛋白10g/L；便常规+隐血：红细胞满视野。

【分析信息】 全科医生最基本也是最主要的首要抢救步骤是判断患者的生命体征。首先，判断患者的意识状态；其次，判断患者的呼吸、脉搏、血压等。该患者神志清晰，但表情淡漠，面色苍白，血压降低，脉搏细速，皮肤湿冷，考虑休克。目前无昏迷、无呼吸道梗阻等危重情况，需要紧急救治休克状态。

需要明确休克的病因。

【分析信息】 该患者有反复胃痛史，以往曾做胃镜检查确诊十二指肠溃疡，服用制酸剂可缓解。本次发病于饮酒后，饮酒可能是诱发本次发作的原因。本次发病患者有腹痛、黑便、头晕、乏力、心悸等症状。查体：神志清晰，表情淡漠，皮肤及黏膜苍白，双肺呼吸音清，未闻及干湿啰音，心律齐，心率118 次/min，腹软，左上腹压痛，肠鸣音活跃，16 次/min，四肢末梢湿冷。既往无明显消瘦和黑便史。结合根据该患者的病史、症状、体征及辅助检查结果的特点，初步考虑：

（1）消化性溃疡：上消化道出血、低血容量休克（失血性休克）。

（2）消化道占位并出血待除外：因患者无外伤史，无慢性咳嗽、咯血史，无腹泻、消瘦等病史。故低血容量休克考虑消化道出血所致，不考虑外伤、支气管扩张等所致休克。又因患者年龄偏大，待除外消化道占位引起出血。

患者无寒战、高热，无黄疸，查体示体温正常，皮肤无黄染，左上腹有压痛，无反跳痛和肌紧张，故不考虑穿孔、胆道感染、败血症等所致感染性休克。

患者无高血压病史、无心脏病史，查体示心律齐，心脏无杂音、无心律失常及心脏压塞的体征，故不考虑心源性休克。

患者无药物过敏史和麻醉或损伤和强烈的疼痛的刺激，故不考虑过敏性休克和神经源性休克。

三、院前处理和转诊

（一）休克院前处理流程（图 5-8-1）

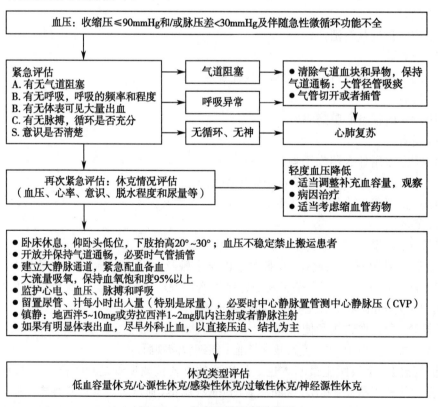

图 5-8-1　休克院前处理流程图

（二）休克患者院前急救初步处理

1. 紧急评估及处理

（1）采用"ABBCS"快速评估，5～20秒快速判断患者有无危及生命的紧急情况。紧急评估内容：

A：有无气道阻塞。

B：有无呼吸，呼吸的频率和程度。

B：有无体表可见大量出血。

C：有无脉搏，循环是否充分。

S：意识是否清楚。

（2）紧急处理方法：如果患者有上述危及生命的紧急情况应立即开放气道、保持气道通畅、心肺复苏、对外表能控制的大出血进行止血等。

2. 次级评估及救治

（1）初步怀疑休克的表现及休克情况评估：根据意识状态、呼吸、血压、心率、脱水程度及尿量等进行评估。休克患者的血压和脉搏尤为重要，早期血压可表现为正常，随后血压往往降低，如果考虑休克存在马上进行紧急救治。

（2）休克的紧急救治

1）一般措施：镇静、吸氧、禁食、减少搬动；仰卧头低位，下肢抬高20°～30°，有心力衰竭或肺水肿者半卧位或端坐位。留置导尿管，监测尿量。

2）改善低氧血症：保持呼吸道通畅，必要时气管插管；一般先予鼻导管吸氧，也可选用可携氧面罩或无创正压通气给氧，保持血氧饱和度＞95%，必要时行气管插管和机械通气。

3）建立静脉通道和补充血容量：一般静脉输液部位选择上肢，多需两条静脉通路，如果因休克而外周静脉塌陷不能进针，则马上行深静脉穿刺或静脉切开。除心源性休克外，补液是抗休克的重要治疗方法。尽快建立深静脉通道，快速补充等渗晶体液、胶体液或高晶高胶液。具体视不同类型的休克而定。

4）原发病治疗：是治疗的关键，应对导致休克的病因进行针对性治疗。如果是感染性休克，应给予足量有效的抗感染治疗；对失血性休克，以输血扩容为主，并防止血容量的进一步降低；对过敏性休克，应给予抗过敏治疗；对心源性休克，则应治疗原发的心脏疾病；对神经源性休克，则应给予相应的镇痛治疗。

5）应用血管活性药物：适用于经补充血容量后血压仍不稳定或休克症状未见缓解，血压仍继续下降的严重休克。

常用的药物有：

①多巴胺：5～50μg/（kg·min）静脉滴注。

②多巴酚丁胺：常用于心源性休克，2.5～10μg/（kg·min）静脉滴注。

③异丙肾上腺素：0.5～1mg加入5%葡萄糖液200～300静脉滴注，速度为2～4μg/min。适用于脉搏细弱、少尿、四肢厥冷的患者。

④去甲肾上腺素：适用于重度、极重度感染性休克，用5%葡萄糖或葡萄糖氯化钠注射液稀释，4～8μg/min。

⑤肾上腺素：应用于过敏性休克，0.5～1mg/次，皮下或肌内注射，随后0.025～0.05mg静脉注射，酌情重复。

⑥间羟胺：与多巴胺联合应用，15～100mg 加入氯化钠注射液或 5% 葡萄糖注射液 500ml 内，100～200μg/min 静脉滴注。

⑦其他药物

A．糖皮质激素：适用于感染性休克、过敏性休克，可应用氢化可的松 300～500mg/d，疗程不超过 3～5 日，或地塞米松 2～20mg/ 次，静脉注射，一般用药 1～3 日。

B．纳洛酮：鸦片受体阻滞剂，具有阻断 β- 内啡肽的作用。首剂 0.4～0.8 mg 静脉注射，2～4 小时可重复，继以 1.6mg 或更大剂量纳洛酮加入 500ml 液体中静脉滴注。

6）纠正酸中毒：休克时常合并代谢性酸中毒，当机械通气和液体复苏后仍无效时，可给予碳酸氢钠 100～250ml，静脉滴注，并根据血气分析调整。除了血气分析外，治疗还需要结合病史、电解质与阴离子间隙等因素综合考虑，纠正电解质紊乱。

7）防治并发症和重要器官功能障碍：应积极预防和处理患者可能出现的并发症。

8）进一步处理：经过以上抢救处理后，病情相对平稳在急救人员护送下转至上级医院进一步诊断和治疗。

四、休克的基层随诊

休克患者送往上级医院诊治，病情平稳后转回基层医疗卫生机构，全科医生应详细了解患者在上级医院的诊治过程、出院诊断、目前的治疗、出院后需观察问题等，并记录于健康档案中，同时制订基层健康管理计划。

（一）患者教育

通常经过抢救的患者对生命有更深刻的理解，此时是给予健康知识指导最好时机，全科医生应根据了解到的病情，针对患者存在的问题给予指导。例如，急性心肌梗死引起的心源性休克目标是减少患者再发生急性事件的危险，保护心肌。一方面要控制多重危险因素，即控制高血压、糖尿病、高血脂等，强调达到靶目标，加强体力活动，戒烟、限酒，避免过度劳累，调整心态；另一方面长期给予抗血小板或抗凝治疗，抗心肌缺血等治疗。

（二）积极治疗原发病

积极治疗引起休克的原发疾病是防止再次发生休克的最好办法，不同疾病治疗方式各异，具体参见相关章节。如过敏性休克患者尽量避免接触花粉等物质；在应用可能引起的过敏性休克的药物（如青霉素）或血清制剂（如破伤风、白喉抗毒素）前，务必做皮肤过敏试验，反应阳性者禁用。

（三）生活方式干预

对于有不良生活方式的患者应制订有针对性的干预计划，对消化性溃疡患者非常重要。合理饮食包括以下几个方面：

1．饮食应有规律，一日至少三餐，规律性的饮食有利于溃疡的愈合。

2．饮食要营养丰富，热量充足，饮食中应富含蛋白质和维生素，提倡不吃或少吃油炸、煎炸、烟熏及腌制食品，忌暴饮暴食，避免过热、过硬和酸性太强的食物。

3．戒除不良习惯，戒除烟酒，不饮浓茶、咖啡，不服用非甾体抗炎药物，如阿司匹林、吲哚美辛、保泰松等，影响溃疡病的治疗。

（四）定期监测

不同疾病需要监测的指标各异，全科医生应督促患者定期复诊，如急性心肌梗死患者监测心电图和心肌功能，应用抗血小板制剂的患者应严密观察异常出血迹象，询问有无便血、牙龈出血、鼻出血、血尿，检查口腔黏膜、鼻腔、皮下有无出血，定期查尿、便常规及早发现尿、便隐性出血情况。溃疡病患者监测血常规和便隐血。

（陈 玚）

第六章 全科医生基本技能

第一节 居民健康档案的建立与管理

全科医生的基层服务能力是多方面的,应学习和掌握健康档案的建立及使用与管理、双向转诊、社区卫生诊断、社区康复、社区中医药适宜技术等方面技能。

一、居民健康档案概述

(一)居民健康档案的概念

居民健康档案是基层医疗卫生服务中不可缺少的工具,《国家基本公共卫生服务规范(第三版)》中已将逐步在全国统一建立居民健康档案并实现规范化管理纳入国家基本公共卫生服务项目。

在我国,居民健康档案分成三部分,即个人健康档案、家庭健康档案、社区健康档案。三类档案的侧重点不完全相同,但三者间是相互关联的(图6-1-1)。

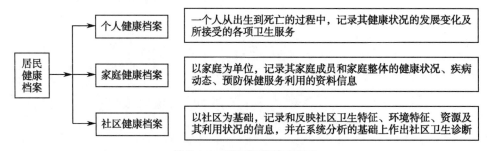

图 6-1-1 居民健康档案组成

(二)居民健康档案服务对象及确定建档对象流程图

1. 服务对象 辖区内常住居民,包括居住半年以上的户籍及非户籍居民。以0~6岁儿童、孕产妇、老年人、慢性病患者和重症精神疾病患者等人群为重点。

2. 确定建立居民健康档案流程图 《国家基本公共卫生服务规范(第三版)》中有"确定建档流程图"(图6-1-2)。

(三)居民健康档案的建立与管理

1. 居民健康档案建立的基本原则

(1)资料真实性:居民健康档案由各种原始资料组成,这些资料应该真实可靠,真正反映社区居民的健康状况,只有真实才有可用性。

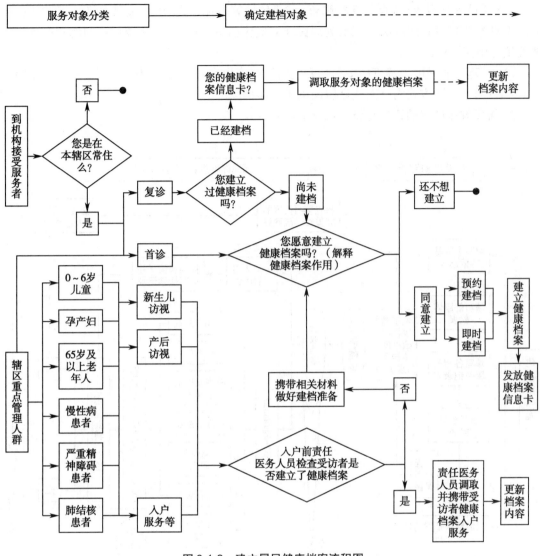

图 6-1-2　建立居民健康档案流程图

（2）资料科学性：居民健康档案记录应该规范化，各种图表、文字描述、单位使用等都要符合有关规定要求，才能保证居民健康档案作为一种医学信息资料具有可交流性。

（3）资料完整性：居民健康档案内容应完整，反映病情、就医背景、病情变化、潜在危险因素、评价结果、处理计划等，并从生物、心理、社会三个层面去记录。

（4）资料连续性：医生要勤于记录，不断将资料累加，从而保证资料连续性。

（5）资料可用性：居民健康档案只有成为充分发挥作用的"活"档案，才能体现科学价值。

2. 居民健康档案的建立　居民健康档案建立工作应与日常医疗、预防和保健等工作相结合，可通过患者就诊、入户调查、家庭访视、疾病筛查、健康体检等方式建立。

（1）辖区居民到乡镇卫生院（村卫生室）、社区卫生服务中心（站）接受服务时，由医务人员负责为其建立健康档案，并根据其主要健康问题和服务提供情况填写相应记录，同时为服务对象填写并发放居民健康档案信息卡。

（2）通过入户服务（调查）、疾病筛查、健康体检等多种方式，由乡镇卫生院、村卫生室、社区卫生服务中心（站）组织医务人员为居民建立健康档案，并根据其主要健康问题和服务提供情况填写相应记录。

（3）已建立居民电子健康档案信息系统的地区应由乡镇卫生院、村卫生室、社区卫生服务中心（站）通过上述方式为个人建立居民电子健康档案。

3. 居民健康档案的建立与管理流程见图 6-1-3。

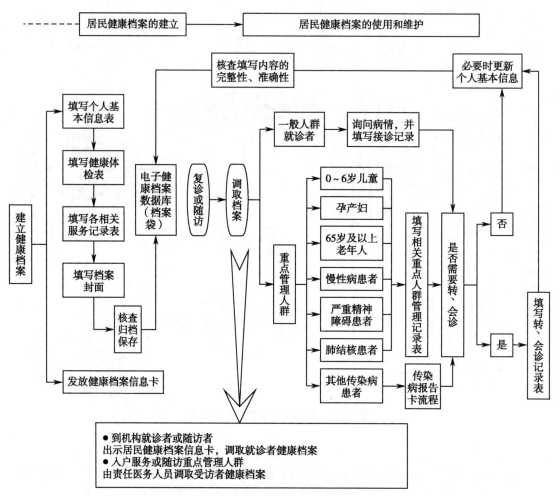

图 6-1-3　居民健康档案建立及管理流程图

二、居民健康档案的内容及考核指标

（一）居民健康档案的内容

居民健康档案的内容包括个人基本信息、健康体检、重点人群健康管理记录和其他医疗卫生服务记录等。

（二）填表基本要求

1. 档案填写一律用钢笔或圆珠笔，不能用铅笔或红色笔书写。字迹要清楚，书写要工整。数字或代码一律用阿拉伯数字书写。数字和编码不要填出格外,如果数字填错,用双横线将整笔数码划去,并在原数码上方工整填写正确数码,切勿在原数码上涂改。

2. 在居民健康档案的各种记录表中,凡有备选答案的项目,应在该项目栏的"□"内填写与相应答案选项编号对应的数字,如性别为男,应在性别栏"□"内填写与"1 男"对应的数字 1。对于选择备选答案中"其他"或者是"异常"选项者,应在该选项留出的空白处用文字填写相应内容,并在项目栏的"□"内填写与"其他"或者是"异常"选项编号对应的数字,如填写"个人基本信息表"中的既往疾病史时,若该居民曾患有"腰椎间盘突出症",则在该项目中应选择"其他",既要在"其他"选项后写明"腰椎间盘突出症",同时在项目栏"□"内填写数字13(其他)。对各类表单中没有备选答案的项目用文字或数据在相应的横线上或方框内据情填写。

3. 在为居民提供诊疗服务过程中,涉及疾病诊断名称时,疾病名称应遵循国际疾病分类标准 ICD-10 填写,涉及疾病中医诊断病名及辨证分型时,应遵循《中医病证分类与代码》(GB/T 15657—1995,TCD)。

4. 各类表单中涉及日期类项目,如体检日期、访视日期、会诊日期等,按照年(4 位)、月(2 位)、日(2 位)顺序填写。

5. 服务对象在健康体检、就诊、会诊时所做的各种辅助检查报告单据,都应该粘贴留存归档。可以有序地粘贴在相应健康体检表、接诊记录表、会诊记录表后面。

双向转诊(转出)单存根与双向转诊(回转)单可另页粘贴,附在相应位置上与本人健康档案一并归档。

6. 统一为居民健康档案进行编码,采用 17 位编码制,以国家统一的行政区划编码为基础,以乡镇(街道)为范围,村(居)委会为单位,编制居民健康档案唯一编码。同时将建档居民的身份证号作为统一的身份识别码,为在信息平台下实现资源共享奠定基础。

第一段为 6 位数字,表示县及县以上的行政区划,统一使用《中华人民共和国行政区划代码》(GB 2260)。

第二段为 3 位数字,表示乡镇(街道)级行政区划,按照国家标准《县以下行政区划代码编码规则》(GB/T 10114—2003)编制。

第三段为 3 位数字,表示村(居)民委员会等,具体划分为:001~099 表示居委会,101~199 表示村委会,901~999 表示其他组织。

第四段为 5 位数字,表示居民个人序号,由建档机构根据建档顺序编制。

如某患者档案号为 11010200702500001,即可解释:所在地区为北京市(110)西城区(102)月坛街道(007)木樨地居委会(025),编号为 1 号的档案。

三、个人健康档案

个体健康档案一般包括四类表格:居民基本资料(居民健康档案封面和个人基本信息表)、主要问题目录、健康体检表、服务记录表(接诊记录、各种重点人群随访表、儿童计划免疫记录表、会诊和转诊记录表)等。

个人健康档案排列可以按照如下顺序:居民健康档案信息卡、居民基本资料、主要问题目录、健康体检记录、接诊记录或重点管理人群的随访记录、会诊和转诊记录、辅助检查资料等。

（一）居民健康档案信息卡（图6-1-4）

建立居民健康档案信息卡，可以了解居民信息、尽快找到档案，以备复诊或随访时使用。居民健康档案信息卡为正反两面，根据居民信息如实填写，应与健康档案对应项目的填写内容一致。

居民健康档案信息卡

（正面）

姓　　名		性　　别		出生日期		年　　月　　日	
健康档案编号				□□□-□□□□□			
ABO血型	□A　□B　□O　□AB			Rh血型	□Rh阴性　□Rh阳性　□不详		
慢性病患病情况： □无　　　　　　　　　□高血压　　　　□糖尿病　　　　□脑卒中　　　　□冠心病　　　　□哮喘 □职业病　　　　　　　□其他疾病_____							
过敏史：							

（反面）

家庭住址		家庭电话	
紧急情况联系人		联系人电话	
建档机构名称		联系电话	
责任医生或护士		联系电话	
其他说明：			

图6-1-4　居民健康档案信息卡

（二）居民基本资料

包括居民健康档案封面（图6-1-5）和个人基本信息表，多在居民首次建立健康档案时填写，为居民基本信息，如果信息有所变动，可在原条目处修改，并注明修改时间。个人基本情况除姓名、性别等基础信息外，还包括既往史、家族史等基本健康信息，应按照要求逐项认真、准确填写。

（三）主要问题目录

主要问题目录记录能够长期影响居民健康状况的慢性疾病、危险行为生活方式、不良心理状态、相关的家族病史和遗传病史（表6-1-1）。

设立主要问题目录目的，是为了方便医生在短时间内对居民健康状况进行快速有效的回顾，迅速知晓其过去和现在的健康问题，帮助全科医生在接诊和照顾居民时不仅考虑居民现存在问题或疾病，还同时考虑居民整体、连续健康状况。

编号□□□□□□-□□□-□□□-□□□□□

居民健康档案

姓　　名：_____

现 住 址：_____

户籍地址：_____

联系电话：_____

乡镇（街道）名称：_____

村（居）委会名称：_____

建档单位：_____

建 档 人：_____

责任医生：_____

建档日期：_____年___月___日

图 6-1-5　居民健康档案

表 6-1-1　主要问题目录

序号	问题名称	发生日期	记录日期	接诊医生	备注
1	丧偶	2002.04.06	2002.05.03	某医生	给予精神鼓励，多参加社交活动，尽快从失去亲人困境恢复
2	高血压	2005.10.08	2005.10.08	某医生	低盐饮食，运动指导，规律服药，定期监测血压

通常将主要问题目录制作成表格形式，按诊断日期顺序编号排序，放在健康档案开始部分，是健康问题的索引。

（四）健康体检表（图 6-1-6）

健康体检包括一般健康检查、生活方式、健康状况及其疾病用药情况、健康评价等，用于居民首次建立健康档案、老年人、高血压、2 型糖尿病和重性精神疾病患者等的年度健康检查。

健康体检表

姓　名：　　　　　　　　　　　　　　　　　　　　　　编号□□□-□□□□□

体检日期	年　月　日	责任医生	

内容	检查项目		
症状	1 无症状　2 头痛　3 头晕　4 心悸　5 胸闷　6 胸痛　7 慢性咳嗽　8 咳痰　9 呼吸困难　10 多饮 11 多尿　12 体重下降　13 乏力　14 关节肿痛　15 视力模糊　16 手脚麻木　17 尿急　18 尿痛 19 便秘　20 腹泻　21 恶心呕吐　22 眼花　23 耳鸣　24 乳房胀痛　25 其他 _____ 　　　　　　　　　　　　　　　　　　　　　　　　　　　□/□/□/□/□/□/□/□/□		

一般状况	体　温		℃	脉　率			次/min
	呼吸频率		次/min	血　压	左侧	/	mmHg
					右侧	/	mmHg
	身　高		cm	体　重			kg
	腰　围		cm	体重指数（BMI）			kg/m²
	老年人健康状态 自我评估	1 满意　2 基本满意　3 说不清楚　4 不太满意　5 不满意					□
	老年人生活自理 能力自我评估	1 可自理（0～3分）　　　　2 轻度依赖（4～8分） 3 中度依赖（9～18分)　　　4 不能自理（≥19分）					□
	老年人 认知功能	1 粗筛阴性 2 粗筛阳性，简易智力状态检查，总分 _____					□
	老年人 情感状态	1 粗筛阴性 2 粗筛阳性，老年人抑郁评分检查，总分 _____					□

生活方式	体育锻炼	锻炼频率	1 每天　2 每周一次以上　3 偶尔　4 不锻炼			□
		每次锻炼时间	分钟	坚持锻炼时间	年	
		锻炼方式				
	饮食习惯	1 荤素均衡　2 荤食为主　3 素食为主　4 嗜盐　5 嗜油　6 嗜糖			□/□/□	
	吸烟情况	吸烟状况	1 从不吸烟　　　2 已戒烟　　　3 吸烟			□
		日吸烟量	平均 _____ 支			
		开始吸烟年龄	_____ 岁	戒烟年龄	_____ 岁	
	饮酒情况	饮酒频率	1 从不　2 偶尔　3 经常　4 每天			□
		日饮酒量	平均 _____ 两			
		是否戒酒	1 未戒酒　2 已戒酒，戒酒年龄： _____ 岁			□
		开始饮酒年龄	_____ 岁	近一年内是否曾醉酒	1 是　2 否	□
		饮酒种类	1 白酒　2 啤酒　3 红酒　4 黄酒　5 其他 _____			□/□/□/□
	职业病危害因素 接触史	1 无　2 有（工种 _____ 从业时间 _____ 年）				□
		毒物种类　粉尘 _____		防护措施 1 无 2 有 _____		□
		放射物质 _____		防护措施 1 无 2 有 _____		□
		物理因素 _____		防护措施 1 无 2 有 _____		□
		化学物质 _____		防护措施 1 无 2 有 _____		□
		其他 _____		防护措施 1 无 2 有 _____		□

图 6-1-6　健康体检表（部分示例）

（五）接诊记录

1. 记录居民每次就诊情况的资料，常采用 SOAP 形式。

（1）S（subjective）：即主观资料，是由居民所提供的主诉、现病史、既往史、家族史、健康行为等。

（2）O（objective）：即客观资料，是用各种方法获得的真实资料，包括体格检查、实验室检查、心理行为测量等。

（3）A（assessment）：即评价，包括诊断、鉴别诊断、目前存在的健康问题、健康问题轻重程度及预后等，是对居民健康问题的评估。它不单是以疾病为中心的诊断，还包括生理问题、心理问题、社会问题等，是接诊记录中最重要也是最难的部分。

（4）P（plan）：即计划，针对目前存在问题而提出的处理计划，不仅限于开出药物处方，包括诊疗计划、治疗策略（包括用药和治疗方式）、对患者的教育等措施，体现以个人为中心、预防为导向、生物 - 心理 - 社会医学模式的全方位考虑。

2. SOAP 书写要点　由于全科医学特有学科特色，全科医疗中的病历书写（SOAP）需要注意一些细节（表 6-1-2）。

表 6-1-2　SOAP 书写要点

名称	问题描述特点
主观资料（S）	由患者本人陈述提供，涵盖所有个人资料 主诉、现病史中多种主要慢性疾病可同时出现，为清晰描述，可写成： 问题一：高血压……；问题二：糖尿病…… 重点询问健康行为资料，如：运动方式、运动量、食盐量、热量摄入、心理问题、家庭资源、社区资源等
客观资料（O）	体格检查、实验室检查、心理行为测量等 包括视诊、触诊、叩诊、听诊结果，还包括辅助检查及各种量表等测试结果
评价（A）	包括诊断、鉴别诊断、目前存在的健康问题、健康问题轻重程度及预后等，体现全科医学的生物 - 心理 - 社会医学模式 重点评价目前患者存在的健康问题，包括生理疾病、心理问题、社会问题、生活方式等
计划（P）	包括治疗和健康教育计划 计划要考虑多方面因素，不仅限于药物治疗，还要写明健康教育的计划和内容，药物可能发生的副作用、生活方式指导，充分体现以人为中心、预防为导向，全科医学模式的全方位管理

（六）重点人群管理记录

包括国家基本公共卫生服务项目要求的 0～6 岁儿童、孕产妇、老年人、慢性病和重性精神疾病患者等各类重点人群的健康管理记录，多以随访表形式进行，根据居民具体情况填写相应的内容。

四、家庭健康档案

（一）家庭健康档案内容

家庭健康档案是以家庭为单位，记录其家庭成员和家庭整体有关健康状况、疾病动态、预防保健服务利用情况的系统资料，每户建一份，以家庭为单位成册。目前《国家基本公共卫生服务规范(第三版)》中尚未制订统一的家庭健康档案规范,但内容一般包括家庭基本资料、家系图、家庭主要问题目录、家庭成员的健康管理记录及根据具体情况制订的家庭评估等。

(二)家庭基本资料

包括封面和家庭成员基本信息,通常放在家庭档案前面。家庭成员基本信息包括户主姓名、居住地址、联系电话;家庭成员姓名、性别、年龄、家庭角色、职业、文化程度、婚姻状况、其他重要信息如宗教信仰等,可按照年龄依次填写。表6-1-3为北京市社区卫生服务机构使用的家庭健康档案一般资料格式。

表 6-1-3　　家庭健康档案基本资料

建档日期				档案号			
建档单位		建档医生		建档护士		责任医生	
户主姓名		家庭人口数(户口数)		人	现住人口数		人
家庭平均月收入(指全家成员年收入总和除以12)						元	
住房类型		□平房　□楼房(半地下　一层以上)					
住房使用面积		m^2					
家庭燃料类型		□煤气/天然气　　□电　　□煤炉　　□沼气　　□其他					
厕所类型		□居室内厕所　A 冲水式　B 非冲水式　□居室外厕所　□公共厕所					
家庭其他成员信息							
序号	姓名	性别	出生日期	与户主关系	婚姻状况	学历	职业	联系电话

(三)家系图(图6-1-7)

家系图是以绘图方式表示家庭结构、成员间关系、患病情况等内容,是医生迅速把握家庭成员健康状况和家庭生活周期等资料的最好工具,是家庭健康档案的重要组成部分。绘制家系图可一次完成,也可在照顾患者过程中逐渐完成。

绘制家系图一般包含三代人:长辈在上,晚辈在下;同辈在同一水平线上,长者在左,幼者在右;夫妻中,男在左,女在右。家系图的绘制可以从最年轻一代开始,也可以从中间开始,一般是从家庭中首次就诊的患者这一代开始,向上下延伸。代表每个人的符号旁边,可标上出生年月日、重大生活事件及其发生的时间、遗传病、慢性病等。

(四)家庭主要问题目录

家庭主要问题目录记录家庭生活周期各个阶段存在或发生的重大生活压力事件,记录方法同个人健康档案中主要问题目录,表6-1-4为北京市社区卫生服务机构使用的家庭主要健康问题目录格式。

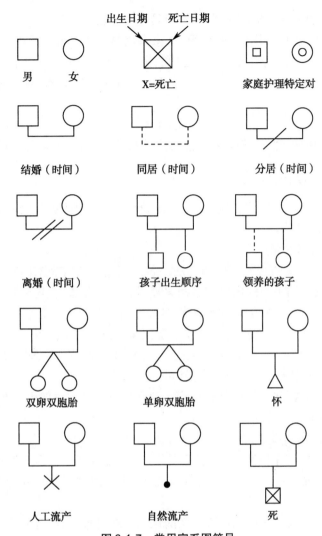

图 6-1-7　常用家系图符号

表 6-1-4　家庭主要健康问题目录

序号	问题名称	发生日期	记录日期	接诊医生	备注

（五）健康管理记录

家庭健康档案中，每个家庭成员均应有一份健康资料记录，具体内容及记录方法同个人健康档案。

（六）家庭评估

家庭评估的适应证：①频繁的急性发病；②无法控制的慢性病；③遵医嘱性不良；④精神疾患；⑤药物滥用及酗酒；⑥儿童行为问题；⑦婚姻问题；⑧遗传病咨询；⑨恶性肿瘤。

家庭评估资料应包括家庭结构、家庭生活周期、家庭功能、家庭内外资源、家庭动态等。通过评估分析家庭存在的健康和疾病问题、家庭所具备的资源,从而为促进家庭健康提供依据。

1. 评估家庭类型、居住环境、受教育程度、家庭重要事件及可能解决的程度等。

2. 评估家庭成员关系及感情联系、家庭功能状况、家庭成员各自自主性。

3. 评估家庭成员疾病间有无遗传联系,家庭成员中的危险因素,如糖尿病、心脏病、癌症家族史等。

4. 评估家庭成员个体的社会、心理及健康问题。

5. 寻找家庭问题的根源,明确患者可能得到的帮助,发现家庭内外可利用资源。

五、居民健康档案的使用

居民健康档案只有成为"活"档案,才能体现价值,为确保居民健康档案的有效建立和使用,应采取相应的制度措施。

(一)居民健康档案的制度化

1. 建立居民健康档案的管理制度和办法　各级档案行政管理部门联合有关专业主管部门制定完善、科学、具有约束力的居民健康档案管理制度和办法,提出管理标准和具体要求。

2. 严格执行管理制度　按照居民健康档案管理的有关规定,依法收集文件材料,及时归档,科学分类管理、保管。健康档案管理要具备档案保管设施、设备,符合防盗、防晒、防高温、防火、防潮、防尘、防鼠、防虫等要求,指定专(兼)职人员负责管理工作,保证健康档案完整、安全。电子健康档案应有专(兼)职人员维护。

3. 加强对居民健康档案工作的督导检查　制订相应的对居民健康档案工作的考核标准,加强督导检查,确保健康档案的安全性。

(二)居民健康档案的规范化管理

1. 规范化管理居民健康档案　《国家基本公共卫生服务规范(第三版)》中已制定城乡居民健康档案管理服务规范,以此为依据,系统、规范、务实地建立乡村和城镇社区居民的健康档案。

2. 提高居民和全科医生对居民健康档案的认识　通过宣传教育,加强全科医生和居民对健康档案的认识,明确其必要性和重要性,广泛参与健康档案的建立和利用。居民的理解、支持及全科医生的敬业精神、沟通能力是保证建档工作顺利进行的重要因素。

3. 建立居民健康档案责任制　建立居民健康档案是一项长期、系统工作,目前国家规定城市主要由社区卫生服务中心(站)建立健康档案,农村主要依靠乡镇卫生院和村卫生室建档。农村地区要动员村乡两级医务人员,责任到人,分片包户,按村、组、户建立居民健康档案,充分发挥乡镇卫生院医务人员及村卫生室乡村医生在建立健康档案中的作用。

4. 分批建立居民健康档案　从长远来看,全体居民都应该建立健康档案,但当前基层医疗卫生机构能力有限,故应在遵循自愿和引导相结合原则下确定优先建档对象。首先,要为主动到基层医疗卫生机构就诊或寻求咨询服务的人在服务过程中建立健康档案;其次,按照国家要求为重点管理人群主动建档,主要包括高血压、糖尿病、重性精神病等慢性病患者和妇女、儿童、老年人等重点人群,在以上两类服务对象的基础上,再逐步扩大到全体人群。

5. 服务过程中随时建立健康档案　主要方式包括门诊服务、入户服务(调查)、疾病筛查、健康体检等。按照国家服务规范要求记录相关内容,记录应齐全完整、真实准确、书写规范、基础内容无缺失。检查报告单据和转、会诊的相关记录粘贴留存归档,同时积极应用中医药适宜技术为城乡居民提供中医健康服务并记录相关信息纳入健康档案管理。

（三）居民健康档案动态管理

1. 实施健康档案动态管理 凡是与健康有关信息，如体检报告、病历等，不论以何种方式，健康档案管理人员都应该认真收集、整理、加工，以保证其连续性、完整性。

2. 更新健康档案信息 为每一位建档居民建立一张信息卡，方便及时查找建档病历，每次医疗活动中随时更新个人健康记录；死亡报卡、传染病访视卡、孕产妇访视卡随时增添相应信息；从上级医院转回的患者，及时将其住院治疗等信息资料转入健康档案；慢性病随访管理中新发现的个人健康问题及时转入个人健康档案资料中；上门出诊或医疗服务中发现的个人健康问题随时记录至健康档案中。

3. 充分利用健康档案 增强医疗卫生机构、居民、卫生及其他行政部门主动利用健康档案的意识。首先，全科医生在医疗卫生服务活动中主动使用健康档案，认识其使用的方便性，是保证用活健康档案的最关键环节。例如全科医生建档后在诊治过程中或健康管理中随时记录、归纳、整理健康档案，如果想了解居民健康管理状况，只需查看健康档案即可，对全科医生基本医疗工作有很大帮助。其次，要动员居民参与自身的健康管理及健康档案的维护。同时，在使用健康档案过程中注意保护服务对象的个人隐私，建立电子健康档案的地区，要注意保护信息系统的数据安全。

4. 实现健康档案的痕迹管理价值 如果建立的健康档案如同文物一样"保管"，则称其为"死档"，对其应积极加以开发利用。健康档案可以帮助全科医生随时记录及了解服务对象生命全周期过程，帮助社区居民建立新的健康观念。例如对于有高血压遗传史的人建档后，帮助其矫正嗜盐、少运动等不良生活习惯，并跟踪了解健康状况，利用健康档案中信息为居民的健康服务，使全科医生真正成为健康知识的传播人及居民健康守门人。依据居民健康档案，卫生部门可以预测居民的健康变化趋势，政府部门可随时监测居民的公共卫生服务需求，为卫生政策的调整提供重要参考；健康档案作为社会资源，可以为医疗保险部门完善资金支付、财政部门核定补助经费等提供重要依据。

（四）居民健康档案信息化

目前人类步入了信息化时代，居民健康档案信息化管理是必然趋势。

1. 纸质档案向电子档案转变的必然性 通过档案室查询纸质健康档案，应先通过查找索引，才能进行翻阅，速度慢，劳动强度大。电子健康档案特有的数据格式和集中存储，有利于快捷输入，迅速检索、查询、调用、处理各种居民健康信息并进行统计分析，明显提高了档案的利用效率。纸质病历保存要有足够空间，还要解决纸张磨损、老化及防潮、防火、防蛀等问题。而电子健康档案有效的存储体系和备份方案，占用空间小，保存容量大，能永久保存。通过信息化软件系统可为居民提供一个完整生命周期的所有健康问题。因此，为更方便、准确、科学地管理健康档案，就要逐步由纸张档案管理向电子档案管理模式转变。

2. 电子健康档案规范性 目前基层医疗卫生服务机构的信息化软件有待研发，需要在基层医疗卫生服务机构实现电子健康档案规范化，即遵循国家统一的相关数据标准和规范进行电子健康档案的建立、信息系统开发和信息传输。

3. 资源共享 电子健康档案信息系统与城乡基本医疗保险部门系统衔接，逐步实现数据互联互通、信息共享，使健康档案使用最大化。

（丁　静）

第二节 家 庭 照 顾

家庭照顾是全科医生和社区护士的主要工作之一,是以家庭为单位、以相关家庭照顾理论为指导、以家庭访视为工作手段的照顾活动,为家庭及其成员提供健康管理,达到促进家庭和谐及成员提高健康水平的总目标。

一、家庭照顾概述

(一)基本概念

家庭照顾是为了促进家庭及其成员达到最高水平的健康而开展的"以家庭为单位"的照顾实践活动。家庭照顾充分考虑服务的个体、家庭和社会背景因素,通过对特定家庭的评估、咨询、干预等手段,使家庭发挥其应有的功能,维持其家庭稳定和正常发展,为家庭幸福和患者的治疗创造良好的条件。家庭照顾的实践活动包括评估、诊断、计划、实施和评价五个步骤。

家庭系统是一个有机的整体,家庭生活包括五个方面:家庭成员间的相互作用、家庭的发展与转变、健康过程、压力应对和保持家庭完整。家庭生活的这五个方面就是家庭照顾的实践范围,全科医生和社区护士应根据家庭的实际情况,予以相应的照顾服务。家庭内部的相互作用指家庭关系、交流、养育、亲密和社会支持系统;发展转变包括家庭系统的发展和家庭成员个体的发展两个方面;家庭健康过程指家庭健康信仰、家庭成员的健康状态、健康反应和实践、生活方式、疾病与健康的照顾;家庭压力应对是指家庭资源的管理,处理问题的能力,对压力源和危机的适应能力;家庭的完整表现为家庭成员共享生活、家庭历史、维持家庭的存在,家庭的一致性和承诺、家庭价值系统及家庭的宗教信仰。

(二)家庭照顾的特点

1. 家庭照顾的地点可在不同场所进行,如在家里、全科医师的诊所或家庭成员认为合适的地方。在这些场所,个体、家庭单位、家庭群体提出健康保护和促进方面的照护需要。

2. 家庭照顾的重点是家庭中的个体、家庭单位和家庭群体。全科医生既可为有照护要求的家庭成员服务,也可为单个家庭和具有相同问题的一组家庭服务。

3. 家庭照顾的主要目的是促进和保护家庭健康,维护家庭稳定,预防家庭成员发生疾病和帮助家庭成员治疗、护理和适应疾病,适应急、慢性疾病及各种原因所致的家庭结构和功能的改变,以发挥家庭最大的健康潜能。

4. 家庭照顾既可以是全科医师自主的、独立的、无偿的服务,也可以联合护理、康复、预防保健等专业合作的、有偿的服务。

5. 在患者出现急性病症给予紧急处理后,无论患者住院治疗与否,全科医师与家庭的关系通常持续较长时间。

6. 家庭照顾不仅包括个人评估,还包括对整个家庭的结构和功能、发展任务、健康行为方式、健康状态、生活方式和心理社会变化进行全面评估,评估得全面而复杂。

7. 社区护士是全科医师在制订家庭干预计划和作出决定时的重要伙伴。邀请家庭和社区护士参与计划和决定过程,并与社区护士就家庭干预计划和决定达成一致意见。

8. 尽管各个家庭的健康水平不同,但所有家庭都有健康成长的潜能,全科医师应通过家庭健康照顾、安慰和家庭教育等措施,增强家庭健康成长的能力。

二、家庭评估

1．家庭基本资料

（1）家庭名称、家庭地址和电话。

（2）家庭环境：包括家庭的地理位置、周边环境、居家条件、邻里关系、社区服务状况等。家庭的环境对家庭成员的影响非常大，家庭环境评估主要包括以下内容：

1）住所：住所的种类与构造不同，它代表着家庭的经济状况、社会地位、成就等，亦能看出家庭的生活方式、文化背景及价值观等，评估可以了解家庭环境卫生、意外危险发生、家庭活动空间等情形。

2）近邻：包括硬件环境与软件环境两方面，硬件环境部分指环境设施（住址、空气、噪声、拥挤情形、周围购物、文化设施、医院情况、邻居），软件环境部分为社会阶层、文化网络、价值观、犯罪率等。一个家庭若是与邻居格格不入，便无法充分运用社区的资源，容易导致家庭与社会隔离。因此两者有着密切关系。

3）家庭与社区的关系：家庭如果能与社区建立良好关系，可以充分运用社会支持网络，较容易得到社区资源，亦有较多回馈社区的机会。

（3）每位家庭成员的基本情况：包括姓名、性别、年龄、家庭角色、职业、文化程度、婚姻状况、主要的健康问题、宗教信仰等。

（4）家庭经济状况：包括主要经济来源、年均收入、人均收入、年均开支、消费内容、年度积累、消费观念和经济目标等。

（5）家庭健康生活：包括家庭生活周期、家庭生活事件、主要生活方式、家庭健康观念、自我保健及利用卫生资源的方法途径。

2．家庭结构资料

（1）角色结构：是指为满足自己及他人对其期望所该做的事情的某种身份。在家庭中每一成员都占有特定的位置，并享有一定的权利，同时也应尽一定的义务。一个人家中位置及所扮演的角色随时间的推移而改变，角色就是行为方式。

（2）价值体系：是指价值观与规范。价值观是对某一观念或某一件事的价值所持有的态度，受社会文化、宗教信仰及现实状况的影响。家庭生活方式、教育方式、保健观念与健康行为，也会受到家庭价值观的影响。

（3）沟通形式：信息的传达即为沟通，包括语言和非语言的内容与情绪。维持家庭成员关系的一个重要因素是彼此间的沟通，有效的沟通应是直接、明确、平等及开放的。

（4）权力结构：家庭权力来源需视其成员的个性、角色、能力、家人认同而定；权力结果是最后做主的人；决策过程则是家庭产生共识而采取的行动方式。权力是履行一个人意志的能力，是个人具有实际或潜在能力改变家庭其他成员的行为，即个人的影响力、控制权和支配权。

（5）家系图：以符号的形式对家庭结构、成员之间关系、健康状况历史的描述。是全科医师把握家庭成员健康状况和家庭生活周期等资料的工具，是家庭健康档案的重要组成部分。

3．家庭功能

（1）情感功能：满足家庭成员感情的需要是家庭的基本功能之一。家庭成员之间通过彼此相互理解、关心和情感支持，缓解和消除社会生活带来的烦恼、压力，从而维持均衡、和谐的心理状态，使成员体会到家庭的归属感和安全感。

（2）经济功能：满足成员的衣、食、住、行、教育、娱乐等基本需求，同样是家庭的基本功能。

（3）生育功能：繁衍和养育下一代、赡养老年人是家庭的主要功能。通过生育子女、供养照顾老年人，从而达到延续人类社会的目的。

（4）社会化功能：家庭还有帮助年幼成员从"生物人"逐步向"社会人"转化的功能。家庭是年幼成员学习语言、知识、社会规范及社会行为标志的主要场所，家庭为年幼成员提供适应社会的经验。

（5）健康照顾功能：促进和维护成员的健康是家庭的基本功能。家庭不仅有保护、促进成员健康的功能，更有在成员患病时提供各种所需照顾和支持的功能。

4. 家庭资源 为维持家庭的基本功能、应对家庭压力事件或危机状态，家庭所必需的物质和精神上的支持。一个家庭可利用的资源越充足，则越有利于家庭及其成员的健康发展。家庭资源一般可分为内资源和外资源。

（1）家庭内资源

1）经济支持：家庭对其成员所提供的各种财物支持。

2）情感支持：爱与关心是家庭资源的根基，关爱适度则不会发生溺爱或漠视；家庭面对压力时，其成员提供的感情支持与精神安慰也是最有效的资源。

3）健康管理：家庭对其成员健康的维护和对患病成员提供的医疗照顾。

4）信息和教育：教育程度高，知识、经验丰富者，面对家庭压力或问题时，往往能寻求资源，睿智地提出解决方案，使资源发挥更好的功效。

5）结构支持：家庭通过改变住宅、设施，适应其成员的需求，如为行动不便或患病成员设置墙壁扶手、浴厕扶栏等。

（2）家庭外资源

1）社会资源：家庭以外的社会群体如朋友、同事、邻居等，为家庭成员提供的精神支持，或政府的社会福利机构提供的物质、设备、资金帮助。

2）文化资源：丰富多彩的文化资源可以提高家庭生活品质，充实家庭生活，缓解家庭成员的情绪和压力。

3）宗教资源：家庭及其成员可以从宗教信仰中获得精神满足。

4）经济资源：稳定、充足的经济资源是家庭应对日常生活经济需求的基本保障。

5）教育资源：通过各种学历、非学历的教育、培训，可提高家庭成员教育水平，同时提高应对各种生活压力的能力。

6）医疗资源：完善的医疗卫生服务体系是家庭成员健康的基本保障。

7）环境资源：良好的环境资源可以为家庭及其成员提供适宜的生活环境和生活空间。

三、家庭病床

1. 家庭病床（也可以简称"家床"） 是指对需要连续的治疗和护理，且只能依靠社区全科医生和社区护士上门服务的患者，由基层医疗卫生机构派出医务人员，以患者家庭为基本单位设立病床。责任医生制订治疗方案，定期查房，全科医生和护士按医嘱上门护理、治疗、记录档案。这样一种全过程的服务形式即为家庭病床服务。家庭病床应遵循方便、经济和高效的原则，以老年医学、康复医学、心理行为医学、保健医学和营养学为理论指导，为患者提供集医疗、保健、康复、健康教育和健康促进及预防为一体的综合连续的服务。

2. 家庭病床的服务目的与服务对象

（1）家庭病床的服务目的有两个方面：在患者及家庭方面，提供持续性医疗照护，使患者在出院后仍能获得完整的照顾，降低出院患者的再住院率及急诊的求诊频率；减少患者家属往返医院次数，减少家庭负担，促进家属学习照顾患者的知识与技能，提供自我照顾能力。

在医疗机构方面，可以缩短患者住院日数，增加病床利用率；扩展医疗领域，促进全科医学、家庭医学发展。

（2）家庭病床的服务对象：老、弱、幼、残、行动不便及季节性发病者；无须住院治疗的慢性病患者；经前阶段住院治疗，病情已基本稳定，可以出院继续治疗或康复休养者；诊断基本明确，需住院治疗但医院无床位的待入院者；限于病情和各方面条件，只能在家进行对症治疗者。

3. 家庭病床的分型　家庭病床可分为医疗型、康复型和综合型。

（1）医疗型：以收治老年性疾病、慢性病、常见病、多发病和中晚期肿瘤等病种为主体的类型。

1）诊断明确或基本明确，病情稳定的非危重症患者，住院困难且需连续观察治疗者。

2）需长时间治疗，医院无条件收治、病情允许在家庭治疗者。

3）年老体残，行动不便，到医院连续就诊困难者。

4）经综合医院住院治疗病情稳定，出院后继续观察，适合在家里治疗、护理的非传染病者。

（2）康复型：心脑血管疾病等老年性疾病的康复期，可能或留有功能障碍、残疾，根据病情需进行以社区康复治疗为主的患者。

（3）综合型：以诊断明确、治疗方案单一、长期卧床、适宜家庭治疗的慢性病患者为主要对象。根据病情制订治疗计划，培训家属掌握必要的照顾知识，做好家庭护理，预防和减少并发症的发生。

4. 家庭病床的管理

（1）家庭病床的建立：通常由患者家庭提出申请，全科医生上门确诊、建立家庭病床病历并制订治疗方案，确定上门查治周期，预约上门日期，完成建床程序。家庭病床的数量应根据社区居民的需要与基层医疗机构工作能力设置。专职家庭病床医护人员由家庭病床的数量而定，一般在 1:（15～20），兼职家庭病床医生一般为 1:8。

（2）家庭病床的服务项目：除了定期上门诊断，观察病情和进行治疗外，根据患者病情需要，提供采集血、尿标本，外科换药，心电图检查，治疗性灌肠，喷雾吸入治疗，心理咨询和健康咨询等。

家庭病床的服务是全科医生与家庭面对面交往的过程，全科医生可以了解家庭动力学过程，评价家庭功能状况，鉴定家庭问题的性质和原因，帮助家庭制订干预计划并实施计划。家庭治疗的过程归结为会谈、观察、家庭评估、干预和效果评价五个基本的方面。

（3）建立分级查床制度，提高家庭病床质量：家庭病床查床应和医院住院患者一样，实行分级查床制度。每位患者由固定的一名全科医生负责日常查床工作并完成病程记录。据各地经验，为确保查床质量，每日查床数不要超过 8 位患者，以便使每个患者都有足够的查床时间。主治医生在新患者建床一周后完成第二级查床，主要审定治疗方案和修改病例。第三级查床应由高级医生（副主任医师或以上）或院长行政查床，进一步完善治疗方案。

5. 家庭病床的评价

（1）评价的内容

1）对家庭成员方面的评价：其一是患者和家属日常生活质量提高的程度，包括患者或残疾人及其家庭成员能够逐渐"适应"疾病，并从中寻找新的生活乐趣，未因照顾患者造成自身健康状况下降；其二是患者和家属对家庭健康问题的理解程度；其三是患者和家属情绪稳定程度，能否理智地参与解决家庭的健康问题。

2）促进家庭成员相互作用方面的评价：其一是家庭成员之间的亲密程度和相互合作的信心，相互理解和交流，相互考虑并理解对方的需求；其二是家庭成员由于家庭健康问题发生改变时，其原有的角色是否及时调整并参与相应角色工作的分担；其三是家庭成员是否能以家庭成员为主体判断和应对问题，并为此收集相关资料、在家庭内部商讨解决办法。

3）促进家庭和社会关系方面的评价：为解决家庭健康问题是否积极有效地利用相应的社会资源，家庭的需求是否与全科医生的计划一致并努力；同时家庭成员是否积极地调整家庭环境，向有利于家庭健康的方向努力；是否能够得到近邻的帮助。

（2）评价的结果

1）修改治疗干预计划：当新问题出现或实施方法不符合实际情况时，全科医生应与家属一起修改计划并付诸实施。

2）终止治疗计划：问题得到解决并达到预期目标时，全科医生可终止对该家庭的服务。

四、家庭访视

（一）基本概念

家庭访视（简称"家访"）是全科医生和社区护士在服务对象家庭环境里有目的地进行互访，以促进维护家庭成员健康的活动。

家庭访视是全科医生重要的服务方式。通过家访，实地了解与健康有关的家庭环境、设备、家庭成员的健康状况、家庭结构、家庭功能，从而发现家庭及其成员的健康问题，利用家庭内外资源为家居患者或残疾人提供相适宜的、有效的服务。

家庭访视分为评估性家访、照顾性家访和急诊性家访。

（二）家庭访视的优缺点

1. 优点

（1）家庭场所为患者提供更方便的照顾机会，有利于指导家庭成员参与，提高自我健康管理能力。

（2）大多数患者更乐于在自己熟悉的环境中接受全科医生的照顾，减少紧张情绪，易于接收信息，理解生活方式对健康的影响。

（3）有利于全科医生观察和考虑与健康相关的环境因素，充分了解患者的生活方式、兴趣、态度及价值观等，收集更细致的资料，客观评价家庭成员的健康管理状况，提出以家庭为单位的综合治疗干预计划。

2. 缺点

（1）花费往返路程时间，与医疗机构内的服务相比，工作效率低。

（2）有一些难以控制的干扰因素，例如患者家里的电视、电话音响、光线昏暗、室内零乱肮脏、婴儿哭闹、宠物顽皮啃咬、搬弄访视箱、客人的访问及遇到酒后打闹、家庭成员不和吵架等不安全因素。

（三）家庭访视程序

（1）访视前准备

1）调出访视家庭及成员的健康档案，了解有关信息，明确家访目的，制订访视计划。

2）核对访视地址，与患者或家属约定具体时间。

3）检查出诊包，准备记录文书、消毒用品、设备、药品等。

（2）访视中的医疗活动

1）按时访视，告知访视目的和内容，知情同意。

2）与患者或家属访谈，收集相关信息。

3）准备检查和操作环境，协助患者摆好体位，规范操作检查和治疗，保护患者隐私。检查、治疗后协助患者取舒适体位，正确处理医疗废物。

4）现场记录并按规章制度要求签字确认。

5）向患者或家属总结本次访视发现和需要患者家属配合的工作，给予健康指导。

（3）访视后记录与总结

1）回到基层医疗卫生机构后完善访视记录，如观察患者的反应、现存的问题及检查结果、处置措施、协商内容及告知的注意事项等。

2）根据家访中收集的信息变化，完善健康档案，必要时与其他相关工作人员讨论治疗计划或相应的转诊、会诊服务。

（四）案例分析

王某，女性，83 岁，退休干部。建床日期：2022 年 1 月 12 日。

主观资料（S）（来源于家属）：

发现血压增高 27 年；消瘦、乏力 8 年，右下肢行走不利伴言语不清 6 年，加重 2 年，肠梗阻术后留置尿管、胃管，要求建立家庭病床。

27 年前患者体检发现血压增高，最高 160/100mmHg，无明显头晕、头痛等不适，确诊"高血压"，并开始药物治疗。现服用"硝苯地平控释片 30mg，每日 1 次，美托洛尔 6.25mg，每日 2 次"，血压控制在 120～130/60～70mmHg。

患者 8 年前无诱因消瘦伴乏力，1 个月体重下降约 3kg，无多饮、多食、多尿症状。于当地医院就诊，查尿常规提示尿糖（++++），酮体阴性，空腹血糖 8.5mmol/L，诊断为"2 型糖尿病"。患者未遵医嘱规律服药降糖药物，仅控制饮食，适量运动，1 个月后复查空腹血糖 8mmol/L，自行间断应用"二甲双胍 1g，每日 3 次"治疗，空腹血糖 12～14mmol/L，早餐 2 小时后血糖 15mmol/L。2 年前开始规律治疗，遵医改用优泌林 R 早 10U，午 12U，晚 10U，优泌林 N 晚睡前 10U，目前空腹血糖控制在 9～10mmol/L，早餐 2 小时后血糖 11mmol/L 左右。

患者 6 年前右下肢行走不利，不能迈台阶，伴言语不清。于某医院就诊，查头颅 CT 提示"腔隙性脑梗死"，治疗后，右下肢活动正常，但遗留言语欠清，此后坚持服用氯吡格雷 75mg 每日 1 次。

患者 2 个月前因"肠梗阻"在某综合医院外科手术治疗，前 1 日出院，病情平稳，留置导尿管和胃管，当日晨患者自行拔除尿管、胃管，家属紧急请求全科医生和社区护士出诊查看病情并建立家庭病床。

既往史：10 年前诊断血脂异常，未用药物，饮食控制。

家族史：父母去世，死因不详。

生活方式：久居大城市，否认吸烟、饮酒嗜好。口味偏咸，每日食盐量 10g 左右。每周 3～4 次下午坐轮椅外出晒太阳，1 年前偶尔搀扶可慢走 500m，行走时可与他人简单问答。睡眠尚可。生活环境良好，性情平和，不急躁。1 年前从无电梯的 4 层搬至有电梯的 6 层。夫妇 2 人育有 2 子 1 女，常来探视，家庭和睦。

目前日常起居由 38 岁湖北籍女性保姆照顾。保姆初中文化，勤劳、性格温和，与王女士同居一室，对患者感情真挚，观察照顾细致，掌握自测血糖、血压及注射胰岛素技术，老夫妇每日饮食起居及服用药物均由保姆管理。制作餐食能注意低盐、低油。

客观资料（O）：

身高 152cm，体重 73kg，BMI 31.59kg/m²，血压 130/64mmHg，神清、不语，呼吸平稳，自主体位，移动需搀扶，查体配合，五官未见异常，双肺呼吸音粗，可及湿啰音，未闻及干鸣音，心界不大，心率 66 次/min，律齐，各瓣膜区未闻及病理性杂音。双上肢颤抖，双下肢肌力 4 级，左侧足背动脉搏动减弱。日常生活活动能力（ADL）评分（满分 100 分）38 分。

评价（A）：

诊断：2 型糖尿病、高血压 3 级（高危）、陈旧性脑梗死、肠梗阻术后。

目前存在的健康问题：

（1）高血压高危患者，曾有脑梗死病史，有再发脑卒中的风险。

（2）肢体运动功能下降，表达力差，有跌倒的风险。

（3）2 型糖尿病控制尚可，目前多个危险因素，肥胖、不能运动等。

（4）心态好，家庭和睦，规律服药。

（5）对保姆依赖度高，保姆的父母身体欠佳住院，催促保姆尽快回乡。

计划（P）：

（1）继续上述药物治疗。

（2）建议观察患者自行饮食水情况，给予流质饮食，暂不饮水，观察呛咳情况，如出现呛咳再留置胃管；观察 6 小时如没有自行排尿，再次行留置导尿术。

（3）防范跌倒。

（4）建立家庭病床，签署知情同意书，与家属商定每周四访问 1 次，如有情况电话联系随时来访。

查床记录：当日下午 4 时，社区护士再次访视，患者自行进食流质饮食无呛咳，少量饮水亦无呛咳。但未能自行排尿，故行留置导尿术，嘱家属间隔 4 小时开通尿管。一周后患者再次自行拔除尿管，并开始自行排尿，但间断尿失禁，嘱家属每日定时带患者如厕，外出时穿纸尿裤。

2011 年 2 月患者可以控制排尿，逐渐开始站立，可在陪同下行走 20m。嘱家属加强护理，避免跌倒。

阶段小结：王女士建立家庭病床 18 个月，共访视 70 次，其间患者历经 2 次跌倒、1 次桡骨骨折，1 次再发脑梗死，1 次不完全肠梗阻，2 次支气管炎及精神亢奋、便秘等病情变化，仅住院治疗 11 日，其余均在全科医生和社区护士的照顾下恢复。全科医生和社区护士不断随患者动态变化，及时修正治疗干预计划，同时跟家属建立良好的沟通交流氛围，指导家属认识患者的病情，配合全科医生和社区护士的工作，提高了患者的生存质量，解除家属的照顾压力。

五、家庭医生签约服务

家庭医生签约服务工作应以个人为主体,家庭为单位、人民大众健康需求为导向,建立长期稳定的契约服务关系,利于家庭照顾服务的开展。

（一）家庭医生签约服务对象及服务内容

1. 签约服务对象　签约服务对象涵盖社区所有居民,其中重点签约人群为老年人、慢性病患者、精神障碍者、稳定期肺结核者、孕产妇、儿童、残疾人等。

2. 服务内容

（1）基础性签约服务:基本医疗卫生服务及基本公共卫生服务。建立和使用社区居民健康档案;常见病多发病的医疗诊治和适宜的会诊、转诊或远程医疗会诊;急危重症院前救治与转诊;慢性病患者的连续性健康管理;老年人、妇女、儿童、残疾人、严重精神障碍者等重点人群保健;0～6岁儿童预防接种;中医药健康管理服务;肺结核者健康管理服务;传染病及突发公共卫生事件发现、报告和处理;社区康复;卫生监督协管服务等;

（2）个性化健康管理服务:实施健康管理服务是变被动服务为主动服务的管理健康,也是开展家庭医生签约服务的重要方法;除包含以上基础签约服务内容外增加个性化服务内容。

涵盖针对居民健康状况和不同需求进行全面监测、分析和评估,提供健康咨询和指导;对高危人群的危险因素进行干预,制订不同类型的个性化家庭医生签约服务内容;提供个性化的健康教育及生活方式指导,个性化的出诊和家庭病床服务。

（二）家庭医生签约服务运行模式

组建团结合作、分工合理的家庭医生签约服务团队。

1. 全科医生为提供签约服务的第一责任人　全科医生是人民健康守门人,具有全科医生职业注册资格;越来越多规范化培养的全科医生成为签约的家庭医生,逐渐形成以全科医生为核心的家庭医生签约服务团队。

2. 组建家庭医生服务团队　签约服务原则上采取团队服务形式,主要由医生、护士、公共卫生医生组成,并由上级医师提供协同服务;有条件的地区可以吸收药剂师、心理咨询师、健康管理师、社会工作者加入团队。其中全科医生是核心,负责团队管理和任务分配,共同为签约居民提供基本医疗卫生和基本公共卫生服务。

（三）推行防治结合的家医签约服务

1. 参保居民可自主选择家庭医生服务团队签订一定期限的服务协议,在居民知情同意的前提下,共同约定服务内容、服务方式、服务期限和双方权利、双方义务。

2. 每位居民或家庭选择1名家庭医生,签约周期不少于1年,期满后可续约或另选其他家庭医生。

（四）建立服务导向的分配机制及人头包干的医保支付改革制度

1. 建立服务导向的分配机制　家庭医生收入与所提供的签约服务价值挂钩可以激发家庭医生的工作效率和工作积极性,引入良性竞争机制促进签约服务质量的提高。

2. 实行人头包干的医保支付改革制度　引入按人头付费机制作为全科医生制度的配套政策,这种预付制已经逐渐成为研究者和政策决策者的共识,促进医疗保险向健康保险转变;同时推动家庭医生签约服务做实做细,增加签约服务量及增强居民有序就医、合理就医秩序。

（五）家庭医生签约服务需注意的伦理问题

签约与不签约服务的区别在于对签约居民提供的差异化服务政策,家庭医生从医学伦理学基本原则对签约服务带来的益处的差异化要进行分析和把握。

1. 就医方面 提供优先门诊服务、上门服务、预约服务等多种形式的服务。

2. 转诊服务 提供优先转诊和住院；同时家庭医生拥有一定比例的上级医院专家号源、预约挂号、预约住院，家庭医生签约服务的绿色转诊是源于签约居民对家庭医生的信任，家庭医生对服务对象的充分了解；而非家庭医生签约服务因随机性不具备优先预留的条件。

3. 用药方面 家医医生签约服务的用药不论是配药量还是品种延续方面都需要以对居民疾病长期管理过程中病情监测和观察为前提；而非签约居民的用药应严格遵循处方限量，确保用药安全。

（杜雪平）

第三节 双 向 转 诊

双向转诊涉及两个方面：一方面，由于基层社区卫生服务机构在设备和技术条件方面的限制，全科医生需要将一些无法确诊及危重的患者转移到上级医疗卫生机构进行治疗；另一方面，上级医疗卫生机构对诊断明确、经过治疗病情稳定转入恢复期的患者，将其转回所在辖区基层医疗卫生机构进行继续治疗和康复。其目的是遵循指南或共识或指征，将患者连续化管理，落实"基层首诊、双向转诊、急慢分治、上下联动"医改的目标。

一、双向转诊概述

（一）双向转诊定义

双向转诊是指不同层级医疗卫生机构之间根据患者病情需要互相转诊。基层医疗卫生机构将诊断、治疗有困难的患者转至上级医疗卫生机构，上级医疗卫生机构将病情相对稳定和进行康复治疗的患者转至基层医疗卫生机构。

（二）双向转诊的重要性

双向转诊能够合理配置医疗资源，充分利用上级医疗卫生机构医疗资源解决基层医疗卫生机构面临的实际问题。

1. 有效引导患者，通过实施全科医生首诊负责制发挥基层医疗卫生服务机构作用，方便患者就医、节省医疗费用，并促进卫生资源合理利用。

2. 为患者提供的是连续性服务。

3. 提升全科医生诊断治疗水平及临床服务能力。

（三）双向转诊过程中须遵守的原则

1. 分级诊疗原则 首先，基层医疗卫生服务机构与上级医疗卫生机构、专科医院建立双向转诊关系，在此基础上建立区域内双向转诊网络。社区卫生服务机构注意负责常见病、多发病、慢性病的治疗和康复。而疑难危重疾病则根据病情转诊至上级综合或专科医院。经上级医疗卫生机构诊断明确、治疗后病情稳定、进入恢复期、符合下转指征的病例，则转回基层医疗卫生服务机构继续进行康复、护理等管理。

2. 就近转诊原则 根据医疗机构区域布局，除有特殊约定转诊关系外，应按方便、及时、快捷的原则就近转诊。

3. 自主选择原则 坚持以人为本的宗旨，对患者负责。全科医生转诊时应尊重患者的知情权，认真介绍可转往的医院及其专科情况，最终由患者自主选择是否转诊及转往的医院。

（四）双向转诊条件

1. 合理的顶层设计 各级政府和卫生行政部门要有整体的卫生规划和卫生机构设置规划，这是双向转诊体系的基础。

2. 准确定位不同卫生机构的功能 根据《医疗机构管理条例》有关规定划分不同医疗机构的功能和任务，一级、三级医疗卫生机构承担不同医疗任务。

3. 完善双向转诊的标准体系和程序 建立双向转诊制度，明确各级医疗卫生机构职能，制订出各级各类医疗机构的诊治范围、诊疗程序、转诊标准及双向转诊路径等，特别强调标准化建设。

4. 发挥全科医生及其团队作用 全科医生及其团队是具体操作的实施者。

二、双向转诊指征

（一）向上级医疗机构转诊参考指征

目前《国家基本公共卫生服务规范（第三版）》（以下简称《规范》）中已制定孕产妇、高血压患者、2型糖尿病患者、严重精神障碍患者的转诊指征，其他疾病尚未制订统一的标准，指征可参考如下：

1. 急重症及疑难复杂病例（注意结合某些临床指南或专家共识）。

2. 法定甲乙类传染病患者。

3. 因技术、设备条件限制不能诊断、治疗的患者。

4. 由上级医疗机构与社区卫生服务机构共同商定的其他转诊患者。

（二）向基层医疗卫生服务机构转回参考指征

目前尚未制订统一的转回基层医疗卫生服务机构的标准，结合基层医疗卫生服务机构的特点，指征可参考如下：

1. 急性期治疗后病情稳定，具有出院指征，需继续康复治疗的患者。

2. 诊断明确，需要长期治疗的慢性患者。

3. 其他常见病、多发病患者。

4. 各种恶性肿瘤的晚期但非手术治疗或临终关怀、长期护理的患者。

5. 由上级医疗机构与社区卫生服务机构共同商定的其他转诊患者。

三、双向转诊方法

注：强烈推荐利用电子网络化办公手段提高双向转诊效率。

（一）基层医疗卫生服务机构

1. 双向转诊工作应由专人负责具体落实，严格按照双向转诊的原则和指征，开辟绿色通道。

2. 全科医生对需要转诊患者 上转时填写《规范》中的"社区卫生服务双向转诊上转单"，注明初步诊断，由经治医师签字并加盖公章，同时电话通知上级医疗卫生机构分管的工作人员，经认可后转诊。危急重症患者转诊时，需派专人护送，并向接诊医生说明患者病情，同时提供相关的检查、治疗资料。

3. 双向转诊单分"存根栏"与"转诊栏"，患者上转时需持"双向转诊转出单"（图6-3-1）就诊，存根栏由转出基层医疗卫生机构留存。

4. 基层医疗卫生服务机构对转回患者及时建立或完善健康档案,结合上级医疗卫生机构的意见制订管理和治疗方案,保证其医疗服务连续性和有效性。

存　根

患者姓名_____性别_____年龄_____档案编号_____

家庭住址_____ 联系电话_____

于_____年___月___日因病情需要,转入 _____单位

_____科室_____接诊医生。

转诊医生（签字）：

年　月　日

双向转诊（转出）单

_____（机构名称）：

现有患者_____性别_____年龄_____ 因病情需要,需转入贵单位,请予以接诊。

初步印象：

主要现病史（转出原因）：

主要既往史：

治疗经过：

转诊医生（签字）：

联系电话：

_____（机构名称）

年　月　日

图 6-3-1　双向转诊转出单

（二）上级医疗卫生机构

1. 要设立专职机构或指定部门,统一协调双向转诊工作。

2. 上级医疗卫生机构接诊后,应立即安排被转患者至相应病区或门诊之后,填写双向转诊单记录。

3. 就转入患者的病情,专科医生与全科医生之间应有相应的沟通与反馈。

4. 当患者诊断明确、病情稳定进入康复期时，专科医生应填写"双向转诊回转单"（图 6-3-2），说明诊疗过程、继续治疗的建议和注意事项，及时将患者转回基层医疗卫生服务机构，并根据需要指导治疗和康复，必要时接受再次转诊。

- -

存　根

患者姓名_____性别_____年龄_____病案号_____

家庭住址_____ 联系电话_____

于_____年____月___日因病情需要，转回_____单位

_____接诊医生。

转诊医生（签字）：

年　月　日

- -

双向转诊（回转）单

_____（机构名称）：

现有患者_____ 因病情需要，现转回贵单位，请予以接诊。

诊断结果_____ 住院病案号_____

主要检查结果：

治疗经过、下一步治疗方案及康复建议：

转诊医生（签字）：

联系电话：

_____（机构名称）

年　月　日

- -

图 6-3-2　双向转诊回转单

5. 实行临床检验及其他大型医疗设备检查资源共享。大型医疗设备检查由基层医疗卫生机构电话预约检查日期，并告知患者做好相应准备。患者持全科医生开具的检验、检查单，直接到医院相应科室划价、收费后，进行检验、检查（免挂号和诊查费）。

（三）双向转诊流程图（图6-3-3）

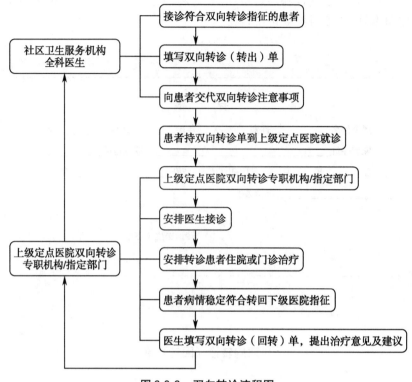

图6-3-3 双向转诊流程图

（四）案例分析

患者王某，男性，72岁，退休。

患者1年来多于劳累或情绪激动时间断出现心前区闷痛，每月发作1~2次，疼痛程度较轻，休息后可缓解，未予重视。3日前活动时再次出现心前区闷痛，且程度较前加重，放射至后背及左臂，休息半小时左右仍不能缓解，前往社区卫生服务中心就诊。心电图提示 V_1~V_5 导联 ST 段压低 0.1~0.15mV，考虑"心肌供血不足"，予以血栓通等中药静脉输液治疗。3日来上述症状稍有缓解，劳累时仍间断发作4次。发病以来患者对自身病情感到疑虑担忧，睡眠差。既往血脂异常病史5年，一直未服用降脂药；否认高血压、糖尿病病史。母亲50岁死于心肌梗死。查体：血压125/80mmHg，BMI 28.5kg/m²。双肺呼吸音清，未闻及干、湿啰音。叩诊心界不大，心音有力，心率70次/min，律齐，未闻及杂音。腹软，无压痛及反跳痛。肝脾未触及。双下肢不肿。颈动脉超声：双侧颈动脉膨大处多发强回声斑块，右侧颈外动脉起始处显示强回声斑块。

1. 转诊原因 目前患者间断胸痛发作，病情不稳定。建议行冠脉造影明确诊断。

2. 确认患者符合转诊指征，填写双向转诊转出单（图6-3-4）。

3. 向患者交代注意事项

（1）患者为老年男性，具有冠心病家族史，体型肥胖，吸烟，缺乏运动，血脂异常。存在颈动脉硬化伴斑块形成，要积极控制危险因素，延缓疾病发展，避免心肌梗死、心功能不全、猝死发生。目前患者心前区闷痛症状较前好转，但为明确诊断，了解病变严重程度，建议转诊至上级医疗卫生机构完善冠脉造影明确诊断。

存　根

患者姓名　王**　　性别　男　　年龄　72 岁　　档案编号　11010200703200***

家庭住址＿＿＿＿＿＿＿＿＿＿＿＿＿＿＿　联系电话＿＿＿＿＿＿＿＿＿＿＿＿＿＿

于＿＿＿＿年　11　月　20　日因病情需要,转入　****　医院

　心内科　科室　　刘**　接诊医生

转诊医生(签字)：　戴**

2019 年　11　月　20　日

双向转诊(转出)单

　＿＿＿＿医院

现有患者　王**　　性别　男　　年龄　72 岁　　因病情需要,需转入贵单位,请予以接诊。

初步印象：冠心病

　　　　　不稳定型心绞痛？

　　　　　血脂异常

　　　　　颈动脉硬化伴斑块形成

主要现病史(转出原因)：患者 1 年来多于劳累或情绪激动时间断出现心前区闷痛,每月发作 1～2 次,休息后可缓解。3 日前活动时再次出现心前区闷痛,程度加重,放射至后背及左臂,休息半小时仍不能缓解,心电图提示 $V_1～V_5$ 导联 ST 段压低 0.1～0.15mV,考虑"心肌供血不足"。颈动脉超声提示双侧颈动脉多处强回声斑块。

主要既往史：既往血脂异常病史 5 年,一直未服用降脂药；否认高血压、糖尿病病史。母亲 50 岁死于心肌梗死。

治疗经过：患者就诊社区卫生服务中心,完善心电图,考虑"心肌供血不足",予以血栓通等中药静脉输液治疗 1 周。此后,患者心前区闷痛发作较前减少(发作 2 次),程度有所减轻。患者每日食盐量 9g,主食 300g,油脂 40g,肉蛋类约 200g。平日缺乏运动。吸烟史 30 余年,每日 20 支。家庭经济收入稳定,夫妻关系和睦。

转诊医生(签字)：　戴**

联系电话：　153********

　　**社区卫生服务中心　(机构名称)

　2019　年　11　月　20　日

图 6-3-4　双向转诊(转出)单

(2)持转诊单去某上级医疗卫生机构,全科医生也可以帮助患者预约就诊。

(3)建议患者此期间避免情绪激动、劳累等。

4.上级医疗卫生机构接诊　患者持双向转诊单到某三级医院双向转诊部门,由接诊部门安排心内科医生会诊,建议行冠脉造影检查,立即收患者住院。

此期间全科医生电话联系患者,了解患者目前诊治情况。

5.患者住院治疗　住院期间完善检查给予口服他汀类降脂药调脂,并行冠状动脉造影提示左前降支近中段管腔 85% 的狭窄病变,"冠心病"诊断明确,植入 1 个支架,术后患者症状消失,恢复良好。判断病情,符合转回基层医疗卫生机构指征。

6. 由专科医生填写回转单(图6-3-5)。

存　根

患者姓名　王**　　性别　男　　年龄　72 岁　　病案号　23456

家庭住址　北京*区*小区*楼*门*号　　联系电话　****

于　2019　年　12　月　09　日因病情需要,转回　**社区卫生服务中心

　**　社区站　　王**　　接诊医生

转诊医生(签字):　吴**

　2019　年　12　月　09　日

双向转诊(回转)单

　**社区卫生服务中心　(机构名称):

现有患者　王**　因病情需要,现转回贵单位,请予以接诊。

诊断结果　冠心病　支架术后,高脂血症,颈动脉硬化伴斑块形成　　住院病案号　23456

主要检查结果:

(1)血脂升高:TC 7.2mmol/L, LDL-C 4.22mmol/L, TG 1.69mmol/L, HDL-C 1.26mmol/L,余生化指标正常(包括电解质、空腹血糖、肾功能、肝功能、高敏 C 反应蛋白),血、尿常规检查正常,尿微量白蛋白检查正常。

(2)超声心动图:左心室节段性运动异常。

(3)冠脉造影:左前降支近中段管腔 85% 的狭窄病变。

(4)胸部 X 线片结果正常。

(5)腹部超声检查肝、胆、脾、胰、肾上腺未见异常。

治疗经过、下一步治疗方案及康复建议:

(1)患者入院后行冠脉造影检查,提示左前降支近中段管腔 85% 的狭窄病变,植入支架 1 枚,术后患者无胸闷、胸痛、气短等不适,体力活动不受限。

(2)给予口服药:

　　阿司匹林 0.1g,每日一次

　　硫酸氢氯吡格雷 75mg,每日一次

　　辛伐他汀 20mg,每晚一次

　　酒石酸美托洛尔 12.5mg,每日 2 次

　　单硝酸异山梨酯 40mg,每日一次

(3)密切观察有无出血情况;定期复查血脂、血压、肝肾功、超声心动图等。

(4)控制危险因素;避免过度劳累及情绪激动。

转诊医生(签字):　吴**

联系电话:135********

****　医院(机构名称)

　2019　年　12　月　09　日

图 6-3-5　双向转诊(回转)单

7. 转回社区卫生服务机构进一步随诊和管理。

（1）若患者尚未建立健康档案，则需建立健康档案并纳入社区健康管理。

（2）仔细阅读回转单，了解患者住院治疗经过、各项检查结果、专科医生治疗建议等。

（3）重新制订社区治疗管理方案、随诊内容。

遵照上级医疗卫生机构医嘱，阿司匹林 0.1g、每日一次，硫酸氢氯吡格雷 75mg、每日一次，辛伐他汀 20mg、每晚一次，酒石酸美托洛尔 12.5mg、每日 2 次，单硝酸异山梨酯 40mg、每日一次。

服用辛伐他汀 2 个月后复查血脂和肝功能，遵照专科医生建议，LDL-C 应控制在 2.1mmol/L 以下。

目前患者支架术后服用阿司匹林和氯吡格雷，注意有无出血症状。

积极控制危险因素，如体重、吸烟、血脂异常等。

积极的生活方式干预，制订详细干预计划：

1）合理饮食：低盐低脂饮食，每日食盐量 6g/d 以下，油脂量 20～30g/d；每次进食不能过饱，饭后不要立即活动；多食一些富含纤维素、维生素的食物。

2）规律有氧运动：根据目前患者心功能情况，在病情稳定期可进行轻、中等强度的有氧运动，以耐力性运动为主的运动，可选择步行、打太极拳等；每周运动 3～5 次即可达到锻炼目的。运动时嘱携带急救药盒和急救卡，一旦心绞痛发作要立即休息含服硝酸甘油或速效救心丸等药物，并给家人或 120 打电话求助。

3）戒烟：吸烟是心脏猝死及冠心病最主要的危险因素之一，应立即戒烟。

4）减重：饮食运动治疗，减低体重，尽量达到理想体重，BMI<25kg/m^2。

5）心理指导：减轻心理压力，积极配合治疗方案。

（丁　静）

第四节　社区卫生诊断

全科医生以社区为主要工作场地，应定期对社区环境、社区居民健康状况、主要健康问题、健康危险因素分布及卫生资源现状进行系统调研和分析，以把握社区卫生服务的工作方向。社区卫生诊断是为社区居民提供优质高效的社区公共卫生和基本医疗服务及满足社区居民基本卫生保健需求的重要手段，是全科医生必须掌握的工作理念和技术工具。

一、社区卫生诊断的概念、意义

（一）定义

社区卫生诊断（community health diagnosis，CHD）是运用社会学、人类学、营养学、流行病学、卫生统计学、卫生服务管理学等学科理论和方法对一定时期内社区的主要健康问题及其影响因素、社区卫生资源配置、社区卫生服务的供给与利用，以及社区综合资源环境进行客观、科学的确定和评价的过程。通过社区卫生诊断可发现和分析社区主要健康问题和危险因素，并针对社区基本现况及存在的公共卫生问题进行综合性的调查和评估，明确社区优先干预对象，从而有针对性地制订社区卫生服务工作规划手段。其目的是明确社区卫生服务的工作方向和工作计划，充分利用现有卫生资源，评估社区居民基本卫生服务需求，提高社区卫生服务质量和效率。为下一步实施社区干预,逐步解决社区主要卫生问题,提高居民健康水平和生活质量提供依据。

（二）意义

1. 社区卫生诊断是开展社区卫生服务工作的重要前提　通过社区卫生诊断,可以明确社区面临的主要健康问题,以及当前社区卫生资源、环境和政策措施的不足,为政府在宏观上制订社区卫生工作计划,合理配置卫生资源,选择适宜的社区卫生保健措施提供参考依据。

2. 社区卫生诊断为评价社区卫生绩效提供基线资料　社区卫生服务工作的开展,体现在社区主要的健康问题是否得到了妥善的解决,居民健康水平和社会满意度是否得到提升。通过社区卫生诊断为今后社区卫生服务效果评价提供依据。

二、社区卫生诊断的内容

社区卫生诊断包括社会人口学、流行病学、行为与环境、教育与组织、管理与政策五个方面的内容。在实际工作中,应该把这些内容有机贯彻到社区卫生诊断技术操作中,以体现社区卫生诊断工作的完整性和系统性。

（一）社会人口学方面

1. 人口分布　包括人口数量:社区人口的绝对数及户数和人口的相对数;人口结构:年龄、性别、职业、婚姻状况、文化程度等;人口增长情况:出生率、死亡率、迁入率、迁出率;特殊人口:儿童、妇女、老人、慢性病患者、残疾人等。

2. 人口社会学特征　包括人口就业、人口负担、性别比、流动人口、自然增长程度、老龄化程度、人均收入与家庭支出、恩格尔系数、卫生支出、医疗保险覆盖等。

（二）流行病学方面

1. 主要疾病的发生　社区主要传染病、慢性非传染性疾病、各类伤害的发生率、死亡率、死因构成和死因顺位;主要健康问题分布及疾病严重程度等;社区特殊健康问题,如地方病发生情况等。

2. 疾病负担状况　人均门诊费用、人均住院费用、医疗费用负担比例、疾病的社会和家庭负担状况、灾难性卫生支出发生等。

3. 卫生服务供给与利用　社区居民两周就诊率、年住院情况、病床周转和使用、卫生服务满意度和反应性、家庭医生签约率等。

（三）行为与环境方面

1. 行为因素方面　居民对主要慢性疾病的认识、态度、行为现状;与慢性病发生有关的危险因素分布,如吸烟、饮酒、超重、体育锻炼、膳食结构等。

2. 环境因素方面　自然因素:地理、地貌、气象、生物、自然灾害等;社会环境:经济发展、社会服务、居住条件、饮用水、生活燃料、环境污染等。

（四）教育与组织方面

1. 教育方面　对影响健康行为和环境因素进行划分,识别出倾向因素、促成因素、强化因素。

2. 组织结构　明确社区有关行政管理组织、机构及其功能分工;各类社区相关组织、机构之间的关系;参与慢性病防治工作的组织类型、数量等。

（五）管理与政策

1. 管理方面　对解决主要健康问题的资源,包括物力资源、人力资源和财力资源可及性和适宜性进行分析,重点分析人员、设备和经费等方面的不足。

2.政策层面 对国家社会政策、社区发展政策、社区卫生政策和慢性病防治政策进行收集和评价,分析政策的受益面、实际覆盖面、受损面和可能存在的潜在风险等。

三、社区卫生诊断的组织管理

社区卫生诊断需要政府主导,多部门配合,责任分工明确。社区卫生诊断以行政区(县)或街道(社区)为范围开展比较合适。

(一)组织分工

1.区(县)人民政府责任

(1)将社区卫生诊断工作纳入公共卫生管理项目。

(2)负责成立区(县)级社区卫生诊断领导小组,负责社区卫生诊断工作的统筹安排、组织协调、经费投入和监管评价等。

2.区(县)卫生行政部门责任

(1)负责制订辖区社区卫生诊断计划。

(2)牵头组建技术指导组,聘请有关专家和管理干部,论证社区卫生诊断方案的可行性和科学性;培训、督导并解决社区卫生诊断工作中出现的技术疑难问题;对撰写社区卫生诊断报告和工作规划进行论证指导等。

3.街道办事处责任

(1)负责本辖区社区卫生诊断的组织和协调工作,动员社区居民与相关单位广泛参与。

(2)成立街道社区卫生诊断领导小组,负责审核计划安排和实施方案,协调有关部门之间的合作,提供政策支持,研究解决执行中的困难和问题,督导工作进度、质量与财务支出、社区卫生诊断报告和工作规划的撰写等。

4.卫生专业机构责任

(1)在卫生行政部门统筹安排下,负责制订技术方案,培训指导区域内各社区开展社区卫生诊断现场工作。

(2)对实施过程进行监督指导、质量控制和结果考核评价。

(3)负责全区(县)的社区卫生诊断资料的汇总统计、分析、报告和社区卫生服务规划的撰写。

5.基层医疗卫生服务机构责任

(1)具体负责组织人员进行资料收集和汇总工作,做好质量控制,保证社区卫生诊断资料数据的真实性、可靠性。

(2)负责撰写社区卫生诊断报告和工作规划。

(二)社区动员

社区卫生诊断需要加强部门间的合作,动员社区、家庭和个人的参与。社区动员方式和对象包括:

1.召开动员会议 启动社区卫生诊断工作时,召开动员会,要求有关人员参加,讲明社区卫生诊断意义。

2.开展培训 对直接参与社区卫生诊断的人员进行培训,使现场调查工作顺畅进行。

3.宣传动员 社区居民是社区卫生诊断的直接调查对象,可以印制宣传资料和张贴海报告示,讲明社区卫生诊断的意义,使居民理解和配合。

（三）经费预算

社区卫生诊断具有公共性和公益性，需要大量人力、物力和资金的支持，仅凭社区卫生服务机构自身力量难以完成。需要政府部门经费支持，确保每一项工作都能有合理上午经费支出。诊断经费预算主要包括人力成本、物耗成本、设施和管理成本及社区部门支持、协查成本。

（四）质量控制

社区卫生诊断工作要有质量控制，制订社区卫生诊断考核评价指标体系，包括设计阶段质量控制、调查人员质量控制、调查阶段和资料整理阶段的质量控制及最后的报告形成。其中，抓好现场实施阶段的质量控制尤为重要。调查初期，应定期召开调查员会议；调查过程中，应进行问卷审核，及时查漏补缺；调查结束后，应随机抽取 5%～10% 的调查表，进行复核，并调查社区居民对卫生调查的满意度评价。

四、社区卫生诊断的步骤及方法

（一）社区卫生诊断的步骤

完成社区卫生诊断，要经历四个阶段：设计准备、资料收集、资料统计、资料分析及报告形成阶段（图 6-4-1）。

第一步：设计准备

社区卫生诊断工作需要进行科学安排、周密的设计，制订实施方案，确定资料的收集、整理、分析的方法及时间进度，并进行必要的组织准备和物资准备。

1. 制订实施方案　包括社区卫生诊断背景、目的和意义，诊断内容，调查对象与方法，组织领导，经费预算，实施步骤，安排及保障措施和质量控制等（图 6-4-1）。其中，经费预算应对每一项工作的花费和来源进行说明；质量控制要针对方案设计、调查人员培训、调查过程与汇总统计等各个环节制订控制措施，保证数据真实可靠；整体时间进度一般控制在 6 个月以内，其中入户调查应控制在 1 个月以内。制订时间进度表，各项工作的时间安排考虑互相补充，交叉进行，按期完成。

2. 成立社区卫生诊断工作组　①资料收集组：一般由办公室或公共卫生专业技术人员组成；②入户调查组：由基层医疗卫生机构的卫生技术人员、社区干部组成；③服务对象满意度调查组：由第三方成员组成，一般可请医学院校或专门调查机构进行调查；④资料汇总统计组：由社区卫生服务机构内熟悉计算机操作和卫生统计学知识的专业技术人员组成；⑤质量控制组：由技术负责人、现场调查组负责人和调查专职人员组成，负责社区卫生诊断日常质量控制工作。

3. 人员培训　为顺利实施社区卫生诊断工作，每一个调查员必须按照统一计划和职责说明的要求执行。各类工作人员必须经过基础培训和相关分工项目的强化培训。基础培训内容：社区卫生诊断的目的意义、基本原则与主要内容；社区卫生诊断流程与基本方法；资料收集方法及专项调查的内容与抽样方法、各类调查对象的出生时间界定范围等；调查指标含义与填写说明、调查技术和询问技巧以及质量控制制度、方法与指标等。质量控制组和统计分析组还要进行相关专业培训。培训结束后，应对培训效果进行考查，考查合格后方能参加社区卫生诊断工作。

4. 社区动员　在调查开始前，对街道办事处领导、社区（居委）干部、参加调查的社区居民和社区内有关单位通过会议或宣传的方式进行动员，通过社区动员可以获得各级领导的支持，建立和加强部门间的合作，确保调查顺利进行。

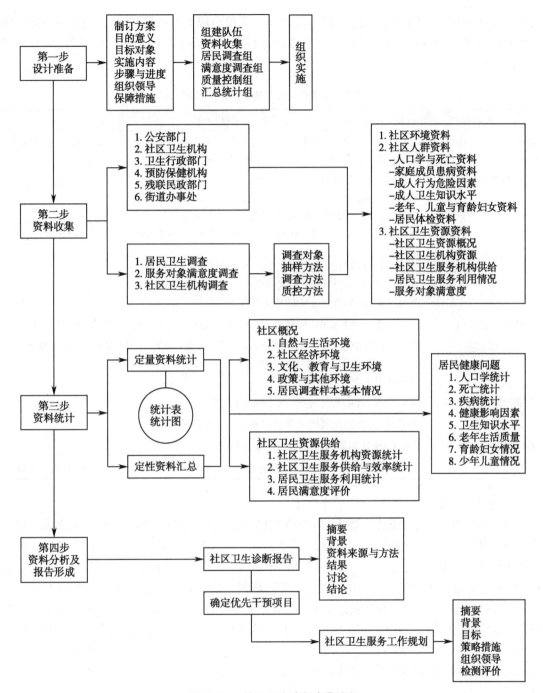

图 6-4-1　社区卫生诊断步骤流程

5．物质准备　所需设备物资包括调查表及其相关表格、身高体重计、软皮尺、血压计、计算机、各种耗材、交通工具及其他所需设备等。调查表多印 10% 为宜。卫生行政部门应保证社区卫生诊断工作的经费投入。

第二步：资料收集

1．现有资料收集　主要是将各相关部门及社区卫生服务机构的日常工作报表、年度统计等社区卫生相关资料进行收集（表 6-4-1）。资料收集以本社区情况为主，难以取得的资料可以收集全区资料,如国内生产总值、死因统计等。收集现成资料时要注意时效性、全面性、可靠性和准确性。通过现有资料收集,可以总结分析社区人口学特征、社区环境特征和社区卫生资源特征。

表 6-4-1　现有资料收集来源和资料收集内容

资料来源	资料内容
派出所等公安部门	①户籍人口:总人口数和上年末人口性别、年龄别、民族等出生、死亡人数,迁移状况 ②流动人口:上一年度末本社区暂住人口基本情况
街道办事处、居委会	①自然地理:社区面积、地理位置、地域特点、环境状况及自然条件的优势和劣势 ②文体设施:文化馆(站)、图书阅览室、社区健身站等 ③社区经济:GDP 总量和增长情况、财政收入等 ④组织机构:社区可利用服务业、学校、机关、企事业单位等,社会福利机构、社会团体等 ⑤流动人口:居住人数、务工和计划生育等 ⑥社区建设:生活实施、小区安全及社区建设发展成效 ⑦社区服务、管理与建设的相关政策
民政与残联部门	主要收集社区的低保户、贫困人口和各类残疾人员的个人及家庭情况;精神残疾等
卫生行政部门	①机构性资源包括各级医院、企事业单位、社会办医疗机构及护理院、疗养院等 ②卫生人力资源包括社区内各类卫生技术人员 ③社区卫生服务相关政策
疾病预防控制机构	疾病监测、传染病发病率、死亡统计等资料
社区卫生机构	资源状况、供给与利用效率及相关居民健康资料
相关统计年鉴	市(区)统计年鉴和市(区)卫生统计年报等
网络文献资料	近期全国或同类地区卫生资源分布、疾病或危险因素的流行水平等相关动态资料

2. 专题资料收集

(1)入户调查:根据统计学要求,每街道(社区)按人口比例的 5%~10% 随机抽取,以家庭为调查基本单位。一般情况下,社区规模在 5 万人口以下的抽取 800 户,5 万人口以上的抽取 1 000 户,对抽中的样本家庭中实际居住的家庭成员和居住半年以上其他人进行调查。调查内容:①家庭一般状况,包括居住条件、生活环境、卫生服务可及性及卫生费用支出等情况;②家庭成员一般资料、慢性病患病史、两周患病及年住院与家庭病床情况;③成年人一般资料、健康影响因素、自我保健与卫生知识水平及对社区卫生服务利用情况;④老年人居住、经济、健康及生活质量等状况;⑤已婚育龄妇女的常见健康问题、常见病防治和计划生育情况等;⑥儿童青少年的保健管理、健康行为及家长保健知识等;⑦成年人体格检查(血压、血糖、身高、体重等)。

(2)居民满意度调查:每街道社区调查人数 50~100 人,由第三方负责采取偶遇法进行。主要调查居民对社区卫生服务的有效性、安全性、舒适性、方便性、经济性等方面的满意程度,测量总体满意度。

(3)社区卫生服务机构调查:社区卫生服务机构概况、所有制形式、房屋设施、床位设置和主要设备资源情况;科室设置与卫生人才分布,包括人员总数、卫技人员数、卫技人员职称、学历与专业分布;社区卫生服务机构服务项目和服务能力;社区卫生服务机构基本医疗与公共卫生服务供给及收入与支出情况等。

第三步：资料统计

资料收集完成后，对资料进行系统分析，包括资料的审核、输机与统计等工作，应在区（县）领导小组统筹安排和专家组的技术指导下，由基层医疗机构和卫生专业机构共同完成。要对收集到的社区卫生诊断资料进行质量评价工作，包括可靠性、完整性和准确性等；可以使用 EpiData 软件建立数据库，进行双人录入，确保数据录入质量。数据录入结束后，要清洗数据，对数据进行逻辑检查和异常数值检查，清除异常数值，直到达到分析要求。一般用 SPSS 或 SAS 统计分析软件，采取描述性和分析性方法，尽量使用统计表（图）来表达统计分析结果。

1. **社区环境特征分析及其指标** ①社区类型、地形、地理位置、气候与空气质量等指标；②社区组织（街道、居委会）和社区内机构、单位状况；③社区家庭与类型构成、常住与暂住人口数量（常用上一年度末来自公安部门的人口资料，需注明年度）；④民族、宗教信仰与文化习俗特征；⑤居民受教育水平，如成人识字率、文化程度构成；⑥所在城区的国内生产总值和人均国内生产总值；⑦居民家庭与人均收入及消费支出构成；⑧低保与特困家庭情况；⑨居民人均住房面积等。

2. **社区人群特征分析及其指标** ①人口学指标：人口数、人口构成；重点人群构成（老年人口、少年儿童、育龄妇女构成比）；常住人口；出生率；总生育率；人口自然增长率；人口构成变化和发展趋势分析等。②死亡指标：总死亡率、年龄别死亡率、婴儿死亡率、新生儿死亡率、5 岁以下儿童死亡率、孕产妇死亡率、死因构成比与死因顺位等。

3. **社区疾病流行特征分析及其指标** ①疾病发生情况：传染病发病率和病种构成及顺位；儿童常见病检出率；孕妇常见病检出率；慢性病患病率等。②两周患病情况：两周患病率及其构成；两周患病严重程度，如两周患病卧床、休工、休学天数和卧床、休工、休学率等。

4. **健康影响因素分布特征分析及其指标** ①吸烟指标：吸烟率与人口特征构成、平均吸烟量、戒烟比例与人口特征构成；②饮酒指标：饮酒率、酗酒率及人口特征构成；③超重肥胖指标：体重指数、超重肥胖率及人口特征统计；④运动锻炼指标：体育锻炼率、锻炼类型、锻炼时间、静坐时间等；⑤不合理膳食：食盐摄入量和油脂摄入量等；⑥卫生知识知晓：单项卫生知识知晓率和基本卫生知识知晓情况。

5. **重点人群健康状况分析及其指标** ①老年人健康状况：老年人口健康状况不良人数及程度构成、老年人口体力活动受限人数及程度构成等；②已婚妇女健康指标：常见妇科疾病患病率及疾病别构成、乳腺癌和宫颈癌筛查率等；③青少年儿童健康情况、儿童系统管理率、家长儿童保健知识知晓率等。

6. **社区卫生服务资源特征分析及其指标** ①社区卫生总资源指标：社区内医疗保健机构的数量、大型医疗设备数量、社区每千人口医生/护士数。②社区卫生服务资源指标：建筑面积、科室设置、药品种类、服务设备等；在岗职工总数、卫生技术人员数量与构成比；医护人员数及学历、专业、技术资格构成；每万居民的全科医师数；医护比例；收支情况；职工年人均收入等。

7. **基层医疗卫生服务机构供给与效率分析及其指标** ①供给指标：五苗接种人次、接种率；儿童系统管理率；孕产妇系统管理率；新生儿访视人次、访视率；年诊疗人次；家庭病床和住院患者年收住人次等。②工作效率指标：医生年人均接诊人次数、高血压/糖尿病管理人次数；人均计划免疫/儿童管理/孕产妇管理人次数；老年人、精神障碍患者、残疾人保健管理人数和频次等。

8. 社区卫生服务利用与费用分析及其指标　①两周就诊情况：两周就诊率；两周患病未就诊比例、原因及人口特征构成；住院与家庭病床卫生服务利用指标；居民与社区卫生服务中心（站）利用率等。②家庭医生签约情况：家庭医生签约率、续约率、组合内就诊率等。③费用统计：居民家庭医疗费用负担及其家庭收入比例、门诊次均费用、住院日均费用等。④居民满意度分析：居民对社区卫生服务机构各项工作的满意度和总满意度等。

第四步：资料分析及报告形成

1. 总结分析社区卫生特征　通过资料统计结果，全面总结分析本社区人群的主要健康问题及其危险因素，评价卫生资源的供给与利用效率及社区环境的支持保障能力。

（1）健康问题与危险因素分析：①健康问题分析，通过健康问题分析了解和找出该社区存在的主要健康问题或主要疾病，对该疾病或健康问题有影响的危险因素及重点人群及其特征等内容；②与上述疾病和死亡相关的主要危险因素分析，包括环境因素、行为和生活方式因素、生物因素及卫生服务因素等四个方面内容；③重点人群及其特征。

（2）社区卫生资源分析：总结分析社区卫生资源，重点是社区卫生服务机构人力、物力、财力资源状况，供给与效率及其可挖掘潜力。

（3）社区环境分析：总结分析发展社区卫生服务的政策保障与社区综合环境的支持能力及其发展潜力。

2. 综合评价确定优先干预项目　优先干预项目应该选择与居民健康最密切的项目，对健康危害大，通过干预后获得的效益高，使社区卫生服务工作能取得最佳的效果。

（1）确定优先干预的重点疾病：从主要健康问题中确定优先干预疾病。确定原则：①疾病的流行因素基本清楚；②具有有效的预防措施；③干预措施的成本较低。

（2）确定优先干预的重点人群：针对重点疾病，考虑重点保护人群。

（3）确定优先干预的重点危险因素：找出重点疾病的影响因素，依据重点性与可变性进行可干预性的优先排序。确定原则：①该因素是明确的致病因素，与重点干预疾病的联系强；②该因素流行水平高，可以测量并定量评价；③该因素有可变性，可以预防控制并有明确的健康效益。

（4）确定社区卫生服务机构资源优先调整利用的项目：社区卫生资源优化调整的重点是社区卫生服务机构的人力资源优化建设、服务功能落实、模式更新的策略与措施以及管理体制与运行机制改革。

（5）确定政策与社区环境优先调整利用的项目：重点是加强政府主导、加大投入的对策建议以及社区和社区综合环境的支持保障措施与开发潜力。

3. 撰写社区卫生诊断报告　基本格式包括首页、目录、摘要、正文、参考文献等部分。正文内容一般分为背景、资料来源与方法、结果、讨论与结论五部分。

（1）背景：包括本社区卫生服务发展基础概况，社区卫生诊断的必要性和目的，以及社区卫生诊断工作的组织领导与实施过程。

（2）资料来源与方法：包括现有资料和专项调查的类别、对象和内容、资料收集方法及统计分析方法。

（3）结果：从社区人群、社区卫生资源及社区综合环境三方面进行描述性分析。

（4）讨论：综合分析评价并发现居民、基层医疗卫生服务机构及社区环境的主要问题与原因；针对主要问题结合社区实际情况确定优先干预项目；对解决问题的策略和方法提出意见和建议。

（5）结论：根据讨论内容，从居民、基层医疗卫生服务机构及社区环境三方面作出明确结论。

4.编制社区卫生服务工作规划 社区卫生服务工作规划是在社区卫生诊断报告的基础上完成，旨在明确今后 3～5 年内社区卫生服务工作目标。应包括规划背景、规划目标、策略措施、组织保障及监测评价等内容。

（1）规划背景：提炼本社区主要健康问题与危险因素、薄弱环节，指出规划期间内应解决的重点干预项目。

（2）规划目标：一般分为总目标和具体目标，目标要可行、具体、量化，便于考核。

（3）策略措施：围绕优先健康问题的解决，确定环境支持、社区卫生资源优化调整、健康教育和社区动员等策略与措施。

（4）组织保障：明确领导机构、执行单位、技术指导、协作与参与单位的组成与职能。

（5）监测评价：明确监测内容和方法，保证规划实施的进度与质量评价的机构、人员及评价时间。

（二）社区卫生诊断的方法

社区卫生诊断在资料收集阶段，宜采取定量和定性研究相结合的方法进行。定量调查方法有普查和抽样调查两种，但考虑到调查成本，多采取概率抽样方式进行。另外也可以采取非概率方式获取样本，如进行居民满意度调查，采取偶遇法来获取调查对象。社区卫生诊断要以定量研究为主，定性研究方法只能作为一种有效补充。

1.社区卫生诊断的定量研究方法

（1）随机抽样方法：社区卫生诊断中的入户调查一般采用整群随机抽样方法，即根据社区情况，先抽取居委会，在抽中的居委会中进行家庭抽样，最终的抽样单位是户。每个街道（社区）随机抽取 800～1 000 户可以满足统计学要求。具体方法见表 6-4-2。

表 6-4-2　社区卫生诊断入户调查随机抽样程序

阶段	抽样要求
①抽取居委会	确定居委会数，随机抽取
②登记家庭底册	对抽中的居委会核对居民登记簿，排除户在人不在的家庭，对住户进行家庭底册登记
③确定抽样间距	根据所需调查的总样本量，确定抽中的每个居委会应分配的调查户数。确定抽样间距 d（每个居委会按分配的样本量除以核对后的登记户数）
④抽取住户	抽取随机数字，作为第一个被抽中的家庭编号，再依次累加抽样间距 d，获取样本户
⑤通知预约	对样本户的每个应调查的成员正式编号，通知预约工作

（2）调查表设计：定量研究设计调查表来获取数据。一个社区调查表不能包容一切内容，要充分考虑到居民的最大承受能力。一般居民填写一份问卷的时间以不超过 30 分钟为宜。如果要做较大范围的调查时，可在小范围人群测试，以进一步完善调查表。

调查表的内容包括问题与备选答案、体格检查项目与结果，调查表结尾要注明调查地点、日期和调查人签名等。调查内容：①家庭一般情况；②住户成员健康情况；③成年人健康及影响因素；④特殊人群（包括老年人、育龄妇女、少年儿童）；⑤15 岁以上人群体格检查情况。

调查问题设计：调查问卷的问题宜选择闭合式问题，闭合式问题又可分为直接填空法和选择填空法。直接填空法适合数值资料的询问，如年龄或出生日期、身高、体重等；选择填空法,要将问题答案预先编号,供调查对象选择,如性别、文化程度等问题。

调查编码设计:编码主要用于计算机录入。编码包括问卷、问题、答案、疾病编码等;编码可以用数字或字母表示,要符合计算机分析要求。

其他相关表格:除调查表外,还要设计其他各类调查相关表格,包括质控表格、进度记录表格等。

(3)资料收集的方式:①面访调查,是社区卫生诊断应首先考虑的调查方式。具有灵活性大、应答率高等特点,不足是入户难,且耗费成本较大。②电话调查,简单、方便,其不足是容易单方终止调查。③自我管理式调查,由调查员发放问卷,集中填写,统一回收。多用于知识分子人群的调查。④通讯调查,就是邮寄调查问卷。这种调查具有省费用、省时间和匿名效果好的特点,不足是回收率不高,社区卫生诊断不宜采用。

2. 社区卫生诊断的定性研究方法　常用的定性方法有地图法、观察法、个人访谈、专题组讨论、选题组讨论等。

(1)地图法:通过绘制地图直观显示社区的特征。绘图项目包括地形、道路交通、道路、河流、绿地、公共设施、居民楼、工厂等。如果社区较小,绘制的内容可详细到水源、池塘、垃圾站、幼儿园、超市、邮局、银行等。

优缺点:优点是形象、直观、一目了然,可以用于不同社区之间的比较;绘图时首先要让人明白,其次才是美观。缺点是需要一定的绘图技巧。

(2)观察法:是指研究者参与到研究对象的生活中,即生活在研究对象的社区文化氛围之中,观察、收集和记录研究对象在社区中的日常生活信息。采取观察法一定要明确观察对象、观察要素和观察问题,还要贮备必要的观察物品如纸、笔、照相机等,要注意不能面对面记录。

优缺点:优点是获得的资料准确性高,能避免一些调查偏倚,有时间弹性,费用低。缺点是结论不能外推,受观察者自身的价值观和知识结构影响较大。

(3)个人访谈:指调查员用访谈提纲,对选中对象进行单独访谈。一般采取开放式、启发式的问题进行。

访谈对象:基层医疗卫生机构的主管领导、专家与学者、社区居委干部及热心支持社区活动的居民。

调查内容:社区主要疾病和健康问题、原因及解决问题的思路和策略等。

记录内容:被调查者的年龄、性别、职务;被调查者回答问题时的态度(积极热情、一般、消极应付);被调查者在社区中的角色;被调查者在本社区工作的年限及意见和建议。

优缺点:优点是被采访者感到轻松自在,采访者也可以控制谈话主题、提问顺序,可及时修正、调整问题,对复杂的问题可得到较好的结果。缺点是匿名性差,交谈容易离题,易受采访者态度影响产生偏差。

(4)专题组讨论:根据调查目的,由背景相似的8~10人组成一组,可形成多个小组,分别在规定时间内(1~2小时)围绕主题进行讨论。

对象:基层医疗卫生工作人员、居民代表、社区管理人员。

调查内容:个人或家庭中常见的健康问题;社区疾病防治中最大的困难和负担;改善现状还需开展哪些工作、提供哪些医疗卫生服务等。

主持人:受过专门的人际交流技能训练,并有一定经验;熟悉本项目工作,了解当地基本情况;具有较强的现场组织和控制能力;具有较强的亲和力。

记录:座谈会的时间与地点;参加人数及人口学特征;座谈对象参与讨论的态度;讨论中

提出的主要问题和建议；必要时进行录音；记录讨论中非语言性行为。

优缺点：优点是主持人和调查对象的直接交流，容易实行，收集资料迅速，可以缩短研究人员与目标人群间的距离感。缺点是容易偏离主题，一些参加者不善于表达，或迫于压力不表达观点。

3. 质量控制 质量控制贯穿于社区卫生诊断质量形成的全过程，包括准备环节、抽样环节和数据处理、现场调查阶段。质量控制能避免或减少误差，使结果能最大限度地反映事物的真实情况，保证监测活动组织有序，提高工作效率。

（三）案例分析

1. 社区卫生诊断项目启动 某市某社区卫生服务中心是一所公益性非营利性社区卫生服务机构，先后被评为市文明单位和全国百强社区卫生服务中心，为市住院医师规范化培训社区教学基地。辖区面积 2.69km²，是一个老城区，人口密集，居民 35 552 户，常住人口为 110 400 人，其中户籍人口 97 977 人，流动人口 21 007 人，主要以 2~3 人的核心家庭为主，约占所有家庭的 60%。65 岁以上老年人占总人口的 24.5%，为老年型社区。2019 年该社区卫生服务中心在区卫生健康委领导和相关部门指导下，开展辖区内社区卫生诊断项目工作，项目从 2019 年 3 月开始，2019 年 8 月结束，历时 6 个月。

2. 实施过程

（1）组织管理：由区卫生行政部门牵头组建专家技术指导组，聘请某大学公共卫生学院及某三级医院的有关专家和管理干部组成，对社区卫生诊断方案的可行性进行论证。该社区卫生服务中心成立以中心主任为组长的社区卫生诊断项目领导小组和中心分管主任为组长的社区卫生诊断工作组。社区卫生诊断工作组包括现有资料收集组、居民和患者调查组、质量控制组、汇总统计组。选定业务能力强、有相关经验的人员作为各个小组的负责人，组成一支业务素质好、凝聚力强、肯吃苦的社区卫生诊断队伍，确保该项目的高质量完成。

（2）实施步骤：根据社区卫生诊断技术规范并结合实际情况，确定社区卫生诊断项目的具体实施时间表，并严格按照时间表实施社区卫生诊断项目工作。

（3）质量控制

1）调查准备环节的质量控制：制作调查工具清单，采用统一采购的仪器，使用前对仪器进行校正。

2）工作人员培训的质量控制：2019 年 3 月，在区卫生健康委及相关部门指导下，该社区卫生服务中心医务科对参加项目工作的人员进行培训。培训结束后对参加培训的人员进行考核，考核合格后才能参加社区卫生诊断工作。

3）抽样环节的质量控制：要求提供准确的辖区各居委会人口资料，由专家技术指导组或质量控制组负责抽样。

4）社区卫生诊断过程的质量控制：2019 年 3 月 10 日开始入户调查，完成入户调查表并填写相关内容后交质量控制组，由质量控制人员及时核查调查表的内容，并检查工作的进展情况。质量控制组人员采用入户或电话询问方式，抽取被调查对象（不低于 5%）进行问卷质量核查，符合率不低于 80%，及时监控现场活动和现场调查质量，发现问题及时纠正。此外，质量控制组定期组织召开调度会，每周邀请专家组老师到社区卫生服务中心检查社区卫生诊断工作以确保工作进度和质量。

5）资料录入与汇总统计的质量控制：在资料整理分析过程中，核对调查问卷编码；对资料的完整性进行检查；对调查问卷指标填写的正确性进行检查；数据录入过程中严格控制质量,两次录入由两名工作人员分别进行,并对数据做逻辑检查。

（4）人力资源配备：为了开展此次社区卫生诊断项目工作,社区卫生服务中心配备了管理人员、调查人员、资料审核人员、电脑系统录入人员、资料分析人员、撰写报告人员,培训相关人员 200 余人次。由于社区卫生诊断项目牵涉部门广,整个项目工作开展过程中辖区街道、居委会、派出所、区疾控中心、医学院校及卫生行政部门人员均有参与。

3. 实施结果

（1）资料收集

1）现有资料收集：资料收集组先后对街道派出所、街道办事处、区卫生健康委、区统计局、区疾病控制中心、区妇幼保健所等机构进行现有资料的收集统计工作。

2）入户调查：采取整群随机抽样方法进行抽样,从辖区内 31 个居委会中随机抽取 10 个居委会,每个居委会抽取 100 户,共 1 000 户家庭,抽样间距为 10,总共抽取 2 582 名居民为调查对象,样本量为街道总人口的 2.3%。

3）居民满意度调查：对辖区内不同人群开展第三方调查。共调查门诊及住院患者 150 人、接受计划免疫管理的儿童家长 80 人、接受儿童保健管理的儿童家长 60 人、接受慢性病管理的患者 200 人、低保与残疾人 50 人、孕妇 20 人;调查对象合计 560 人。

4）机构调查：对社区卫生服务中心进行卫生资源的供给与利用调查。

（2）社区卫生诊断报告与社区卫生服务规划撰写：社区卫生诊断报告和社区卫生服务规划的撰写由社区卫生服务中心工作人员完成。在区卫生健康委支持和某大学公共卫生学院专家的指导下,社区卫生诊断报告及社区卫生服务规划经过区专家技术指导组指导于 2019 年 9 月初完稿。

4. 实施效果与经验体会　社区卫生诊断是城市社区卫生工作的重要组成部分,是实现人人享有初级卫生保健目标的基础环节。随着社区卫生服务的不断发展,社区卫生服务职能也逐渐向居民的健康管理转变。全科医生要对居民实施健康管理服务,就要充分了解其本人和家庭的背景资料和健康状况,对其健康危险因素进行全面检测、分析、评估及预测和预防,而社区卫生诊断可以为全科医生对居民进行健康评估和健康管理提供依据。通过开展社区卫生诊断项目工作,对构建以社区卫生服务为基础,社区卫生服务机构与二三级医疗机构、疾病预防控制机构形成分工合理、协作密切的新型城市卫生服务体系有着重要的意义。社区卫生诊断报告为当地区（县）政府合理调配现有卫生资源,制订社区卫生服务相关发展政策提供了理论依据。同时促进了社区卫生服务中心与辖区内各个相关部门的联系和协作关系,有利于提高社区卫生服务质量与效率,落实社区卫生服务机构的公共卫生和基本医疗双重网底功能,促进社区卫生服务的健康与可持续发展。

社区卫生诊断是一项社会性工作,需要政府、卫生行政部门和其他相关部门的协作及居民的响应和理解。因此,在开展社区卫生诊断工作前,要做好社区动员工作,加强居民对社区卫生调查的认知和信任,使居民积极参与调查工作。同时,还要做好项目的培训和调查工作,加强与医学院校和专业机构的业务联系,对开展社区卫生诊断项目工作过程中出现的问题及时请教相关专家,在专家组指导下,保质保量地完成社区卫生诊断报告与社区卫生服务规划的撰写。

社区卫生诊断摘要

2019 年本街道户籍人口人均期望寿命 85.75 岁,其中男性 83.59 岁,女性 87.96 岁。健康期望寿命（无伤残期望寿命）75.2 岁,其中男性为 74.6 岁,女性为 75.9 岁。无户籍婴儿及 5 岁以下儿童死亡,无户籍孕产妇死亡。甲乙类传染病发病率2.0‰。常住居民两周患病率5.5%。常住居民自评健康状况"很好"和"较好"的占67.2%,"较差"和"很差"的占6.9%;60岁以上居民基本生活能力缺损率3.1%,基本社会能力缺损率14.4%。65岁以上老年人口为总人口的24.5%,为老年型社区。

2019年本街道15岁以上常住居民高血压患病率28.4%,糖尿病患病率17.6%,慢性阻塞性肺疾病患病率0.6%。户籍居民肿瘤患病率为3.2%,报告新发病率672/10万;65岁以上居民盲患病率0.3%;户籍严重精神障碍患者检出率6.68‰;脑卒中发病率0.5%。15岁以上居民吸烟率13.8%,半年内经常饮酒率5.1%,经常锻炼的比例为68.7%,体重超重比例25.4%,其中肥胖的比例5.8%。15~69岁居民具备健康素养比例35.0%。中小学视力不良率:小学生51.71%,中学76.02%。中小学生龋患率21.48%。3岁以下儿童患病情况分析,其中贫血儿童数占总患病人数4.25%,营养不良1.42%,佝偻病1.05%。

2019年社区卫生服务中心门诊就诊人次为404 527人次,提供1 456人次住院服务。就10项社区卫生服务项目需求进行调查,社区居民最为关心的是就近医疗、医疗咨询、出诊医疗、家庭保健这四类服务,有60%以上的家庭表示有需求;需求最低的项目是临终关怀,仅20%左右的家庭表示有需求;家庭病床、家庭护理、心理咨询有40%左右的需求率;生活指导和康复指导的需求率为50%。调查结果说明居民对社区卫生服务的需求仍然以医疗护理、康复保健为主,社区卫生服务中心提供的肿瘤筛查、老人免费体检、免费肺炎疫苗接种等公共卫生服务和临终关怀这些惠及居民的项目还没有得到居民的足够重视,需要进一步加大宣传,使得社区卫生服务中心更好地发挥三级预防的作用。

2019年辖区以常住人口为单位的健康档案建档率为68.57%,0~6岁儿童计划内疫苗接种本市户籍12 397人次,外来儿童接种率达99.0%,常住人口孕产妇系统管理率为93.0%,0~3岁儿童系统保健管理率98.88%,高血压管理率55.4%,糖尿病管理率52.4%,恶性肿瘤随访率100%,精神障碍患者检出管理率95.54%,老人视力保健建卡率97.8%,学生龋齿填充率73.44%。

(易春涛)

第五节 中医适宜技术和中医体质养生

中医学是中华民族在长期生产、生活和医疗卫生实践中逐渐积累总结而形成的具有独特理论体系和丰富诊疗手段的医学。随着现代社会疾病谱的变化、老龄化社会和人类健康观念的转变,中医学整体调节、未病先防的理念及多种药物、非药物疗法越来越被中国乃至世界医学界所认可,中医的发展也得到国家政策的支持,《中医药法》的实施为新时期中医的崛起带来新的契机。

中医适宜技术是指中医特色突出、疗效确切、经济简便、可操作性强且经过长期临床验证安全可靠的中医诊疗技术,主要包括中药、针灸、推拿、拔罐、刮痧、放血、烟熏、药浴等,具有"简、便、效、廉"的特点。中医独特的望、闻、问、切的诊病方法和丰富的治疗手段,适合家庭保健及基层医疗卫生机构医疗应用。中医体质养生是在中医理论的指导下,根据人群不同的体质特点进行相应的中医药保健指导,通过体质养生增强体质,从而达到预防疾病,治未病,延年益寿的一种医事活动。中医与现代全科医学相结合,势必会在基层开展治病防病的工作中发挥更大作用,将其特色和优势进一步发扬和传承。

一、中医适宜技术和中医体质养生的理论基础

（一）整体观

中医学的整体观是中国古代的唯物论和辩证法思想在中医学中的具体体现，是中医学对于人体本身的统一性、完整性和联系性，以及对人与自然相互关系的整体认识。概括来讲，就是认为人体与自然环境和社会环境是一个统一的整体；而人体本身是以五脏为中心，配合六腑，通过经络系统"内联脏腑、外络肢节"的统一的整体。

中医学的整体观念对于认识和研究人体的生理及病理、病因及发病、诊断和防治具有重要指导意义。人体的正常生理活动需要脏腑及脏腑间的协同作用才能维持，阴阳的动态平衡、五行的生克制化是正常生理活动的基本条件。疾病则是人体与环境失去和谐，人体阴阳失调、五行紊乱而产生的异常生命活动。诊断和治疗则强调联系四时气候、地域、生活习惯、体质、年龄、性别、职业等判断病情，要"四诊合参"，治病从整体出发，不能"头痛医头、脚痛医脚"，要"因时、因地、因人制宜"。

（二）辨证论治

辨证论治是中医治疗疾病的基本原则，也是中医学的基本特点之一。辨证是中医认识和诊断疾病的方法，也就是从整体观出发，运用中医理论，将望闻问切四诊所收集的症状、体征等资料，进行综合、分析、归纳，辨明疾病的病因、病位、病性和邪正盛衰变化，从而作出诊断的过程。

中医学的"症""证"的概念是不同的。"症"，即症状和体征，是患者自身感觉到的异常变化及医者通过四诊等诊察手段获得的患者形体上的异常表现，如发热、恶寒、头痛及舌苔、脉象等。"证"，即证候，是机体在疾病过程中某一阶段表现出来的各种症状所反映的病理概括，也是辨证所得出的结论。它概括了发病各方面的因素与条件，确定了病变的部位、性质，揭示了发病的机制与发病趋势，提示了治疗的方向。中医诊断治疗疾病，是既辨病又辨证，辨病与辨证相结合，只有根据症状辨析出证候，反映疾病某一阶段的本质（即病机），才能有针对性地进行治疗。

1. 辨证的方法　辨证这个"证"，实际上就是各方面因素作用于人体而产生的，从"证"入手强调了个体差异。辨证要考虑体质因素、心理因素、社会因素、生活习惯因素、职业和工作环境因素及自然环境因素。

辨证方法主要有八纲辨证、脏腑辨证、气血津液辨证、六经辨证、卫气营血辨证、三焦辨证、病因辨证等。在正确辨证的同时，采取恰当的治疗方法才能取得理想的疗效，以未病先防、治病求本、扶正祛邪、调整阴阳、因时因地制宜为防治疾病的原则，以"汗、吐、下、和、温、清、补、消"为基本治疗方法，以中药、方剂、针灸、气功、推拿等为防治手段。

（1）八纲辨证：八纲，即阴、阳、表、里、寒、热、虚、实八种辨证纲领。根据疾病所在部位的深浅，可分为表证、里证；根据病邪的性质，可分为热证、寒证；根据人体正邪的盛衰，可分为虚证、实证；而阴阳又可以概括以上情况，说明疾病的类别，分为阴证、阳证两大类，表证、热证、实证属阳证，里证、寒证、虚证属阴证，所以说阴阳为八纲辨证之"总纲"。

（2）脏腑辨证：以脏腑学说为基础，运用四诊的方法，结合脏腑的病理反应来分析各种病证，指导临床治疗。脏腑辨证是中医辨证的重点，掌握各脏腑的生理功能，熟悉各脏腑的病变规律，是掌握脏腑辨证的基本方法。中医学认为，五脏的生理功能是：心主血脉，主神志；肺主气，主宣发、肃降，主通调水道，朝百脉，主治节；脾主运化，主升，主统血；肝主疏泄，主藏

血;肾主藏精,主生长发育与生殖,主水液,主纳气。六腑的生理功能:胆主贮藏和排泄胆汁,主决断,调节情志;胃主受纳、腐熟水谷,主通降,以降为和;小肠主受盛与化物受盛,泌别清浊;大肠主传导糟粕,主津;膀胱的生理功能为贮尿和排尿;三焦总司全身的气机和气化,疏通水道、运行水液。

(3)气血津液辨证:即分析气、血、津液各方面的病理变化,从而辨识其所反映的不同证候。

(4)六经辨证:是汉代张仲景《伤寒论》对外感病在发生发展过程中所反映的证候进行分类归纳的一种辨证方法,归纳为三阳病(太阳、阳明、少阳病)和三阴病(太阴、少阴、厥阴病)六种类型。太阳病主表,阳明病主里,少阳病主半表半里,而三阴病统属于里。

(5)卫气营血辨证:清代温病学家叶天士创立的辨证纲领。将外感温病在其发展过程中所表现的证候进行分析、归纳,概括为卫气营血四个不同阶段的证候类型,说明病位深浅、邪正盛衰、病情轻重、各阶段的病理变化和疾病的传变规律。

(6)三焦辨证:主要是针对湿热性质的温病创立的一种辨证方法,通过湿热伤人的重担脏腑部位和先后次序,划分为上、中、下三个部分,也是湿热的初、中、末三个阶段。

(7)病因辨证:运用辨证求因这一诊断方法,为"审因求治"提供依据,无论是"内因"还是"外因",均应与其他辨证相结合。

2. 论治的具体内容

(1)治病求本:标本是一个相对的概念,标是现象,本是本质,临床上根据标本和矛盾双方的主次关系分为"急则治其标""缓则治其本""标本同治"。

(2)扶正祛邪:邪正斗争的胜负决定着疾病发生发展及转归和预后,邪胜则病进,正胜则病退。扶正,即扶助正气、增强体质、提高机体抗病能力,临床上可以根据病情,分别运用益气、养血、滋阴、补阳、益精、增液等方法;祛邪,即祛除邪气,使邪去正安,临床上可以根据病情,分别运用发汗、攻下、清热、祛寒、利湿、消导等方法。

(3)调整阴阳:调整阴阳使之恢复相对平衡,是临床辨证治疗的重要法则之一,包括"损其有余"和"补其不足"。

(4)因时因地因人制宜:疾病的发生发展过程中,经常受时令气候、地理环境、情志、饮食、起居等因素的影响,在治疗时要根据当时的季节、环境、患者的性别、年龄、体质等状况,制订出适当的治疗方法。

(三)"治未病"理论

"治未病"为中医预防医学的思想。《素问·四气调神大论》:"圣人不治已病治未病,不治已乱治未乱。……夫病已成而后药之,乱已成而后治之,譬犹渴而穿井,斗而铸锥,不亦晚乎。""治未病"包括未病先防、已病防变、已变防渐、病愈防复等方面的内容,与现代医学的"三级预防"思想相应,与全科医学中"预防、保健、健康教育"等工作内容相得益彰。目前,在"治未病"理论指导下,中医可以开展多种适合基层应用的预防和诊疗工作,如养生保健、慢性病防治、四时常见病及传染病的防治等。

(四)中医体质理论

体质是人体生命过程中在先天禀赋和后天调养的基础上形成的形态结构、生理功能和心理状态方面综合的相对稳定的固有特性。中医体质学说强调了体质的形成是基于先天禀赋和后天调养两个基本方面,同时也体现了中医学"形神合一"的体质观,即形体与心理的统一。

中医体质理论起源于《黄帝内经》,后世不断丰富,逐渐形成较系统的理论。近二十年来,众多研究者从文献整理、专题调研等方面深入研究,使中医体质理论有新的发展和提高。目前较为常用的是 2009 年中华中医药学会发布的《中医体质分类与判定》标准,将中医体质分为平和质、气虚质、阳虚质、阴虚质、痰湿质、湿热质、血瘀质、气郁质、特禀质 9 种基本类型,每种体质有其特征。2013 年,国家将中医药健康管理纳入基本公共卫生服务项目,为 65 岁及以上老年人开展中医体质辨识和健康指导服务。

二、中医适宜技术的类别及内容

中医适宜技术包括中药(包括中成药)、针灸、推拿、拔罐、刮痧、耳穴压豆、贴敷、熏洗、穴位注射等。

(一)中药及中成药的应用

中药包括中药材、中药饮片和中成药等。中药的来源以植物性药材居多,所以古来把中药称为"本草"。中国最早的药物学专书为汉代的《神农本草经》,载药 365 种,至明代李时珍的《本草纲目》载药已多达 1 892 种。

中药本身具有四气五味、升降浮沉的性质。四气即寒、凉、温、热四种药性,五味即辛、甘、酸、苦、咸五种不同的味道。升降浮沉是指药物作用于机体后的四种趋向。升即上升,升提举陷,趋向于上;降即下降、降逆,趋向于下;浮即轻浮、发散,趋向于表;沉即沉降,下行、泻利,趋向于里。中医就是利用药物的偏性来纠正人体的阴阳气血失衡,从而达到治疗疾病的目的。

中药传统剂型包括汤、丸、散、膏、丹、酒、茶、锭等,现代剂型除传统剂型外,又增加了颗粒剂、胶囊剂、滴丸剂、片剂、胶剂、栓剂、贴膏剂、涂膜剂、口服液、酊剂、糖浆剂、气雾剂、注射剂等。一般来讲,急重症可选用注射剂或滴丸剂,汤剂处方灵活,随证加减,吸收快,作用迅速,也可选用。慢性病可选丸、片、颗粒、膏等。现代丸剂包括种类较多,如:蜜丸作用缓慢持久;滴丸在体内溶化快,起效迅速;水丸不含糖,易吸收,可以用于糖尿病患者;糊丸坚硬不易崩解,可延长药效,减少胃肠道刺激;浓缩丸有效成分高,但溶化吸收缓慢;酒剂、酊剂对乙醇过敏者、外用破溃处慎用;注射液起效迅速,剂量准确,但容易出现不良反应。

中成药是在中医药理论指导下,以中药饮片为原料,按规定的处方和标准制成,具有特定名称,标明功能主治、用法用量和规格,经国家药监部门批准的中药制成品。

近年来,因为中成药本身问题及使用不当造成的不良反应屡见报道,为此,2010 年 6 月国家中医药管理局医政司发布了《中成药临床应用指导原则》,现将临床应用部分摘录如下。

1. 中成药临床应用基本原则

(1)辨证用药:依据中医理论,辨认、分析疾病的证候,针对证候确定具体治法,依据治法,选定适宜的中成药。

(2)辨病辨证结合用药:辨病用药是针对中医的疾病或西医诊断明确的疾病选用相应的中成药。临床使用中成药时,可将中医辨证与中医辨病相结合、西医辨病与中医辨证相结合,但不能仅根据西医诊断选用中成药。

(3)剂型的选择:应根据患者的体质强弱、病情轻重缓急及各种剂型的特点,选择适宜的剂型。

(4)使用剂量的确定:对于有明确使用剂量的,慎重超剂量使用。有使用剂量范围的中成药,老年人使用剂量应取偏小值。

(5)合理选择给药途径:以口服给药为主,慎用静脉注射或滴注给药。

2．联合用药原则

（1）中成药的联合使用

1）当疾病复杂，一种中成药不能满足所有证候时，可以联合应用多种中成药。

2）多种中成药的联合应用，应遵循药效互补原则及增效减毒原则。功能相同或基本相同的中成药原则上不宜叠加使用。

3）药性峻烈的或含毒性成分的药物应避免重复使用。

4）合并用药时，注意中成药的各药味、各成分间的配伍禁忌。

5）一些病证可采用中成药的内服与外用药联合使用。

（2）中成药与西药的联合使用

1）中成药与西药如无明确禁忌，可以联合应用，给药途径相同的，应分开使用。

2）应避免副作用相似的中西药联合使用，也应避免有不良相互作用的中西药联合使用。

3．孕妇使用中成药的原则

（1）妊娠期妇女使用中成药，尽量采取口服途径给药，应慎重使用中药注射剂；根据中成药治疗效果，应尽量缩短妊娠期妇女用药疗程，及时减量或停药。

（2）可以导致妊娠期妇女流产或对胎儿有致畸作用的中成药，为妊娠禁忌。此类药物多为含有毒性较强或药性猛烈的药物组分，如砒霜、雄黄、轻粉、斑蝥、蟾酥、麝香、马钱子、乌头、附子、土鳖虫、水蛭、虻虫、三棱、莪术、商陆、甘遂、大戟、芫花、牵牛子、巴豆等。

（3）具有可能会导致妊娠期妇女流产等副作用的中成药，属于妊娠慎用药物。这类药物多数含有通经祛瘀类的桃仁、红花、牛膝、蒲黄、五灵脂、穿山甲、王不留行、凌霄花、虎杖、卷柏、三七等，行气破滞类枳实、大黄、芒硝、番泻叶、郁李仁等，辛热燥烈类的干姜、肉桂等，滑利通窍类的冬葵子、瞿麦、木通、漏芦等。

4．儿童使用中成药的原则

（1）宜优先选用儿童专用药，儿童专用中成药一般情况下说明书都列有与儿童年龄或体重相应的用药剂量，应根据推荐剂量选择相应药量。

（2）非儿童专用中成药应结合具体病情，在保证有效性和安全性的前提下，根据儿童年龄与体重选择相应药量。一般情况 3 岁以内服 1/4 成人量，3～5 岁的可服 1/3 成人量，5～10 岁的可服 1/2 成人量，10 岁以上与成人量相差不大即可。

（3）儿童患者使用中成药的种类不宜多，应尽量采取口服或外用途径给药，慎重使用中药注射剂。

5．影响中成药安全性的相关因素　包括药物因素和临床使用不合理因素。

（1）药物因素

1）由于中成药原料导致的不良反应，如：六神丸含有蟾酥，可能导致频发室性期前收缩；朱砂安神丸含有朱砂（即硫化汞），久服可造成汞中毒；关木通含马兜铃酸，久服导致肾损害等。

2）药物生产、储存问题、药物制作工艺等因素：如注射剂提纯不够，混有蛋白质、鞣质、胶质、淀粉等多种杂质；提取过程中受温度和压力变化的影响，某些成分可能发生变化，形成引起不良反应的新物质。

（2）临床使用不合理因素

1）超功能主治用药：不按说明书规定的主治功能用药。大致包括：①未按照中医辨证论治理论指导临床用药；②超出说明书西医诊断的疾病范围用药；③改变输注方式。

2) 长期、超剂量、不遵循说明书推荐用法使用:"用量"即药物的使用剂量,原则上是根据临床试验结果得出临床推荐的使用剂量或常用剂量范围。通常包括超剂量用药、长期连续用药。尤其对于含有毒性药成分的中成药,会累积超过中毒量。

3) 中西药不合理联合应用:例如,含朱砂如朱砂安神丸、安宫牛黄丸、六神丸、七厘散、紫雪丹、磁朱丸、冠心苏合丸、安神补心胶囊不能与溴化物及碘化物同用,溴化汞及碘化汞导致药物性肠炎;消渴丸与磺脲类药物合用导致低血糖;含雄黄的如牛黄解毒丸、牛黄清心丸、安宫牛黄丸与含硫酸盐硝酸盐西药如硫酸镁、硫酸亚铁合用生成砒霜(三氧化二砷)。

4) 多种同类药物同时应用,导致作用叠加:例如血栓通、银杏叶提取物、川芎嗪等多种活血化瘀药物合用导致出血;阿司匹林与活血化瘀药物合用导致出血;多种清热解毒药物合用导致腹泻、皮疹。

5) 违反传统的"十八反、十九畏":"十八反、十九畏",含乌头类中成药不能与半夏、瓜蒌、花粉、贝母、白蔹、白及合用;乌头类药物不宜长期服用,如附子理中丸、金匮肾气丸、小活络丸、大活络丹等,含甘草类药物不能与海藻、大戟、甘遂、芫花联用。

（二）针灸疗法

1. 毫针刺法

（1）作用机制

1) 疏通经络:经络沟通脏腑肢节,运行气血,濡养全身,维持人体正常的生理功能。毫针治病就是根据经络与脏腑在生理、病理上相互影响的机制,选取腧穴进行针刺,排除病理因素,疏通经络,取得"通其经脉、调其气血"的作用,从而恢复经络脏腑的正常生理功能而治病。

2) 调和阴阳:毫针调和阴阳的作用是通过经穴配伍和针刺手法来完成的。

3) 扶正祛邪:扶正就是扶助抗病能力,祛邪就是去除致病因素。毫针针刺时补法有扶正作用,泻法有祛邪作用,具体应用时结合腧穴的特殊性、邪正消长的转化情况及病证的标本缓急,随机应用扶正祛邪的法则。

（2）适应证:毫针刺法广泛应用于内、外、骨、妇、儿、皮肤科等涉及的多种病症。

（3）注意事项

1) 哑门、风池、胸背部穴位要注意针刺深度,防止发生气胸或伤及延髓;肾、膀胱、眼球及靠近较大的动脉等部位,也要慎重针刺,防止刺伤有关脏器及血肿。

2) 孕妇腰骶部、腹部和合谷、三阴交等感应较强的穴位不宜针刺。

3) 对于饥饿、体弱、对疼痛敏感患者及曾发生过晕针的患者,要慎重针刺,以防发生晕针。如已晕针,应迅速出针、仰卧、放低头部,并安慰患者,饮服热开水,休息片刻即可。如已晕厥,可针刺人中、百会、内关、足三里等,重者可配合其他疗法急救。

4) 针刺所致出血者以棉球压迫针孔止血。血肿除压迫止血后,局部仍有青肿者,可用外敷法,促使其吸收。

2. 灸法 是指用艾叶等燃物点燃后在体表穴位上进行熏灼和温熨的一种治疗方法。灸法是借灸火的温和热力及药物的作用通过经络腧穴以调整内脏的生理功能,从而达到防病治病的作用。

（1）适应证:主要适应于寒证、虚证,尤其是对慢性病虚弱性疾病及风寒湿邪为患的病症更为适宜。如腹泻、久痢、呕吐、腹痛、贫血、痹症等皆可用灸,痈疖初起、瘰疬、阳痿、遗精、遗尿等也可灸治。

（2）注意事项

1）五不宜灸，即热证、出血、大血管处、颜面五官、孕妇腹部忌灸。

2）施灸后局部皮肤仅有微红灼热，属正常现象。若出现小水疱，可任其自然吸收。若水疱过大，可用针刺破，放出液体，再局部消毒。

3）灸法的补泻，使火力缓缓透入深层，火自灭后按其穴，起扶赢补虚，温阳起陷的为补法；使火速燃，力促而短，起消散作用的为泻法。

（三）推拿疗法

推拿是人类最古老的一种疗法。医者通过不同的手法作用于人体体表的特定部位，以调节机体的生理、病理状况，达到防治疾病的目的。可以达到调整阴阳、补虚泻实、活血化瘀、舒经通络、理筋整复的作用。常用推拿手法包括滚法、推法、揉法、摩法、擦法、推法、搓法、抹法、抖法等。对于小儿常在一般手法基础上加用捏积疗法。

滚法常用于肩背部、腰部及四肢等肌肉较丰满的部位。临床常用于治疗运动系统疾病，如急性腰扭伤、慢性腰痛、肢体瘫痪、运动功能障碍等疾病。

推法包括一指禅推法和四指推法。一指禅推法适用于全身各部位，可治疗内、外、妇、儿、伤各科的多种疾病，尤以治疗内、妇科疾病为多；四指推法：适用于颈、项、腰、背及四肢，具有舒经活络、温通气血、活血止痛等功用，可作为临床骨伤推拿常见的颈、肩、腰腿痛病的基本治疗手法。

揉法临床常用于头面部、胸腹部、腹肋类和四肢关节指揉法，施术面积小，功力较集中，动作柔和而深沉，临床上常用于小儿推拿及全身各部位或穴位。

摩法属于轻刺激手法，适用于全身各部位，常用于胸腹及肋部，具有和中理气功效。

擦法临床应用相当广泛，适用于四肢关节扭挫伤、劳损；腰背、臀部急慢性损伤、风湿痹痛、麻木不仁等症。

推法适用于全身各部位，其拇指平推法适用于肩背部、胸腹、腰臀部及四肢部，掌推法适用于面积较大的部位，如腰背部、胸腹部及大腿部等，拳推法刺激较强，适用于腰背部及四肢部的劳损、风湿痹痛而感觉较为迟钝的患者；肘推法刺激最强，适用于腰背脊柱内侧华佗夹脊及两下肢大腿后侧常用于体型壮实、肌肉丰厚及脊柱强直或感觉迟钝的患者。

搓法刺激量中等，常用于两肋、肩关节及四肢具有行气活血，舒经通络的作用。

抹法轻柔舒适，常运用于头面部、颈项和胸腹部。

抖法是一种和缓、放松、疏导手法，适用于四肢，尤其上肢为常用，具有行气活血、松解粘连的功效。

捏积手法是以两手沿脊柱两旁，由下而上连续地挟提肌肤，边捏边向前推进，自尾骶部开始，一直捏到项枕部为止（一般捏到大椎穴，也可延至风府穴）。重复3～5遍后，再按揉背俞穴2～3次。通过调畅督脉及膀胱经，起到调整小儿脏腑功能的作用。

推拿治疗的适应证：

（1）外科和伤科方面：可以治疗各种扭挫伤，各种伤筋、腰、背、颈、肩及四肢的劳损与疼痛，各种脱臼及小关节错缝、落枕、老年肩、网球肘、岔气等。

（2）内科方面：头痛、眩晕、失眠、感冒、咽喉肿痛、胃脘痛、腹痛、泄泻、便秘、腹胀、内脏下垂、水肿、隆闭、卒中、淋证等。

（3）妇科方面：痛经、闭经、崩漏及乳腺等。

（4）儿科方面：小儿消化不良、小儿麻痹、斜颈、夜尿症等。

（四）拔罐法

拔罐法是用罐状器借火热的作用排除罐内空气造成负压，使罐吸附于施术部位，造成局部充血、瘀血来治疗疾病的一种方法。常见的有竹罐和玻璃罐。

适应证：拔罐疗法一般适用于寒证、虚证，可治疗软组织损伤、神经麻痹、胃肠功能紊乱、风湿痹痛、外感风寒、咳嗽、哮喘等。

禁忌证：高热所致的头痛、抽搐、痉挛；皮肤过敏或皮损处；肌肉瘦削或骨骼凹凸不平、多毛发及大血管处；孕妇腰骶部及腹部。

（五）刮痧疗法

刮痧是中医学宝贵遗产之一。痧是民间对疾病的一种习惯叫法，是指循经走穴刮拭后，在皮肤上出现红色、紫色、暗青色、青黑色的痧点、痧斑，是渗出于脉外的含有大量代谢废物的离经之血。

刮拭皮肤或皮下组织出痧是刮痧疗法的特点，也是刮痧疗效立竿见影的原因。健康的人刮拭后不出现痧；一些自我感觉良好而有潜伏病变的人刮拭后会出现痧；因患者病变部位、病情轻重、病程长短不同，刮出的痧的部位、形态亦不同；同一种病症，出痧的部位、形态又有一定的规律性，这种规律性多与经脉的循行分布、全息穴区与同名器官及脏腑经络的病理状态有直接的关系。

刮痧的适应证：感受外邪引起的感冒发热、头痛、咳嗽、呕吐、腹泻、高温中暑等；急慢性支气管炎、肺部感染、哮喘；急慢性胃炎、肠炎、便秘、高血压、冠心病、眩晕、糖尿病、甲状腺疾病、胆囊炎、水肿等；各种神经痛、脏腑痉挛性疼痛等，如神经性头痛、三叉神经痛、胆绞痛、胃肠痉挛等；自主神经功能紊乱、更年期综合征、亚健康状态；颈肩腰背筋膜炎、各种肌肉劳损导致的疼痛等。

刮痧的慎用证与禁忌证：有出血倾向者慎刮；新发生的骨折患部不宜刮痧，须待骨折愈合后方可在患部补刮；外科手术瘢痕处亦应在两个月以后方可局部刮痧；原因不明的肿块及恶性肿瘤部位禁刮；妇女月经期下腹部慎刮；妊娠期禁刮。

（六）耳穴压豆

耳穴压豆法，是用胶布将药豆（王不留行子或磁珠）准确地粘贴于耳穴处，给予适度的揉、按、捏、压，使其产生酸、麻、胀、痛等刺激感应，以达到治疗目的的一种外治疗法。

耳穴的分布规律：耳郭好像是一个倒置的胎儿，头部朝下，臀部朝上。头面部相应的穴位在耳垂及其附近；与上肢相应的穴位在耳周；与躯干和下肢相应的穴位在对耳轮和对耳轮上、下脚；与五脏相应的穴位多集中在耳甲艇和耳甲腔；消化道在耳轮脚周围环形排列。

取穴：耳穴压豆的关键是选准穴位，即耳郭上的敏感点，常用的选穴方法有以下几种。

（1）直接观察法：对耳郭进行全面检查，观察有无脱屑、水疱、丘疹、充血、硬结、疣赘、色素沉着等，出现以上变形、变色点的相应脏腑器官往往患有不同程度的疾病，可以用耳穴贴压治疗。

（2）压痛点探查法：当身体出现不适时，往往在耳郭上出现压痛点，而这些压痛点，大多是压豆刺激所应选用的穴位。一般探查时可用前端圆滑的金属探棒或火柴棍，以近似相等的压力，在耳郭上探查。当探棒压迫痛点时，患者会呼痛、皱眉或出现躲闪动作。选取该位置进行压豆往往有较好的临床疗效。

适应证：各种疼痛如头痛、三叉神经痛、带状疱疹、外伤疼痛、腰痛等；各种炎性病症如急性结膜炎、中耳炎、牙周炎等；功能紊乱性疾病如眩晕、心律不齐、肠功能紊乱、月经失调等；

过敏性疾病如过敏性鼻炎、哮喘、荨麻疹等；内分泌代谢病如甲亢、绝经期综合征等；各种慢性病如高血压、糖尿病、冠心病等。

（七）贴敷疗法

穴位贴敷疗法，是以中医经络学说为理论依据，把药物研成细末，用水、醋、酒、蛋清、蜂蜜、植物油、清凉油、药液甚至唾液等调成糊状，或用呈凝固状的油脂（如凡士林等）、黄醋、米饭、枣泥制成软膏、丸剂或饼剂，或将中药汤剂熬成膏，或将药末散于膏药上，再直接贴敷穴位，用来治疗疾病的一种无创疗法。它是中医治疗学的重要组成部分，是我国劳动人民在长期与疾病做斗争过程中总结出来的一套独特的、行之有效的治疗方法，属于中医的外治法。

适应证：本法适用范围相当广泛，可治疗某些慢性疾病，又可治疗一些急性病症。主要包括感冒、急慢性支气管炎、支气管哮喘、风湿性关节炎、三叉神经痛、面神经麻痹、神经衰弱、胃肠功能紊乱、腹泻、月经不调、遗精、阳痿、牙痛、小儿厌食等。也可用于防病保健，如"三伏贴、三九贴"就是利用中医"冬病夏治、夏病冬治"的理论，防治以呼吸道疾病为主的常见疾病的一种方法。

三、中医体质养生

人体处于不同的年龄阶段时，在结构、功能、代谢及对外界刺激反应等方面表现出体质差异性。老年人机体生理功能衰退，随着阴阳气血、津液代谢和情志活动的变化，老年性疾病逐渐增多，平和体质相对较少，偏颇体质较多。通过对老年人的体质辨识，有针对性地采用情志调摄、饮食调养、起居调摄、运动保健、穴位保健方法，使不同体质的人群保持身体处于相对健康的水平，达到养生保健的目的。

（一）平和质

1. 主要表现　阴阳气血调和，以体态适中、面色润泽、精力充沛等为主要特征。体型匀称，无明显驼背。面色、肤色润泽，头发较密，目光有神，不易疲劳，精力充沛，耐受寒热，睡眠良好，胃纳佳，大小便正常，舌色淡红、苔薄白，脉和缓有力。性格随和开朗。平素患病较少。对自然环境和社会环境适应能力较强。

2. 养生方法

（1）情志调摄：宜保持平和的心态。可根据个人爱好，选择弹琴、下棋、书法、绘画、听音乐、阅读、旅游、种植花草等放松心情。

（2）饮食调养：饮食宜粗细粮食合理搭配，多吃五谷杂粮、蔬菜瓜果，少食过于腻及辛辣食品；不要过饥过饱，也不要进食过冷过烫或不干净食物；注意戒烟限酒。

注意四时饮食调养：

1）春宜多食蔬菜，如菠菜、芹菜、春笋、荠菜等。

2）夏宜多食新鲜水果，如西瓜、番茄、菠萝等，其他清凉生津食品，如金银花、菊花、鲜芦根、绿豆、冬瓜、苦瓜、黄瓜、生菜、豆芽等均可酌情食用，以清热祛暑。

3）长夏宜选用茯苓、藿香、山药、莲子、薏苡仁、扁豆、丝瓜等利湿健脾之品，不宜进食滋腻碍胃的食物。

4）秋宜选用寒温偏性不明显的平性药食。同时，宜食用濡润滋阴之品以保护阴津，如沙参、麦冬、阿胶、甘草等。

5）冬宜选用温补之品，如生姜、肉桂、羊肉等温补之品。

（3）起居调摄：起居宜规律，睡眠要充足，劳逸相结合，穿戴求自然。

（4）运动保健：养成良好的运动健身习惯。可根据个人爱好和耐受程度,选择运动健身项目。

（5）穴位保健：涌泉、足三里。用大拇指或中指指腹按压穴位,做轻柔缓和的环旋活动,以穴位感到酸胀为度,按揉2～3分钟。每日操作1～2次。

（二）气虚质

1. 主要表现　元气不足,以疲乏、气短、自汗等表现为主要特征。体型偏胖,肌肉松软不实。平素语音低弱,气短懒言,容易疲乏,精神不振,易头晕,活动量减少,舌淡红,舌边有齿痕,脉弱。性格偏内向,喜安静。易患感冒、内脏下垂等病;病后康复缓慢。不耐受风、寒、暑、湿邪。

2. 养生方法

（1）情志调摄：宜保持稳定乐观的心态,不可过度劳神。宜欣赏节奏明快的音乐,如笛子曲《喜相逢》等。

（2）饮食调养：宜选用性平偏温、健脾益气的食物,如大米、小米、南瓜、胡萝卜、山药、大枣、香菇、莲子、白扁豆、黄豆、豆腐、鸡肉、鸡蛋、鹌鹑（蛋）、牛肉等。尽量少吃或不吃槟榔、生萝卜等耗气的食物。不宜多食生冷苦寒、辛辣燥热的食物。

参考食疗方：

①山药粥：山药、粳米,具有补中益气功效,适合气虚体质者食用。②黄芪童子鸡：童子鸡、生黄芪,具有益气补虚功效,适合气虚体质易自汗者食用。本方补气力量较强,对气虚表现比较明显者,可每隔半个月食用一次,不宜长期连续服用。

（3）起居调摄：提倡劳逸结合,不要过于劳作,以免损伤正气。平时应避免汗出受风。居室环境应采用明亮的暖色调。

（4）运动保健：宜选择比较柔和的传统健身项目,如八段锦。在做完全套八段锦动作后,将"两手攀足固肾腰"和"攒拳怒目增力气"各加做1～3遍。避免剧烈运动。还可采用提肛法防止脏器下垂,提肛法：全身放松,注意力集中在会阴肛门部。首先吸气收腹,收缩并提升肛门,停顿2～3秒之后,再缓慢放松呼气,如此反复10～15次。

（5）穴位保健：气海、关元。用掌根着力于穴位,做轻柔缓和的环旋活动,每个穴位按揉2～3分钟,每日操作1～2次。也可以采用艾条温和灸,增加温阳益气的作用。点燃艾条或借助温灸盒,对穴位进行温灸,每次10分钟。艾条温和灸点燃端要与皮肤保持2～3cm的距离,不要烫伤皮肤。温和灸可每周操作1次。

（三）阳虚质

1. 主要表现　阳气不足,以畏寒怕冷、手足不温等表现为主要特征。肌肉松软不实。平素以胃脘、背部、腰膝畏冷多见,喜热饮食,精神不振,舌淡胖嫩,脉沉迟。性格内向,多沉静。易患痹证、咳喘、泄泻等病;感邪易从寒化。耐夏不耐冬;易感风、寒、湿邪。

2. 养生方法

（1）情志调摄：宜保持积极向上的心态,正确对待生活中的不利事件,及时调节自己的消极情绪。宜欣赏激昂、高亢、豪迈的音乐,如《黄河大合唱》等。

（2）饮食调养：宜选用甘温补脾阳、温肾阳为主的食物,如羊肉、鸡肉、带鱼、黄鳝、虾、刀豆、韭菜、茴香、核桃、栗子、腰果、松子、红茶、生姜等。少食生冷、苦寒、黏腻食物,如田螺、螃蟹、海带、紫菜、芹菜、苦瓜、冬瓜、西瓜、香蕉、柿子、甘蔗、梨、绿豆、蚕豆、绿茶、冷冻饮料等。即使在盛夏也不要过食寒凉之品。

参考食疗方：

①当归生姜羊肉汤：当归、生姜、羊肉，具有温阳补血、祛寒止痛功效，适合阳虚体质者食用。②韭菜炒胡桃仁：生胡桃仁、韭菜，具有温肾助阳功效，适合阳虚体质腰膝冷痛者。

（3）起居调摄：居住环境以温和的暖色调为宜，不宜在阴暗、潮湿、寒冷的环境下长期工作和生活。平时要注意腰部、背部和下肢保暖。白天保持一定活动量，避免打盹瞌睡。睡觉前尽量不要饮水，睡前将小便排净。

（4）运动保健：宜在阳光充足的环境下适当进行舒缓柔和的户外活动，尽量避免在大风、大寒、大雪的环境中锻炼。日光浴、空气浴是较好的强身壮阳之法。也可选择八段锦，在完成整套动作后将"五劳七伤往后瞧"和"两手攀足固肾腰"加做1～3遍。

（5）穴位保健：关元、命门。两穴均可采用温和灸的方法，每周进行1次。关元穴还可采用掌根揉法，按揉每穴2～3分钟，每日1～2次。也可配合摩擦腰肾法温肾助阳，以手掌鱼际、掌根或拳背摩擦两侧腰骶部，每次操作约10分钟，以摩擦至皮肤温热为度，每日1次。

（四）阴虚质

1. 主要表现　阴液亏少，以口燥咽干、手足心热等表现为主要特征。体型偏瘦。眼睛干涩，鼻微干，皮肤干燥、脱屑，偏好冷饮，大便干燥，舌红少津，脉细数。性格外向，易急躁。易患便秘、燥证、消渴等病；感邪易从热化。耐冬不耐夏；不耐受暑、热、燥邪。

2. 养生方法

（1）情志调摄：宜加强自我修养、培养自己的耐性，尽量减少与人争执、动怒，不宜参加竞争胜负的活动，可在安静、优雅的环境中练习书法、绘画等。有条件者可以选择在环境清新凉爽的海边、山林旅游休假。宜欣赏曲调轻柔、舒缓的音乐，如舒伯特《小夜曲》等。

（2）饮食调养：宜选用甘凉滋润的食物，如鸭肉、猪瘦肉、百合、黑芝麻、蜂蜜、荸荠、鳖、海蜇、海参、甘蔗、银耳、燕窝等。少食温燥、辛辣、香浓的食物，如羊肉、韭菜、茴香、辣椒、葱、蒜、葵花子、酒、咖啡、浓茶及荔枝、龙眼、樱桃、杏、大枣、核桃、栗子等。

参考食疗方：

①蜂蜜银耳蒸百合：百合、蜂蜜、银耳，具有养阴生津润燥的功效，适合阴虚体质常感咽干口燥、皮肤干燥者食用。糖尿病患者不宜使用本方。②莲子百合煲瘦肉：莲子（去芯）、百合、猪瘦肉，具有养阴清热、益气安神功效，适合阴虚体质常感虚烦失眠多梦者食用。

（3）起居调摄：居住环境宜安静，睡好"子午觉"。避免熬夜及在高温酷暑下工作，不宜洗桑拿、泡温泉。节制房事，勿吸烟。注意防晒，保持皮肤湿润，宜选择选择蚕丝等清凉柔和的衣物。

（4）运动保健：宜做中小强度的运动项目，控制出汗量，及时补充水分。不宜进行大强度、大运动量的锻炼，避免在炎热的夏天或闷热的环境中运动。可选择八段锦，在做完八段锦整套动作后将"摇头摆尾去心火"和"两手攀足固肾腰"加做1～3遍。也可选择太极拳、太极剑等。

（5）穴位保健：太溪、三阴交。采用指揉的方法，每个穴位按揉2～3分钟，每日操作1～2次。

（五）痰湿质

1. 主要表现　痰湿凝聚，以体型肥胖、腹部肥满、口黏苔腻等表现为主要特征。面部皮肤油脂较多，多汗且黏，胸闷，痰多，喜食肥甘甜黏，苔腻，脉滑。性格温和、稳重，善于忍耐。易患鼾症、卒中、胸痹等病。对梅雨季节及湿重环境适应能力差。

2. 养生方法

（1）情志调摄：宜多参加社会活动，培养广泛的兴趣爱好。宜欣赏激进、振奋的音乐，如二胡《赛马》等。

（2）饮食调养：宜选用健脾助运、祛湿化痰的食物，如冬瓜、白萝卜、薏苡仁、赤小豆、荷叶、山楂、生姜、荠菜、紫菜、海带、鲫鱼、鲤鱼、鲈鱼、文蛤等。少食肥、甜、油、黏（腻）的食物。

参考食疗方：

①荷叶粥：干荷、大米，具有祛湿降浊的功效，适合痰湿体质者食用。②冬瓜海带薏米排骨汤：冬瓜、海带、薏米、猪排骨（少量）、生姜，具有健脾祛湿、化痰消浊的功效，适合痰湿体质腹部肥满的老年人食用。

（3）起居调摄：居住环境宜干燥，不宜潮湿，穿衣面料以棉、麻、丝等透气散湿的天然纤维为佳，尽量保持宽松，有利于汗液蒸发，祛除体内湿气。晚上睡觉枕头不宜过高，防止打鼾加重；早睡早起，不要过于安逸，勿贪恋沙发和床榻。

（4）运动保健：坚持长期运动锻炼，强度应根据自身的状况循序渐进。不宜在阴雨季节、天气湿冷的气候条件下运动。可选择快走、武术及打羽毛球等，使松弛的肌肉逐渐变得结实、致密。如果体重过重、膝盖受损，可选择游泳。

（5）穴位保健：丰隆、足三里。采用指揉法。

（六）湿热质

1. 主要表现　湿热内蕴，以面垢油光、口苦、苔黄腻等表现为主要特征。体型中等或偏瘦。面垢油光，口苦口中异味，身重困倦，大便黏滞不畅，小便短黄，男性易阴囊潮湿，女性易带下发黄，舌质偏红，苔黄腻，脉滑数。性格多变，易烦恼。易患皮肤湿疹、疮疖、口疮、黄疸等病。对夏末秋初湿热气候，湿重或气温偏高环境较难适应。

2. 养生方法

（1）情志调摄：宜稳定情绪，尽量避免烦恼，可选择不同形式的兴趣爱好。宜欣赏曲调悠扬的乐曲，如古筝《高山流水》等。

（2）饮食调养：宜选用甘寒或苦寒的清利化湿食物，如绿豆（芽）、绿豆糕、绿茶、芹菜、黄瓜、苦瓜、西瓜、冬瓜、薏苡仁、赤小豆、马齿苋、藕等。少食羊肉、动物内脏等肥厚油腻之品及韭菜、生姜、辣椒、胡椒、花椒及火锅、烹炸、烧烤等辛温助热的食物。

参考食疗方：

①老黄瓜赤小豆煲猪肉汤：老黄瓜、赤小豆、瘦猪肉（少量）、陈皮、生姜，具有清热利湿、理气和中的功效，适合湿热体质者食用。②绿豆薏米粥：生薏苡仁、绿豆，具有清热利湿解毒的功效，适合湿热体质易长疮疖者食用。

（3）起居调摄：居室宜干燥、通风良好，避免居处潮热，可在室内用除湿器或空调改善湿、热的环境。选择款式宽松，透气性好的天然棉、麻、丝质服装。注意个人卫生，预防皮肤病变。保持充足而有规律的睡眠，睡前半小时不宜思考问题、看书、看情节紧张的电视节目，避免服用兴奋饮料，不宜吸烟饮酒。保持大小便通畅，防止湿热积聚。

（4）运动保健：宜做中长跑、游泳、各种球类、武术等强度较大的锻炼。夏季应避免在烈日下长时间活动，在秋高气爽的季节，经常选择爬山登高，更有助于祛除湿热。也可做八段锦，在完成整套动作后将"双手托天理三焦"和"调理脾胃须单举"加做1～3遍，每日1遍。

（5）穴位保健：支沟、阴陵泉。采用指揉法。阴陵泉还可以选择刮痧，先涂刮痧油，用刮痧板与皮肤呈45°在穴位区域从上往下刮，以皮肤潮红或出痧点为度。

（七）血瘀质

1. 主要表现　血行不畅，以肤色晦暗、舌质紫暗等表现为主要特征。胖瘦均见。肤色、目眶晦暗，色素沉着，容易出现瘀斑，肢体麻木，好卧，口唇暗淡，舌暗或有瘀点，舌下络脉紫暗或增粗，脉涩。性格偏浮躁，易健忘。易患胸痹、症瘕及痛证、血证等。不耐受寒邪。

2. 养生方法

（1）情志调摄：遇事宜沉稳，努力克服浮躁情绪。宜欣赏流畅抒情的音乐，如《春江花月夜》等。

（2）饮食调养：宜选用具有调畅气血作用的食物，如生山楂、醋、玫瑰、桃仁（花）、黑豆、油菜等。少食收涩、寒凉、冰冻之物，如乌梅、柿子、石榴、苦瓜、花生米及高脂肪、高胆固醇、油腻食物，如蛋黄、虾、猪头肉、猪脑、奶酪等。还可少量饮用葡萄酒、糯米甜酒，有助于促进血液运行，但高血压和冠心病等患者不宜饮用。女性月经期间慎用活血类食物。

参考食疗方：

①黑豆川芎粥：川芎、黑豆、大米，具有活血祛瘀功效，适合血瘀体质者食用。②红花三七蒸老母鸡：老母鸡、参三七、红花、陈皮，具有活血行气功效，适合血瘀体质患有胸痹、痛证者食用。

（3）起居调摄：居室宜温暖舒适，不宜在阴暗、寒冷的环境中长期工作和生活。衣着宜宽松，注意保暖，保持大便通畅。不宜贪图安逸，宜在阳光充足的时候进行户外活动。避免长时间打麻将、久坐、看电视等。

（4）运动保健：宜进行有助于促进气血运行的运动项目，持之以恒。如步行健身法，或者八段锦，在完成整套动作后将"左右开弓似射雕"和"背后七颠百病消"加做1～3遍。避免在封闭环境中进行锻炼。锻炼强度视身体情况而定，不宜进行大强度、大负荷运动，以防意外。

（5）穴位保健：期门、血海。采用指揉法。

（八）气郁质

1. 主要表现　气机郁滞，以神情抑郁、紧张焦虑等表现为主要特征。体型瘦者为多。神情抑郁，紧张焦虑，烦闷不乐，有孤独感，容易受到惊吓，舌淡红，苔薄白，脉弦。性格不定，敏感多虑。易患不寐、郁证等。对精神刺激适应能力较差；不适应阴雨天气。

2. 养生方法

（1）情志调摄：宜乐观开朗，多与他人相处，不苛求自己也不苛求他人。如心境抑郁不能排解时，要积极寻找原因，及时向朋友倾诉。宜欣赏节奏欢快、旋律优美的乐曲如《金蛇狂舞》等，还适宜看喜剧、励志剧及轻松愉悦的相声表演。

（2）饮食调养：宜选用具有理气解郁作用的食物，如黄花菜、菊花、玫瑰、茉莉花、大麦、金橘、柑橘、柚子等。少食收敛酸涩的食物，如石榴、乌梅、青梅、杨梅、草莓、阳桃、酸枣、李子、柠檬、南瓜、泡菜等。

参考食疗方：

①三花茶：茉莉花、菊花、玫瑰，具有行气解郁功效，适合气郁体质者饮用。②黄花菜瘦肉汤：黄花菜（水焯）、猪瘦肉、生姜，适量油盐。具有疏肝解郁功效，适合气郁体质者食用。

（3）起居调摄：尽量增加户外活动和社交，防止一人独处时心生凄凉。居室保持安静，宜宽敞、明亮。平日保持有规律的睡眠，睡前避免饮用茶、咖啡和可可等饮料。衣着宜柔软、透气、舒适。

（4）运动保健：宜多参加群体性体育运动项目，坚持做较大强度、较大负荷的"发泄式"锻炼，如跑步、登山、游泳。也可参与下棋、打牌等娱乐活动，分散注意力。

（5）穴位保健：合谷、太冲穴。采用指揉的方法。

（九）特禀质

1. 主要表现　过敏体质者，禀赋不耐、异气外侵，以变态反应等为主要特征；先天失常者为另一类特禀质，以禀赋异常为主要特征。过敏体质者一般无特殊；先天失常者或有畸形，或有生理缺陷。过敏体质者常见哮喘、风团、咽痒、鼻塞、喷嚏等；先天失常者患遗传性疾病者，有垂直遗传、先天性、家族性特征。心理特征：随特禀质不同情况各异。过敏体质者易患哮喘、荨麻疹、过敏性鼻炎及药物过敏等；遗传疾病如血友病等。适应能力差，如过敏体质者对季节变化、异气外侵适应能力差，易引发宿疾。

2. 养生方法

（1）情志调摄：过敏体质的人因对变应原敏感，容易产生紧张、焦虑等情绪，因此要在尽量避免接触变应原的同时，还应避免紧张情绪。

（2）饮食调养：饮食宜均衡、粗细粮食搭配适当、荤素配伍合理，宜多食益气固表的食物，尽量少食辛辣、腥发食物，不食含致敏物质的食品，如蚕豆、白扁豆、羊肉、鹅肉、鲤鱼、虾、蟹、茄子、辣椒、浓茶、咖啡等。

参考食疗方：

①固表粥：乌梅、黄芪、当归、粳米，具有益气养血脱敏功效，适合过敏体质易发皮肤过敏者食用。②黄芪首乌藤炖猪瘦肉：黄芪、首乌藤、猪瘦肉、食盐、葱、生姜、料酒、味精各适量，具有益气养血、祛风脱敏功效，适合过敏体质者食用。

（3）起居调摄：起居要有规律，保持充足的睡眠时间。居室宜通风良好。生活环境中接触的物品如枕头、棉被、床垫、地毯、窗帘、衣橱易附有尘螨，可引起过敏，应经常清洗、日晒。外出也要避免处在花粉及粉刷油漆的空气中，以免刺激而诱发过敏病症。

（4）运动保健：宜进行慢跑、散步等户外活动，也可选择下棋、瑜伽等室内活动。不宜选择大运动量的活动，避免春天或季节交替时长时间在野外锻炼。运动时注意避风寒，如出现哮喘、憋闷的现象应及时停止运动。

（5）穴位保健：神阙、曲池。神阙采用温和灸。曲池采用指揉法。

（丁小燕）

第六节　社区康复

社区康复是社区卫生服务建设的重要组成部分，应在政府领导下，相关部门密切配合，社会力量广泛支持，残疾人及其亲友积极参与，采取社会化方式，使广大残疾人得到全面康复服务，以实现机会均等，充分参与社会生活的目标。

一、社区康复概述

（一）康复的定义

康复是指综合和协调地应用医学、教育、社会、工程等各项措施，对病、伤、残者进行训练，以减轻其身、心、社会功能障碍，提升其活动能力和生活质量，争取重返社会。

康复的对象为残疾人、慢性病患者及老年人。

（二）社区康复的定义

康复包括医疗康复、教育康复、职业康复及社会康复。

医疗康复：利用医疗手段对患者进行康复。

教育康复：主要针对残疾儿童、青少年进行文化基础知识教育。

职业康复：针对青壮年残疾人的就业或自谋生路进行职业培训。

社会康复：研究和帮助解决残疾人重返社会时遇到的社会问题，使之有机会参与社会生活。

1994年世界卫生组织、联合国教科文组织、国际劳工组织联合发表的《关于残疾人社区康复的联合意见书》对社区康复的定义：社区康复是社区发展计划中的一项康复策略，其目的是使所有残疾人享有健康服务，实现机会平等、充分参与。社区康复的实施要依靠残疾人、残疾人的亲友、残疾人所在的社区及卫生、教育、劳动就业、社会保障等相关部门的共同努力。

（三）社区康复的内容（图6-6-1）

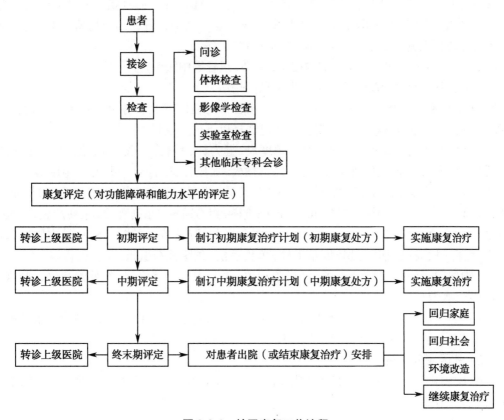

图6-6-1 社区康复工作流程

1. 社区康复的调查　通过对社区的调查了解社区的人口情况、社区资源、社区环境、残疾人及分布、残疾人的需求等，经过统计分析作出社区诊断。

2. 开展残疾的一、二、三级预防。

3. 提供社区康复服务。

4. 提供技术指导。

5. 进行双向转诊。

6. 进行社区康复相关健康教育。

二、社区康复的建设及管理

（一）社区康复机构建设

目前我国各省（市、自治区）对于社区卫生服务中心设置康复治疗室尚无统一标准，对康复治疗室的场地面积要求在 30～300m²，并要求配备相应的康复设备和康复人员。有关社区卫生服务中心的康复功能设置应根据实际情况进行建设。

1. 康复科室　康复科室应包括康复治疗室、康复咨询室、中医治疗室、患者休息区、康复办公室、康复评定室等。

康复治疗室：为康复科面积最大的区域，是进行现代康复治疗的主要场所，应包含物理治疗（PT）室、作业治疗（OT）室及言语治疗（ST）室。言语治疗室应设置于安静、独立的环境，利于开展言语治疗。

康复咨询室：是对患者及其陪护人员进行有关康复的咨询、心理指导和开展健康教育的场所。对于社区卫生服务机构，言语治疗室可与康复咨询室设置在同一场所，但康复咨询与言语治疗不能同时进行，可分时段开展咨询及治疗工作。

中医治疗室：用于开展针灸、推拿按摩、拔罐、正脊等中医治疗。

患者休息区：为患者及陪护人员提供休息的场所。

2. 康复科室的设备　目前卫生行政部门出台了对社区卫生服务机构有关康复设备配备的标准，各社区卫生服务机构可根据实际情况选择以下仪器及设备：

（1）开展对患者评定所用设备：关节角度尺、握力计、秒表、音叉、智商测试仪（韦氏测试用品及软件）、简易上肢功能评价器、几何图形插板、血压计、听诊器、叩诊锤、电脑等。

（2）运动疗法设备：PT床、PT凳、升降式训练床、股四头肌训练仪、体操棒及排球、肋木＋肩梯、滚筒（大中小）、楔形垫（25°、40°）、训练阶梯、组合阶梯、系列哑铃、系列沙袋、矫姿镜、支架器（大中小）、平行杠、肩关节训练器、功率自行车、踝关节矫形板（15°）、站立倾斜床、助步行器、轮椅；杖类：腋拐、肘拐、四爪手杖、单头手杖；颈腰椎牵引床；保护腰带等。

（3）物理因子治疗（理疗）设备：低频治疗仪、调制中频治疗仪、远红外治疗仪、磁疗治疗仪、蜡疗袋、冷敷袋等。

（4）作业疗法设备：OT桌（可调式）、站立桌（架）双人、磨砂板组合、平衡板、木钉板（大中小）、分指板、手指阶梯、套圈、篮球、排球、手指、手腕训练器等。

（二）社区康复人员

社区卫生服务中心（站）开展社区康复医疗工作，必须要有一支专业的康复人员队伍，并以团队形式工作。

康复科人员的配备：

康复医师：负责采集病历，功能评定，制订检查及康复治疗计划。

物理治疗师（physiotherapist）：主要负责躯干、肢体运动功能的评定和训练，经评定后制订和执行治疗计划。

作业治疗师（occupational therapist）：指导患者的作业活动，以恢复机体的精细运动功能和作业能力，改善生活自理能力和职业能力。

言语治疗师（speech therapist）：对言语功能检查评定，对言语障碍者进行言语训练，对有吞咽功能障碍者进行治疗和处理，对患者及其家属进行有关言语交流及吞咽问题的康复指导和康复教育。

其他：包括心理治疗师（clinical psychologist）、中医师（Chinese traditional physician）、康复护士、社会工作者等。

三、社区康复患者的管理

社区康复患者初诊管理的适应对象是首次前来社区卫生服务机构接受康复服务的患者，不论其是否做过康复治疗，是否由上级医院或者其他社区卫生服务机构转介而来，均应按照初诊流程图程序管理（图6-6-2）。

（一）社区康复患者初诊管理

1. 检查 患者初诊应由康复医师或康复治疗师首先接诊，接诊过程中应通过问候朋友式的语言，使患者放松、情绪稳定，取得信任后再进行相应、有针对性的检查。

（1）询问病史：了解发病、疗程、康复治疗、既往病史、家庭环境等。

（2）阅读相关的病历资料：了解患者既往治疗、功能改善和危险问题的存在情况。

（3）物理检查：主要是对运动系统和神经系统的检查。运动系统检查包括骨、关节、肌肉，通过触诊、被动运动、主动运动等方法了解功能障碍的部位及程度。神经系统的检查包括感觉功能、运动功能、反射功能等。

（4）实验室检查：了解患者心、肺、肝、肾、血脂、血糖等情况，确定危险问题的存在与否。

（5）影像学检查：主要评估患者神经系统、骨骼及肌肉系统情况，了解其损伤的部位、面积、性质、程度等，进而推断可能引起功能障碍的程度。

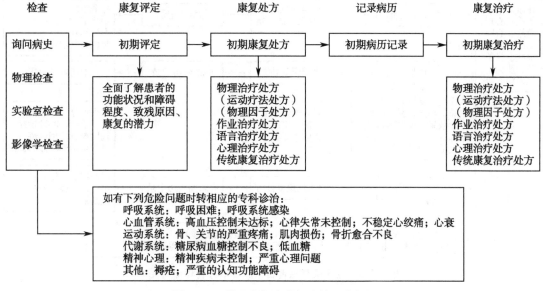

图 6-6-2 社区康复患者初诊管理流程图

2. 康复评定 初期评定包括以下内容：

（1）神经肌肉骨骼与运动康复评定：包括徒手肌力检查、关节活动度评定、肌张力与痉挛的评定、协调与平衡评定、步行能力的评定、Brunnstrom 偏瘫恢复六阶段评定、心理功能评定、认知功能评定、日常生活活动能力评定等。

（2）心肺康复评定：包括常规评估、6 分钟步行试验、心电图负荷试验、心肺运动试验、Borg 评分、肺功能评定、运动相关功能评定、膈肌功能评定、心理睡眠评定、营养状态评定等。

3. 初期康复治疗处方 经过初期康复评定后,为其制订初期康复治疗处方。初期康复治疗处方的内容包括如下:

(1) 患者的一般信息。

(2) 疾病诊断和残疾状态。

(3) 主要存在的问题。

(4) 治疗种类、部位、目的、治疗方法、治疗持续时间、频度。

(5) 康复治疗目标。

(6) 健康教育。

(7) 注意事项。

康复治疗处方可分为物理治疗处方、作业治疗处方、言语治疗处方等。

4. 初期康复治疗 包括物理治疗、作业治疗、言语治疗、心理支持治疗、中国传统康复治疗等。

(二)患者康复治疗管理

社区康复患者日常康复治疗管理的对象为已经接受过初期检查和初期评定,正在进行系统、规范、有目的的康复治疗的患者。社区康复患者日常康复治疗管理流程见图6-6-3。

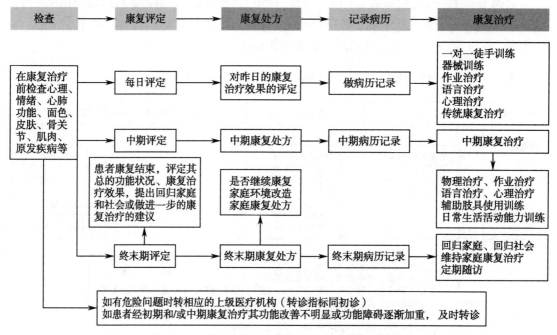

图 6-6-3 社区康复患者日常康复治疗管理流程图

1. 检查 检查的目的是要了解患者的康复情况、心理状态、睡眠、心肺功能、皮肤及原发疾病(或有危险问题)。如在检查中发现危险问题时应及时转诊,待病情稳定后再进行康复治疗。

2. 康复评定

(1) 目的:对于上一次的康复治疗进行效果评定。

(2) 中期康复评定:中期评定的目的是了解患者经过一段时间的康复治疗后其功能变化的情况,分析产生的原因,适时地调整康复治疗计划。中期康复评定内容与初期康复评定内容相同。

（3）终末期康复评定：患者终止或结束康复治疗时,应对其进行终末期康复评定。终末期康复评定目的是评定患者总体的功能状况、尚留有的功能障碍、康复治疗的效果,提出回归家庭和回归社会或进一步的康复治疗建议。

3. 康复治疗处方

（1）中期康复治疗处方：为根据中期康复评定后制订的治疗处方,同初期康复治疗处方一样涵盖七个方面的内容（同初期康复治疗处方）。

（2）终末期康复治疗处方：为终末期康复评定后制订的治疗处方,包括家庭环境改造、家庭康复治疗、是否继续进行康复治疗及进一步康复治疗建议。

4. 病历记录 日常康复治疗病历记录：一般为 7～10 日在病程中记录一次。如遇有特殊情况,如功能突然明显改善或加重、患者不适、心理障碍、心肺功能异常、疼痛加重、外伤等,应及时在病程中加以记录。

5. 康复治疗

（1）日常康复治疗：按照康复处方中的康复治疗进行,主要为一对一徒手训练、器械训练、物理因子治疗、言语治疗、心理治疗、传统康复治疗等内容。

（2）中期康复治疗：包括物理治疗、作业治疗、言语治疗、辅助支具使用训练、日常生活活动能力的训练等。

（3）终末期康复治疗：包括维持性的康复治疗、定期随访。前者可由患者的家属或者陪护人员在家庭内每日或隔两日对患者进行康复指导,或由康复人员上门进行康复治疗；后者可定期（3、6、12 个月）随诊。

四、康复评定

（一）躯体功能评定

1. 徒手肌力检查（MMT） 肌力是指肌肉主动收缩的力量。肌力的定量测定是评定肌肉功能的重要参数,可反映肌肉骨骼系统及周围神经系统受损的程度及范围,是康复评定中的基本内容之一（表 6-6-1）。

表 6-6-1 Lovett 肌力分级评定标准

级别	名称	标准
0	零（zero，O）	肌肉无任何收缩
1	微缩（trace，T）	可触及肌肉收缩,不引起关节运动
2	差（poor，P）	减重状态下能完成关节全范围的活动
3	可（fair，F）	能抗重力做关节全范围运动,不能抗阻力
4	良好（good，G）	轻度阻力的情况下完成关节全范围活动
5	正常（normal，N）	抗充分阻力的情况下完成关节全范围活动

2. 关节活动范围测定 关节活动范围（range of motion，ROM）是运动时关节活动的弧度（或转动的角度）。各关节活动范围不同,同一关节在主动运动和被动运动时也有差别,故检查者要熟知各关节的正常活动范围。测量关节活动度时,应先测量健侧,后测量患侧；先测量主动运动活动范围,后测量被动运动活动范围。

3. 肌张力及痉挛评定 肌张力是指肌肉组织在静息状态下的一种不随意的、持续的微小收缩,评定方法见表 6-6-2。

表 6-6-2 肌张力临床分级

等级	肌张力	标准
0	轻瘫	被动活动肢体无反应
1	低张力	被动活动肢体反应弱
2	正常	被动活动肢体正常
3	轻、中度增高	被动活动肢体有阻力反应
4	中度增高	被动活动肢体有持续性阻力反应

痉挛是指上运动神经元损伤后,脑干与脊髓不受大脑控制而反射性亢进,使局部被动运动阻力增大的一种状态,一般使用改良的 Ashworth 痉挛量表进行评定(表 6-6-3)。

表 6-6-3 改良 Ashworth 痉挛量表

等级	标准
0	无肌张力增高,被动活动患者肢体在整个范围内均无阻力
1	肌张力轻微增高,被动活动患者肢体在中末端有轻微阻力
1+	肌张力轻度增高,被动活动患者肢体在前 1/2 关节活动范围(ROM)有轻微"卡住"感,后 1/2 ROM 有轻微阻力
2	肌张力中度增高,被动活动患者肢体时大部分 ROM 内均有阻力,但仍可活动
3	肌张力重度增高,被动活动患者肢体在整个 ROM 内均有阻力,活动困难
4	肌张力重度增高,患肢僵硬,被动活动十分困难

(二)偏瘫运动功能评定

1. Brunnstrom 评定法 Brunnstrom 评定法是瑞典学者 Brunnstrom 在观察了大量的脑卒中患者基础上提出的偏瘫恢复评定六阶段理论:弛缓状态(阶段Ⅰ);出现肌张力、联合反应(Ⅱ);可随意引起共同运动,痉挛明显(阶段Ⅲ);出现明显分离运动(阶段Ⅳ、Ⅴ);协调运动、速度大致正常(阶段Ⅵ)。以此为基础,设定了 Brunnstrom 六级评价法(表 6-6-4)。

表 6-6-4 Brunnstrom 偏瘫运动功能评价

功能评定	上肢	手	下肢
Ⅰ	无随意运动	无随意运动	无随意运动
Ⅱ	仅出现协同模式	仅有极细微屈伸	仅有极少的随意运动
Ⅲ	可随意发起协同运动	可做钩状抓握,但不能伸指	在坐位和站位时,有髋、膝、踝协同性屈伸
Ⅳ	出现脱离协同运动的活动;肩 0° 屈肘 90° 下前臂旋前旋后;肘伸直可屈 90°;手背可触及腰骶部	患侧捏及松开拇指,手指有半随意的小范围伸展活动	坐位屈膝 90° 以上,可使足后滑到椅子下方,在足跟不离地的情况下能使踝背屈

续表

功能评定	上肢	手	下肢
V	出现相对独立的协同运动活动;肘伸直肩外展90°;肘伸直肩前屈30°~90°时前臂旋前旋后;肘伸直前臂取中间位	可做球状或圆柱状抓握,手指同时伸展,但不能单独伸展	健腿站立,患腿可先屈膝后伸髋,在伸膝下做踝背屈(重心落在健腿上)
VI	活动协调近于正常,手指鼻无辨距不良,速度比健侧慢	所有抓握均能完成,速度和准确性比健侧差	在站立位可完成髋外展;坐位下伸膝可完成髋关节内外旋,合并足的内外翻

2. 共同运动　共同运动是一种缺乏选择性的、只能按照固定运动模式进行的运动。其本质是由于中枢神经系统损伤造成的对低级中枢的控制能力减弱,从而出现异常的、固定而刻板的运动模式,其中一部分是随意的,一部分是不随意的。脑卒中偏瘫痉挛期上肢及下肢分别表现为屈肌共同运动模式和伸肌共同运动模式(表6-6-5)。

表6-6-5　共同运动模式

部位	屈肌共同运动	伸肌共同运动
上肢		
肩胛带	上抬、后撤	前突、下沉
肩关节	屈曲、外展、外旋	伸展、内收、内旋
肘关节	屈曲	伸展
前臂	旋后(旋前)	旋前
腕关节	掌屈	背伸
手指	屈曲	伸展
下肢		
髋关节	屈曲、外展、外旋	伸展、内收、内旋
膝关节	屈曲	伸展
踝关节	背屈、内翻	跖屈、内翻
足趾	伸展	屈曲

(三)日常生活活动能力评定

1. 定义及分类　日常生活活动能力(ADL)是指人们在每日生活中,为照料自己的衣食住行,保持个人卫生整洁和独立生活所必需的一系列基本活动能力。

(1)基本ADL:又称躯体ADL,是指在每日生活中与穿衣、进食等自理活动及与坐、行走等身体活动有关的基本活动,一般是比较粗大、无须利用工具的动作。

(2)工具性ADL:人们独立生活中常需操作卫生和炊事用具,使用家庭电器及一些常用工具,故称工具性ADL,反映较精细的功能。

(3)其他:一些较新的ADL量表,除含有躯体功能外,还有记忆、注意、思维、言语等认知功能。

2. 评定方法　Barthel指数是临床应用最广,研究最多的ADL评定方法,不仅可用来评估患者治疗前后的功能状态,也可以预测治疗效果、住院时间及预后(表6-6-6)。

表 6-6-6　日常生活活动能力（ADL）量表（Barthel 指数）

项目	评分	标准	评估日期		
大便	0	失禁或昏迷			
	5	偶有失禁（每周＜1 次）			
	10	控制			
小便	0	失禁或昏迷或需由他人导尿			
	5	偶有失禁（每 24h＜1 次）			
	10	控制			
修饰	0	需要帮助			
	5	自理（洗脸、梳头、刷牙、剃须）			
如厕	0	依赖他人			
	5	需部分帮助			
	10	自理（去和离开厕所、使用厕纸、穿脱裤子）			
进食	0	较大或完全依赖			
	5	需部分帮助（切面包、抹黄油、夹菜、盛饭）			
	10	全面自理（能进各种食物，但不包括取饭、做饭）			
转移（床与轮椅之间）	0	完全依赖他人，无坐位平衡			
	5	需大量帮助（1～2 人，身体帮助），能坐			
	10	需少量帮助（言语或身体帮助）			
	15	自理			
活动（步行）	0	不能步行			
	5	在轮椅上能独立行动			
	10	需 1 人帮助步行（言语或身体帮助）			
	15	独立步行（可用辅助器，在家及附近）			
穿衣	0	依赖他人			
	5	需一半帮助			
	10	自理（自己系开纽扣，关、开拉锁和穿鞋）			
上下楼梯	0	不能			
	5	需帮助（言语、身体、手杖帮助）			
	10	独立上下楼梯			
洗澡	0	依赖他人			
	5	自理（无指导能进出浴池并自理洗澡）			
总得分					
评估人					

注：满分 100 分。＜20 分为极严重功能缺陷，生活完全需要依赖；20～40 分为生活需要很大帮助；40～60 分为生活需要帮助；＞60 分为生活基本自理。Barthel 指数得分 40 分以上者康复治疗的效益最大。

（四）认知功能评定

简易精神状态检查量表（MMSE）是著名的认知功能检查工具，应用较多，不仅可用于临床认知障碍检查，还可用于社区人群中痴呆的筛选，具有简单易行、敏感性好的优点。

（五）心理睡眠评定

心理状态评定分为自评及他评两种方式：前者包括抑郁自评量表（SDS）、焦虑自评量表（SAS）、综合医院焦虑抑郁量表（HADS）、Beck 抑郁问卷等；他评量表主要使用汉密尔顿焦虑量表（HAMA）。

睡眠评定可通过主观记录睡眠日记、睡眠量表、多导睡眠图等方式进行评估。

五、康复治疗

（一）物理治疗（PT）

1. 定义　运用光、电、热、磁波等物理因子进行预防、治疗、康复医学治疗。利用力学的原理对患者进行康复称为运动疗法，利用声、光、电、热、磁波等物理因子对患者而进行康复治疗称为理疗。

2. 运动疗法分类

（1）常规运动疗法技术：主要包括扩大并维持关节活动度、增强肌力、增强肌肉耐力、增强肌肉协调能力、恢复平衡功能、恢复步行功能、增强心肺功能等方面的运动疗法。

（2）神经生理学疗法（neurophysiological therapy，NPT）：是主要针对中枢神经系统损伤引起的运动功能障碍的治疗方法，包括 Bobath 疗法、Brunnstrom 疗法、本体感觉神经肌肉促进疗法（PNF）、Rood 疗法等。

（3）运动再学习法（MRP）。

（4）其他：另有一些运动疗法技术也比较常用，如水中运动、医疗体操、牵引疗法、按摩疗法、麦肯基疗法等。

3. 常用运动方法分类　常用运动方法分为被动运动、主动 - 辅助运动、主动运动、抗阻运动。

（二）作业治疗（OT）

1. 定义　作业治疗是一门指导患者参与有目的性活动的治疗方法，目的是保持或增强患者的独立生活能力，促进患者适应环境，更好地回归家庭、回归社会。

2. 作业治疗的内容　包括日常生活活动、工作和娱乐三方面的治疗活动。日常生活活动包括个人卫生、梳妆打扮、更衣、进食、转移、大小便等；工作包括料理家务、照顾他人、教育性活动、职业性活动；娱乐包括适合患者年龄的各项娱乐活动。

3. 作业治疗的种类　作业治疗包括恢复功能的作业治疗；ADL 训练；义手的装配、操作训练及利手交换训练；矫形具、生活辅助用具的制作及装配；职业前评价、训练和职业训练；心理作业治疗；对家属的指导及环境改造等方面。

（三）言语治疗（ST）

1. 定义　言语治疗是指言语治疗专业人员对各类言语障碍进行治疗或矫正的一门专业学科，包括对言语障碍的评价、诊断、治疗和研究。言语治疗的对象是存在失语症、构音障碍、儿童语言发育迟缓、发生障碍和口吃等各类言语障碍的成人和儿童。言语治疗师是康复小组的成员，与康复医师、物理治疗师、作业治疗师等密切合作进行康复工作。

2. 言语治疗的治疗途径

（1）训练、指导：是言语治疗的中心，包括对患者进行听觉的训练，促进语言的理解、口语表达，恢复或改善患者的构音功能，提高语音清晰度等方面。

（2）手法介入：对一些言语障碍的患者可以利用传统医学的手法帮助改善与语言产生有关的相关肌肉、关节等的运动功能，适用于运动性构音障碍患者。

（3）辅助具：部分患者因功能受限，需要装配辅助具，如重度运动性构音障碍腭咽肌闭合不全时，可利用腭托改善鼻音化构音。

（4）替代方式：当重度言语障碍很难达到正常的交流水平时，可考虑使用替代交流方式，如手势、交流板、言语交流器等。

（四）中国传统康复疗法

1. 定义　中国传统康复疗法是采用药物、针灸、推拿、气功、太极拳、情志调摄等传统的医学手段和社会、教育、职业的综合性措施，针对先天或后天因素所致的正气虚衰、形神功能障碍或身体形态异常进行治疗或训练，使之获得最大限度的恢复。

2. 治疗方法　中国传统康复疗法包括针灸疗法、拔罐疗法、推拿疗法、传统运动疗法（太极拳、五禽戏等）、气功疗法、调摄情志疗法等。

六、社区心肺康复

当代心肺康复通过全面、规范的评定，采取综合医疗干预手段，包括药物、运动、营养、教育、心理等手段，提高患者循环系统和呼吸系统功能，改善患者生活质量，使其回归家庭、回归社会生活。心肺康复是改善心肺疾病患者心肺功能，提高活动能力和生活质量的重要手段。由于循环和呼吸系统解剖结构和生理作用的联系，单独进行心脏康复或肺康复往往达不到最佳效果，因此应积极倡导心肺康复一体化的理念。

（一）社区心肺康复评定

所有进行运动康复的心脏病患者都应根据运动中发生心脏事件的可能危险进行分层（参考冠心病患者危险分层表）。

1. 常规评估　患者在入选心肺康复前，均应进行常规以下常规评估：①一般检测与评估收集病史及功能评估，包括静态心肺功能、一般性检查（生命体征、心脏节律等）、生活质量及精神心理评估、药物饮食评估等；②有氧运动能力评估，包括极量、次极量和症状限制性运动试验等；③骨骼肌力量评估；④其他，包括柔韧性评估、协调性评估、平衡能力评估等。

2. 6分钟步行试验　6分钟步行试验简便易行，可用于评估患者的心肺功能状态，同时预测患者心血管事件发生及死亡风险。

3. 心电图负荷试验　在运动的过程中观察患者心电图是否出现动态变化，用于评估患者的心脏功能，常用的方法包括运动平板试验、踏车运动试验、手摇车试验、等长收缩试验。

4. 心肺运动试验　根据患者在休息、运动、运动结束恢复期的呼吸氧摄取量、二氧化碳排出量、通气量、心率、血压、心电图等指标，结合患者在运动中出现的症状，检测患者的运动反应、心肺功能储备及功能受损程度。

5. Borg评分　通过6分钟步行试验、心肺运动试验、心电图负荷试验等有氧运动，在运动后由患者对自我呼吸困难程度进行评分。

6. 肺功能评定　可用来评估患者的肺通气功能和弥散功能。

7. 营养状态评估　合理的营养管理是心肺康复的重要组成部分，营养评定内容包括人体测量指标（身高、体重、体重指数、肱三头肌皮褶厚度、上臂围、腓肠肌围）和实验室生化指标（血红蛋白、总蛋白、白蛋白、前白蛋白等）。

（二）社区心肺康复处方

1. 运动处方的制订 运动处方的要素包括运动种类、运动强度、运动模式、运动时间和频率。在对患者进行心肺康复时应根据实际情况制订个体化的运动处方。心肺功能障碍的患者呼吸肌的肌力、耐力下降，要想提高患者的运动能力，减轻呼吸困难，就要从提高患者的肌力和耐力入手。

（1）运动种类：①肌力训练，如弹力带、哑铃操等可增强上肢的肌力，呼吸阻抗训练可增强呼吸肌的肌力；②耐力训练，耐力主要涉及大肌群运动，如步行、慢跑、游泳等。

（2）运动强度：以心率为标准确定运动强度。传统运动强度以心率来确定，传统运动目标心率是最大预测心率 $[HR_{max} = 220 - 年龄（岁）]$ 的 65%～75%。

以峰值摄氧量（peak VO_2）为标准确定运动强度：50%～80% peak VO_2 不等。

以无氧阈值（AT）为标准制订运动强度：AT 前 10W（J/s）为标准。

以主观劳累程度分级：采用 20 分 Borg 评分表，建议患者在 12～16 分范围内运动。

（3）运动模式：分为连续有氧运动和间歇运动两种，前者运动阶段平稳，后者呈运动、间歇、运动、间歇交替。两者相比而言，间歇运动可以提高最大无氧能力，且更安全。

（4）运动时间：一般运动时间为 30～60 分钟，包括热身运动、真正运动时间及整理运动时间，针对慢性心肺疾病患者，建议延长热身运动时间（10～15 分钟），真正运动时间为 20～30 分钟。

（5）运动频率：每周 3～5 次。

2. 物理治疗

（1）呼吸肌训练：用于增加呼气肌和吸气肌的耐力、肌力。训练方法包括抗阻呼吸器训练，腹部放置沙袋后进行挺腹训练，仰卧位屈髋屈膝进行腹肌肌力训练等。

（2）胸廓扩张训练：在患者胸廓扩张时对其进行加压，使其进行抗阻胸廓扩张运动，通过加强胸廓的运动，有助于肺组织膨胀、扩张，增加肺容量，有助于促进过量支气管分泌物的排出，改善通气 - 灌注关系，增加肺通气量。

（3）呼吸再训练：通过进行腹式呼吸、缩唇呼吸、缓慢呼吸等呼吸方式训练，改善患者的肺通气，训练呼吸肌的肌力及耐力。

（4）增加肺容积：通过改善胸廓活动度及胸廓畸形，增加肺部气体容纳量。

（5）清除气道分泌物：进行咳嗽训练及体位引流排痰。

（6）物理因子治疗：通过超声雾化、膈肌起搏 / 电刺激呼吸、呼吸反馈训练等方法进行呼吸功能锻炼。

3. 作业治疗 上肢肩带肌群作为呼吸辅助肌群，可增加呼吸功能。当患者心肺功能下降时，活动上肢可使上肢肩带肌群减少了对胸廓的辅助活动，因此易出现气促、呼吸困难症状，从而导致上肢活动不耐受，影响患者生活质量。可以通过上肢功率车训练、上肢体操棒训练、上肢提重物训练等方式进行上肢肩带肌群训练。另外可通过文体活动中快走、划船、骑车、游泳等，文娱治疗中的游戏、登山、跳健身舞等，职业治疗中的木工活、家务劳动、陶瓷工艺制作等方式进行耐力训练。

4. 提高日常生活活动能力 提高日常生活活动能力的重点是训练患者将日常呼吸模式与日常生活协调起来，并通过将物品有序摆放、活动程序合理、简化操作劳作、劳动工具化、活动省力化等方法在日常生活中节约能量，减少耗氧量。

5. 康复处方的实施 康复处方实施分为 3 个阶段。第 1 阶段，在心电图、血压等监护下进行,多在医院完成。第2阶段,在医务人员指导下进行,包括运动康复知识的培训、营养指导、疾病知识的培训及了解依从性的重要性,可在医院及社区医疗机构完成。第3阶段为家庭运动计划,如果成功完成前两阶段训练,可制订家庭康复计划。

慢性心肺衰竭患者在医院完成康复评估及第1阶段的康复处方后,可转诊至社区卫生机构,在社区康复医师的指导下完成第2阶段及第3阶段的康复处方,并对患者进行随访。

6. 心肺康复条件要求

人员要求:临床医师、护士、心理治疗师、运动康复师、营养咨询师。

场地要求:具备运动试验测试区、运动训练区、抢救区、休息区、6分钟运动试验区、综合区(用于解释运动处方、患者教育和宣传)。

设施:评估设备、运动监护设备、运动训练设备、急救设备。评估设备包括心肺运动仪、运动平板、握力计、体重计、测量尺、评估量表等。运动监护设备包括遥测12导联心电图监护仪、血压计、指末氧监护仪。运动训练设备包括跑步机、踏车、上肢肌群力量训练器、下肢肌群力量训练器、多功能力量训练器、测力计、弹力带、哑铃等。急救设备包括抢救设备及药品。

七、社区膝骨关节炎的康复治疗

(一)定义

膝骨关节炎是发生在膝关节上的一种以骨关节软骨退行性改变和继发骨质增生为主要特点的慢性退行性骨性关节炎疾病。膝骨关节炎严重影响人们的活动能力和生活质量,是在康复治疗中很常见、多发的运动功能障碍性疾病。

(二)评定

1. 一般情况 年龄、性别、体重、重体力活动情况。

2. 询问病史

(1)疼痛的情况(性质、程度,加重、减轻的原因、时间)。

(2)创伤史。

(3)关节的其他炎症病史。

(4)骨质疏松病史。

(5)糖尿病史。

(6)肿瘤病史。

(7)遗传病史。

(8)治疗经过及效果。

3. 体格检查

(1)关节肿胀程度。

(2)关节畸形。

(3)关节活动度。

(4)关节摩擦音试验。

(5)浮髌试验。

(6)过屈过伸试验。

(7)抽屉试验。

(8)旋转挤压试验。

（9）膝腱反射。

（10）步态情况。

（11）使用辅助支具情况。

4. 影像学检查　X 线、MRI 检查。

5. 骨密度检查。

（三）诊断

1. 1 个月来反复出现膝痛。

2. 关节活动时有骨摩擦感。

3. 晨僵＜30 分钟。

4. 年龄≥50 岁。

5. 站立位或负重位 X 线检查示关节间隙变窄、软骨下骨硬化或囊性变，关节边缘骨赘形成。

满足第 1 条及其他任意两条者，可诊断为膝骨关节炎。

（四）康复治疗

膝骨关节炎康复治疗的目的是要减轻、缓解或消除疼痛；改善扩大关节活动度、矫正畸形；改善或恢复关节功能，提高活动能力和生活质量。

1. 运动疗法　目的是减轻或消除疼痛；改善扩大关节活动度。治疗的方法如下。

（1）寻找痛点：膝骨关节炎有明显的疼痛，由于疼痛而影响和限制了膝关节的功能。疼痛的部位也是病变主要集中的部位。膝骨关节炎常见疼痛部位主要有内侧副韧带、外侧韧带、髌上腱、髌下腱、腘窝、髌下腱与髌骨下缘交界处，通过触诊查找到疼痛点（图 6-6-4）。

（2）手法治疗：对在膝关节上寻找到的疼痛点，应用筋膜松解、激痛点松解的方法进行治疗，达到减轻和缓解疼痛的目的。每次只针对一个痛点，约治疗 1 分钟（图 6-6-5）。

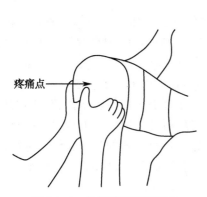

图 6-6-4　寻找膝关节疼痛点

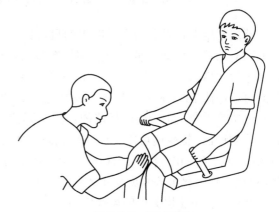

图 6-6-5　手法治疗

（3）关节松动：对有膝关节屈伸活动功能障碍的患者，必须进行关节松动治疗，通过对关节囊、关节间隙、关节周围的韧带、肌腱等的松动，使得关节活动度得到扩大改善（图 6-6-6）。每次进行 2 分钟的关节松动操作。寻找痛点、推拿、关节松动要重复三次，治疗方可结束。

2. 理疗　可以采用中频治疗、蜡疗、红外线治疗等理疗方法，对膝关节病变部位进行治疗，进一步缓解疼痛，扩大关节活动范围。

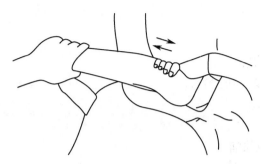

图6-6-6 关节松动术

3.药物治疗 只限于关节疼痛明显,并且影响睡眠的患者。可以临时给予消炎镇痛药如芬必得、洛索洛芬钠(乐松)等口服或双氯芬酸钠(扶他林)乳剂外涂。

(五)转诊指征

有下列情况必须向上级综合医院及时转诊。

1.严重的关节畸形需要手术矫形者。

2.经过一个疗程的治疗(约1个月),症状进行性加重者。

3.血沉大于20mm/第1小时。

4.严重的关节腔内感染者。

5.关节严重屈曲畸形,关节功能严重受限者。

6.关节反复出现绞锁,严重影响生活,X线片显示关节内有游离体。

7.对社区卫生服务中心(站)或乡镇卫生院(室)的治疗方法不耐受者。

(杜雪平)

第七节 基层常用医疗设备的管理和使用

基层常用医疗设备对全科医生的日常诊治工作意义重大,主要用于疾病的筛查和诊断,进而指导治疗及疗效评估。一些便捷有效的家用医疗设备,如血压计、血糖仪等,可以方便居民了解病情,增加用药安全性和依从性,并为疾病防治提供依据。动态心电图和动态血压监测可以评估24小时心电和血压情况,是心律失常和高血压诊治中的重要检查项目。^{13}C尿素呼气试验主要用于幽门螺杆菌的检测,简易肺功能仪可用于哮喘和慢性阻塞性肺疾病的诊治和疗效评估,检眼镜可用于评估眼底病变情况,家庭备用药箱可为居民提供常用药品及应急药品,对于疾病的防治有积极的作用。本节旨在对基层常用医疗设备的管理和使用进行论述,以期指导全科医务人员及社区居民正确使用,进而改善居民的卫生水平,充分发挥全科医学在基层医疗卫生服务中的实践作用。

一、血压计

(一)血压计分类

分为水银柱血压计及电子血压计。

1.水银柱血压计 目前高血压诊断以水银柱血压计为主。

2.电子血压计 是利用现代电子技术与血压间接测量原理进行血压测量的医疗设备,目前已经成为家庭自测血压的主要工具。

（二）血压测量方法

1. 选择符合标准的水银柱血压计或符合国际标准（欧洲高血压学会、英国高血压学会和美国仪器协会）及中国高血压联盟认证的电子血压计进行测量。

2. 袖带的大小适合患者的上臂臂围，至少覆盖上臂臂围的2/3。

3. 被测量者测量前1小时内应避免进行剧烈运动、进食、喝含咖啡因的饮料、吸烟、服用影响血压的药物；精神放松、排空膀胱；至少安静休息5分钟，测量时安静、不讲话、肢体放松。

4. 被测量者应坐在有靠背的座椅上，裸露上臂，上臂及血压计与心脏处同一水平。老年人、糖尿病患者及出现直立性低血压者，应加测站立位血压。站立位血压应在卧位改为站立位后1分钟和5分钟时测量。

5. 将袖带紧贴缚在被测者上臂，袖带下缘应在肘弯上2.5cm。用水银柱式血压计时应将听诊器胸件置于肘窝肱动脉搏动明显处，快速充气，使气囊内压力达到桡动脉搏动消失后，再升高30mmHg，以恒定的速率（2～6mmHg/s）缓慢放气。心率缓慢者，放气速率应更慢些。

6. 在放气过程中仔细听取柯氏音，观察柯氏音第Ⅰ时相（第Ⅰ音）和第Ⅴ时相（消失音）。收缩压读数取柯氏音第Ⅰ音，舒张压读数取柯氏音第Ⅴ音。12岁以下儿童、妊娠妇女、严重贫血、甲状腺功能亢进、主动脉瓣关闭不全及柯氏音不消失者，以柯氏音第Ⅳ音（变音）作为舒张压读数。

7. 确定血压读数　所有读数均应以水银柱凸面的顶端为准；读数应取偶数（0、2、4、6、8），医疗记录中血压尾数0、2、4、6、8的分布应均匀，建议分别占（20±10）%内，切不可仅记录十位数。电子血压计以显示血压数据为准。

8. 应间隔1～2分钟重复测量，取2次读数平均值记录。如果收缩压或舒张压的2次读数相差5mmHg以上应再次测量，以3次读数平均值作为测量结果。

（三）高血压的诊断

未用抗高血压药物，非同日3次测量，收缩压≥140mmHg和/或舒张压≥90mmHg，可诊断为高血压。患者既往有高血压史，目前正在服用抗高血压药，血压虽低于140/90mmHg，也应诊断为高血压。

（四）血压计使用注意事项

1. 首次就诊应测量左、右上臂血压，以后通常测量较高读数一侧的上臂血压。

2. 需要全科医生密切观察血压的患者应定时间、定部位、定体位、定血压计，以保证测得血压的准确性与可比性。

3. 推荐使用符合国际标准的上臂式全自动或半自动电子血压计，一般不提倡使用腕式或手指式电子血压计。

4. 水银柱血压计充气不可过猛、过高，防止水银外溢；放气不可过快过慢，以免读值误差。需重复测量时，应将袖带内气体驱尽，汞柱降至零点。

5. 家用血压计使用频率　血压达标且稳定，一般每周自测血压1次，血压未达标或不稳定，则增加自测血压次数。

6. 对于精神焦虑或根据血压读数常自行改变治疗方案的患者，不建议使用家用血压计，应与全科医生联系，遵医嘱。

7. 偏瘫患者测量健肢。

8. 家庭自测血压值低于诊室血压值。正常上限参考值为135/85mmHg，当超过该血压值应及时与全科医生联系。

9. 新诊断的高血压患者,建议家庭自测血压连续 7 日,每日早晚各 1 次,每次测量 3 次;去掉第 1 日血压值,仅计算后 6 日血压值,根据 6 日血压平均值,为治疗决定提供参考。

二、血糖仪

(一)血糖仪的类型

1. 生化血糖仪 抽取静脉血后用离心机分离血液得到血清,通过与葡萄糖氧化酶反应氧化葡萄糖后产生过氧化氢,利用另外一监测系统测定过氧化氢的多少而得出血糖含量。生化仪测量的优点是准确,缺点是测量时间慢,用血量多,通常要 3 000~5 000µl;操作复杂,只有受过专业培训的人才能操作;机器价格昂贵,只有医院、社区卫生服务中心和乡镇卫生院才有配备,社区卫生服务站和村卫生室无条件配备。

2. 快速血糖仪 分为电极型和光电型。

(1)葡萄糖氧化酶电极测量法(电极型):通过测量血液中的葡萄糖与试纸中的葡萄糖氧化酶反应产生的电流量测量血糖。

(2)葡萄糖脱氢酶电极测量法(电极型):通过测量血液中的葡萄糖与试纸中的葡萄糖脱氢酶反应产生的电流量测量血糖。

(3)光学系统比色法(光电型):光电血糖仪有感光系统,它通过酶与葡萄糖的反应产生的中间物(带颜色物质),运用检测器检测试纸反射面反射光的强度转化成葡萄糖浓度。

(二)快速血糖仪的使用方法

1. 打开电源,一部分是直接按电源开关,一部分直接插试纸自动开机。

2. 插入试纸调校正码(已校正好的不用再调)。

3. 手指消毒 采用温水和肥皂液清洗手指,再用 75% 乙醇溶液消毒手指末端皮肤 2 次,待干,手指完全干燥后再进行采血。

4. 采血 用血糖仪配好的采血笔直接采血,建议采血点位于手指偏侧面,一般刺入深度为 2~3mm,采血笔刺破手指后血液自然流出,或从指根向指端(采血点)方向轻轻用力挤血,保证充分血量,避免局部挤压,血滴要全部覆盖试纸测试区(或将血靠近试纸,现在的试纸大部分是虹吸式,放到试纸吸血区就会直接吸进)。

5. 测试时试纸条应完全插到测试孔的底部,等待显示结果。

6. 完成测试,关机。

(三)糖尿病的诊断

糖尿病症状(典型的症状包括多饮、多食、多尿及不明原因的体重下降)+

1. 任意时间静脉血浆血糖水平≥11.1mmol/L(200mg/dl)或

2. 空腹静脉血浆血糖≥7.0mmol/L(126mg/dl)或

3. 糖耐量试验中(OGTT)2 小时血糖水平≥11.1mmol/L(200mg/dl)或

4. 糖化血红蛋白(HbA1c)≥6.5%。

无典型糖尿病症状者,需改日复查确认。

口服葡萄糖耐量试验(OGTT):空腹血糖≥6.1mmol/L(110mg/dl),但 <7.0mmol/L(126mg/dl)为空腹血糖受损,2 小时血糖≥7.8mmol/L(140mg/dl)但 <11.1mmol/L(200mg/dl)为糖耐量减低。

(四)糖尿病诊断注意事项

1. 无高血糖危象时,一次血糖值达到糖尿病诊断标准者须在另一日按诊断标准内三个标准之一复测核实。如复测未达糖尿病诊断标准,需随访复查明确。

2．急性感染、创伤、循环障碍或其他应激情况下出现暂时血糖增高，不能依此诊断为糖尿病，应激过后应复查。

3．糖尿病诊断应依据静脉血糖，而不是毛细血管血糖检测结果。

（五）血糖仪使用和管理注意事项

1．检测血糖仪器代码与试纸条代码是否一致，注意每台仪器有其各自相对应的试纸条，不可与其他种类的仪器交叉使用。

2．注意试纸有效期，观察是否变质。

3．有些仪器是先滴血，然后再将试纸条插进血糖仪，这种情况采血后尽快将试纸条完全插到测试孔的底部，超过2分钟则测试结果不准确。

4．采用温水和肥皂液清洗手指，再用酒精棉签消毒，不宜采用含碘消毒剂（如聚维酮碘、碘酒）消毒皮肤。

5．避免将仪器置于电磁场（如移动电话、微波炉等）附近。

6．血糖仪应每个月进行检查、清洁、校准，定期做质控校正。

7．监测时间 三餐前、三餐后2小时、睡前，如有空腹高血糖，夜间监测。

8．血糖仪和试纸应避光放置在干燥、阴凉、清洁处，避免潮湿，手指等不要触摸试纸条的测试区，试纸用后密闭保存。

9．长期应用快速血糖仪患者应定期去基层医疗机构检查生化血糖，目的是了解家用血糖仪是否准确。

三、心电图机

（一）操作方法

1．取下检查者身上佩戴的金属物，协助患者取平卧位，放松，保暖。

2．检查心电图机是否电源充足、性能良好，有无心电图纸。

3．肢体导联 按红、黄、绿、黑顺序用电极膏涂擦皮肤，接右手、左手、左脚、右脚电极板，接触部位为左右手腕内侧3横指处，左右内踝上3横指处。

4．胸导联 V_1导联位于胸骨右缘第4肋间，V_2导联位于胸骨左缘第4肋间，V_3导联位于V_2与V_4的中间位置，V_4导联位于左锁骨中线第5肋间，V_5导联位于左腋前线相当于V_4的水平，V_6导联位于左腋中线相当于V_4的水平。必要时加做$V_7 \sim V_9$导联和$V_3R \sim V_5R$导联，$V_7 \sim V_9$导联分别位于V_4水平的左腋后线、左肩胛骨线及左脊旁线上，描记的图形反映心脏正后壁的电势；$V_3R \sim V_5R$导联分别位于右胸与$V_3 \sim V_5$导联相对应的位置，描记的是心脏右壁的电势。

5．打开电源开关，校对电压计走纸速度，一般走纸速度为25mm/s，定标准电压10mm/mV。

6．按检查键及抗干扰键，开走纸控制开关，转换导联开关至所需导联位置，每次切换导联后，必须等到基线稳定后再启动记录纸，每一导联描记3～4个完整的心动周期。

7．描图完毕，于空格上标记好导联、患者姓名、描记日期、时间。

（二）心电图机使用注意事项

1．每次心电图描记后，应保持电极清洁，避免电极遭受腐蚀。

2．交、直流电两用的心电图机，应按说明及时充电，以延长电池使用寿命。

3．心电图机应避免高温、日晒、受潮、尘土或撞击，用毕盖好防尘罩。

4．定期进行维护和保养，以延长心电图机及其各个部件的寿命。

5. 一旦电极上出现表面氧化和生锈，应该用绒布和纸巾擦拭，禁止使用砂纸锉刀打磨。

6. 新换电极的心电图机不能立刻使用，将电极用氯化钠溶液浸泡 10 小时后方能使用。

7. 若放置电极部位皮肤有污垢或毛发过多，应先清洗或剃毛。

8. 应用导电膏涂擦放置电极处的皮肤，尽量避免用棉签蘸生理盐水或酒精甚至自来水代替导电膏。

9. 疑似心肌梗死须加做 $V_3R\sim V_5R$、$V_7\sim V_9$ 导联，并在胸壁各导联部位用记号笔做标志，使电极定位准确以便以后的动态比较。疑有右位心或右侧心肌梗死者，应加做 $V_3R\sim V_5R$ 导联。

10. 如果发现 III 导联和 / 或 aVF 导联的 Q 波较深，应深吸气屏住气立即重复描记。若 Q 波变浅或消失，可考虑横膈抬高所致，反之若 Q 波仍较深而宽，则不能除外下壁心肌梗死。

四、检眼镜

检眼镜分为直接检眼镜和间接检眼镜，以下重点介绍直接检眼镜，也是全科医生应该掌握的眼底检测方法。直接检眼镜能将眼底像放大约 16 倍，所见为正像，可看到的眼底范围小，但较细致详尽，亦可方便地用于检查眼的屈光间质。

（一）直接检眼镜使用方法

1. 在暗室中进行检查，通常不用散瞳，若需详细检查则应散瞳。被检者取坐位，检查者用右眼检查患者的右眼，右手拿检眼镜，并以示指按住镜片盘的边缘便于随时转动镜片盘，坐在或站在患者的右侧，左眼则反之。

2. 首先用彻照法观察眼的屈光间质有无浑浊。将镜片转盘拨到 +8D～+10D，距受检眼 10～20cm。将检眼镜光线射入被检眼瞳孔区，正常情况下，瞳孔区呈现橘红色反光，如屈光间质有浑浊，则红色反光中出现黑影。此时嘱被检者转动眼球，当眼球转动与黑影的方向一致时，则表明浑浊位于晶状体前方，若浑浊位置不动时则表明浑浊在晶状体内，如方向相反则表明浑浊位于玻璃体内。

3. 检查眼底时将检眼镜靠近被检眼，将转盘拨到“0”处，因检查者与受检者的屈光状态不同，需拨动转盘看清眼底为止。首先检查视盘，嘱患者向正前方注视，光线自颞侧约 15° 处射入便可窥见视盘；然后沿视网膜动脉分支检查血管及后极部各象限视网膜，再嘱患者注视检眼镜灯光，以检查黄斑部，最后让患者向上、下、左、右各方向注视，改变检眼镜的投照角度，检查视网膜周边部。

（二）直接检眼镜检查相关注意事项

1. 一般检查　如正常人的健康体检，应注意观察视盘、血管、黄斑部、视网膜等。重点检查：可根据患者主诉进行针对性检查。如患者诉视物不清，应重点检查屈光间质、黄斑等重点位置；眼前有黑影飘动或遮挡应重点检查玻璃体、视网膜，尤其是周边部视网膜。

2. 散瞳后会出现视近物模糊、畏光，避免强光刺激眼睛及近距离用眼，上述症状短期内能自行缓解。对于浅前房者和闭角型青光眼患者，散瞳时要格外谨慎，以免导致散瞳后眼压升高。

3. 检查结束时，应将检眼镜的转盘拨到“0”处，以免转盘上的镜片被污染。

4. 对于高度屈光不正，直接检眼镜检查较为困难，可应用间接检眼镜进行检查。

5. 直接检眼镜不适用于以下患者：①屈光介质明显浑浊者；②瞳孔明显偏小者；③急性结膜炎。

6.全科医生应熟练使用直接检眼镜,不建议使用间接检眼镜,如考虑眼疾患,必要时可转诊至上级专科医院做进一步检查治疗。

五、简易肺功能仪

肺功能检查是呼吸系统疾病的常规检查项目。在基层医疗机构,肺功能检查主要用于诊断慢性气道疾病(如慢性阻塞性肺疾病和哮喘),鉴别慢性咳嗽的原因,评价呼吸系统疾病患者的肺功能损害程度、类型、治疗效果和病情发展程度,对呼吸系统疾病的诊治有重要意义。

(一)肺功能检测的禁忌证(表6-7-1)

表6-7-1 肺功能检测的禁忌证

绝对禁忌证	相对禁忌证
近3个月患心肌梗死、脑卒中、休克	心率>120次/min
近4周出现严重心功能不全、严重心律失常、不稳定型心绞痛	气胸、巨大肺大疱且不准备手术治疗者
近4周出现大咯血	孕妇
癫痫发作,需要药物治疗	鼓膜穿孔(需先堵塞患侧耳道后检查)
未控制的高血压 (收缩压>200mmHg,舒张压>100mmHg)	压力性尿失禁
主动脉瘤	痴呆、智障或意识障碍
严重甲状腺功能亢进	近4周有呼吸道感染
近期行眼、耳、颅脑手术	免疫力低下易受感染者
	其他:如呼吸道传染性疾病(结核病、流感等)

(二)简易肺功能的检查内容

简易肺功能仪又称便携式肺功能仪,其核心装置是流量计,不含气体分析仪,由于其操作简单、携带方便、成本较低、操作者容易掌握使用等优点,使其适合在基层医疗机构开展和推广。简易肺功能仪可做通气功能检测,主要参数有 FVC、FEV_1、FEV_1/FVC、PEF、$PEF_{25\%\sim75\%}$、$FEF_{50\%}$、$FEF_{75\%}$,能判断是否存在通气功能障碍,通气功能障碍的类型及程度。

1. FVC 用力肺活量,指深吸气至肺总量,做最大力量、最快速度的呼气所呼出的最大气体容积。

2. FEV_1 第1秒用力呼气容积,简称"1秒量",指在肺总量位置用力呼气1秒所呼出的气体容积。在肺功能测试中重复性最好,也是判断损害程度的最常用参数。

3. FEV_1/FVC(1秒率) 是 FEV_1 与 FVC 的比值,是最常用的判断有无呼气气流阻塞的参数。

4. PEF 呼气峰值流量,指从肺总量位置用最大力量、最快速度呼气所产生的最大瞬间呼气流量。主要用于哮喘的动态随访。

5. $FEF_{25\%}$ 指用力呼出25%肺活量时的最大瞬间呼气流量。

6. $FEF_{50\%}$ 指用力呼出50%肺活量时的最大瞬间呼气流量,是反映小气道功能的常用参数。

7. $FEF_{75\%}$　指用力呼出 75% 肺活量时的最大瞬间呼气流量,是反映小气道功能的常用参数。

（三）肺功能检查

1. 检查前准备　检查者当天应当避免吸烟,饮酒、咖啡、浓茶、可乐等,检查前 2 小时禁止剧烈运动和过度进食,穿着宽松的衣服。检查前,操作者向检查者介绍及演示检查动作,为更好地进行检查,操作者可指导检查者练习腹式呼吸,并说明使用一次性呼吸过滤器时确保唇部紧密,无漏气,且舌头未遮挡过滤器中气体进出的通道。检查时,检查者采取端坐位,双脚着地,不倚靠椅背,头保持稍微上仰,确保头不过度后仰或低头俯视,双目平视,佩戴鼻夹。使用的肺功能仪需定期进行校准和质量控制。

2. 检查方法　首先进行用力呼气测试,嘱检查者采用腹式呼吸,最大深吸气至无法再继续吸气后,暂停呼吸 1 秒钟,将呼吸过滤器放入进口中,随后快速用力呼气并完全吐气直至不能继续呼气;待心率、呼吸稳定后,再次进行相同的检查操作,共进行 3 次测试,选取测试结果中的最佳值;休息 5 分钟。随后进行用力吸气测试,腹式呼吸,将呼吸过滤器放入口中,做最大呼气并呼尽后,然后快速用力深吸一口气,待心率、呼吸稳定后,再次进行相同的检查操作,共进行 3 次测试,选取测试结果中的最佳值。

3. 检查注意事项　检查时,应使用适当的肢体语言鼓励受试者呼气和吸气至最大限度。呼气测试结束有 2 个主要标准:受试者不能或不应继续呼气;呼气时间 ≥6 秒。但当受试者出现头晕不适,应立即停止检查。受试者在第一秒期间的咳嗽或任何时间的咳嗽都会影响结果的准确性,将不纳入检查次数内。

（四）质量控制

如果呼气启动快速毫不犹豫,呼气动作的过程连续,没有任何人工或第一秒咳嗽的证据,检测的过程中没有显示早期或突然中断,则认为肺活量测量是可接受的;每次检查至少重复 3 次,取最佳值记录。

（五）肺功能报告解读

1. 肺通气功能障碍的类型　分为阻塞性通气功能障碍、限制性通气功能障碍及混合性通气功能障碍。小气道功能障碍是介于正常与阻塞性通气功能障碍之间的一种类型。

（1）阻塞性通气功能障碍:指气流吸入和 / 或呼出受限引起的通气功能障碍,其特征是 FEV_1/FVC 降低。

（2）限制性通气功能障碍:指肺扩张受限和 / 或回缩受限引起的通气功能障碍,其诊断标准是 FVC（VC）＜正常值下限或 80% 预计值,FEV_1/FVC 正常或升高,如能检测肺总量（TLC）,则以 TLC 下降作为金标准。

（3）混合性通气功能障碍:指同时存在阻塞性和限制性通气功能障碍。

（4）小气道功能障碍:指反应小气道功能的流量参数 $FEF_{50\%}$、$FEF_{75\%}$ 和 $PEF_{25\%\sim75\%}$ 下降,MEFV 曲线略向容量轴凹形,常规通气功能参数 FVC、FEV_1、FEV_1/FVC 尚在正常范围。当 $FEF_{50\%}$、$FEF_{75\%}$ 和 $PEF_{25\%\sim75\%}$ 3 项指标中有 2 项低于 65% 预计值,可判断为小气道功能障碍,常见于慢性阻塞性肺疾病高危患者、哮喘的缓解期记忆老年人和长期吸烟者。

2. 肺通气功能障碍的分级　无论哪种类型通气障碍,通气功能障碍的分级均按照 FEV_1 占预计值百分比来判断,常用的为 5 级分法（表 6-7-2）。

表 6-7-2　肺通气功能障碍的程度分级

严重程度	FEV_1 占预计值百分比
轻度	≥70%，但＜正常值下限或 FEV_1/FVC 值＜正常值下限
中度	60%～69%
中重度	50%～59%
重度	35%～49%
极重度	＜35%

注：FEV_1，第1秒用力呼气容积；FVC，用力肺活量。

六、动态心电图

（一）简介

动态心电图可以连续监测 24 小时心电情况，用以发现并记录在通常短暂心电图检查时不易发现的，以及日常活动时发生的心电图改变，为临床诊断和治疗提供重要依据。

（二）临床意义

1. 观察正常人（包括小儿）心电图中心率和心律的动态变化。

2. 对阵发性胸闷、胸痛、头晕、心悸、晕厥患者进行连续观察，并可与日常活动联系起来。

3. 对临床各种心律失常的诊断和对抗心律失常药物的应用及疗效评价提供精确的结果。

4. 协助诊断冠心病、心肌病、心肌炎等心血管疾病。

5. 用于晕厥患者的评估，发现心源性晕厥的病例。

6. 可监测心脏起搏器植入的患者在活动或休息时的起搏心电图变化，了解起搏器的脉冲发放与感知功能，以及有无心律失常的发生。

（三）重点观察指标

1. 心律　评估受检者的心律情况，是否存在心律失常，如窦性心律失常、房性心律失常、室上性心律失常、室性心律失常等及心律失常发生时间、数量及分布状态。

2. 心率　评估 24 小时内总心搏数、平均心率、最高心率和最低心率。

3. ST-T 改变　评估心肌缺血情况。

4. 起搏心律的情况　起搏方式和起搏心搏数。

（四）注意事项

1. 宜动不宜静　检测过程中，受检者日常起居应与佩戴前一样，应做适量运动。疑心绞痛者则可选择可能诱发疾病发作的较为激烈的运动，以便观察运动量与心肌缺血、心律失常的关系。而病情严重者应遵医嘱。

2. 皮肤宜干燥　电极贴在前胸皮肤上经导线与记录仪相连，如果皮肤潮湿，电极与皮肤的接触就不好，甚至造成电极脱落。因此检查日不能洗澡、避免出汗。

3. 宜记日记　及时记录晕厥、胸痛、心悸、气急、胸闷及肩部、颈部、上臂、面部疼痛等临床症状发生时间及其与活动的关系。

七、动态血压

（一）简介

动态血压可测量一个人日常生活状态下的血压，既可测量轻中度体力活动状态下的血压,也可测量睡眠过程中的血压,因而可更准确、更全面地反映一个人的血压整体情况,主要用于诊断高血压,评估心血管风险和降压治疗的效果,充分发挥降压治疗预防心脑血管并发症的作用。

（二）临床意义

1. 高血压的诊断,尤其是早期无症状的轻高血压或临界高血压

（1）高血压:24 小时平均收缩压/舒张压≥130/80mmHg,白天≥135/85mmHg 或夜间≥120/70mmHg。

（2）白大衣性高血压:诊室血压≥140/90mmHg,而 24 小时、白天、夜间血压均正常。

（3）隐蔽性高血压:诊室血压<140/90mmHg,而 24 小时、白天、夜间血压升高。

2. 指导药物治疗,根据动态血压监测情况选择降压药物、调整药物剂量和给药时间,更有效地控制血压,减少药物的不良反应。

3. 评估疗效,可以全面评估降压治疗的效果,避免单次血压测定导致评估不全面的缺陷。

4. 可用于年轻人出现低血压症状时的诊断,也可发现由于降压治疗引起的低血压,对于可能存在动脉灌注不良的患者,能尽早发现和诊断在降压治疗过程中出现的低血压。

（三）重点观察指标

1. 平均血压（全天平均血压、白天平均血压、夜间平均血压）、最高血压、最低血压。

2. 24 小时舒张压和收缩压的情况。

3. 血压变化趋势（构型还是非构型）。

（四）注意事项

1. 监测前,应先测量诊室血压,测量双侧上臂血压。如果两侧上臂血压相差≥10mmHg,应选择血压高的一侧上臂进行动态血压监测;如果两侧差别<10mmHg,则选择非优势臂进行监测。

2. 患者佩戴监测仪后可与日常生活一样,但要注意保护记录盒,切忌碰撞、受压、受潮,不进入有磁场的环境、不接触有磁性物品。

3. 测量期间患者不可自行放松或随意移动袖带,防止袖带松动或滑脱。

4. 压力管避免打折、受压、扭曲或拉伸。

5. 在自动测量过程中,上肢应保持静止放松状态,睡眠时尽量保持平卧位。

八、^{13}C 呼气试验

^{13}C 呼气试验是一种无创、快速、有效的检测方法,被广泛应用于幽门螺杆菌（Hp）的检测。

（一）检测原理

Hp 能产生大量将尿素分解成氨和二氧化碳的脲酶,患者服用被 ^{13}C 标记的尿素,如果有 Hp 存在,尿素就会被分解,并呼出 ^{13}C 标记的 CO_2。只要收集呼出的气体,测定其中的 ^{13}C 标记的 CO_2,就可准确地证明有没有 Hp 感染。

（二）注意事项

1. 需空腹检测。

2. 以往或正在应用抗菌药物、铋剂和某些有抗菌作用的中药者,须于停药 4 周后进行检测,而应用抑酸剂者须于停药 2 周后进行检测。

3. 由于不同检测试剂的准确性存在差异,且受操作人员和操作方法的影响,如检测数值在界限值上下,可考虑重复检测。

4. 针对残胃者用 ^{13}C 尿素呼气试验检测 Hp 感染的结果不可靠,建议采用快速尿素酶、组织切片染色或粪便抗原检测方法。

九、家庭药箱

(一)家庭药箱药物配备原则

家庭药箱的配备应根据家庭成员的年龄、健康状况和季节而定,一般以常见病、多发病、慢性病用药为主,同时应包含急救药,品种宜少而精。

1. 按药物种类配备

(1)抗感冒药:如感冒清热冲剂、小儿感冒冲剂、银翘解毒丸、清开灵、板蓝根、双黄连、泰诺(酚麻美敏混悬液)等。

(2)解热镇痛药:布洛芬等。

(3)抗菌消炎药:如头孢类、红霉素、阿奇霉素、左氧氟沙星、甲硝唑、咪康唑(达克宁)、复方新诺明等(抗生素类药物须在全科医生指导下应用)。

(4)呼吸系统用药:孟鲁司特钠、复方甘草片、沐舒坦、川贝枇杷露、急支糖浆、氨茶碱等。

(5)消化系统药:整肠生、多潘立酮、小檗碱、蒙脱石、开塞露等。

(6)抗过敏药:开瑞坦、西替利嗪等。

(7)急救药:硝酸甘油、速效救心丸、硝苯地平、糖皮质激素吸入剂、沙丁胺醇吸入气雾剂、烫伤膏、创可贴等。

(8)外用药:如酒精、碘酒、红药水、紫药水、云南白药、双氯芬酸、皮炎平软膏、莫匹罗星等。

(9)慢性病患者可根据病情备药:如降压药、降糖药、调脂药、冠心病二级预防用药、抗癫痫药、镇静催眠药、精神病类药及维生素类药等。

(10)常用医疗器械:如胶布、绷带、纱布、棉球、体温表、镊子、剪刀、血压计、血糖仪等。

2. 按季节配备

(1)春天配备抗过敏药。

(2)夏天配备防中暑、防蚊虫叮咬的药物,如藿香正气水、人丹、风油精、清凉油等。

(3)秋天配备消化系统用药。

(4)冬季配备呼吸系统用药。

(二)家庭药箱管理的注意事项

1. 每种药品单独存放,保留原包装、标签和说明书,不可混装。成人用药和小儿用药分开、内用药和外用药分开、急救药与常规用药分开。外用药多用红字标签标明,一般都有刺激性、腐蚀性或毒性较大,故不可内服。

2. 必须定期检查药品有效期,防止药物过期失效;一旦发现过期失效的,不要随意乱扔,应破坏其最小包装,防止流入社会,造成不良后果。

3. 药品应放在干燥、避光和温度较低及儿童不能触及的部位,以免因儿童误服而造成危险。

4. 经常清查药箱,如发现药片(丸)发霉、粘连、变质、变色、松散、有怪味,或药水出现絮状物、沉淀、挥发变浓等现象时,应及时淘汰,并相应补充新药。

5. 因人而异选择用量。一般药品说明书药物剂量是指 18～60 岁成人的用量。60 岁以上老人的用量应为成人量的 3/4,儿童用量是按其体重计算,或按其年龄折算。

(黄　凯)

第八节 家庭医生签约服务

家庭医生签约服务工作方式是以个人为主体,家庭为单位,社区人群的健康需求为导向,遵循生命周期和疾病周期的规律,通过建立长期稳定的服务关系,实现为家庭及其每个成员提供连续、安全、有效、适宜、综合、协调的服务。家庭医生签约服务是家庭医生重要的基本技能之一。

一、如何签——建立契约关系

家庭医生同签约居民之间建立的医患关系有着明显的长久性、稳定性和情感性的特点。从宣传、利用、逐步覆盖家庭医生或社区卫生的服务开始,主动跟居民建立起稳定的联系,延展服务时间和空间,增进信任度和黏合度,从单方面的服务承诺逐步过渡到明确签约服务双方的权利和义务,让居民或家庭充分了解签约、愿意签约、享受签约,签约的这个过程正是家庭医生服务价值的体现和使命的担当。

案例分析

某社区卫生服务中心家庭医生签约服务协议书

甲方(家庭医生):
(责任居委 联系电话 团队)
乙方(签约对象):
(家庭地址 ;联系电话)

为了提高居民健康水平,规范家庭医生签约服务期间甲、乙双方的权利和义务,依照家庭医生签约服务工作的相关规定,本着平等、尊重和自愿的原则,经甲、乙双方协商一致,达成本协议如下。

一、甲方服务内容

根据家庭医生签约服务包的内容,为乙方提供基本医疗和基本公共卫生服务;根据乙方的个性化需求,提供适宜的健康管理服务。

二、乙方的权利与义务

(一) 乙方享有的权利

1. 全程、全周期、连续的医疗咨询和健康管理服务。

2. 政府规定的重点人群(如0~36月龄儿童、65岁以上老人)享有每年一次的免费健康体检服务。

3. 中医"治未病"服务。

4. 及早发现高血压、糖尿病等慢性病患病风险,并得到健康指导和干预。

5. 特殊时期健康管理服务(如孕产妇健康管理、儿童期健康管理)。

6. 由家庭医生确认后,优先获得社区基本药物之外的治疗所需药品。

7. 病情稳定的慢性病患者,由家庭医生确认后,治疗性用药单次配药可满足1~2个月用量。

---

8. 通过甲方提供的快速绿色转诊通道，根据病情需要，由家庭医生确认后，优先转诊至二、三级医院，享有专家门诊或优先检查、住院、手术等服务。

9. 老年护理、疾病康复等指导服务。

10. 其他个性化签约服务包内容和健康管理服务。

（二）乙方义务

1. 需配合甲方提供健康相关信息，以建立和完善个人健康档案。

2. 需遵从甲方的就医路径引导、健康指导和建议等。

3. 根据签约服务包不同，支付相应的签约服务费。

三、本协议自甲方和乙方签字后生效，有效期为一年；期满后如需解约，双方需在原先签署的协议书上说明情况并签字认可，协议终止；期满后双方如无异议且经双方确认后，协议可自动续约，每次续约期限为一年。

四、本协议书壹式贰份，甲、乙双方各持壹份。

甲方（家庭医生）签名：　　　　　　　　乙方（签约对象）签名：

日期：　　年　月　日　　　　　　　　　日期：　　年　月　日

---

1. 签约主体　签约服务的主体分为责任主体和服务主体。在《关于印发推进家庭医生签约服务指导意见的通知》（国医改办发〔2016〕1号）中，明确家庭医生为签约服务的第一责任人。责任主体为家庭医生个人，以家庭医生为核心组成的签约服务团队为服务主体。

现阶段家庭医生主要包括基层医疗卫生机构注册全科医生（含助理全科医生和中医类别全科医生）、具备能力的乡镇卫生院医师和乡村医生等。在全科医生数量不足的情况下，积极引导符合条件的公立医院医师和中级以上职称的退休临床医师，特别是内科、妇科、儿科、中医医师等，作为家庭医生在基层提供签约服务，基层医疗卫生机构可通过签订协议为其提供服务场所和辅助性服务。鼓励符合条件的非政府办医疗卫生机构（含个体诊所）提供签约服务，并享受同样的收付费政策。随着全科医生人才队伍的发展，逐步形成以全科医生为主体的签约服务队伍。

2. 签约对象　优先覆盖老年人、孕产妇、儿童、残疾人等人群，以及高血压、糖尿病、结核病等慢性疾病和严重精神障碍患者等重点人群。全科医生在为这部分重点人群提供基本医疗和公共卫生服务的基础上，主动同服务对象建立长期稳定的关系，将其纳入签约对象，逐步从利用社区卫生服务的人群，签约对象的家庭成员等将签约对象扩展到全人群。

《关于建立全科医生制度的指导意见》（国发〔2011〕23号）指出，随着全科医生制度的完善，逐步将每名全科医生的签约服务人数控制在2 000人左右，其中老年人、慢性患者、残疾人等特殊人群要有一定比例。

3. 签约方式　居民或家庭自愿选择1个家庭医生签订服务协议，明确签约服务内容、方式、期限和双方的责任、权利、义务及其他有关事项。签约周期原则上为一年，期满后居民可续约或选择其他家庭医生签约。

（1）责任区覆盖：根据服务半径和服务人口，合理划分签约服务责任区域，鼓励和引导居民就近签约责任区域的家庭医生。

（2）自愿选择签约：家庭医生通过服务品牌和口碑，可以跨区域签约，形成有序竞争，居民自愿选择家庭医生签约。

（3）鼓励组合式签约：引导居民或家庭在与家庭医生签约的同时，自愿选择一所二级医院、一所三级医院，建立"1＋1＋1"的组合签约服务模式，在组合之内可根据需求自行选择就医机构，并逐步过渡到基层首诊。在组合之外就诊应当通过家庭医生转诊。

4. 签约流程　签约时，家庭医生需要根据协议约定，提供签约相关信息，包括签约的目的和意义、签约服务的内容和方式、签约后的权利和义务、签约后可获得的支持等。

（1）签约的目的和意义：对于一位普通的社区居民而言，通过签约拥有自己的家庭医生，从健康咨询到求医问诊，从健康评估到健康管理，从专业医疗卫生服务到转诊绿色通道，拥有一位健康顾问和值得信赖的医生朋友能够获得连续、全程的医疗卫生服务。

（2）签约服务的内容和方式：对应拟签订服务协议上明确的，家庭医生可以提供和应该提供的服务项目、内容、方式、频次等，需要逐项同签约对象告知说明。如有需要，也可在协议中酌情增加内容，但必须强调是签约后能落实的服务。

（3）签约后的权利和义务：签约不是单向的服务提供，而是双方的约定，涉及责任、权利、义务及其他有关事项是需要双方共同履行和遵守的，如签约居民要支付的签约费用，要遵循的预约就诊、定点就诊等就诊行为，享受延续用药、医保支付优惠等规则等，都需要双方共同知晓、确认和维护，这才能真正体现签约服务在分级诊疗和落实健康管理责任中的契约精神。

（4）签约后可获得的支持：签约服务在就医、转诊、用药、医保等方面对签约居民提供差异化政策。各地对签约服务的支持政策各有不同，家庭医生要充分理解政策内容，结合自己签约对象的具体情况解释和告知清楚流程、方法、注意事项等，便于签约居民更好的配合和享受到差异化政策的优惠措施。

5. 网上签约　随着移动互联网的普及应用，开展网上签约服务也成为家庭医生重要的签约途径和方式。家庭医生可以通过签约服务网站、手机客户端等网上签约平台，回应居民通过网上签约平台向家庭医生提出的签约申请，完善网上签约的认证，确认签约服务关系。"互联网＋医疗"在家庭医生签约及服务中有更多可为，利用互联网的资源和技术助力签约将成为家庭医生技能的延展。

6. 关于解约　协议自双方签字确认后生效，签约周期一般为一年，签约周期内无特殊情况中途不得解约。如遇到医生调离等特殊情况造成解约的，可在征求本人意愿基础上，由签约家庭医生所在基层卫生服务机构安排接替医生，补签协议或自主另选其他家庭医生补签协议。期满后居民和签约医生在双方自愿的基础上可选择续签，如居民提出不再续约或选择其他家庭医生签约，经双方确认则到期解约。

二、如何约——提供约定服务

（一）签约服务包的设计

签约服务包的设计原则：首先是按"需"设计服务项目和内容，按"需"既包含基本需求又包括个性化需求，这就有了基本服务包和个性化服务包。其次，按"需"也体现了不同人群的分类服务包，既有一般人群和重点人群，也可通过健康评估将服务对象进行分类，分为健康人群、亚健康人群、疾病人群等。再者，按"需"从支付角度设计服务包，有免费包，也有不同价格的服务包。最后，按"需"从筹资方面研究设计服务包，基础服务包主要整合了国家基本公共卫生服务项目，免费向居民提供，体现服务公益性；标准服务包由政府与患者共同购买服务，体现政府公益性与市场化结合；定制服务包主要满足居民个性需求，由患者购买服务，重点体现社区卫生签约服务的专业性、便利性和优惠性等特点。总之，服务包的设计和选择，要满足多层次的需求，更精准地实行分类签约、有偿签约、差别化签约。

（二）服务对象的分类

签约对象不同对应的服务对象也就不同，按签约对象的人群分类提供不同签约服务包的选择，本节案例中签约服务对象涉及一般人群、老年人、0～6岁儿童、孕产妇、高血压人群、高血压高危人群、糖尿病人群、糖尿病高危人群8类重点人群。按照人群生命周期不同阶段，服务侧重点不同；按照不同疾病和疾病周期，细化服务对象的针对性特点；服务对象的分类管理更多地体现出签约服务对应需求的服务价值。对于基本服务的对象分类相对宽泛，对应个性化服务、差异化服务的对象分类会越来越精细。

（三）约定服务的内容

家庭医生团队在医疗机构执业登记和工作职责范围内应当根据签约居民的健康需求，依法依约为其提供基础性和个性化签约服务。基础性签约服务包括基本医疗服务和基本公共卫生服务。个性化签约服务是在基础性签约服务的内容之外，根据居民差异化的健康需求制订针对性的服务内容。但无论是基础性还是个性化服务内容都要强调"履约"，签约一人就要履约一人，这才是家庭医生能够成为千家万户信任的医生朋友的根本，契约精神是家庭医生的职业品格，信任关系是家庭医生的服务基础。

1. 基本医疗卫生服务 涵盖常见病、多发病的中西医诊治、合理用药、就医路径指导和转诊预约等。

（1）家庭医生以"预约门诊"的方式，为签约对象提供基本医疗和慢性病管理服务。预约可以采取电话预约、现场预约、短信预约、网络预约等多种形式。

（2）在确保绿色转诊和基本药物的前提下，家庭医生尽可能引导有医疗服务需求的签约对象到社区卫生服务机构的家庭医生处首诊和定点就诊，并可通过延伸处方等政策解决签约患者社区配药需求。

（3）家庭医生对需要进一步专科诊疗者，实施定向转诊。家庭医生的定向转诊更倾向于优势专科、优质服务、名优专家。

（4）家庭医生为签约对象合理配药并追踪用药情况；在保证用药安全的前提下，可为病情稳定、依从性较好的签约慢性病患者提供长处方。

（5）家庭医生可以根据签约对象需求和实际情况，为签约对象建立家庭病床，提供上门出诊等服务。

（6）在开展互联网诊疗服务的社区，家庭医生可通过网上问诊对签约患者开展随访和复诊，开具电子处方，并遵循信息安全的有关规定提供线上诊疗。

2. 公共卫生服务 涵盖国家基本公共卫生服务项目和规定的其他公共卫生服务。

（1）家庭医生要重视利用居民健康档案，根据签约居民的健康状况、体检和就诊情况，及时更新健康档案信息。

（2）家庭医生要主动在签约对象中开展慢性病高危人群的早期发现和有效干预，将健康档案管理、慢病随访、健康教育等公共卫生服务与临床治疗服务整合。

（3）家庭医生根据签约对象的归类和需求，按照《国家基本公共卫生服务规范（第三版）》中相关工作要求，为签约对象提供相应的基本公共卫生服务。

（4）在重大疫情和公共卫生突发事件中，发挥基层防疫主力军作用，积极回应签约居民的健康需求，指导自我管理和个人防护，引导合理就医和科学防控，及时稳定情绪和疏导心理。

3. 健康管理服务主要是针对居民健康状况和需求，制订不同类型的个性化签约服务内容，可包括健康评估、康复指导、家庭病床、家庭护理、中医药"治未病"服务、远程健康监测等。

（四）签约服务的形式

家庭医生签约服务原则上采取个人签约、团队服务的形式。家庭医生作为签约服务的第一责任人，要履行签约服务契约，稳固签约服务关系，认真负责地做好签约服务。

1. 签约服务团队的组成　家庭医生服务团队主要由家庭医生、社区护士、公卫医师（含助理公卫医师）等组成，并由二级以上医院医师（含中医类别医师）提供技术支持和业务指导。为更好地满足群众的中医药服务需求，将逐步实现每个家庭医生团队都有能够提供中医药服务的医师或乡村医生。有条件的地区还可以吸收药剂师、康复医师、健康管理师、心理咨询师、社（义）工、行政助手等加入团队。糖尿病患者签约服务包约定的服务项目和内容就需要相关的专业支持，如营养师对患者食谱的指导，心理咨询师对患者情绪、抑郁焦虑等的分析和干预等，药剂师对糖尿病用药、胰岛素耐受、其他药物作用情况的评价和建议，也需要团队中的护理人员开展糖尿病并发症的筛查、足部护理等。

2. 签约服务团队的建设　家庭医生是团队的核心，在签约服务中强调中西医结合、医护组合、医防融合的专业互补，全科同专科合作和联动，社区支持的开发和利用等。家庭医生要做好签约服务，就不仅需要自身业务技能的胜任力，还需要为自己的签约居民去开发、整合各类资源，使其成为签约服务团队中的组成，包括专家资源、信息资源、服务资源等。另外，不同专业角色在团队服务中要发挥出作用和优势，需要家庭医生的协调和综合，帮助签约居民作出更适合的选择，获得性价比更高的服务。

3. 签约服务团队的品牌　2011年上海市长宁区周桥街道社区卫生服务中心"陈华家庭医生工作室"成立，以签约家庭医生名字命名的签约服务团队品牌开启了家庭医生工作室服务模式。家庭医生通过服务品牌和口碑形成有序竞争将积极促进签约服务的健康发展。

三、签约服务需注意的伦理问题

签约与不签约的区别在于签约服务在就医、转诊、用药、医保等方面对签约居民提供的差异化政策。从医学伦理学的基本原则对签约服务带来的差异化进行分析和把握，有助于家庭医生更好地理解和落实签约服务。

一是就医方面，可提供门诊服务、上门服务、错时服务、预约服务等多种形式的服务。家庭医生签约服务的基础是医患之间长期稳定的服务关系，也只有基于这种关系才能实现具有延续性的全程服务，而非签约服务则不具备这样的基础。

二是转诊方面，拥有一定比例的医院专家号、预约挂号、预留床位等资源，方便签约居民优先就诊和住院。二级以上医院的全科医学科或指定科室可对接家庭医生转诊服务，为转诊患者建立绿色转诊通道。家庭医生签约服务的绿色转诊是源于签约居民对于家庭医生的充分信任，家庭医生对签约居民或家庭的充分了解，家庭医生首诊和定向转诊可以说是分级诊疗带来的资源优化效益，而非签约服务的转诊因为其随机性不具备优先预留的条件。

三是用药方面，签约慢性病患者可以酌情延长单次配药量，可以开具上级医疗机构的延续用药处方。家庭医生签约服务的用药不论在配药量还是品种延续方面都需要以家庭医生对签约居民疾病管理过程中长期的病情观察和监测为前提，而非签约服务的用药还是应该严格遵循处方限量，确保用药安全。

四是医保方面，签约居民在基层就诊或通过家庭医生转诊会得到更高比例的医保报销或诊疗费的减免。家庭医生签约服务与医保支付的改革联动,通过强化可以充分达到医、患、保三方利益最大化。

四、签约服务费体现的价值内涵

家庭医生在签约服务中,区别于一般诊疗服务的最突出的特点是签约服务以健康需求为导向,不以服务次数计量,也不以服务项目计数,而是全方位全过程地在签约周期内履行相应的健康服务责任。这份健康服务责任里有对专业技术能力的要求,也有对健康服务品质的追求,签约服务费不仅是对家庭医生通过签订协议提供健康咨询,了解签约居民健康状况并实施主动的健康干预、评估、管理,协调转诊、康复指导等所需劳动成本的补偿,更是为了引导家庭医生在签约服务中落实"有效签约、有效服务、有效控费",真正体现"健康守门人"和"费用守门人"的价值内涵。

(缪栋蕾)

第七章 国家基本公共卫生服务规范

本章需掌握国家基本公共卫生服务规范内容,重点掌握居民健康档案连续性使用与管理、高血压患者及糖尿病患者健康管理服务、传染病及突发公共卫生事件报告处理及社区管理。实施国家基本公共卫生服务项目是促进基本公共卫生服务均等化的重要内容,是我国公共卫生制度建设的重要组成部分。随着家庭医生签约服务、分级诊疗制度的推进,国家基本公共卫生服务项目也在不断增添内涵。国家卫生健康委在《国家基本公共卫生服务规范(2011年版)》基础上,组织专家对服务规范内容进行了修订和完善,形成了《国家基本公共卫生服务规范(第三版)》,是乡镇卫生院、村卫生室和城市社区卫生服务中心(站)等基层医疗卫生机构向常住居民提供免费、自愿的基本公共卫生服务的参考依据,也是卫生行政部门开展相关工作考核的依据。基层医疗卫生机构是以家庭医生团队签约服务的方式向居民提供基本公共卫生服务的,全科医生应掌握相关规范内容并熟练应用。

第一节 居民健康档案管理服务规范

一、定义和分类

(一)定义

健康档案是对居民的健康状况及其发展变化,以及影响健康的有关因素和接受卫生保健服务过程进行系统化记录的文件,是基层医疗卫生服务工作中收集、记录社区居民健康信息的重要工具。

(二)分类

居民健康档案包括个人健康档案、家庭健康档案和社区健康档案。

1. 个人健康档案 个人健康档案是以问题为导向的医学记录,采取问题列表、SOAP 病历的形式——S 为主观资料(subjective data)、O 为客观资料(objective data)、A 为评价(assessment)、P 为计划(plan)。内容包括个人基本信息、健康体检、重点人群健康管理记录和其他医疗卫生服务记录。其中,重点人群包括 0~6 岁儿童、孕产妇、老年人、慢性病患者、严重精神障碍患者、肺结核患者等。

健康档案中涉及疾病诊断名称时,疾病名称应遵循国际疾病分类标准 ICD-10 填写,涉及疾病中医诊断病名及辨证分型时,应遵循《中医病证分类与代码》(GB/T 15657—1995,TCD)。为兼顾基层医疗保健中出现的症状和非疾病状态,世界家庭医生组织(WONCA)推出了基层医疗国际分类(international classification of primary care,ICPC),按照人体系统分为 17 章,每章 7 个单元，可以对 SOAP 中的主观资料、评价、计划进行分类。

统一为居民健康档案编码，采用 17 位编码制，以国家统一的行政区划编码为基础，以乡镇（街道）为范围，村（居）委会为单位，编制居民健康档案唯一编码，分为四段：第一段为 6 位数字，表示县及县以上的行政区划；第二段为 3 位数字，表示乡镇（街道）级行政区划；第三段为 3 位数字，表示村（居）委会等；第四段为 5 位数字，表示居民个人序号。同时将建档居民的身份证号作为统一的身份识别码。

2. 家庭健康档案　家庭健康档案包括家庭基本资料、家系图、家庭评估资料、家庭主要问题目录、问题描述和家庭成员的健康记录。其中家系图可以十分简明地记录家庭的综合资料，是全科医生迅速掌握家庭成员健康状况和家庭生活周期等资料的最好工具；家庭评估资料包括家庭结构、家庭生活周期、家庭功能、家庭内外资源、家庭压力和家庭危机等；家庭主要问题目录中记录家庭生活周期各阶段存在或发生的重大生活压力时间、影响该家庭结构与功能的重要正性或负性事件，问题描述与个人健康档案中方法相同。

3. 社区健康档案　社区健康档案的内容包括社区基本资料、社区卫生服务状况、社区居民健康状况（社区人口学资料、社区患病资料、社区死亡资料、危险因素调查及评估）。通过对社区健康档案的系统分析，形成社区卫生诊断。

二、健康档案连续性使用和管理

（一）居民健康档案的规范化管理

基层医疗卫生机构需建立健康档案管理及督导制度，确保居民健康档案的有效建立和使用。提高居民和全科医生对健康档案必要性和重要性的认识，依据《国家基本公共卫生服务规范（第三版）》中相关规范，系统、务实地建立健康档案。在尊重与保护居民隐私的前提下，通过多种渠道建立并及时更新健康档案信息，妥善留存。

（二）居民健康档案的动态管理及连续性使用

完整连续的健康档案可以帮助全科医生随时记录及了解服务对象生命全周期过程，帮助居民建立新的健康观念。依据居民健康档案可以预测居民的健康变化趋势，使家庭医生团队全程了解居民全生命周期过程，更准确地提供有针对性的健康服务，也为卫生政策的调整提供重要参考；为医疗保险部门完善资金支付、财政部门核定补助经费等提供重要依据。居民到基层医疗卫生机构就诊、入户服务、转诊或会诊等每次医疗活动中及时更新健康档案记录，包括居民健康、疾病情况的更新、相关访视卡片的填写、转诊及诊治信息记录、家庭访视记录等，认真收集、整理居民体格检查的数据信息，保证其完整性和连续性，经常总结分析健康档案数据，充分利用健康档案而不是束之高阁。

（三）居民健康档案的保存和终止

在居民死亡、迁出、失访等情况下应终止居民健康档案。对于迁出的健康档案需记录迁往地点的基本情况、交接记录等。纸质健康档案应逐渐过渡到电子健康档案，并指定专（兼）职人员负责管理、维护工作。

（四）居民健康档案应连续性使用

辖区居民首诊应建立健康档案，并通过首诊居民建立其家庭健康档案。凡有关其个人及家庭的健康问题都应该记录在健康档案上，并有针对性地进行健康干预措施。患有高血压、糖尿病等慢性病每年 4 次追踪随访，签订家庭医生合作协议书，强调疾病的自我管理，提倡健康的生活方式；每次诊疗或随访均要记录在案，要有阶段性总结和评估。

（五）居民健康档案的信息化建设

信息化有利于高效、准确、科学地使用和管理健康档案。在机构内部实现健康档案电子化的基础上建立区域化电子网络系统，逐步实现健康信息、医疗信息的互联互通及各医疗机构间、医疗机构与医疗保险、政府部门间信息的互联互通，使健康档案的利用最大化。在此过程中需严格遵守国家相关数据标准与规范。

三、工作指标

包括健康档案建档率、电子健康档案建档率、健康档案使用率。

（杜雪平）

第二节　0~6岁儿童健康管理服务规范

《国家基本公共卫生服务规范（第三版）》要求0~6岁儿童健康管理的服务对象为辖区内常住0~6岁儿童，服务内容包括新生儿家庭访视、新生儿满月健康管理、婴幼儿健康管理及学龄前儿童健康管理，并规定分别于新生儿出院后1周、满月、3月龄、6月龄、8月龄、12月龄、18月龄、24月龄、30月龄、3岁、4岁、5岁、6岁时对其进行健康随访，及时记录相关信息，纳入儿童健康档案。

一、新生儿家庭访视

家医团队中的公共卫生医师应在新生儿出院后1周内进行一次家庭访视，对于具有高危因素的新生儿需增加家庭访视次数。了解新生儿出生及预防接种情况，重点询问和观察喂养、睡眠、大小便、黄疸、脐部、口腔发育等（图7-2-1）。建立"母子健康手册"，记录出生时身长、体重，为新生儿进行体格检查并记录在儿童健康档案。

指导要点：居住环境、喂养、发育、防病、预防伤害和口腔保健。对于未接种疫苗或未进行疾病筛查的新生儿，需告知家长尽快补种及补筛；对于存在健康异常状态的新生儿，需在评估病情后给予转诊建议，必要时协助其立即就医。

二、新生儿满月健康管理

新生儿出生后28~30日，结合接种乙肝疫苗第二针，在乡镇卫生院、社区卫生服务机构进行随访。重点询问和观察新生儿的喂养、睡眠、大小便、黄疸等情况；进行体格检查，测量身长、体重，并按照生长发育监测图进行生长发育评估。

指导要点：对家长进行新生儿喂养、发育、防病指导。对于生长发育滞后的新生儿，需分析原因后进行相应指导，必要时转诊。

三、婴幼儿健康管理

对于辖区内满月后至3岁的儿童，需进行8次随访服务，应在乡镇卫生院或社区卫生服务机构进行，偏远地区可在村卫生室、社区卫生服务站进行，有条件的地区可结合预防接种服务增加随访次数。询问上次随访至本次随访期间婴幼儿喂养、患病情况；进行体格检查，做生长发育和心理行为发育评估。在婴幼儿6~8、18、30月龄时，分别进行一次血常规检测；在

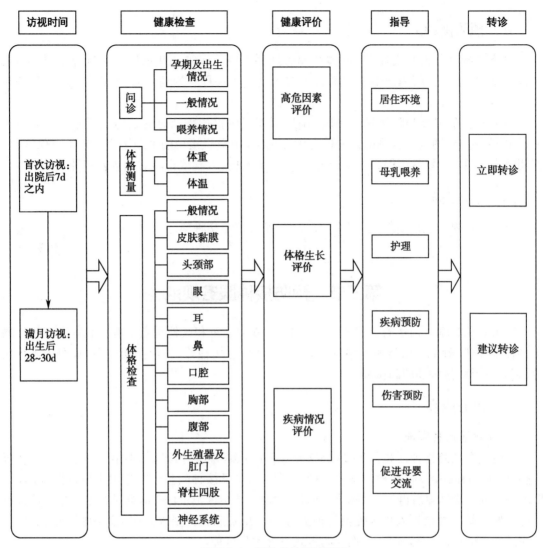

图 7-2-1　新生儿访视流程图

6、12、24、36 月龄时，使用听性行为观察法分别进行一次听力筛查。每次进行预防接种前均要检查有无禁忌证，若无，体格检查结束后予疫苗接种，确保疫苗接种安全。

指导要点：进行喂养、生长发育、预防伤害、口腔保健、常见疾病防治等指导；对于发育滞后的儿童，需分析原因后进行相应指导，必要时转诊。

四、学龄前儿童健康管理

对于辖区内 4～6 岁儿童，每年提供一次健康管理服务，可在乡镇卫生院、社区卫生服务机构或托幼机构进行。询问上次随访至本次随访期间儿童膳食、患病情况；进行体格检查，做生长发育和心理行为发育评估；进行血常规和视力筛查。每次进行预防接种前检查有无禁忌证，若无，体格检查结束后予疫苗接种。

指导要点：在婴幼儿健康指导内容的基础上，增加体格锻炼、均衡饮食、用眼卫生等方面的健康指导。

五、预防接种

预防接种可分为常规接种、群体性预防接种和应急接种。儿童的预防接种主要为常规接种。基层医疗机构需按照国家免疫规划疫苗儿童免疫程序为辖区内 0～6 岁儿童进行常规接种。

国家对儿童实行预防接种证制度，基层医疗卫生机构需及时为适龄儿童建立预防接种证、预防接种卡，纳入儿童预防接种信息管理系统，由负责接种的基层医疗卫生单位保管，保管期限为儿童满 7 岁后再保存不少于 15 年。儿童入托、入学或出境时须查验接种证。

六、工作指标

新生儿访视率、儿童健康管理率、建证率、某种疫苗接种率。

（杜雪平）

第三节　预防接种服务规范

服务对象为辖区内所有居住满 3 个月的 0～6 岁儿童和其他重点人群。服务内容包括预防接种及管理、疑似预防接种异常反应处理、群体应急接种等，按组织形式不同，分为常规接种、群体性预防接种和应急接种。

一、服务内容

（一）预防接种管理

及时建立预防接种证和预防接种卡（簿）等儿童预防接种档案，每半年对其进行一次核查和整理，查漏补缺，及时补种。预防接种卡（簿）由负责接种的基层医疗卫生单位保管，保管期限应在儿童满 7 岁后再保存不少于 15 年，其他预防接种记录保存时间不少于 5 年。接种单位应及时告知儿童监护人接种疫苗的种类、时间、地点和相关要求。在边远山区、海岛、牧区等交通不便的地区，可采取入户巡回的方式进行预防接种。

（二）预防接种内容及流程

根据国家免疫规划疫苗免疫程序，对适龄儿童进行常规接种（图 7-3-1、图 7-3-2）。根据地域特点进行针对性接种，或对高危人群予以接种，如狂犬病、流感、肺炎等疫苗。根据传染病控制需要，开展乙肝、麻疹、脊灰等疫苗强化免疫或补充免疫、群体性接种工作和应急接种工作。

接种前应查验儿童预防接种证、卡（簿）或电子档案，核对受种者姓名、性别、出生日期及接种记录，确定本次受种对象、接种疫苗的品种。询问受种者的健康状况及是否有接种禁忌等，告知受种者或者其监护人所接种疫苗的品种、作用、禁忌、不良反应及注意事项，如实记录告知和询问的情况，签署知情同意书。

接种时需再次查验并核对受种者姓名、预防接种证、卡（簿）、接种凭证和本次接种的疫苗品种等信息，核对无误后严格按照《预防接种工作规范》要求予以接种。

接种后告知儿童监护人，受种者在接种后应在留观室观察 30 分钟。接种后及时在预防接种证、卡（簿）上记录，与儿童监护人预约下次接种疫苗的种类、时间和地点。有条件的地区录入计算机并进行网络报告。

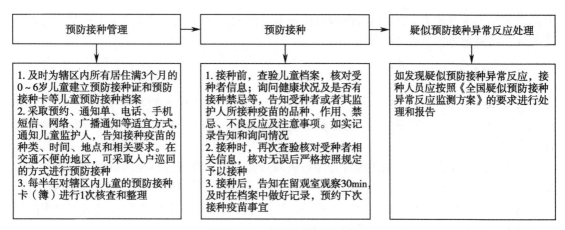

图 7-3-1　预防接种服务流程

国家免疫规划疫苗儿童免疫程序表

疫苗种类		接种年（月）龄														
名称	缩写	出生时	1月	2月	3月	4月	5月	6月	8月	9月	18月	2岁	3岁	4岁	5岁	6岁
乙肝疫苗	HepB	1	2					3								
卡介苗	BCG	1														
脊灰灭活疫苗	IPV			1												
脊灰减毒活疫苗	OPV				1	2								3		
百白破疫苗	DTaP				1	2	3				4					
白破疫苗	DT															1
麻-风疫苗	MR								1							
麻腮风疫苗	MMR										1					
乙脑减毒活疫苗 或乙脑灭活疫苗	JE-L								1			2				
	JE-I								1、2			3		4		
A群流脑多糖疫苗	MPSV-A							1		2						
A群C群流脑多糖疫苗	MPSV-AC												1			2
甲肝减毒活疫苗 或甲肝灭活疫苗	HepA-L										1					
	HepA-I										1	2				

图 7-3-2　国家免疫规划疫苗儿童免疫程序表

（三）疑似预防接种异常反应处理

疑似预防接种异常反应是指在预防接种后发生的怀疑与预防接种有关的反应或事件，包括一般不良反应、异常反应、事故、心因性反应、偶合症、原因不明等。如发现疑似预防接种异常反应，接种人员应按照《全国疑似预防接种异常反应监测方案》的要求进行处理和报告。

（四）群体应急接种

应急接种时间宜早，应在首代病例出现后，疫情尚未蔓延之前接种完毕。接种对象为患者活动范围内的易感者,当易感人群应急接种率达到95%以上时,该次疫情可在半个月内结束流行。接种前需签署知情同意书。

二、服务要求

1. 接种单位必须为区县级卫生计生行政部门指定的预防接种单位,并具备《疫苗储存和运输管理规范》规定的冷藏设施、设备和冷藏保管制度,按照要求进行疫苗的领发和冷链管理,保证疫苗质量。

2. 应按照《疫苗流通和预防接种管理条例》《预防接种工作规范》《全国疑似预防接种异常反应监测方案》等相关规定做好预防接种服务工作,承担预防接种的人员应当具备执业医师、执业助理医师、执业护士或者乡村医生资格,并经过县级或以上卫生计生行政部门组织的预防接种专业培训,考核合格后持证方可上岗。

3. 基层医疗卫生机构应积极通过多种渠道、方式,向预防接种服务对象或监护人传播相关信息,主动做好辖区内服务对象的发现和管理。

4. 根据预防接种需要,合理安排接种门诊开放频率、开放时间和预约服务的时间,提供便利的接种服务。

三、工作指标

建证率、某种疫苗接种率。

(杜雪平)

第四节　孕产妇健康管理服务规范

一、服务对象

辖区内常住的孕产妇。

二、服务内容

1. 早期妊娠健康管理　孕13周前为孕妇建立"孕产妇保健手册",并进行第1次产前随访。

(1)孕13周前由居住地乡镇卫生院、社区卫生服务中心建立"孕产妇保健手册"。

(2)孕妇健康状况评估及高危因素初筛:询问既往史、家族史、个人史等,观察体态、精神等,并进行一般体检(身高、体重、血压、脉搏)、妇科检查和血常规、尿常规、血型、肝功能、肾功能、乙型肝炎检查,有条件的地区建议进行血糖、阴道分泌物、甲状腺功能、梅毒血清学试验、HIV抗体检测等实验室检查。

(3)根据检查结果填写第1次产前随访服务记录表,对具有妊娠危险因素和可能有妊娠禁忌证或严重并发症的孕妇,及时转诊到上级医疗卫生机构,并在1周内随访转诊结果。

(4)开展早期妊娠个人卫生、心理和营养保健指导,特别要强调避免致畸因素和疾病对胚胎的不良影响,同时进行产前筛查和产前诊断的宣传告知。

2. 中期妊娠健康管理

(1)孕16~20周、21~24周各随访一次,进行健康教育和指导。

(2)孕妇健康状况评估:通过询问、观察、一般体格检查、产科检查、实验室检查对孕妇健康和胎儿的生长发育状况进行评估,识别需要做产前诊断和需要转诊的高危重点孕妇。

(3)对未发现异常的孕妇,除了进行妊娠期的生活方式、心理、运动和营养指导外,还应告知和督促孕妇进行预防出生缺陷的产前筛查和产前诊断。

(4)对发现有异常的孕妇,要及时转至上级医疗卫生机构。出现危急征象的孕妇,要立即转至上级医疗卫生机构,并在1周内随访转诊结果。

3.晚期妊娠健康管理

(1)孕28~36周、37~40周各随访一次,进行健康教育和指导。督促孕产妇去有助产资质的医疗卫生机构进行产前检查。

(2)开展孕产妇自我监护方法、促进自然分娩、母乳喂养及妊娠期并发症、合并症防治指导。

(3)对随访中发现的高危孕妇应根据就诊医疗卫生机构的建议督促其酌情增加随访次数。随访中若发现有高危情况,建议其及时转诊。

4.产后访视　乡镇卫生院、村卫生室和社区卫生服务中心(站)在收到分娩医院转来的产妇分娩信息后应于产妇出院后1周内到产妇家中进行产后访视,进行产褥期健康管理,加强母乳喂养和新生儿护理指导,同时进行新生儿访视。

(1)通过观察、询问和检查,了解产妇一般情况、乳房、子宫、恶露、会阴或腹部伤口恢复等情况。

(2)对产妇进行产褥期保健指导,对母乳喂养困难、产后便秘、痔疮、会阴或腹部伤口等问题进行处理。

(3)发现产褥感染、产后出血、子宫复旧不佳、妊娠合并症未恢复者及产后抑郁等问题的产妇,应及时转至上级医疗卫生机构进一步检查、诊断和治疗。

(4)通过观察、询问和检查了解新生儿的基本情况。

5.产后42日健康检查

(1)乡镇卫生院、社区卫生服务中心(站)为正常产妇做产后健康检查,异常产妇到原分娩医疗卫生机构检查。

(2)通过询问、观察、一般体检和妇科检查,必要时进行辅助检查对产妇恢复情况进行评估。

(3)对产妇应进行心理保健、性保健与避孕、预防生殖道感染、纯母乳喂养6个月、产妇和婴幼营养等方面的指导。

三、服务流程

孕产妇健康管理服务流程见图7-4-1。

四、服务要求

1.开展孕产妇健康管理的乡镇卫生院和社区卫生服务中心应当具备服务所需的基本设备和条件。

2.从事孕产妇健康管理服务工作的人员应取得相应的执业资格,并接受过孕产妇保健专业技术培训,按照国家孕产妇保健有关规范要求,进行孕产妇全程追踪与管理工作。

3.加强与村(居)委会、妇联、计生等相关部门的联系,掌握辖区内孕产妇人口信息。

4.加强宣传,在基层医疗卫生机构公示免费服务内容,使更多的育龄妇女愿意接受服务,提高早期妊娠建册率。

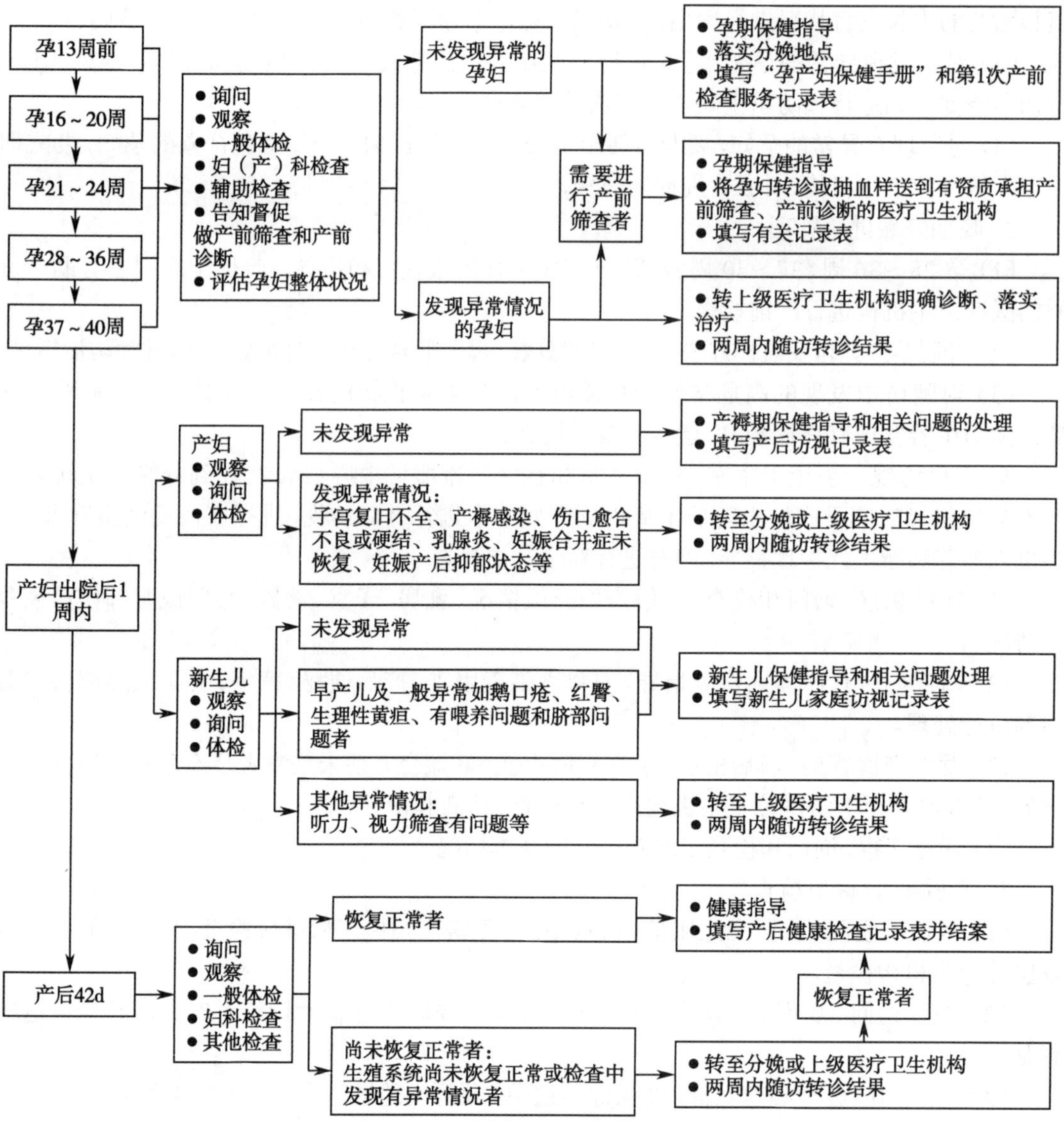

图 7-4-1　孕产妇健康管理服务流程

5. 将每次保健服务的信息及检查结果准确、完整地记录在"孕产妇保健手册"并纳入健康档案管理。

6. 运用中医药适宜技术（如饮食起居、情志调摄、食疗药膳、产后康复等），开展妊娠期、产褥期、哺乳期保健服务。

五、考核指标

1. 早期妊娠建册率 = 辖区内孕 12 周前建册的人数 / 该地该时间段内活产数 × 100%。

2. 孕妇健康管理率 = 辖区内按照规范要求在妊娠期接受 5 次及以上产前随访服务的人数 / 该地该时间内活产数 × 100%。

3. 产后访视率 = 辖区内产后 28 日内的产后访视人数 / 该地该时间内活产数 × 100%。

（孙艳格）

第五节 老年人健康管理服务规范

我国已经快速进入老龄化社会，人口老龄化带来的影响主要包括社会负担加重，社会医疗保障费用增加，现有产业结构需要调整，传统养老模式受到影响，保健服务需求增加。建立和完善适合我国国情的养老保障体系，为老年人提供健康管理服务，促进老年人生理、心理、社会全方位的健康，已成为基层医疗卫生机构的重要工作内容。为进一步规范管理，《国家基本公共卫生服务规范（第三版）》对老年人健康管理的服务对象、服务内容、流程、要求、考核指标及健康评估等内容进行了规定，为城乡基层医疗卫生机构为老年人提供基本公共卫生服务提供了参考依据。

一、老年人健康管理概述

（一）老年人与老龄化社会划分的标准

世界卫生组织建议亚太地区和发展中国家用 60 岁作为老年的标准。我国老年人不同年龄阶段划分：45～59 岁为老年前期（中老年人）、60～79 岁为老年期（老年人）、80 岁以上为高龄期（高龄老人）、90 岁以上为长寿期（长寿老人）、100 岁以上为百岁老人。

老龄化社会是指总人口数中 60 岁以上的人口所占比例超过 10% 或 65 岁以上的人口所占比例超过 7%。

（二）健康老龄化的含义

健康老龄化（healthy ageing）是当今国际社会关注的热点，健康老龄化有"两个含义、三个外延"。

1. 两个含义 ①个体的健康老龄化表现为老年人健康时期延长，生命晚期的持续时间很短，老年人生存质量提高，晚年生活更加有意义。②群体的健康老龄化即老年人群中健康者的比例越来越大，老年人口的健康预期寿命延长。健康预期寿命与一般的预期寿命不同，前者以日常生活自理能力的丧失为终点，后者以死亡为终点。

2. 三个外延 ①老年人个体健康，表现为身心健康和良好的适应能力；②老年群体的整体健康，表现为健康预期寿命的延长；③人文环境健康，表现为人口老龄化社会的社会氛围的良好及发展的持续、有序、符合规律。

二、老年人健康管理服务内容及服务流程

（一）服务对象

辖区内 65 岁及以上常住居民。

（二）服务内容

每年为老年人提供 1 次健康管理服务，包括生活方式和健康状况评估、体格检查、辅助检查和健康指导。

1. 生活方式和健康状况评估 通过问诊及老年人健康状态自评了解其基本健康状况、体育锻炼、饮食、吸烟、饮酒、慢性疾病常见症状、既往所患疾病、治疗及目前用药和生活自理能力等。

2. 体格检查 包括体温、脉搏、呼吸、血压、身高、体重、腰围、皮肤、浅表淋巴结、肺部、心脏、腹部等常规体格检查，并对口腔、视力、听力和运动功能等进行粗测判断。

3. 辅助检查 包括血常规、尿常规、肝功能(血清天冬氨酸转氨酶、血清丙氨酸转氨酶和总胆红素)、肾功能(血清肌酐和尿素氮)、空腹血糖、血脂(总胆固醇、甘油三酯、低密度脂蛋白胆固醇、高密度脂蛋白胆固醇)、心电图和腹部超声(肝胆胰脾)检查。

4. 健康指导 告知健康体检结果并进行相应健康指导。

(1)对发现已确诊的原发性高血压、2型糖尿病等患者纳入相应慢性病患者健康管理。

(2)对患有其他疾病的(非高血压或糖尿病),应及时治疗或转诊。

(3)对发现有异常的老年人建议定期复查或向上级医疗机构转诊。

(4)进行健康生活方式及疫苗接种、骨质疏松预防、防跌倒措施、意外伤害预防和自救、认知和情感等健康指导。

(5)告知或预约下一次健康管理服务的时间。

(三)服务流程(图7-5-1)

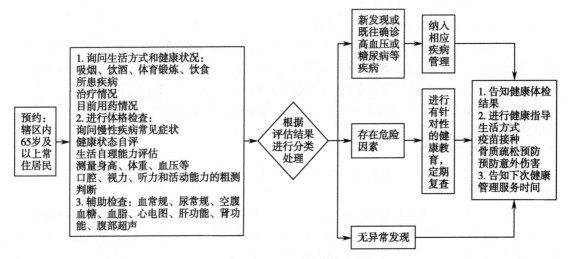

图7-5-1 老年人健康管理服务流程

(四)服务要求

1. 开展老年人健康管理服务的乡镇卫生院和社区卫生服务中心(站)应当具备服务内容所需的基本设备和条件。

2. 加强与村(居)委会、派出所等相关部门的联系,掌握辖区内老年人口信息变化。加强宣传,告知服务内容,使更多的老年人愿意接受服务。

3. 每次健康检查后及时将相关信息记入健康档案。对已纳入相应慢性病健康管理的老年人,本次健康管理服务可作为一次随访服务。

4. 用中医药方法为老年人提供养生保健、疾病防治等健康指导。

(五)考核指标

1. 老年人健康管理率=接受健康管理人数/年内辖区内65岁及以上常住居民数×100%。

2. 健康体检表完整率=抽查填写完整的健康体检表数/抽查的健康体检表数×100%。

三、老年人健康管理适宜技术及操作规范

(一)老年人自理能力评估

老年人自理能力评估采用《老年人生活自理能力评估表》进行自我评估,根据表中5个方

面进行评估,将各方面判断评分汇总后,0～3分者为可自理;4～8分者为轻度依赖;9～18分者为中度依赖;≥19分者为不能自理(表7-5-1)。

表7-5-1 老年人生活自理能力评估表

评估事项、内容与评分	程度等级				
	可自理	轻度依赖	中度依赖	不能自理	判断评分
1.进餐:使用餐具将饭菜送入口、咀嚼、吞咽等活动	独立完成	—	需要协助,如切碎、搅拌食物等	完全需要帮助	
评分	0	0	3	5	
2.梳洗:梳头、洗脸、刷牙、剃须洗澡等活动	独立完成	能独立洗头、梳头、洗脸、刷牙、剃须等;洗澡需要协助	在协助下和适当的时间内,能完成部分梳洗活动	完全需要帮助	
评分	0	1	3	7	
3.穿衣:穿衣裤、袜子、鞋子等活动	独立完成	—	需要协助,在适当的时间内完成部分穿衣	完全需要帮助	
评分	0	0	3	5	
4.如厕:排尿、排便等活动及自控	不需协助,可自控	偶尔失禁,但基本上能如厕或使用便具	经常失禁,在很多提示和协助下尚能如厕或使用便具	完全失禁,完全需要帮助	
评分	0	1	5	10	
5.活动:站立、室内行走、上下楼梯、户外活动	独立完成所有活动	借助较小的外力或辅助装置能完成站立、行走、上下楼梯等	借助较大的外力才能完成站立、行走、不能上下楼梯	卧床不起,活动完全需要帮助	
评分	0	1	5	10	
总评分					

(二)老年人认知功能评估

老年人认知功能评估先进行粗筛,粗筛结果阳性则采用简易智力状态检查量表(MMSE)进一步筛查。

1.粗筛方法 "我现在想检查一下您的记忆力,请您注意听。我将要说三件物品的名称(如铅笔、卡车、书),请您立刻重复,过1分钟后再次重复。"

粗筛阳性:无法立即重复或1分钟后无法完整回忆,则进一步行简易智力状态检查。

2.简易智力状态检查量表(MMSE) 此量表是最具影响的简易智力状态检查工具之一,测评结果与受教育程度有关,可疑阳性标准:文盲(未受教育)≤17分;小学程度(受教育年限≤6年)≤20分;中学(包括中专)程度≤22分;大学(包括大专)程度≤23分(表7-5-2)。

要求:①向被试者直接询问,并给予适当鼓励。②时间定向力测试,日期和星期差1日可算正确。③即可回忆测试,主试者只讲1遍;不要求受试者按物品次序回答。为第5题"回忆"做准备,可让受试者重复学习最多5次。④注意力与计算力测试,只能口算。⑤理解力测试,要求操作次序正确。⑥第10题要求句子必须有主语、谓语,且有意义。⑦绘图测试,要求绘出两个五边形的图案,交叉处形成1个小四边形。

表 7-5-2　简易智力状态检查量表(MMSE)

分数	项目
5(　)	1. 时间定向力 问:今天是哪一年___(1)? 什么季节___(1)? 几月___(1)? 几号___(1)? 星期几___(1)?
5(　)	2. 地点定向力 问:您现在在哪个国家___(1)? 哪个城市___(1)? 城市哪个区(镇、街道)___(1)? 第几层楼___(1)这是什么地方__(1)?
3(　)	3. 即可回忆,记住三个词 说:仔细听,我要说三个词,请在我说完后重复。准备好了吗?三个词是:皮球(停一秒)、国旗(停一秒)、树木(停一秒),请您立即重复这三个词 　　皮球(1)、国旗(1)、树木(1)
5(　)	4. 注意力与计算力 问:100－7=? (1),再－7=? (1),－7=? (1)－7=? (1)－7=? (1)
3(　)	5. 回忆那三个词 问:我刚才让您记住的三个词是什么? 　　(1)_____(1)_____(1)_____
2(　)	6. 命名 问:这是什么?(展示铅笔)_____(1)、(展示手表)_____(1)
1(　)	7. 语言重复 说:现在请您重复我说的话,准备好了吗?瑞雪兆丰年 　　请您说一遍_____(1)
3(　)	8. 理解力 说:仔细听并按照我说的做 　　左手拿着这张纸(1),再用双手把它对折(1),把它放在您的右腿上(1)
1(　)	9. 阅读 说:读下面的这句话,并按照指令去做(1)　闭上您的眼睛
1(　)	10. 请说一句完整的句子 　　(1)
1(　)	11. 请您按样子画图

满分:30分　　　　实际得分:_____分

(三)老年人情感状态评估

老年人情感状态评估先进行粗筛,粗筛结果阳性则采用老年人抑郁量表进一步筛查。

1. 粗筛方法 "我想了解一下您最近2周左右的心情。你经常感到伤心或抑郁吗？你的情绪怎么样？"回答"是"或"我想不是十分好"则进一步筛查。

2. 老年人抑郁量表 此量表是自评表，根据最近一周情况回答。每个提示抑郁的回答得1分（问题1、5、7、9、15、19、21、27、29和30回答"否"，其他问题回答"是"）。评分≥15分，提示老年抑郁可能，转至上级医院进一步检查处理（表7-5-3）。

表7-5-3 老年人抑郁量表

选择过去一周内最适合你的答案		
1. 你对你的生活基本满意吗？	是□	否□
2. 你是否丧失了很多你的兴趣和爱好？	是□	否□
3. 你感到生活很空虚吗？	是□	否□
4. 你经常感到很无聊吗？	是□	否□
5. 你对未来充满希望吗？	是□	否□
6. 你是否感到烦恼，无法摆脱头脑中的想法？	是□	否□
7. 大部分时间你都精神抖擞吗？	是□	否□
8. 你是否觉得有什么不好的事情要发生而感到害怕？	是□	否□
9. 大部分时间你都觉得快乐吗？	是□	否□
10. 你经常感到无助吗？	是□	否□
11. 你是否经常感到不安宁或坐立不安？	是□	否□
12. 你是否宁愿待在家里而不愿意出去干新鲜事？	是□	否□
13. 你是否经常担心未来？	是□	否□
14. 你是否觉得你的记忆力有问题？	是□	否□
15. 你是否觉得现在活着很精彩？	是□	否□
16. 你是否经常感到垂头丧气、无精打采？	是□	否□
17. 你是否感到你现在很没用？	是□	否□
18. 你是否为过去的事担心很多？	是□	否□
19. 你觉得生活很兴奋吗？	是□	否□
20. 你是否觉得学习新鲜事物很困难？	是□	否□
21. 你觉得精力充沛吗？	是□	否□
22. 你觉得你的现状是毫无希望的吗？	是□	否□
23. 你是否觉得大部分人都比你活得好？	是□	否□
24. 你是否经常把小事情都弄得很糟糕？	是□	否□
25. 你经常有想哭的感觉吗？	是□	否□
26. 你对集中注意力有困难吗？	是□	否□
27. 你喜欢每日早上起床的感觉吗？	是□	否□
28. 你是否宁愿不参加社交活动？	是□	否□
29. 你做决定容易吗？	是□	否□
30. 你的头脑还和以前一样清楚吗？	是□	否□

四、老年人健康问题指导

（一）生活方式指导

1. 均衡营养、合理膳食　老年人要注意营养均衡，合理搭配。

（1）少盐、少油：老年人多患有高血压、冠心病等慢性疾病，因此应该限制食盐摄入量，如患有高血压，建议限制食盐量小于 6g/d。限制油脂摄入，老年人消化能力下降，油脂提供能量应该在 20% 左右。老年人应限制胆固醇摄入，每日胆固醇摄入量应该不超过 300mg，应该限制动物内脏、蛋黄、蟹黄等高胆固醇食物的摄入量。

（2）富含维生素：老年人消化吸收能力下降，宜进食富含维生素的食物，多摄入新鲜的水果和蔬菜，水果蔬菜中富含丰富的维生素 C、维生素 B 及叶酸，对老年人预防心脑血管疾病有很好的作用。老年人胃肠蠕动能力下降，多有便秘症状，新鲜水果蔬菜含有膳食纤维，能够缓解便秘症状。

（3）富含钙质：老年人大多数伴有骨质疏松，老年人钙质流失加快，增加富含钙质食物的摄入对预防骨质疏松有较好作用，中国营养学会推荐成人每日膳食钙的供给量至少达 800mg，食物可选择如牛奶、奶酪、豆腐、虾皮、海带等，同时应该补充维生素 D，促进钙质吸收，多外出活动，增加日晒时间。

（4）蛋白质：老年人体内蛋白质分解代谢旺盛，合成速度减慢，同时出现负氮平衡，因此老年人需要优质蛋白质来补充组织蛋白质的消化，宜选用鱼、虾、乳类、瘦肉等优质蛋白质。

（5）粗细搭配、注意食物口感：粗粮中含有较多的 B 族维生素和膳食纤维，但是口感较差，应与细粮搭配食用，如杂粮粥、米饭等。老年人因神经感觉功能下降，味觉减退，很多人食欲差，因此在注意少盐、少油的同时还要注意食物的味道，可以通过调味料改善食物的味道，提高老年人的食欲。

2. 适量运动　老年人应有适当体力活动，建议进行规律的有氧运动，如参加散步、慢跑、快走、广播操等锻炼，可视个人身体状况循序渐进，达到每周 3 次以上，每次运动 30 分钟以上。但有部分老年人因高龄、严重骨关节病、心肺功能衰竭等原因无法达到上述运动要求，此时不必勉强，可选择适合自己的运动方式，例如可在室内适当活动，或在家属帮助下进行肢体康复锻炼。

3. 维持理想体重　尽量保持体重指数（BMI）在 25kg/m^2 以下。

4. 戒烟限酒　吸烟导致心脑血管疾病已得到研究证明，戒烟是在社区人群进行心脑血管疾病三级预防的重要措施。此外，要劝导老年人最好戒酒，已有饮酒习惯的人要减少饮酒量。

5. 心理指导　保持心态平衡和情绪稳定，及时缓解心理压力，开展有益于身心健康的各种活动，如音乐欣赏、种花养草、书法和气功健身等。

（二）老年人常见健康问题预防及处理

1. 骨质疏松症　骨质疏松症是一种以骨量减少，骨组织的微细结构破坏，导致骨骼的强度降低和骨折危险性增加为特征的一种全身代谢性疾病。老年性骨质疏松症多见于 60 岁以上的老年人，女性的发病率为男性的 2 倍以上。目前我国骨质疏松症患者约有 8 400 万。病因尚不十分明确，一般认为发病与年龄、性别、遗传、激素水平、营养状况、生活方式和环境等多种因素有关。

骨质疏松症治疗的最好方法是加强预防。预防的三要素是：

（1）鼓励运动：运动是增加骨密度、减少骨丢失的重要措施。老年人户外运动减少，缺少阳光照射,尤其是长期卧床的老年人。因此要鼓励老年人多参加户外活动。行动不便的老人尽量多晒太阳,适当室内活动。

(2)合理营养:老年人由于牙齿脱落及消化功能降低,进食少,多有营养缺乏,蛋白质、钙、磷、维生素及微量元素摄入不足。要指导老年人多食含钙高的食物,每日至少需要钙800mg。含钙高的食物有奶制品、海产品、深绿色蔬菜、核桃、花生、大豆制品等。部分老人因肠道缺乏乳酸酶,喝牛奶后可能有产气、腹胀、腹泻等不适,可建议这类老年人饮用酸奶。

(3)指导钙剂的服用:选用可咀嚼的钙制剂,以促进吸收。常用的钙剂,可分为无机钙和有机钙两类。无机钙(氯化钙、碳酸钙)含钙高,作用快,但对胃肠道刺激大。有机钙(葡萄糖酸钙、乳酸钙、活性钙等)含量低、吸收较好,刺激性较小。一天的钙量最好分次服用,且饭后1小时或睡前服用较好。钙剂与维生素D同时服用,可促进钙的吸收。

2. 跌倒　跌倒是老年人最常见的问题之一,跌倒后轻者可并发软组织损伤、骨折、关节脱臼等,重者可出现肢体瘫痪、意识障碍,甚至丧失生命。

(1)跌倒的原因

1)内在原因:①机体功能衰退,如认知能力下降,视力下降,注意力差,出现步态不稳,容易发生跌倒。②服用药物,如酒石酸唑吡坦片、氯硝西泮、盐酸特拉唑嗪等药物,出现神志不清、肌力下降、血压偏低,夜间起夜时易发生跌倒。③疾病原因:如患有骨关节疾病,肢体活动不利或直立性低血压、低血糖等疾病也可导致跌倒。

2)外在原因:环境因素是引起老年人跌倒的重要外在因素,常见的环境危险因素有3类。①物体绊倒、地面光滑、光线晦暗、携带较重物品等;②穿拖鞋或不合适的鞋裤;③家具摆设不当、床铺过高过低、座椅过软过低等因素使老年人使用困难而跌倒。

(2)跌倒的预防:老年人多患有骨质疏松、骨质脆弱,跌倒极易发生骨折,给老年人带来极大伤害,严重者可危及生命,因此预防跌倒是老年人护理中非常重要的部分。跌倒的预防主要有以下几个方面:

1)老年人自身方面:首先要让老年人及其照顾者认识到跌倒的危害性,并学习预防跌倒的知识和技能。老年人要适当地进行锻炼,提高肌肉的力量,增强关节的灵活度,如存在行走困难,要选择适当的辅助设备,如拐杖、助行器等。存在视力、听力障碍的老年人要及时佩戴眼镜、助听器等辅助设备,减少因视力、听力下降引起的跌倒。活动时要穿舒适的鞋袜,衣服要合体轻便,不影响活动。老年人要及早预防骨质疏松,每日摄入足够的钙剂,多进行户外活动促进钙质吸收。老年人用药要避免使用易引起跌倒的药物,如必须使用尽量使用小剂量,用药疗程不宜过长,对于有潜在跌倒风险的药物要告知患者或其照顾者加强防护。

2)环境方面:老年人居住环境是跌倒的重要影响因素,家庭医生团队要对老年人的居住环境进行定期评估,减少引起跌倒的环境因素。首先老年人居住房间地面应保持干净,避免湿滑,尽量减少杂物堆放,室内灯光要明亮,房间布局简洁,家具稳定、摆放适当,卫生间靠近卧室,紧急用的电话号码、电话机或警报器方便、易取。卫生间洗手盆、浴缸、坐厕周围及厨房水池附近铺设防滑砖、防滑胶布或防滑垫。卫生间安设高度适宜、有扶手的坐便器。走廊宽阔,无障碍物。开关方便,老人易触及。

3. 家庭意外伤害　老年人常见的家庭意外伤害有烫伤、煤气中毒、窒息、坠床、狗咬伤、走失、交通意外等。因此老年人家庭安全应该注意以下几个方面:

(1)用煤气、电安全:老年人家中的煤气、电器要经常检查,防止煤气泄漏,防止电器老化引发的火灾。

（2）防烫伤：老年人因感觉功能减退使用热水泡脚洗澡时注意温度，可在用水前应用温度计测量温度，避免烫伤。

（3）防坠床：选择高度合适的床铺，对于有意识障碍的老年人应选择有挡板的床，防止坠床。电话应该放在床头老年人容易拿到的位置，电话机旁要贴有急救电话及紧急联系人电话。

（4）防犬咬伤：老年人外出要防止狗咬伤，如果被咬伤要快速彻底冲洗，尽快到狂犬病疫苗注射门诊进行处理，切忌自行包扎。

（5）防走失及交通意外：对于有意识障碍的老年人要防止走失，为其佩戴防走失卡片，记录老年人姓名、住址、紧急联系人及电话、所患疾病。老年人外出要注意遵守交通规则，防止发生交通意外。

4. 便秘　老年人肠道活动减缓，很多老年人会出现便秘症状。老年人应该增加膳食纤维摄入，如粗粮及新鲜的水果蔬菜。多饮水，保证每日饮水量 2 000ml 左右，对心功能不全、肾功能不全或有尿失禁及其他泌尿系统疾病的患者除外。每日坚持活动，适当的锻炼会增加胃肠蠕动，加快食物消化，也可进行腹部按摩，帮助加快肠道蠕动。对于有严重便秘的患者可应用开塞露、乳果糖等药物辅助排便，避免用力排便，尤其是对于有心脑血管疾病的老年人。

5. 心理健康问题　维持良好心理健康对于老年人平稳度过晚年有非常重要的作用，老年人应多学习心理健康知识，学会自我管理情绪，保存良好的心态。

对于失落和沮丧感：老年人要接受"长江后浪推前浪"的现象，在自己退休的年龄调整好心态，提前做好心理准备，在平时要培养自己的兴趣爱好，培养自己享乐的能力。在自己的能力范围内可参加一些力所能及的工作，让自己觉得老有所用。避免自暴自弃，老年人也要积极学习，对于新鲜事物要培养兴趣，这样才能有更多的接触社会的机会，能更好地与人沟通。

对于孤独感：老年人不要自我封闭，应该积极参加各种社会活动，包括朋友聚会、家庭聚会、社区活动等。家庭是老年人的主要活动范围，老年人要维持和睦的家庭关系，与子女、爱人和睦相处，对于丧偶的老年人可在自愿的前提下重组家庭。老年人也可有性生活，性生活对于维持老年人心理健康非常必要，但是老年人性生活要适度，动作要轻柔。

对于死亡恐惧：迎接死亡的来临是对老年人的巨大挑战，只有对死亡有思想准备，不回避、不幻想，必要时对死亡作出决断，才能使老年人从容地面对死亡。当对死亡有心理准备后老年人更应该珍惜目前的时光，积极面对生活，在死亡来临时才能感到不惋惜，不畏惧。

对于多疑猜忌：老年人要有豁达的心胸，平易近人，保持幽默的处事风格，对人对己有恰当的评价。老年人要通过自己的学习和训练发展积极的人格特征，要学会互相体贴、互相谦让、互相宽容、互相信任，避免倚老卖老，避免对他人过度依赖，避免通过不当的方式获取关心和同情，这样只能让他人远离自己。

（孙艳格　武　琳）

第六节　高血压患者及糖尿病患者健康管理服务规范

服务对象为辖区内 35 岁以上常住居民中原发性高血压及 2 型糖尿病患者。服务内容包括筛查、随访评估、分类干预和健康体检。服务强调主动性、连续性，发挥中医药在高血压、糖尿病防治工作中的积极作用，加强宣传，提高患者和居民的主动参与程度，并在每次提供服务后及时记录入居民健康档案。

一、基层筛查

每年为 35 岁以上常住居民免费监测一次血压（包括非同日三次测量），建议至少免费监测 1 次空腹血糖。需重点关注存在相关高危因素的居民，并充分利用各种机会性筛查为其测量血压和 / 或血糖，血压的筛查方法包括测量诊室血压、动态血压和家庭血压。对第一次发现血压高于正常范围的居民，需在去除可能引起血压升高的因素后预约其复查，确诊或除外高血压。对于糖尿病患者筛查，常采用空腹血糖检测，必要时行口服葡萄糖耐量试验（OGTT），暂不推荐将糖化血红蛋白（HbA1c）作为常规筛查方法。确诊高血压或糖尿病的患者纳入相应患者健康管理，对需要转诊的患者，在转诊后 2 周内随访转诊结果。

二、随访评估

对于原发性高血压和 / 或 2 型糖尿病患者提供每年至少四次面对面随访，填写随访服务记录表。内容包括测量血压和心率、评估病情、测量体重并计算体重指数（BMI），询问上次随访到本次随访期间症状、并存疾病情况和生活方式，了解药物治疗情况等。对于 2 型糖尿病患者，在此基础上，需每年免费测量四次空腹血糖。如存在危急情况，需在处理后紧急转诊，并在 2 周内主动随访转诊情况。

三、分类干预

1. 病情平稳　对于血压控制满意、血糖控制理想、无药品不良反应、无新发并发症或原有并发症无加重者，预约下一次随访时间。

2. 病情不平稳　对于第一次出现血压和 / 或血糖控制不满意，或出现药品不良反应者，采取干预健康生活方式、调整药物治疗措施，2 周内随访。如连续两次出现血压和 / 或血糖控制不满意，或药品不良反应难以控制，以及出现新的并发症或原有并发症加重者，建议转诊至上级医院，2 周内主动随访转诊情况。

3. 所有患者　有针对性地进行健康教育，制订生活方式改进目标，并在下一次随访时进行评估。告知患者在何时需要立即就医，传授自救方法及注意事项。对于糖尿病患者需重点教会患者避免低血糖的发生、识别低血糖症状及处理方法。

四、周期性健康体检

对原发性高血压和 2 型糖尿病患者每年进行一次较全面的健康检查，可与随访相结合。包括体温、脉搏、呼吸、血压、身高、体重、腰围、皮肤、浅表淋巴结、心脏、肺部、腹部常规体格检查，并对口腔、视力、听力和运动功能进行判断，还包括肝肾功能生化、腹部超声检查。

五、工作指标

高血压患者规范管理率、糖尿病患者规范管理率、管理人群血压控制率、管理人群血糖控制率。

（杜雪平）

第七节 中医药健康管理服务规范

一、服务对象

辖区内65岁及以上老年人、辖区内常住0～36个月儿童。

二、服务内容

每年为辖区65岁及以上老年人提供1次中医药健康管理服务,内容包括中医体质辨识和中医药保健指导;对于0～36个月儿童,分别在其6、12、18、24、36月龄时,对儿童家长进行儿童中医药健康指导,具体内容包括提供儿童中医饮食调养、起居活动指导和传授摩腹、捏脊、穴位按揉等方法。

三、服务要求

开展老年人中医体质辨识工作的人员应当为接受过老年人中医药知识和技能培训的卫生技术人员。开展老年人中医药保健指导和儿童中医药健康管理服务工作的人员应当为中医类别执业(助理)医师或接受过相关中医药知识和技能专门培训,能够提供上述服务的其他类别医师(含乡村医生)。

加强对中医药健康管理服务内容及优势的宣传,提高服务质量,增加辖区居民对该项服务的主动利用。每次服务后及时记录相关信息,纳入健康档案。

四、工作指标

老年人中医药健康管理率、0～36个月儿童中医药健康管理率。

(杜雪平)

第八节 传染病及突发公共卫生事件报告及处理服务规范

突发公共卫生事件是指突然发生,造成或者可能造成社会公共健康严重损害的重大传染病疫情、群体性不明原因疾病、重大失误和职业中毒及其他严重影响公众健康的事件。国家建立公共卫生信息监测体系;各级医疗、疾病预防控制、卫生监督和出入境检疫机构负责开展突发公共卫生事件的日常监测工作;基层医疗卫生机构应建立起灵敏的危机发现和响应体系,对本辖区内的突发公共卫生事件进行监控和处理。

一、服务内容

1. 传染病疫情和突发公共卫生事件风险管理 基层医疗机构在疾病预防控制机构和其他专业机构指导下,协助开展传染病疫情和突发公共卫生事件风险排查、收集,提供风险信息,参与风险评估和应急预案制(修)订。

2. 传染病和突发公共卫生事件的发现、登记 规范分诊记录、门诊日志、入/出院登记、检测检验和放射登记。增强报告意识,严格执行首诊负责制,首诊医生在诊疗过程中发现传染病患者或疑似患者后,应及时按要求填写"中华人民共和国传染病报告卡"或符合交换文档标准的电子传染病报告卡;如发现或怀疑为突发公共卫生事件时,及时按要求填写"突发公共卫生事件相关信息报告卡"。

3. 传染病和突发公共卫生事件相关信息报告 具备网络直报条件的机构,在规定时间内进行相关信息网络直报;不具备该条件的机构,按相关要求在规定时间内通过电话、传真等方式进行报告,同时向辖区县级疾病预防控制机构报送纸质"中华人民共和国传染病报告卡"/"突发公共卫生事件相关信息报告卡"。发现报告错误或报告情况发生变化时应及时对上述报告卡进行订正,发现漏报时,应及时进行补报。

4. 传染病和突发公共卫生事件的处理 基层医疗机构按照有关规范要求对传染病患者、疑似患者采取隔离、医学观察等措施,对突发公共卫生事件中伤者进行急救,及时转诊,规范记录并妥善保管。接触传染病患者、疑似患者时,注意做好个人防护和感染控制,严防疫情传播。协助开展传染病密切接触者和健康危害暴露人员的管理,协助开展流行病学调查,做好疫点疫区处理,协助开展应急接种、预防性服药等工作,开展相关知识技能和法律法规的宣传教育。

5. 协助上级专业防治机构做好结核病和艾滋病患者的宣传、指导服务及非住院患者的治疗管理工作。

二、服务要求

基层医疗卫生机构应按照相关法律法规要求,建立健全传染病和突发公共卫生事件报告管理制度。配备专(兼)职人员负责传染病疫情及突发公共卫生报告管理工作,并定期进行相关知识技能培训。做好相关服务记录,"中华人民共和国传染病报告卡""突发公共卫生事件相关信息报告卡"应至少保留3年。

三、工作指标

传染病疫情报告率、传染病疫情报告及时率、突发公共卫生事件相关信息报告率。

四、突发公共卫生事件社区管理

提高对突发公共卫生事件的应急性。突发事件应急工作,应当遵循预防为主、常备不懈的方针,贯彻统一领导、分级负责、反应及时、措施果断、依靠科学、加强合作的原则。基层医疗机构需保持对突发公共卫生事件敏锐的嗅觉,如发现集体场所短期内发生2例及以上相似病例,或某种疾病发病异常增加,应引起重视。全科医生应将"三间分布"即疾病的时间分布、地区分布、人群分布的基本理论与临床实践相结合,对突发公共卫生事件做到"早发现、早报告"。

(一)制订应急预案,强调快速反应

基层医疗机构根据本行政区域的突发事件应急预案,结合本社区实际情况,制订本机构的突发事件应急预案。内容包括应急防控工作领导小组成员及职责;相关部门及职责;突发事件的监测与预警;突发事件信息的收集、分析、报告、通报制度;突发事件应急处理工作方案;应急设施、设备、救治药品和医疗器械的储备和调度;应对突发公共卫生事件人员培训等。

(二)积极寻求和采取应对措施

突发公共卫生事件的应对是关系到公共健康甚至国计民生的政府行为,由各级人民政府负责应急处理的统一领导和指挥,卫生行政主管部门,具体负责组织突发事件的调查、控制和医疗救治工作。根据突发公共卫生事件的范围、性质和可能造成的危害程度,进行分级管理。

对于已有应对预案的突发公共卫生事件，基层医疗机构应依据相关规定，听从指挥，将防控措施落实到位；对于没有应急预案的突发公共卫生事件，如新发传染病疫情，需积极收集防控最新信息，尽快制订并落实应对方案。

（三）构建社区联防联控网络，充分利用社区资源

社区联防联控网络由基层医疗机构、疾病预防控制机构、街道/居委会/村委会、急诊急救机构、综合医院、派出所、社区居民共同搭建，明确各级各部门职责，实现联防联控。基层医疗机构应加强与社区其他部门的合作，充分利用社区资源，发挥社区地理边界的基础优势，指导社区做好突发公共卫生事件的发现、防控和应急处置，有效落实传染病患者、密切接触者、无症状感染者的排查管理，出院患者的监测、复查、随访等；抓紧时机，利用电话、海报、互联网等形式开展健康管理，进行群体和个体的健康宣教，提供健康管理服务。

（四）依法联防联控，重视客观记录及资料留存

基层医疗机构和全科医生要增强法律意识，明确自身及服务对象在突发公共卫生事件联防联控工作中的法律义务及权利。如医疗卫生机构应当对因突发事件致病者提供医疗救护和现场救援，按照规定接诊患者，并书写完整详细的健康档案或病历记录；对于需要转送者，应按照规定将其健康档案及病历记录的复印件转送至指定的医疗机构；应当采取卫生防护措施，防治交叉感染和污染；如接诊传染病患者或疑似传染病者，应当立即采取医学观察措施，并依法报告所在地疾病预防控制机构。对传染病做到早发现、早报告、早隔离、早治疗，切断传播途径，防止扩散。传染病患者、疑似患者、密切接触者，无症状感染者要尽到接受隔离、治疗、检疫、检查、调查等义务。

（杜雪平）

第九节　健康教育服务规范

健康是人类永恒的话题。保持健康是每个人自己的义务和权利，也是最基本的人权。人类自从有了最基本的医疗活动，就产生了最原始的健康教育，到目前为止，健康教育与健康促进仍是促进人类健康最有效、最经济的手段。

人类经历了三次卫生革命。第一次卫生革命以防治传染病、寄生虫病和地方病为主要目标，促进了人类长寿和人口数量的激增。19世纪后半叶，传染性疾病和寄生虫病导致人口死亡率特别是婴儿、孕产妇死亡率高居不下。从欧洲开始，通过控制传染源、预防接种、改善环境等措施，以控制传染病的流行。

第二次卫生革命以慢性非传染性疾病为主攻目标，健康教育和自我保健引起了世人的关注，使慢性非传染性疾病在发达国家和一些发展中国家得到了有效控制。第二次世界大战以后，人们的行为和生活方式发生变化。影响人类健康的主要疾病已由传染病逐步转变为心脏病、脑血管病及恶性肿瘤等。美国保健福利部推荐6项有益于健康的生活方式：①不吸烟；②少饮酒；③合理膳食；④适量运动；⑤定期健康检查；⑥遵守交通规则。

第三次卫生革命就是改革城市卫生服务体系，积极发展社区卫生服务。现在，卫生服务机构的功能和卫生服务的模式正在发生转变，开展社区范围的宣传教育，让更多的人获得健康知识，提高自我保健能力，减少医疗资源的浪费是工作重心。

我国第一次卫生革命的任务还未彻底完成，第二、三次卫生革命任务交错、叠加，医疗卫生工作者任重道远。

目前我国农民健康状况不容乐观,存在不少问题。农民的健康问题和农民的生产、生活息息相关,与农村的经济发展、社会稳定紧密相连,是农民群众最关心的切身利益。正确理解和认识农村健康教育的作用,不断加强农村健康教育工作,对加速我国农村经济发展和社会进步有着重要意义。大力开展农村健康教育,增强农民防病保健意识,不仅是解决农村公共卫生问题、提高农民健康素质和生活质量的基本措施,更是提高公民素质和建设社会主义精神文明的重要内容。

世界卫生组织(WHO)已把健康教育与健康促进列为当前预防和控制疾病的三大措施之一,列为 21 世纪前 20 年全世界减轻疾病负担的重要政策和策略。健康教育与健康促进的核心是促使人们建立新的行为和生活方式,降低疾病危险因素的影响。

一、概述

(一)健康的概念

1990 年,WHO 重新颁布了健康的概念:一个人只有在躯体、心理、社会适应和道德四个方面都健康,才算是完全健康。

躯体健康即传统意义上的"无病、无伤、无残",能精力充沛地生活和劳动,满足基本的卫生要求,具有基本的预防和急救知识。躯体健康是初级(第一级)健康。

心理健康就是人格完整,情绪稳定,积极情绪多于消极情绪,自我感觉良好,有较好的自控能力;能够保持心理上的稳定,能自尊、自爱、自信,有自知之明;在自己所处的环境中有充分的安全感,能保持正常的人际关系,能受到他人的欢迎和信任;对未来有明确的生活目标,能切合实际地不断进取,有理想和事业上的追求。

社会适应健康就是心理活动和行为能适应复杂的环境变化,为他人所理解和接受。

道德健康就是不损人利己,有辨别真伪、善恶、美丑、荣辱、是非的能力,能够按照社会公认的准则约束、支配自己的言行,愿为人们的幸福作出贡献。

为了帮助人们判断一个人是否完全健康,WHO 又提出了个人健康的 10 条具体标准,以备参考:①有充沛的精力,能从容不迫地应付日常生活和工作的压力而不感到过分紧张;②处事乐观,态度积极,乐于承担责任,对日常生活中的小事不计较;③善于休息,睡眠良好;④应变能力强,能适应环境的各种变化;⑤能够抵抗一般感冒和传染病;⑥体重适当,身体匀称,站立端正,臂、臀部位协调;⑦眼睛明亮,反应敏锐,眼睑不发炎;⑧牙齿清洁,无龋齿,无痛感,牙龈颜色正常,无出血现象;⑨头发有光泽,无头屑;⑩皮肤有弹性,走路感觉轻松。

然而,健康与疾病之间并没有明确的界限,"健康—亚健康—临床健康—疾病—死亡"有内在联系。一个人的机体可能潜伏着病理性缺陷或功能不全,而表面上看起来仍是"健康"的。例如,约半数高血压患者不知道自己患有高血压;在自知高血压的患者中,由于缺乏保健知识,自觉症状不严重而没有及时就医或坚持服药,不少患者最终出现脑卒中、冠心病等严重后果。这就要求基层卫生服务走进社区,走进农民家里,发现治疗潜伏着的生理、心理缺陷,促进社区、村民的生命质量,维护健康。

(二)影响健康的因素

在我们的工作、生活中,影响健康的因素有很多,但归纳起来主要有以下四类。

1. 医药卫生服务因素 医药卫生服务是指由医药卫生服务部门提供的预防、医疗、保健、康复等服务。我国医药卫生体制改革中的社区卫生服务中心,就是体现以群众为基础,以健康为中心的重要实践,是实现公平、平等和人人享有卫生保健宏伟目标的重要举措。

由于医疗卫生资源 80% 集中在城市和大医院，农村医疗卫生资源严重不足，条件差、设备少、水平低。占全国人口总数 71% 的农村人口仅拥有全国卫生资源的 20%，农村卫生专业技术人才匮乏、卫生服务水平低下。以乡（镇）卫生院为例，具有大专以上学历的只占 10%，专业学历者多达 36%。在贫困地区只有 15% 的乡（镇）卫生院能开展阑尾炎手术，有的甚至不能开展最简单的清创缝合手术。

2. 环境因素　健康不应仅仅立足于个人生理和心理的健康，更应强调人类与环境的统一，强调健康、环境与人类发展问题的整体性。影响健康的环境因素包括自然环境因素和社会环境因素。

（1）自然环境：自然环境包括阳光、空气、水、气候、地理等，它们是人类赖以生存和发展的物质基础，是人类健康的根本。保持自然环境与人类社会和谐发展对维护、促进健康的意义众所皆知，如健康有益的居住环境比有效的医疗服务更能促进健康，而空气污染导致酸雨、光化学事件，地表水污染导致骨痛病、水俣病、癌症等都是恶劣的居住环境会损害健康的有力证明。

（2）社会环境：社会环境又称文化 - 社会环境，包括社会制度、法律、职业、经济、文化、教育、人口、民族、人际关系和社会状态等因素。它们都与健康息息相关：社会制度为健康提供相关的政策和资源保障；法律、法规是人们的行为准则；职业决定着人们的劳动方式、强度和环境等；经济条件决定着衣、食、住、行等物质文明的程度；民族、文化决定着人的风俗、习惯、道德、饮食结构、生活方式等精神文明的程度。贫穷、人口拥挤等都会给健康带来负面的影响。

环境因素对健康的影响越来越被人们所重视，这需要全社会共同承担起这份责任。

在我国由于长期形成的城市 - 农村"二元结构"，农民的健康水平一直处于较低水平，我国农村重大疾病预防控制面临巨大挑战。肠道传染病、微量营养素缺乏病、妇女孕产期疾病、地方病和寄生虫病等在农村仍未得到有效遏制。艾滋病、结核病、肝炎等新发传染病和人畜共患疾病也加重了中国农村疾病预防控制工作的难度。与此同时，由于农村居民生活环境、劳动环境和生活习惯的变化，恶性肿瘤、高血压、心脑血管病、糖尿病等严重疾病的患病人数在农村也不断增加，成为威胁农民健康的主要病种。中国农村出现了急性传染病和慢性严重疾病并存的状况。

3. 行为和生活方式因素　无论是环境中的有害因素，还是医疗卫生保健因素，都常以人的自身行为作为中介作用于人体。个体的不良行为和生活方式，都直接或间接妨碍健康，如高血压、糖尿病、冠心病、结肠癌、乳腺癌、前列腺癌、精神性疾病、自杀、性传播疾病等。

（1）行为因素：有些行为和特定疾病之间关系密切。例如有调查显示农村地区男性吸烟率普遍较高，吸烟与肺癌、慢性阻塞性肺疾病、缺血性心肌病及其他心血管疾病有密切关系。

（2）生活方式：生活方式包括饮食习惯、社会生活习惯等，受到社会关系和个体特征的制约，是建立在文化继承、社会关系、个性特征、遗传等综合因素基础上的稳定的生活特征。不良生活方式所导致的疾病常因进展缓慢而易被忽视，危害更加严重。

4. 生物学因素　生物学因素包括病原微生物、遗传、生物个体差异及心理等因素。对生物学因素的控制是 20 世纪人类医学快速发展的主要表现。

（1）病原微生物：20 世纪中期以前，病原微生物引起的感染性疾病一直都是人类死亡的主要原因。青霉素的发现、疫苗的发明、新型药物的合成和医学技术的进步使大部分感染性疾病逐渐被人类控制。但是，新型或变异的病原微生物，给人类健康提出了新的挑战，如 HIV、耐药结核分枝杆菌、新型流感病毒等。

（2）遗传：人类明确的遗传缺陷和遗传性疾病近 3 000 种，占人类各种疾病的 20% 左右；目前我国新生儿缺陷总发生率为 13.7‰，其中严重智力低下者每年有 200 万人。高血压、糖尿病、肿瘤等慢性疾病的发生也与遗传密切相关。

（3）个体的生物学差异：包括年龄、性别和健康状况等方面的差异。不同个体之间存在较大的生物学差异，对某种疾病的易感状态也有很大不同。例如，不同的人处于相同的流感危险因素下，其感染的可能性及患病的严重程度是不同的。

（4）心理因素：在当今充满压力的社会，心理承受力和心理稳定性与健康的关系尤为明显。自杀率、抑郁症发病率的上升是心理因素影响健康的佐证。

（三）卫生宣传、健康教育和健康促进

1. 卫生宣传的概念　卫生宣传就是通过各种媒体，包括广播、电视、报纸、杂志等宣传途径，向人们传播有关卫生的知识，以达到转变人们的卫生健康知识和态度的目的。卫生宣传属于单向的知识传播，传播对象比较泛化，注重健康知识传播。

2. 健康教育的概念　健康教育是通过有计划、有组织、有系统的社会教育活动，使人们自觉地采纳有益于健康的行为和生活方式，消除或减轻影响健康的危险因素，预防疾病，促进健康，提高生活质量，并对教育效果作出评价。健康教育的核心是教育人们树立健康意识、促使人们改变不健康的行为生活方式，养成良好的行为生活方式，以降低或消除影响健康的危险因素。通过健康教育，能帮助人们了解哪些行为是影响健康的，并能自觉地选择有益于健康的行为生活方式。

3. 健康促进的概念　健康促进（health promotion），是指运用行政的或组织的手段，广泛协调社会各相关部门及社区、家庭和个人，使其履行各自对健康的责任，共同维护和促进健康的一种社会行为和社会战略。

健康促进是健康教育及能促使行为与环境改变的政策、法规、组织的结合体，是影响、教育人们健康的一切活动的全部过程。健康教育是健康促进的组成要素之一。政策、法规、组织及其他环境的支持都是健康促进的组成部分，但它需要与健康教育相结合，没有健康教育，健康促进将成为徒有虚名的概念。反过来，如果健康教育得不到有效的环境（包括政治、社会、经济、自然环境）的支持，健康教育仅对帮助个体的某些行为容易产生影响，但对群体的影响作用则不易出现。

（四）社区健康教育的基本理论、基本方法

1. 社区健康教育的概念和目标　社区健康教育是在社区范围内，以家庭为单位，社区居民为对象，以促进居民健康为目标，有计划、有组织、有评价的健康教育活动。其目的是发动和引导社区居民树立健康意识，关心自身、家庭和社区的健康问题，积极参与社区健康教育活动，养成良好的卫生行为和生活方式，以提高自我保健能力和群体健康水平。

社区健康教育的目标：①引导和促进社区人群健康和自我保护意识；②使居民学会基本的保健知识和技能；③促使居民养成有利于健康的行为和生活方式；④合理利用社区的保健服务资源；⑤减低和消除社区健康危险因素。健康教育的核心目标是促使个体或群体改变不健康的行为和生活方式。然而，改变行为和生活方式是一项艰巨而复杂的任务。很多不良行为受到社会习俗、文化背景、经济条件和卫生服务状况的影响。仅凭社区卫生服务人员一己之力是很难达到理想效果的。因此，真正的健康教育是要求医生不仅要做卫生宣传，还要提供改变行为所必需的条件，以便促使个体、群体和社会的行为改变。

2. 社区健康教育的对象及主要内容　社区健康教育是面对社区全体居民的，因此，社区

健康教育的对象不仅仅包括患病人群,还包括健康人群、高危人群及患者的家属和照顾者。

(1)健康人群:健康人群是社区中的主体人群,他们由各个年龄阶段的人群组成。对于这类人群,健康教育主要侧重于促进健康与预防疾病的知识与技能。目的是帮助他们维护健康、远离疾病。由于年龄段不同,各个群体的健康教育重点也不尽相同。针对儿童、青少年的健康教育内容主要包括生长发育的生理知识、常见病的预防、意外伤害的防治、健康生活习惯的建立等。成年人的健康教育内容主要包括良好生活习惯的维持、避免不良生活方式的影响、成年期疾病的早期预防、心理健康等。女性则还要增加优生优育、围生期保健、更年期保健等。老年人的健康教育内容主要包括老年期常见病的预防及心理健康等。

(2)具有致病危险因素的高危人群:高危人群主要是指目前仍然健康,但本身存在某些致病的生物因素或不良行为及生活习惯的人群。这一类人群对某些疾病的易患性高于一般健康人群,干预疾病的危险因素是健康教育的重点,与高危因素有关的疾病预防应当作为首选教育内容。高危人群健康教育的主要内容包括对慢性病危害的认识及危险因素的控制与纠正。

(3)患病人群:患病人群包括各种急、慢性病患者。这类人群依据疾病的分期可以分为临床期患者、恢复期患者、残障期患者及临终患者。对前三期患者的健康教育重点是促进疾病的康复,主要健康教育内容是与疾病治疗和康复相关的知识与技能。临床期患者更侧重于与治疗、防止疾病恶化、减少残障相关的内容,恢复期及残障期患者更侧重于日常生活自理和防止继续恶化的内容。对于临终患者,健康教育重点是临终关怀,包括针对家属的正确认识死亡、情绪的宣泄与支持等。

(4)患者家属和照顾者:患者家属和照顾者与患者长期生活在一起,一方面他们可能是同类疾病的高危人群,另一方面长期的照顾工作给他们带来了巨大的生理和心理压力,健康教育的重点是提供给他们足够的照顾技巧及自我保健知识,包括疾病监测技能、家庭护理技巧及自我保健知识等。

3.社区健康教育的工作步骤 社区健康教育的最终目标是改善人群的健康相关行为,其过程一般分为三个步骤:行为危险因素评估(又称健康教育诊断)、行为危险因素干预(又称健康教育干预)和干预效果评价(又称健康干预评价)。

行为危险因素评估以调查研究为前提,收集、分析信息,得出诊断。行为危险因素干预是健康教育的核心。干预效果评价就是评价干预对象的行为是否发生了改变。通常的做法是通过问卷了解干预对象的行为改变情况的有关信息,同时,找出一些客观的、评估行为改变情况的测量指标。

健康教育是一项投入少、产出高、效益大的事业,它可使人们利用有限的卫生资源产生最大的经济和社会效益,并具有持久性、多重性和潜效性。当然,健康教育也存在自身的局限性:从影响健康的四大因素来看,环境因素(包括自然环境、社会环境)难以通过健康教育来改变;而且,许多不良行为或生活方式受经济条件、文化背景、社会习俗和卫生服务等影响,并与工作条件、居住条件、饮食习惯、市场供应、环境状况、社会规范等密切相关,不良行为的改变,受到多因素的影响,难以单纯通过健康教育达到目标,还需要家庭和社会的大力支持。

(五)健康教育的服务形式、服务流程和服务要求(国家基本公共卫生服务规范)

1.健康教育的服务形式

(1)提供健康教育资料

1)发放印刷资料:印刷资料包括健康教育折页、健康教育处方和健康手册等。放置在乡镇卫生院、村卫生室、社区卫生服务中心(站)的候诊区、诊室、咨询台等处。每个机构每年提供不少于 12 种内容的印刷资料,并及时更新补充,保障使用。

2) 播放音像资料:音像资料为视听传播资料,如 VCD、DVD 等各种影音视频资料。机构正常应诊的时间内,在乡镇卫生院、社区卫生服务中心门诊候诊区、观察室、健教室等场所或宣传活动现场播放。每个机构每年播放音像资料不少于 6 种。

(2) 设置健康教育宣传栏:乡镇卫生院和社区卫生服务中心宣传栏不少于 2 个,村卫生室和社区卫生服务站宣传栏不少于 1 个,每个宣传栏的面积不少于 2m²。宣传栏一般设置在机构的户外、健康教育室、候诊室、输液室或收费大厅的明显位置,宣传栏中心位置距地面 1.5～1.6m 高。每个机构每两个月最少更换 1 次健康教育宣传栏内容。

(3) 开展公众健康咨询活动:利用各种健康主题日或针对辖区重点健康问题,开展健康咨询活动并发放宣传资料。每个乡镇卫生院、社区卫生服务中心每年至少开展 9 次公众健康咨询活动。

(4) 举办健康知识讲座:定期举办健康知识讲座,引导居民学习、掌握健康知识及必要的健康技能,促进辖区内居民的身心健康。每个乡镇卫生院和社区卫生服务中心每月至少举办 1 次健康知识讲座,村卫生室和社区卫生服务站每两个月至少举办 1 次健康知识讲座。

(5) 开展个体化健康教育:乡镇卫生院、村卫生室和社区卫生服务中心(站)的医务人员在提供门诊医疗、上门访视等医疗卫生服务时,要开展有针对性的个体化健康知识和健康技能的教育。

2. 健康教育的服务流程(图 7-9-1)

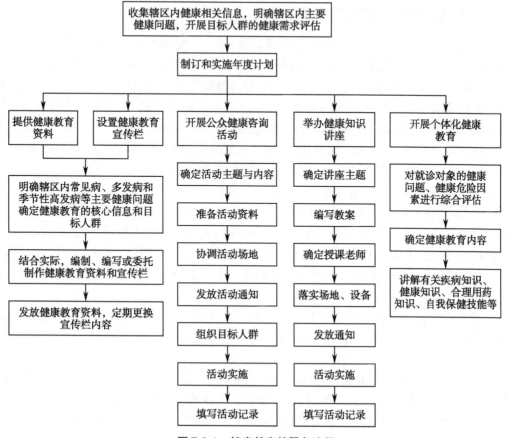

图 7-9-1　健康教育的服务流程

3. 健康教育的服务要求

（1）乡镇卫生院和社区卫生服务中心应配备专（兼）职人员开展健康教育工作，确保其每年接受健康教育专业知识和技能培训不少于8学时。树立全员提供健康教育服务的观念，将健康教育与日常提供的医疗卫生服务结合起来。

（2）具备开展健康教育的场地、设施、设备，并保证设施设备完好，正常使用。

（3）制订健康教育年度工作计划，保证其可操作性和可实施性。健康教育内容要通俗易懂，并确保其科学性、时效性。健康教育材料可委托专业机构统一设计、制作，有条件的地区，可利用互联网、手机短信等新媒体开展健康教育。

（4）有完整的健康教育活动记录和资料，包括文字、图片、影音文件等，并存档保存。每年做好年度健康教育工作的总结评价。

（5）加强与乡镇政府、街道办事处、村（居）委会、社会团体等辖区其他单位的沟通和协作，共同做好健康教育工作。

（6）充分发挥健康教育专业机构的作用，接受健康教育专业机构的技术指导和考核评估。

（7）充分利用基层卫生和计划生育工作网络和宣传阵地，开展健康教育工作，普及卫生计生政策和健康知识。

（8）运用中医理论知识，在饮食起居、情志调摄、食疗药膳、运动锻炼等方面，对居民开展养生保健知识宣教等中医健康教育，在健康教育印刷资料、音像资料的种类、数量、宣传栏更新次数及讲座、咨询活动次数等方面，应有一定比例的中医药内容。

二、群体健康教育的实施步骤及技巧

群体健康教育是小群体的健康知识传播活动，是在一定的规章下，对临时聚合于某一场所、具有一定人数的公众进行健康知识传播。适用于不同目的健康教育与健康促进活动。

群体健康教育具有如下特点。①广泛性：群体健康教育的场合是公开的，信息的覆盖量可以达到数十人、数百人甚至更多；②综合性：在群体健康教育中，可以利用人际传播，也可以利用实物，还可以利用电视等媒体进行传播健康知识；③及时性：由于面对面的交流，受众能及时反馈意见，使传播者及时调整传播内容，以达到更好的传播效果；④双向性：在群体传播中，传、受双方可以面对面地交流，实现信息交流的双向性。

按照国家基本公共卫生服务规范的服务流程和服务要求，开展社区卫生服务机构公众健康教育之前，要仔细收集辖区内相关健康需求的信息，明确辖区内的主要健康问题，针对目标人群的健康需求和自身机构的健康教育能力，制订切实可行的健康教育计划，以及在未来一定时期内所要达到的健康教育目标及实现这一目标的方法、途径的规划表。同时，健康教育计划也应当是质量控制的标尺和效果评价的依据。制订健康教育计划包括需求评估、确认问题、制订目标、制订计划与评价标准。

1. 健康教育需求评估　社区健康教育需求评估是通过各种方式收集有关教育对象和教育环境的资料，并对此进行分析，了解教育对象对健康教育的需求，为健康教育诊断提供依据，一般需要进行以下两方面的评估。

（1）教育对象的评估：健康教育的对象是指医疗机构、乡镇卫生院或村卫生所所辖生活圈中的人，可以是城市居民、功能单位、农村的农民。对教育对象进行评估是开展健康教育工作中非常重要的一环，主要目的是掌握教育对象的一般状况、各种健康问题及相对应的各种危险因素的发生率、分布、频率、强度，并了解教育对象的学习能力、学习态度和动机等。教育对象的一般状况包括年龄分布、性别构成、职业状况、受教育程度、家庭经济条件及一般的生活习惯等,这部分资料可以通过问卷调查的方式获得。健康问题与危险因素则可以通过健康体检和相关因素调查来获得。学习能力可以通过观察、测量、考核等方式确定,学习态度和动机可以通过访谈、问卷调查等方式进行考察。

(2)乡村医生自身教育能力评估:目前我国只有卫生系统的健康教育机构从事健康教育工作,健康教育机构只延伸到县,乡、镇不设健康教育机构。在各级健康教育机构中,有关农村健康教育的业务和专职人员少之又少。同时乡村医生(简称"村医")大多数未受过健康教育的专业培训,教育能力和培训能力有待提高,加强对村医的继续教育迫在眉睫。近年来一些地区医联体模式建设,开展远程医疗、手拉手帮扶和医疗扶贫,相对解决了一些农村地区的医疗卫生资源、专业技术人才匮乏的问题,提高了村医医疗服务能力,但仍然不能满足广大农村地区老百姓的健康教育需要,村医仍是健康教育的主力军,应该审视自身专业技术能力和健康教育能力,着力补短板,掌握有地区特点的常见病、多发病、传染病等的防治知识,提高健康教育水平。

2. 确认优先进行健康教育的问题 通过社区健康教育需求评估,常常会发现社区(农村)的需求是多方面的,此时就需要明确优先进行健康教育的问题。它应当是社区居民(村民)最迫切需要的,并且教育效果最为明显的问题。确认优先问题的基本原则:

(1)依据对社区居民(村民)健康威胁的严重程度选择:优先选择致残致死率高者进行健康教育;优先选择发病率高者进行健康教育;优先选择相关危险因素影响面大者进行健康教育;优先选择与疾病转归结局有密切联系的内容进行健康教育。

(2)依据危险因素的可干预性选择:优先选择明确的致病因素进行健康教育;优先选择可测量可定量评价的项目进行健康教育;优先选择可以预防控制、有明确健康效益的项目进行健康教育;优先选择社区居民(村民)能够接受、操作简便的项目进行健康教育。

(3)按照成本 - 效益估计选择:优先选择能用最低成本达到最大的效果的项目进行健康教育。

(4)分析主客观因素选择:优先选择居民最迫切希望了解而且外部客观环境较为理想的项目进行健康教育。

案例:某农村社区总人口数为1 524人,其中成年男性285人(主要为老年人和残疾人),成年女性421人(主要为育龄妇女和中老年女性),儿童青少年818人(主要为学龄前儿童和小学生);成年人中有小学以上文化程度的561人;60岁及以上人口498人;村民多以务农为主,主要经济来源为家属外出打工的收入。村里有铺装公路,有露天乒乓球台和简易篮球场,虽然设施陈旧,儿童的利用率较高。

附近邻村有个村卫生室,有2个村医(1位西医大专学历、1位中医中专学历),村卫生室专业设施少,可以为村民提供外伤包扎、接生、慢性病管理等基本医疗服务。对该村村民健康评估后,发现村民的健康知识水平不高,卫生和生活习惯不容乐观。肠道传染病、妇女孕产期疾病、恶性肿瘤、高血压、心脑血管病、糖尿病、精神疾病等成为威胁村民健康的主要疾病。该村的慢性病中高血压患病率为21%,糖尿病患病率为7%,脑卒中患病率为3%,白内障患病率为11%。目前村里高血压患者规范用药的有12人,糖尿病规范用药的有2人。

那么该村村民的主要健康问题有哪些?对该村村民进行健康教育的主要内容和方法是什么?

通过评估,该村村民的健康问题比较突出,急性传染病和慢性严重疾病并存,急需将村里的青少年、妇女、老年人、残疾人作为健康教育的重点工作人群,围绕该村不同人群面临的健康问题开展方便、可及、经济有效的健康教育。对学龄儿童和青少年主要普及健康生活方式、合理用眼、合理膳食、科学运动、肺结核预防、烟草危害、毒品危害、伤害防范、心理健康等核心知识。对妇女主要普及乳腺癌、宫颈癌、优生优育、出生缺陷防治知识。对老年人主要普及老年保健、常见病预防和慢性病治疗等知识。对残疾人主要突出残疾预防、康复知识普及。对全体村民主要普及健康素养基本知识与技能和医疗扶贫政策及相关疾病预防等知识。

3. 制订健康教育目标　任何一个健康教育计划都必须有明确的目标,这是计划实施和效果评价的依据,如果目标制订不当,将直接影响健康教育计划的执行效果。

(1)计划的总体目标:总体目标是计划希望达到的最终结果,是总体上的努力方向。如村民高血压管理的总体目标可以是"一半村民的健康素养水平达标"。这个目标一般较为宏观,需要长时间的努力才能达到,有时计划制订者本人并不能看到其实现,但正是因为总体目标的存在,可以使健康教育工作具有连续性和明确的方向。

(2)计划的具体目标:具体目标是为实现总体目标而设计的具体、量化的指标。其基本要求是具体、可测量、可完成、可信并有时间限制。一个良好的具体目标应当可以回答"对谁?将实现什么变化?在多长时间之内实现这种变化?在什么范围内实现这种变化?变化程度多大?如何测量这种变化?"这些问题,例如"通过一年的健康教育,每位村民每年都能至少主动测量一次血压"。

4. 制订和实施健康教育计划　当健康教育目标确定以后,就需要制订健康教育计划。其目的是准确阐明如何实施健康教育,即确定具体培训哪些内容、给予多少知识和技能及如何培训这些技能。健康教育计划的制订主要通过采用多种健康教育手段和方法来完成。

继续以前文某农村社区为例,制订如下健康教育计划:

(1)分门别类进行健康教育管理,把目标人群与教育内容分别归类,按照村里的青少年、妇女、老年人、残疾人等健康教育的重点人群特点,制订不同的健康教育计划,采取授课、村民同病小组活动、咨询指导、演示与回示等教育手段,来逐步推进教育内容。

(2)因地制宜,开展形式多样的农村健康教育。呼吁村委会及上级政府,进一步增加村卫生室的人力、物力、财力投入,完善农村公共卫生工作经费保障机制。在当地地方财政和科普经费中设立专项教育经费和科普工作计划,专门支持农村健康教育工作。

协调村委会支持,专门辟出、建立村健康教育知识宣传专栏,通过宣传横幅、展板、讲座、义诊、咨询等形式,向村民提供多种形式、内容多样丰富的卫生科普知识、重点人群的传染病基本预防知识,提高健康技能。同时利用村医巡诊、进村入户的机会,宣传传染病给村民生产生活带来的危害性,使村民初步了解饮食常识、生活常识、疾病常识等内容,破除迷信,改变不良习俗,倡导健康的生活方式,培养良好的个人卫生行为习惯,提高村民的健康知识知晓率与相关卫生知识知晓率,有效提高村民的健康知识水平和生活质量。

村医在开展人群健康教育时,可以依托乡镇和村党组织,利用乡镇党校和村党员活动室的资源,以村为单位,为村民传播健康知识。

做好重点村、户、人的健康教育工作。制订具体多长时间开展一场健康教育讲座的计划,例如每个月要在每个行政村举办1场健康教育讲座。

(3)在村中小学开设健康教育课:开展适合学生成长特点的健康知识培训,引导学生从小养成健康文明的生活习惯,并通过"小手拉大手"的形式向家长村民宣传健康知识,着力倡导健康的生活行为方式。加强健康核心知识宣传,围绕《健康素养66条》和《中国青少年健康教育核心信息及释义》开展健康教育和健康传播工作,用他们听得到、听得懂、听得进的方式普及健康知识。深入浅出地开展合理膳食、控制体重、适量运动、心理平衡、戒烟限酒、科学就医、合理用药、"三减三健"(减盐、减糖、减油;健康口腔、健康体重、健康骨骼)等健康生活方式和可干预危险因素的健康教育,引导学生知道什么是健康的生活方式,从而主动建立健康生活方式。针对学生的健康教育,忌讳"只说不做"的方式,因为儿童和青少年缺乏实际生活的想象力,所以,特别要重视卫生知识传播和知识"落地",要想方设法从教育和行为指导入手,如学习如何"正确刷牙""如何洗干净我们的手"等内容时,除了告诉学生"正确刷牙""如何洗干净我们的手"的卫生知识以外,村医还要与老师一起,为学生演示"正确刷牙""如何洗干净我们的手"的方法,直到每一个学生都学会正确的方法。

5. 健康教育评价

(1)过程评估:授课过程中与受众的目光、眼神、手势、表情的交流互动、课中提问、观察听众的注意力、对授课内容的反应等,都属于健康教育过程评价。过程评价可以帮助授课者及时调整授课内容、重复课程重点、反馈授课效果等。

(2)近期评价:根据设定的健康教育的计划进行评价,例如是否在计划的时间里完成了计划的内容?每一次健康教育课内容是否符合目标人群需要?可以简单地评价教育效果,重点在目标人群知识、态度、信念的变化上,如授课的重点知识目标人群掌握的情况怎么样?他们的生活方式有没有改变?学生学没学会教授给他们的健康技能?慢性病村民是否都坚持服药?

6. 群体化健康教育的注意事项

(1)群体化健康教育是利用小群体开展健康教育,是行为干预的一种有效途径。群体可以是社会生活中自然存在的,如家庭、居民小组、学生班集体等,也可以是为了某一特定目标把人们组织起来成为小的活动集体,如冠心病、糖尿病患者学习小组等。对于依靠个人努力难以实现的行为改变,如改变个人饮食习惯、戒烟、锻炼等,在有组织的集体中,在家人、同伴和朋友的帮助监督下,可以较容易实现。

(2)在群体化健康教育活动中,每次授课的题目不宜大、内容不宜过多。例如授课题目是"高血压的防治",这个题目就比较大,不妨把这个题目拆解为几次课的内容,如"血压是怎么形成的?""高血压的危险因素有哪些?""得了高血压怎么办?"等等,这样内容不会很多,受众也容易接受记住。

(3)在群体化健康教育过程中,要重质不重量。本来计划这节课讲三个知识点,但授课过程中发现受众的接受能力不够,那么不妨认真讲好一个知识点即可,保证受众能有学习收获。

三、个体化健康教育的实施步骤和技巧

个体化的健康教育就是一对一的健康教育活动,是一个看似简单实则十分复杂的过程。由于每个人的健康状况不同,需要的健康教育内容也不同,在乡镇卫生院、村卫生室的村医在提供门诊医疗、下乡访视的过程中,要随时随地,根据个体健康问题和个体特点,开展有针对性的个体化健康知识和健康技能的教育。

医护人员在开展健康教育的过程中,会对村民、患者进行个体化评估,包括患病情况、病情状况、有无并发症、就医就诊情况、服药依从性、心理状态、所患病症有关的危险因素和行为方式等,综合评估,再给予针对性的饮食、治疗、运动计划,因此个体化教育的每个环节上都会有许多因素能直接或间接地影响教育效果。其中,村医个人良好的健康教育技巧在很大程度上能提高个体化健康教育效果。

（一）交谈的技巧

村医在开展个体化健康教育的时候，不仅是把健康信息表达清楚，还要考虑怎么谈才能使村民产生兴趣，容易理解，因此村医要根据对方的各种反馈信息来调整自己的讲话内容和方式。

1. 说话技巧　掌握说话技巧，就是使用对方能理解的言语和能接受的方式，提供适合个人需要的信息。"一对一交谈"是健康传播过程中最常用的一种口头传播方式。

（1）语言通俗易懂：可以使用当地语言，把专业用语用简单句和通用词语解释说明，避免使用村民不易理解的专业术语。根据谈话村民的身份、文化水平等，选择适当的语言，必要时使用村民习惯用语，讲话时发音清晰，语速适中，也可以使用案例解释说明。

（2）适当重复重要的和对方没有理解的概念：在交谈过程中，对于比较重要的或村民比较陌生而难以理解的概念应重复说几遍，一边说一边让村民重复反馈，以加强理解和记忆。

（3）谈话的内容明确，重点突出：一次谈话围绕一个中心问题，涉及的内容不宜过多、过广。

（4）注意观察对方，及时反馈效果。个体化健康教育的本质是教与学双方互相间的呼应、理解。交谈过程中对方不自觉的表情、动作、眼神等都能表达其接受程度，在谈话的过程中可以稍做停顿，给对方提问和思考的机会，随时停下来询问对方是否听懂了，是否有问题，是否有需要重复的地方。

（5）使用辅助材料：必要时可应用写字、图画、模型、网络检索到的慕课、微课等辅助谈话，以达到更好的沟通效果。

2. 倾听技巧　倾听是村医通过有意识地听而理解对方诉求的过程。有效地倾听是个体化健康教育的基本技能之一，听对方的词句，注意其说话的音调、流畅程度、选择用词等，借以洞察说话人的真正含义和感情，是对接收到的信息所做的积极能动的心理反应。

达到有效的倾听，应注意以下几点：

（1）主动参与，给予积极响应：采取稳重的姿势，与对方保持同一高度，双目注视对方，在听的过程中，用各种对方能理解的动作与表情，如微笑、皱眉、迷惑不解、点头，说"哦""嗯"或重复对方所说的关键词等，表示自己的理解和感情，给对方提供准确的反馈信息以利其及时调整。例如，村医骑着自行车下乡访视的路上，遇到村民想咨询一些健康问题，村医应该把自行车停好、架好，找到一个相对僻静的地方或站或坐交谈，不是骑跨在自行车上交谈，这样给人的印象是随时要走，村民无法细说详情，村医也无法听到真实的意思。

（2）集中精力，排除各种干扰：与村民交谈时要排除有碍于倾听的干扰因素，客观干扰如噪声、有人来访等，主观干扰如分心、急于表态等心理因素。对外界的客观干扰要听而不闻，即使偶尔被打断，应尽快将注意力集中；有意识地克服和排除自身的主观干扰。例如，村医在与村民交谈的过程中，要把手机关闭静音，同时选择相对僻静人流少的角落交谈，避免人来人往的地方或者要反复和路过的其他人打招呼，影响交流。

（3）注意观察，体察言外之意：充分听取村民的谈话，捕捉每一个有关的信息，不轻易打断对方的话、作出判断和表达自己的观点。有时村民描述病情的时候会不准确或者词不达意的，可以给予恰当的引导。

3. 提问技巧　提问的目的在于开启话题，获取信息，便于进一步沟通。提问的方式有时比提问的内容还要重要。如，用平和的语气，不把提问变质问；问话有间隔，给对方一些思考时间，避免一个紧接一个地提问给对方造成紧张和心理压力等。不同的提问，可能产生不同的谈话效果。

（1）封闭式提问：往往提问是简短而准确的，要求回答"是"或"不是""有"或"没有"，以及名称、数量等，通常是为了证实情况。例如，问："您喝白酒吗？""您今年体检了吗？"，回答是简单的肯定、否定即可，适用于收集简明的事实性资料。

（2）开放式提问：这类问题比较笼统，在于让对方根据自己的理解、思考、判断表达出感觉、认识、想法等，可以获得较多的信息，例如，问："用药后您有哪些不舒服的地方呢？""您的降压药是怎么吃的？"，开放式问题有利于诱导对方说出真实、客观的事实。

（3）探索式提问：为进一步了解对方存在某种认识、信念、行为现象的缘由而提问以获得更深层次的信息，也就是再问一个"为什么呢"。在提此类问题时要注意使用缓和的语气，以免产生质问之嫌。

（4）诱导式提问：在提示对方注意某事时，可以用诱导式提问如"您该量血压了吧？"，更容易使人回答"是啊"。在以收集信息为首要目的的活动中，如了解病情、用药咨询中，应避免使用此类问题，以保证信息的可靠性。

（5）复合式提问：指在所提的问题中包括了两个和两个以上的问题。应避免使用复合式问题，如"您经常抽烟、喝酒吗？"。烟和酒是两种东西，是否经常又是个问题，此类问题使回答者感到困惑，不知如何回答，且易顾此失彼。

4.反馈技巧　反馈是指村民对村医解释的问题接受理解的过程。恰当的反馈可以使谈话得以深入。在健康传播过程中，教育者及时取得反馈，及时了解受教育者的知识、态度及行为状况；同时，适当地给予反馈，可使受教育者获得必要的激励和指导。常见的反馈方法如下：

（1）积极性反馈：又称肯定性反馈。村医在与村民进行有关用药咨询、技能讲授等教育活动中，村民会说出类似"是啊""好的"等话，或村医对村民微笑、点头、伸出大拇指"点赞"等形式，都属于积极性反馈，表示肯定，这样会使村民感到高兴、受到鼓舞而易于接受。

（2）消极性反馈：又称否定性反馈。应注意两个原则：首先，肯定对方值得肯定的一面，力求心理上的接近；二是用建议的方式指出问题，态度和缓、口气婉转。如"如果换了我，我也会这样的，但……"或摇头、摆手表示反对等。消极性反馈的意义在于使村民保持心理上的平衡，易于接受村医的批评意见和建议，从而改变自己的观点。

（3）模糊性反馈：对谈话对方的言行没有表示出明确的态度和立场。如"是吗？""真的呀？""哦"，适用于无法表态的敏感问题。

（4）鞭策性反馈：有些时候村医需要用鞭策性反馈来激励村民树立更高层次的目标，以促进其知、信、行达到更完善、更健康的境界。

5.非语言传播技巧　非语言传播指以动作、体态等非语言形式传递信息的过程，它融会在说话、倾听、提问、反馈中。人的表情、眼神、动作、穿着等蕴含着丰富而真实的信息内涵，人际交流中的大部分信息通过非语言形式传播。

（1）身体动作：通过无声的动作来传情达意，如目光、面部表情、手势、触摸等。人的喜怒哀乐都可以通过眼神表达出来。控制目光能表现一定的内容，在不同的环境中还可以采用环顾、虚视等形式。

（2）静态体姿：村医的站立坐姿势、体态、仪表穿着等属于静态体语，它能传递出丰富的信息。着装整洁，举止稳重是村医最基本的职业要求。

（3）类语言：类语言是指村医说话时的语音、语速、语调、说话节奏、甚至无意义的口头语等，都可有效引起村民注意、理解和关注。

（4）环境铺设：村医与村民谈话时的时间、周边环境等也可以传递信息。如两个人都蹲在树下说话、一同站在村口或者村民端着饭碗在吃饭、村医推着自行车在旁边说话，都较易建立融洽的交流关系。

（二）知识传递的技巧

1. 讲授　讲授是指村医通过循序渐进的叙述、描绘、解释等向村民传递信息、知识，阐明概念，帮助村民理解和认识健康问题，树立健康的态度和信念。

讲授的主要技巧是讲述和讲解。

讲述是教育者用口述的方法，将教学内容传达给学习者。讲述的基本要求是重点突出，注意启发鼓励村民参与、提出问题，引导村民分析和思考问题。

讲解是对要领、原理、现象等进行的解释，在讲解时应尽量使用通俗易懂的语言。

讲述与讲解各有侧重，在实践中常结合使用。

2. 阅读指导　知识的获得，只有村医的讲授是远远不够的。要领会、消化、巩固和扩大知识还必须靠自己去阅读。这就要求村医掌握阅读指导技能，提高村民的自学能力，如对于高血压患者指导阅读心血管疾病合理用药的书籍。

3. 演示与回示　演示是村医通过实物、直观教具向村民展示某一过程的具体做法，以帮助其获得技能。回示即村民通过重复演示，来反映村民是否掌握技能，如胰岛素自行注射、自测血糖、母乳喂养、助行器具使用等。

4. 健康咨询和指导　咨询就是村医回答村民提出的问题，帮助村民分析、明确他们的问题和提供正确的信息、作出正确的决定。健康咨询则是围绕健康问题展开的咨询。作为健康教育的形式之一，医护人员进行的健康咨询常常是一对一、面对面的咨询，此时不但要有丰富的医学护理知识，还要能够正确运用人际交流技巧。

咨询，是与咨询对象建立良好关系的开始，村医要态度真诚，让村民产生亲切和信任的感觉，这样才会将自己的真实问题告诉村医。需要注意的是，不要将个人情绪带进咨询过程中，在整个咨询过程中都应该保持积极、宽容的心态，这样才能使健康咨询顺利进行。

咨询先从一般性问题问起，逐渐深入到问题的本质。此时宜多使用开放性问题。如"这几天感觉怎么样？"然后认真倾听，不随便打断对方的讲话。当村民提出问题后，村医应当以正面、积极的反应为主，尽量不要简单评价对与错。例如，一名新确诊为糖尿病的老人对村医倾诉："自打血脂超标以后，我就什么荤腥儿都不敢吃了。以前我一天可以吃一碗红烧肉，现在一个礼拜也不敢吃一块儿，这不，瘦了好多，衣服都肥了！"此时村医适宜的反应可以是："是呀，从一天一碗肉一下子减到一礼拜不沾荤腥儿，这样谁都难以适应呀。其实，血脂超标也可以吃肉呀，您如果有时间的话，我就给您说说怎么才能吃得好身体又健康，好不好？"在这段对话中，村医首先理解了村民的感受，让他感觉到自己被接纳，之后又提出建议，进而引导村民学习平衡膳食的知识。反过来，如果村医说："谁让您不吃一点儿荤腥儿的？血脂超标也不是不能吃肉呀？来，我给您说说怎么吃。"与上一种方式相比，这样的表达会让村民感到自己的行为受到了否定，这种情况下，即便村医再仔细地给村民讲解，也不容易引起对方的共鸣。

需要特别注意的是，村医在给村民做健康咨询的时候，是帮助村民作出选择，而不是强迫和劝告。村医作为医疗专业人士，常常会下意识地认为自己的建议是正确的，而忽略了对方才是真正最了解自己生活的人。在社区健康教育与健康咨询中，改变生活方式的建议占了很大的比重，一个人如果不是由衷、自发地想作出改变，那么即便是暂时发生了改变，也是很难真正持久地改变生活习惯的。因而，村医此时要做的是，客观地从各个方面为对方分析利弊，最终让对方自己作出决定。当然村医此时可以有一定的倾向性。例如，一名村民患有糖尿病，对是否有必要每月监测血糖有疑问，村医可以向其介绍监测血糖的重要性，同时询问是什么原因使他觉得不需要每月监测，然后针对这些原因提出解决的方法。

当村医发现村民的主要问题是"有理论不会落实"时，应及时教导村民运用知识并且要符合实际情况。例如，有位村民跟村医说，血糖总是不达标，是不是该换药了？村医仔细询问村民的日常生活情况，村民自述每餐都爱吃面条，自述"食量不大"，村医跟着村民到家里，实地考察了村民做饭、饮食的全过程，提出适合村民的建议。经过一段时间观察，村民反映村医的建议很好，按照村医的建议饮食，餐后没有不适，而且监测血糖的结果也都在理想范围里了。可见，只有"接地气"又简便易行的方法才最容易被对方接受。

（丁　兰）

第十节　严重精神障碍患者管理服务规范

随着现代精神医学的发展，精神医学所涵盖的医疗及服务，已经从传统的封闭式管理转变为开放或半开放式管理。同时，由于精神药物不断研发创新及对精神疾病康复和预防的重视，社区严重精神障碍管理日益完善，精神疾病患者的预后已大为改观。严重精神障碍的管理已成为社区卫生服务的一项基础性工作。

案例：高女士，57岁，退休人员，退休前为某机关单位门诊部的超声医生。已婚，有一子，现年32岁，儿子已婚别居，目前高女士与丈夫共同生活。高女士53岁时，要求提前2年退休，理由是即将受到迫害，必须离开工作岗位，态度坚决，如愿提前退休。退休后她经常来家附近的社区卫生服务站就诊，她多次跟社区医护人员描述外出买菜被跟踪、家里电话被窃听，她外出看见街上有两个人在说话，就说能听到他们的话语内容是指责她，甚至觉得邻居遥控太阳光照射她家里要谋害她，每次外出她都把自己包裹得严严实实的，炎热的夏季也不例外。她说她现在唯一信任的人，就是社区的医护人员了。高女士的种种言行引起社区医护人员的注意，初步判断她患了精神障碍性疾病。如果这样的严重精神障碍患者在社区，全科医生应该如何进行相关的健康管理服务呢？

一、严重精神障碍患者管理服务对象

辖区内常住居民中诊断明确、在家居住的严重精神障碍患者。

主要包括精神分裂症、分裂情感性障碍、偏执性精神病、双相情感障碍、癫痫所致精神障碍、精神发育迟滞伴精神障碍。

目前在社区，严重精神障碍患者健康管理服务的对象主要就是上述六种诊断的精神疾病患者。高女士后经专业医疗机构诊断为"精神分裂症"，属于社区严重精神障碍患者健康管理服务对象。那么，如何对其进行良好而有效的健康管理呢？严重精神障碍患者健康管理服务内容到底有哪些呢？

二、严重精神障碍患者管理服务内容

（一）严重精神障碍患者信息管理

在将严重精神障碍患者纳入管理时，疾病诊疗相关信息需由家属提供或直接转自原承担治疗任务的专业医疗卫生机构，同时为患者进行一次全面评估，为其建立居民健康档案，并按

照要求填写严重精神障碍患者个人信息补充表。

社区严重精神障碍患者信息主要来源于公安部门的记录及居委会、村委会、各级精神专科医院的患者出院报告等线索调查。患者家属、公安部门、居委会(或村委会)人员发现患者后及时报告所在各区(县)精神卫生中心和社区卫生服务中心、乡镇卫生院。

(二)建立严重精神障碍患者健康档案

为患者进行全面评估后,为其建立居民健康档案,并按照要求填写严重精神障碍患者个人信息补充表(表7-10-1、表7-10-2)。

表7-10-1 严重精神障碍患者个人信息补充表

姓名:　　　　　　　　　　　　　　　　　　　　编号□□□－□□□□□

监护人姓名		与患者关系	
监护人住址		监护人电话	
辖区村(居)委会联系人、电话			
户别	1城镇　2农村		□
就业情况	1在岗工人　2在岗管理者　3农民　4下岗或无业　5在校学生 6退休　7专业技术人员　8其他　9不详		□
知情同意	1同意参加管理 0不同意参加管理 签字:＿＿＿＿＿＿＿＿ 签字时间＿＿＿＿年＿＿＿月＿＿＿日		□
初次发病时间	＿＿＿＿年＿＿＿月＿＿＿日		
既往主要症状	1幻觉　2交流困难　3猜疑　4喜怒无常　5行为怪异　6兴奋话多　7伤人毁物 8悲观厌世　9无故外走　10自语自笑　11孤僻懒散　12其他＿＿＿＿＿＿ □/□/□/□/□/□/□/□		
既往关锁情况	1无关锁　2关锁　3关锁已解除		□
既往治疗情况	门诊：1未治　2间断门诊治疗　3连续门诊治疗 首次抗精神病药治疗时间＿＿＿＿年＿＿＿月＿＿＿日		□
	住院：曾住精神专科医院/综合医院精神专科＿＿＿＿次		
目前诊断情况	诊断＿＿＿＿＿＿＿＿＿确诊医院＿＿＿＿＿＿＿＿＿确诊日期＿＿＿＿＿＿＿＿		
最近一次治疗效果	1临床痊愈　2好转　3无变化　4加重		□
危险行为	1轻度滋事＿＿＿次　2肇事＿＿＿＿＿次 3肇祸＿＿＿＿＿次　4其他危害行为＿＿＿次 5自伤＿＿＿＿＿次　6自杀未遂＿＿＿＿＿次 7无	□/□/□/□/□/□/□	
经济状况	1贫困,在当地贫困标准以下　2非贫困		□
专科医生的意见 (如果有请记录)			
填表日期	年　　月　　日	医生签字	

表 7-10-2 严重精神障碍患者随访服务记录表

姓名： 编号□□□-□□□□□

随访日期	_____年_____月_____日	
本次随访形式	1 门诊　2 家庭访视　3 电话	□
若失访,原因	1 外出打工　2 迁居他处　3 走失　4 连续 3 次未到访　5 其他	□
如死亡,日期和原因	死亡日期　_____年_____月_____日	
	死亡原因　1 躯体疾病 ①传染病和寄生虫病　②肿瘤　③心脏病　④脑血管病 ⑤呼吸系统疾病　⑥消化系统疾病　⑦其他疾病　⑧不详	□
	2 自杀　3 他杀　4 意外　5 精神疾病相关并发症　6 其他	□
危险性评估	0(0 级)1(1 级)2(2 级)3(3 级)4(4 级)5(5 级)	□
目前症状	1 幻觉　2 交流困难　3 猜疑　4 喜怒无常　5 行为怪异　6 兴奋话多　7 伤人毁物 8 悲观厌世　9 无故外走　10 自语自笑　11 孤僻懒散　12 其他_____ □/□/□/□/□/□/□/□/□/□/□/□	
自知力	1 自知力完全　2 自知力不全　3 自知力缺失	□
睡眠情况	1 良好　2 一般　3 较差	□
饮食情况	1 良好　2 一般　3 较差	□
社会功能情况	个人生活料理　1 良好　2 一般　3 较差	□
	家务劳动　1 良好　2 一般　3 较差	□
	生产劳动及工作　1 良好　2 一般　3 较差　9 此项不适用	□
	学习能力　1 良好　2 一般　3 较差	□
	社会人际交往　1 良好　2 一般　3 较差	□
危险行为	1 轻度滋事_____次　2 肇事_____次　3 肇祸_____次 4 其他危害行为____次　5 自伤_____次　6 自杀未遂____次　7 无　□	
两次随访期间关锁情况	1 无关锁　2 关锁　3 关锁已解除	□
两次随访期间住院情况	0 未住院　1 目前正在住院　2 曾住院,现未住院 末次出院时间_____年____月____日	□
实验室检查	1 无　2 有_____	□
用药依从性	1 按医嘱规律用药　2 间断用药　3 不用药　4 医嘱无须用药	□
药品不良反应	1 无　2 有_____9 此项不适用	□
治疗效果	1 痊愈　2 好转　3 无变化　4 加重　9 此项不适用	□
是否转诊	1 否　2 是 转诊原因：_____ 转诊至机构及科室：_____	□

用药情况	药物 1：	用法：每日(月)　次	每次剂量　mg
	药物 2：	用法：每日(月)　次	每次剂量　mg
	药物 3：	用法：每日(月)　次	每次剂量　mg
用药指导	药物 1：	用法：每日(月)　次	每次剂量　mg
	药物 2：	用法：每日(月)　次	每次剂量　mg
	药物 3：	用法：每日(月)　次	每次剂量　mg

康复措施	1 生活劳动能力　2 职业训练　3 学习能力　4 社会交往　5 其他_____ □/□/□/□/	
本次随访分类	1 不稳定　2 基本稳定　3 稳定	□
下次随访日期	_____年____月____日	随访医生签名	

（三）严重精神障碍患者随访评估

1. 随访 对应管理的严重精神障碍患者每年至少随访4次,每次随访应对患者进行危险性评估;检查患者的精神状况,包括感觉、知觉、思维、情感和意志行为、自知力等;询问和评估患者的躯体疾病、社会功能情况、用药情况及各项实验室检查结果等。其中,危险性评估分为6级。

0级:无符合以下1~5级中的任何行为。

1级:口头威胁,喊叫,但没有打砸行为。

2级:打砸行为,局限在家里,针对财物,能被劝说制止。

3级:明显打砸行为,不分场合,针对财物,不能接受劝说而停止。

4级:持续的打砸行为,不分场合,针对财物或人,不能接受劝说而停止(包括自伤、自杀)。

5级:持械针对人的任何暴力行为或者纵火、爆炸等行为,无论在家里还是公共场合。

纳入健康管理的患者,根据病情评估进行分类随访,每年至少随访4次。随访的主要目的是提供精神卫生、用药和家庭护理等方面的信息,督导患者服药,防止复发,及时发现疾病复发或加重的征兆,给予相应处置或转诊,并进行紧急处理。

2. 严重精神障碍患者日常危险因素评估

(1)既往有攻击、冲动行为或犯罪史;有严重自伤、自杀行为史;有药物、酒精滥用史。

(2)目前有明显的与被害有关的幻觉、妄想、猜疑、激越、兴奋等精神病性症状;有攻击性、威胁性语言或行为;有明显的社会心理刺激;有药物、酒精滥用史。

(3)缺乏较好的社会支持系统。

(4)具有冲动、判断力差、不成熟、情绪不稳、自控力差等性格特征或反社会型、冲动型人格障碍。

(5)早年不良家庭环境,遭受父母虐待。

3. 分类干预 对患者原有的病情进行评估,检查患者的精神状况,包括感觉、知觉、思维、情感和意志行为、自知力等;询问患者的躯体疾病、社会功能、服药情况及各项实验室检查结果等;并根据患者的危险性评估分级、社会功能状况、精神症状评估、自知力判断及患者是否存在药品不良反应或躯体疾病情况,对患者进行以下随访。

(1)病情不稳定者的随访:若危险性为3~5级或精神病症状明显、自知力缺乏、有急性药物不良反应或严重躯体疾病的患者,建议对症处理后立即转诊到上级医院。必要时报告当地公安部门,协助送上级医院治疗。对于未住院的患者,在精神专科医师、居委会人员、民警的共同协助下,2周内随访。

(2)病情基本稳定者的随访:若危险性为1~2级或精神症状、自知力、社会功能状况至少有一方面较差,首先应判断是病情波动或药物疗效不佳,还是伴有药物不良反应或躯体症状恶化。分别采取在规定剂量范围内调整现用药物剂量和查找原因,必要时与患者原主管医生取得联系,或在精神专科医师指导下治疗,经初步处理后观察2周,若情况趋于稳定,可维持目前治疗方案,3个月时随访;若初步处理无效,则建议转诊到上级医院,2周内随访转诊结果。

(3)病情稳定者的随访:若危险性为0级,且精神症状基本消失,自知力基本恢复,社会功能处于一般或良好,无严重药物不良反应,躯体疾病稳定,无其他异常,继续执行上级医院制订的治疗方案,3个月随访。

(4)每次随访根据患者病情的控制情况,对患者及其家属进行有针对性的健康教育和生活技能训练等方面的康复指导,对家属提供心理支持和帮助。建议有条件的地区增加对患者的服务次数。

三、严重精神障碍患者服务流程（图7-10-1）

以精神专科医院和综合医院精神科住院及门诊患者、社区人群中排查登记的患者为重点人群,符合6种严重精神障碍诊断 [精神分裂症、双向情感障碍、偏执性精神病（持久妄想性障碍）、分裂情感性障碍、癫痫所致精神障碍、精神发育迟滞伴发精神障碍] 的,有肇事肇祸倾向的患者,录入全国网络系统。

1. 患者家属、公安部门、居委会（或村委会）人员发现患者后及时报告所在各区县精神卫生中心和社区卫生服务中心、乡镇卫生院。

2. 各区（县）精神卫生中心进行复核诊断和风险评估后上报各区（县）疾病预防控制中心（CDC）相关精神卫生部门。

3. 区（县）疾病预防控制中心（CDC）相关精神卫生部门进行复核诊断和风险评估后报相关社区卫生服务中心或乡镇卫生院予以核实、上网登记（包括为辖区内新发现的严重精神障碍患者建立健康档案）。相关部门间加强联系,对有肇事肇祸行为、危险性行为（危险评估为3~5级）、急性药物不良反应的患者重点随访。

4. 有危险性行为或急性药物不良反应的患者,建议应急处置后送院治疗。对于未住院的患者,在精神专科医师、居委会人员、民警的共同协助下,予社区随访,并及时将随访信息上传至全国网络系统。

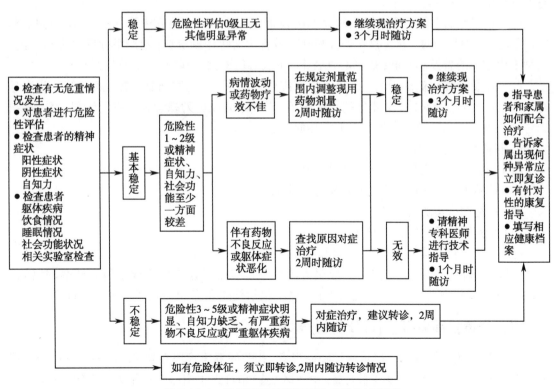

图7-10-1 社区严重精神障碍患者服务流程图

四、严重精神障碍患者的社区康复

社区康复是以社区为基础,启用和开发社区资源,将严重精神障碍患者及其家庭和社区视为一个整体,对严重精神障碍患者的康复和预防所采取的一切措施。

1. 社区康复相关措施

(1)生活行为技能的训练:由居委会及全科医生指导,家属或监护人辅助患者进行日常生活技能训练,如打扫卫生、做饭、购物等。

(2)学习行为技能训练:定期到精神患者社区康复中心(在政府的扶持下由当地街道、乡镇负责组建)参加相应课程,学会交流和沟通技巧等。

(3)就业行为技能训练:针对长期病情平稳的患者,由居委会及街道负责进行相关职业培训,争取参加工作。

2. 非药物治疗方法

(1)心理治疗:个别、集体、行为、认知、精神分析、催眠、咨询等。

(2)工娱治疗:阅读和影视治疗、体育活动、作业训练、工艺制作训练等。

(3)物理治疗:激光治疗、音乐治疗等。

(4)职业训练:评估、适应性、职业技能、庇护性就业、过渡性就业、工作安置、社会技能训练等。

3. 健康教育　由于客观条件的限制和社会不良旧习的形成,很多有严重精神障碍患者的家庭不愿意照料患者,长期滞留在医院或其他机构。随着时间的推移,这些患者长期脱离家庭与社会,导致人格衰退,出现残疾。因此,对于此类患者的健康教育不仅涉及患者本人,还有家庭成员、社区管理人员等。

(1)设置健康教育专区:健康教育专区设置在健康教育室、精神卫生科、预防保健等科室,发放健康教育折页、健康教育处方和健康教育手册等印刷资料;定期举行健康讲座,加强精神卫生知识的普及和宣教;提供心理咨询;采取心理干预措施,提供心理宣泄途径。

(2)开展个性化健康教育:全科医生在提供门诊医疗、家庭访视、电话随访等卫生服务时,要对患者开展针对性、个体化的医疗服务,指导家庭成员为患者制订生活计划,努力解决患者的心理健康问题和日常生活中的实际问题。

4. 目前社区康复形式

(1)基层精神卫生科或社区心理咨询中心。

(2)精神患者社区康复中心与职业康复中心。

(3)家庭病床与随访服务。

(4)家庭看护及社区自助社团。

(5)家庭教育及其他心理社会干预。

社区严重精神障碍患者健康管理服务流程不仅包括了建立患者健康信息档案、病情评估、分类随访、药物维持治疗等,还有社区康复,包括技能训练、心理治疗、健康教育等。

五、严重精神障碍患者管理服务要求

1. 人员配置　针对社区严重精神障碍患者,相关的健康管理必须要求配备接受过严重精神障碍管理相关培训的专(兼)职人员,由各区(县)精神卫生中心进行相关技术的培训,开展相关健康管理工作。

2. 信息沟通　基层医疗卫生机构要加强与相关部门的信息沟通，及时发现新发病例及有肇事肇祸、冲动行为的患者，第一时间进行有效管理。针对各自管辖范围内的随访患者要及时更新相关信息，做好随访记录。

3. 社区随访　社区随访包括预约患者到门诊就诊、电话追踪和家庭访视等方式，内容包括患者具体信息、住院治疗、服用药物剂量、有无副作用、相关精神检查等。随访目的是提供精神卫生、用药和家庭护理等方面的信息，督导患者服药，防止复发，及时发现疾病复发或加重的征兆，给予相应处置或转诊。

4. 定期体检　在患者病情许可的情况下，征得监护人和 / 或患者本人同意后，每年进行1次健康检查，可与随访相结合。内容包括体格检查、血压、体重、血常规（含白细胞分类）、转氨酶、血糖、心电图。

5. 康复训练

（1）预防精神残疾的发生：早期发现患者，给予及时充分治疗，结合全面康复措施，达到最好的治疗效果，使多数患者治愈和缓解，巩固治疗防止复发并防止精神残疾的发生。

（2）尽可能减轻精神残疾程度：对难以治愈的患者，要尽可能防止其发生人格衰退。对已出现精神残疾者，也应逐步提高其生活自理能力，减轻精神残疾的程度。

（3）加强宣传，鼓励和帮助患者进行社会功能康复训练，指导患者参与社会活动，接受职业训练。

六、严重精神障碍患者管理工作指标

严重精神障碍患者规范管理率 = 年内辖区内按照规范要求进行管理的严重精神障碍患者人数 / 年内辖区内登记在册的确诊严重精神障碍患者人数 ×100%。

（丁　兰）

第十一节　肺结核患者健康管理服务规范

一、概述

1. 定义　肺结核是发生在肺组织、气管、支气管和胸膜的结核。包含肺实质的结核、气管支气管结核和结核性胸膜炎，占各器官结核病总数的80%～90%。

2. 传播途径　肺结核是一种经呼吸道传播的慢性传染性疾病，主要由结核病患者咳嗽、打喷嚏或大声说话时喷出的含有结核菌的微粒排到空气中进行飞沫传播。

3. 分类　按照2018年5月1日实施的《中华人民共和国卫生行业标准》，结核病分为以下5类：①原发性肺结核；②血行播散性肺结核；③继发性肺结核；④气管支气管结核；⑤结核性胸膜炎。

4. 临床表现　如出现咳嗽、咳痰2周以上或伴有咯血、痰中带血，或出现低热、乏力、盗汗、食欲减退、体重减轻等为肺结核的可疑症状。多数起病缓慢，部分患者早期可无明显症状，有少部分患者即使肺内已形成空洞也无自觉症状，仅靠胸部影像学检查时发现。

5. 诊断　肺结核的诊断是以细菌学实验室检查为主，结合胸部影像学、流行病学和临床表现等进行综合分析后得出。最有效的方法是痰细菌学的检查，在痰涂片中找到结核分枝杆

菌,即为结核患者,具有传染性。其次可通过胸部 X 线检查和其他的一些辅助诊断方法诊断,如结核菌素(PPD)皮肤试验、血清结核抗体检测等。

二、服务内容及服务流程

(一)服务对象
辖区内确诊的常住肺结核患者。

(二)服务内容
1. 筛查及推介转诊 对辖区内前来就诊的居民或患者,如发现有慢性咳嗽、咳痰≥2 周,咯血、血痰,或发热、盗汗、胸痛或不明原因消瘦等肺结核可疑症状者,在鉴别诊断的基础上,填写"双向转诊单"。推荐其到结核病定点医疗机构进行结核病检查。1 周内进行电话随访,了解是否前去就诊,督促其及时就医。

2. 第一次入户随访 乡镇卫生院、村卫生室、社区卫生服务中心(站)接到上级专业机构管理肺结核患者的通知单后,要在 72 小时内访视患者,具体内容如下:

(1)确定督导人员,督导人员优先为医务人员,也可为患者家属。若选择家属,则必须对家属进行培训。同时与患者确定服药地点和服药时间。按照化疗方案,告知督导人员患者的"肺结核患者治疗记录卡"或"耐多药肺结核患者服药卡"的填写方法、取药的时间和地点,提醒患者按时取药和复诊。

(2)对患者的居住环境进行评估,告诉患者及家属做好防护工作,防止传染。

(3)对患者及家属进行结核病防治知识宣传教育。

(4)告诉患者出现病情加重、严重不良反应、并发症等异常情况时,要及时就诊。

若 72 小时内 2 次访视均未见到患者,则将访视结果向上级专业机构报告。

3. 督导服药和随访管理

(1)督导服药

1)医务人员督导:患者服药日,医务人员对患者进行直接面视下督导服药。

2)家庭成员督导:患者每次服药要在家属的面视下进行。

(2)随访评估:对于由医务人员督导的患者,医务人员至少每月记录 1 次对患者的随访评估结果;对于由家庭成员督导的患者,基层医疗卫生机构要在患者的强化期或注射期内每 10 日随访 1 次,巩固期或非注射期内每 1 个月随访 1 次。

1)评估是否存在危急情况,如有则紧急转诊,2 周内主动随访转诊情况。

2)对无须紧急转诊的,了解患者服药情况(包括服药是否规律,是否有不良反应),询问上次随访至此次随访期间的症状。询问其他疾病状况、用药史和生活方式。

(3)分类干预

1)对于能够按时服药,无不良反应的患者,则继续督导服药,并预约下一次随访时间。

2)患者未按定点医疗机构的医嘱服药,要查明原因。若是不良反应引起的,则转诊;若为其他原因,则要对患者强化健康教育。若患者漏服药次数超过 1 周及以上,要及时向上级专业机构进行报告。

3)对出现药物不良反应、并发症或合并症的患者,要立即转诊,2 周内随访。

4)提醒并督促患者按时到定点医疗机构进行复诊。

4. 结案评估 当患者停止抗结核治疗后,要对其进行结案评估,包括记录患者停止治疗的时间及原因;对其全程服药管理情况进行评估;收集和上报患者的"肺结核患者治疗记录卡"或"耐多药肺结核患者服药卡"。同时将患者转诊至结核病定点医疗机构进行治疗转归评估，2周内进行电话随访，了解是否前去就诊及确诊结果。

（三）服务流程（图7-11-1～图7-11-3）

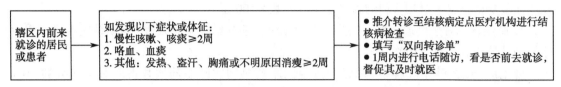

图7-11-1　肺结核患者筛查与推介转诊流程图

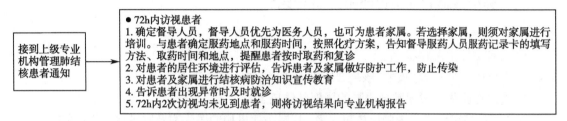

图7-11-2　肺结核患者第一次入户随访流程图

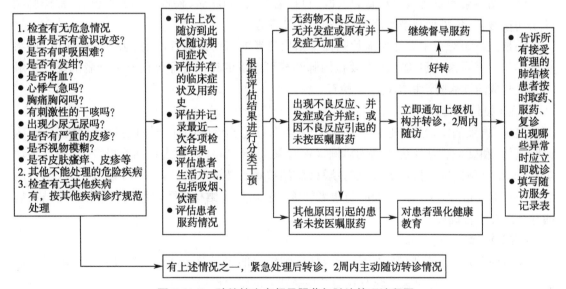

图7-11-3　肺结核患者督导服药与随访管理流程图

（四）服务要求

1. 在农村地区，主要由村医开展肺结核患者的健康管理服务。

2. 肺结核患者健康管理医务人员需接受上级专业机构的培训和技术指导。

3. 患者服药后，督导人员按上级专业机构的要求，在患者服完药后在"肺结核患者治疗记录卡"/"耐多药肺结核患者服药卡"中记录服药情况。患者完成疗程后，要将"肺结核患者治疗记录卡"/"耐多药肺结核患者服药卡"交上级专业机构留存。

4. 提供服务后及时将相关信息记入"肺结核患者随访服务记录表"，每月记录1次，存入患者的健康档案，并将该信息与上级专业机构共享。

5. 管理期间如发现患者从本辖区居住地迁出，要及时向上级专业机构报告。

（五）工作指标

1. 肺结核患者管理率＝已管理的肺结核患者人数／辖区同期内经上级定点医疗机构确诊并通知基层医疗卫生机构管理的肺结核患者人数×100%。

2. 肺结核患者规则服药率＝按照要求规则服药的肺结核患者人数／同期辖区内已完成治疗的肺结核患者人数×100%。

规则服药：在整个疗程中，患者在规定的服药时间实际服药次数占应服药次数的90%以上。

三、肺结核患者健康管理相关知识要点

（一）诊断步骤

1. 具有结核中毒症状（低热、乏力、盗汗、食欲减退、体重减轻等）。

2. 伴呼吸道症状者（咳嗽、咳痰2周以上或伴咯血、痰中带血）。

3. 通过健康体检发现肺部阴影的疑似肺结核者。

以上三种情况应考虑为肺结核可疑者，基层医疗机构的医生需及时转诊，明确诊断。

（二）结核病高危人群及筛查

结核病感染和发病风险较高的人群，包括老年人、糖尿病、慢性肾功能不全者、涂阳肺结核密切接触者、免疫抑制剂治疗人群、HIV感染者等。

结核病筛查对象主要是痰涂片阳性肺结核患者的密切接触者，包括患者家庭成员、同事和同学等。基层医疗机构的医生要按照肺结核可疑者的诊断程序督促有症状者的密切接触者到医院或结核病防治机构进一步检查。

（三）疫情报告

根据《传染病防治法》规定，凡在各级各类医疗机构诊断的肺结核（包括确诊病例、临床诊断病例）和疑似肺结核患者均为病例报告对象，应于24小时内进行网络报告；完整详细地填写"肺结核病例登记报告卡"，同时填写"肺结核患者转诊单"，一式三联，患者一联，其余两联交防疫部门进行登记报告，及时将患者转诊至县级以上结核病防治所或有条件诊治结核病的综合医院进行确诊。

（四）转诊

在基层医疗卫生机构中初步诊断或怀疑肺结核的患者及抗结核治疗过程中出现以下情况，需转诊至结核病定点医院或有收治结核病能力的综合医院。

1. 临床疑似肺结核者。

2. 直接涂片抗酸杆菌镜检阳性者。

3. 肺结核治疗过程中出现明显不良反应和脏器功能受损者。

4. 抗肺结核治疗效果不佳者。

5. 出现较严重的合并症或并发症者。

四、肺结核患者的健康教育

（一）树立坚持治疗的信心

只要配合医生、遵从医嘱，严格坚持规律服药，绝大多数肺结核是可以彻底治愈的。

（二）肺结核治疗疗程

服用抗结核药物 1 个月以后，传染性一般就会消失。一般情况下，初治肺结核患者的治疗疗程为 6 个月，复治肺结核患者为 8 个月，耐多药肺结核患者 24 个月。

（三）肺结核治疗原则

肺结核药物治疗的基本原则是早期、规律、全程、适量、联合。整个治疗方案分强化期和巩固期两个阶段。

（四）不规律服药危害

如果不遵从医嘱，不按时服药，不完成全疗程治疗，就会导致初次治疗失败，严重者会发展为耐多药结核病。治疗疗程明显延长，治愈率也会大大降低，甚至终生不愈。治疗费用也会大幅度增加。如果传染给其他人，被传染者一旦发病也是耐药结核病。

（五）服药方法及药品存放

抗结核药物应空腹顿服，一日的药量要在同一时间一次服用。药品应放在阴凉干燥、儿童接触不到的地方。夏天宜放在冰箱的冷藏室。

（六）服药后不良反应及处理

常见的不良反应：胃肠道不舒服、恶心、皮肤瘙痒、关节痛、手脚麻木等，严重者可能会呕吐、视物模糊、皮疹、听力下降等。当出现上述任何情况时，应及时联系医生，不要自行停药或更改治疗方案。服用利福平后出现尿液变红、红色眼泪现象为正常现象。为及时发现并干预不良反应，每月应到定点医疗机构进行血常规、肝肾功能复查。

（七）治疗期间复诊查痰

查痰的目的是及时了解治疗情况、治疗是否有效，是否需要调整治疗方案。初治肺结核患者应在治疗满 2、5、6 个月时，复治肺结核患者在治疗满 2、5、8 个月时，耐多药肺结核患者注射期每个月、非注射期每 2 个月均需复查痰涂片和培养。正确的留痰方法：深呼吸 2～3 次，用力从肺部深处咳出痰液，将咳出的痰液留置在痰盒中，并拧紧盒盖。复查的肺结核患者应收集两个痰标本（夜间痰、清晨痰）。夜间痰：送痰前 1 日，患者晚间咳出的痰液；清晨痰：患者晨起立即用清水漱口后，留存咳出的第 2、3 口痰液。如果患者在留痰前吃过东西，则应先用清水漱口，再留存咳出的第 2、3 口痰液；有义齿的患者在留取痰标本前应先将义齿取出。唾液或口水为不合格标本。

（八）外出期间如何坚持服药

如果患者需要短时间外出，应告知医生，并带够足量的药品继续按时服药，同时要注意将药品低温、避光保存；如果改变居住地，应及时告知医生，以便能够提供连续性治疗。

（九）保持良好的卫生习惯及生活习惯

1. 患者应保持良好卫生习惯，避免将疾病传染他人。

2. 最好住在单独的光线充足的房间，经常开窗通风。

3. 不能随地吐痰，也不要下咽，应把痰吐在纸中，包好后焚烧，或吐在有消毒液的痰盂中。

4. 不要对着他人大声说话、咳嗽或打喷嚏。

5. 传染期内应尽量少去公共场所，如需外出应佩戴口罩。

6. 严格戒烟、禁酒。吸烟会加重咳嗽、咳痰、咯血等症状，大量咯血可危及生命。同时，抗结核药物大部分经肝脏代谢，并且对肝脏有不同程度的损害，饮酒会加重对肝脏的损害，降低药物疗效。

7. 注意休息，避免重体力活动。

8. 加强营养，多吃奶类、蛋类、瘦肉等高蛋白食物，还应多吃绿叶蔬菜、水果及杂粮等富含维生素和无机盐的食品，避免吃过于刺激的食物。

（十）密切接触者检查

建议患者的家人、同班、同宿舍同学、同办公室同事或经常接触的好友等密切接触者，及时到定点医疗机构进行结核分枝杆菌感染和肺结核筛查。

（武　琳）

第八章　基层医疗卫生服务机构管理

第一节　基层医疗卫生服务机构管理

一、基层医疗卫生服务机构管理概述

1. 管理定义　管理是指一个组织或机构为实现特定的目标,运用管理职能和手段,有效利用组织资源进行的协调活动。基层医疗卫生服务机构的管理,是指农村乡镇卫生院(村卫生室)或城市社区卫生服务中心(社区卫生服务站),通过落实计划、组织、领导、控制等措施,充分利用当地卫生资源,发挥全体工作人员的智慧和能力,与各利益相关者进行有效协调,全面实现医疗、预防、保健等功能,为居民提供高质量的基本医疗和基本公共卫生服务,不断满足公众健康需求,不断提高居民健康水平。

2. 管理目的　管理的目的是有效实现组织目标,包括两层含义。

(1)提高服务效率:效率即投入与产出之比,是单位成本产生的服务数量。投入越少产出越多则效率越高。基层医疗卫生服务机构追求的管理效率应是以较少的投入,为更多居民提供更多更高质量的服务。这些投入包括资金、人力、时间等资源。

(2)提高服务效果:效果即有效的结果,通过提高工作的有效性来减少无效劳动。

3. 管理职能

(1)计划:计划是对未来工作的具体安排,是实现特定目标的整体战略。制订一份工作计划,要回答以下问题:①做什么。通常指某个时期的工作内容,如年度计划、季度计划、月计划、周计划或某任务的具体内容。例如,开展一次全乡镇巡回医疗、对辖区居民进行高血压筛查、开展农户家庭卫生宣教活动等,这些都指明了工作计划的实质内容。②为什么要做。说明做某件事情或开展某项活动的理由和依据。例如县疾控要了解居民膳食状况,开展入户调查200户。社区卫生服务中心依据这个工作要求开展调查工作。③谁来做。确定由谁或哪些人参与这一活动。例如近期开展补种乙肝疫苗工作,需要社区卫生服务中心的负责人和公共卫生医生及护士参加。社区卫生服务中心副主任、一名公共卫生医生、两名护士就是完成这一计划的人员。④在什么地方做。确定活动的场所,例如对育龄妇女进行避孕知识和技术指导,应安排在当地卫生院或小学教室或村委会进行。⑤什么时间完成。根据经验判断,估计完成某项任务或开展某一工作所需花费的时间,从而确定完成活动的时限。例如结核病日宣传活动的准备时间必须在每年的3月24日前完成。⑥开展活动或完成计划的预计产出。例如全年完成120名儿童的8种疫苗接种;全年送出6名专业人员到县级医院参加每人为期3个月的专项技术进修,并达到相应的技能标准。

（2）组织：组织是通过设计和维持机构内部的结构和部门之间的关系，使职工为实现机构功能目标而有效地协调工作。国家有关部门对基层医疗卫生服务机构组织设计的原则：①基层医疗卫生服务机构采取什么样的结构和形式，是院长/中心主任直接管理各业务科室，还是设立诸如办公室、医务科、护理部等中层，并通过中层管理各业务科室，应视机构规模而定，但机构要服从目标，即怎样对实现机构功能目标有利就怎样设计，要尽量减少组织层级。不应因人设部门或仿照大型医院设置。②基层医疗卫生服务机构服务内容广，涉及学科领域多，为便于管理和领域发展，有必要进行专业化分工，如全科医生、护士、公共卫生医生、检验技术人员、社会工作者等。③组织机构必须有明确的从属关系，每个下级应受一个上级主管直接管理。组织机构必须有利于统一指挥。④与上级管理部门服务机构的功能一致。如推行乡村一体化管理，乡镇卫生院应当设置村卫生室管理机构；全面开展居民健康档案的建立和数据分析，配备数据库管理和数据分析人员，建立信息管理科室；实施全科医疗服务，按要求配备全科医生和社区护士，建立全科医生服务团队。

（3）领导：领导职能包括选择正确的领导方式；运用权威，实施指挥；激励下级，调动其积极性；有效沟通等。卫生院院长/社区卫生服务中心主任是机构法人。在管理中要利用好骨干/团队的作用，与他们团结形成合力，有利于机构的发展壮大。领导的能力包括要善于学习，不断增长自己的知识能力；要善于谋划，为机构的发展深谋远虑，构筑蓝图；要掌握政策、了解需求，准确把握机构的发展方向；要善于创建组织文化，激励职工，为职工创造愉快工作的环境，使每人都有成就感；要吸引职工与自己同心同德，共同为机构发展贡献力量；要有创新意识等。

（4）控制：控制是对机构各项活动是否按计划进行的监督检查，从而纠正各种偏差，使之向预定目标发展。控制过程有四个步骤：①确定标准。标准即考核的指标。标准是从计划中产生的，由于在计划中确定的目标是明确和可测量的，便可作为控制标准。标准可以是定量的，也可以是定性的，包括数量、质量、时间、成本等。例如计划活动的目标是年内完成所有辖区居民健康档案的建立，具体目标包括第 2 季度末完成 60% 居民纸质健康档案信息的搜集和填写；第 3 季度末完成 90% 居民纸质健康档案信息的搜集和填写。这三个目标均可作为控制标准，数量指标为 60% 和 90%，质量标准为信息搜集和填写。②衡量实际绩效。采用个人观察、统计报告、口头报告和书面报告等形式搜集相关信息，将搜集到的信息整理后与考核标准对照，以发现各项指标的进展，从而判断计划执行的情况。③发现和分析问题。通过将计划执行的实际情况与标准进行对照，发现哪些指标进度正常，哪些指标进展滞后，将不达标的滞后指标进行分析，可采取小组讨论、个别深度访谈等方法分析问题及产生原因。④提出纠正方案。根据问题产生的原因，提出解决问题的措施，并对计划作出调整。

4. 管理对象

（1）人员：基层医疗卫生服务机构的所有工作人员均受机构管理。按照组织机构结构，每个人都在相应岗位任职，按层级纳入管理范畴。如公共卫生岗位的医生，直接受公共卫生科负责人管理。

（2）资金：资金是基层医疗卫生服务机构的重要资源之一，通过管理，使资金产生最大效益，基层医疗卫生服务机构要严格按照财经规定管理资金。目前，在一些地区实行收支两条线管理。乡村一体化的资金管理模式也在探索之中。

（3）物资：物资包括固定资产和消耗性物质。固定资产要严格按照有关规定管理，实行严格的固定资产登记、折旧和报废制度。消耗性物质也要按程序进行管理，实行计划、批准、采购、入库、领取、使用、需求等规范管理。

（4）设备：设备是物资的一种。在基层医疗卫生服务机构，设备的购置要按政府采购程序执行。设备的配置要与机构的功能和技术匹配，不应盲目追求超越功能和超越分级医疗范围的设备。医疗设备要专人管理，做好使用登记、维护维修等工作。

（5）环境：基层医疗卫生服务机构的内环境管理涵盖建筑、装饰、院落绿化美化，服务流程合理、功能完善，污物、污水专门处理，建筑物内整洁干净，为就诊患者创造一个舒适的环境，为机构职工营造一个愉快的场所。基层卫生服务机构的外部环境管理涉及机构的社会人文环境，需要和谐、协调、长期营造、不断维护。

（6）文化：文化反映机构的精神风貌，是机构品质和内在力量的表达。机构文化表现在机构标志、机构形态、职工认同感、价值观、凝聚力等方面，基层医疗卫生服务机构要将机构文化作为重要内容来管理。树立良好形象，传承良好的工作规范和风格，营造良好的文化传统，创建学习型机构，为实现共有目标，发挥每个人的力量，贡献每个人的智慧。

5. 管理方法

（1）经济方法：利用经济手段，通过调节和影响被管理者的物质需要而促进管理目标实现的方法。经济方法的特点：①利益驱动性，被管理者是在经济利益驱使下去采取管理者所预期的行为；②普遍性，经济方法被整个社会所广泛采用，而且也是管理方法中最基本的方法；③持久性，经济方法长期以来被广泛采用，只要科学运用，其作用也会持久存在。但经济方法也有其局限性，如把握不当可能产生明显的负面作用，容易使被管理者过分看重经济利益，影响其工作主动性和创造性的发挥。在基层医疗卫生机构使用经济方法的主要形式有绩效与奖金挂钩、收入与服务人群的健康指标挂钩等。

（2）行政方法：指依靠行政权威，借助行政手段，直接指挥和协调管理对象的方法。行政方法的特点：①强制性，依靠行政权威强制被管理者执行；②直接性，取直接干预的方式影响被管理者执行，其作用明显、直接、迅速；③垂直性，行政方法反映了明显的上下行政隶属关系，是完全垂直领导的；④无偿性，通过行政命令方式进行，不直接与报酬挂钩。行政方法有其局限性，由于强制干预，容易引起被管理者的心理抵触，单纯依靠行政方法很难进行持久的有效管理。行政方法的主要形式有命令、指示、计划、指挥、监督、检查、协调等。

（3）法律方法：指借助国家法规和组织制度，严格约束管理对象为实现组织目标而工作的一种方法。法律方法的特点：①高度强制性，凭借依靠国家权威制订的法律来进行强制性管理，其强制力大于行政方法；②规范性，是通过实行规范的制度进行管理的一种形式，属于"法治"，而非"人治"，增强了管理的规范性，也限制了人的主观随意性。其局限性是当遇到特殊情况时有适用上的困难，缺乏灵活性。法律方法的主要形式有国家的法律、法规，组织规章制度，司法和仲裁等。

（4）社会心理学方法：指借助社会学和心理学原理，运用教育、激励、沟通等手段，通过满足管理对象社会心理需要的方式来调动其积极性的方法。社会心理学方法的特点：①自觉自愿性，是通过采取某些激励措施，使被管理者自觉自愿地去实现目标的方法，不带有任何强制性；②持久性，这种方法是建立在被管理者觉悟和自觉服从的基础上的，因此其作用持久，没有负面影响。社会心理学方法局限性主要表现为对紧急情况难以适应，而且单纯使用这一种方法常常无法达到目标。社会心理学方法的形式有宣传教育、思想沟通、各种形式的激励等。

二、基层医疗卫生服务机构管理内容

（一）公共卫生管理

1. 基本要求 贯彻执行党的卫生工作方针政策和国家卫生法律、法规，以公共卫生服务为主，面向城乡居民提供基本医疗、预防、保健、康复、健康教育、计划生育技术指导等综合服务，受县（市、区）级卫生行政部门委托承担区域内公共卫生管理职能。

2. 管理范围 受县区级卫生行政部门委托，协助卫生监督机构，对辖区内传染病防治、学校卫生、食品卫生、环境卫生、职业卫生/慢性病管理，以及村级和街道（小区）预防保健工作进行指导、培训、考核与监督等。

3. 疾病预防控制的管理内容 ①做好基本公共卫生服务项目管理，严格按要求落实各项任务；②建立规范化预防接种门诊，做好免疫规划工作；③进行传染病疫情、食物中毒和职业中毒等公共卫生事件的登记、报告和处理；④开展传染病、地方病、寄生虫病和慢性非传染性疾病防治工作，有条件的可开展老年保健、精神卫生和康复工作；⑤制订健康教育计划，针对重点人群，结合实际开展多形式的健康教育活动，普及卫生保健知识，促进城乡居民健康行为的形成，并指导开展爱国卫生工作；⑥做好食品、公共场所、学校、职业等卫生监督协管工作；⑦加强信息管理，建立卫生信息统计与报告制度。

4. 妇幼保健的管理内容 ①孕产妇系统保健和儿童系统保健；②妇女、儿童常见病防治；③孕产妇死亡、婴儿死亡信息统计工作；④控制新生儿破伤风；⑤辖区托、幼园所的卫生管理和指导；⑥计划生育技术指导和服务。

5. 对下管理 受县（市、区）级卫生行政部门委托，乡镇卫生院对辖区内村卫生室及乡村医生、社区卫生服务中心对社区卫生服务站及卫技人员进行管理和监督；乡镇卫生院负责对村卫生机构的业务技术指导和组织对乡村医生的培训、考核，逐步实行乡、村一体化管理。

6. 乡村医生培训管理 乡镇卫生院担负培训乡村医生的任务，要健全村医例会制度，定期组织召开乡村医生例会，通报、反馈各卫生机构工作情况，传达上级卫生工作精神及布置工作任务。

7. 信息管理 按规定配备专（兼）职信息管理人员，负责卫生信息资料的收集、整理、统计工作，及时、准确上报卫生信息，并妥善保管。

（二）医疗服务管理

1. 依法管理 严格执行医疗卫生管理法律、法规和规章，采取综合措施，建立健全各项工作制度，加强医疗质量管理；基层医疗卫生机构必须取得"医疗机构执业许可证"，按照县级卫生行政部门核准的诊疗科目执业；贯彻落实分级诊疗制度，严禁超诊疗科目和执业范围从事诊疗活动。

2. 医疗质量管理 建立医疗质量管理小组，制订和督促实施医疗质量管理方案，建立医疗质量管理责任和责任追究制，乡镇卫生院院长和社区卫生服务中心主任为第一责任人。建立和落实医疗质量与安全制度，开展全员质量与安全教育，重点落实首诊负责制、医师查房制度、交接班制度、护理查对制度、处方病历书写制度、会诊及疑难病例讨论制度、危急重症患者抢救制度、转诊制度、手术分级制度、术前讨论制度、死亡病例讨论制度、消毒隔离制度、临床用血审核制度和差错事故登记报告制度等医院质量管理制度，消除安全隐患，防范医疗风险。特别是边远地区和交通不便的山区，乡镇卫生院有时需处理一些因不能及时转院就诊的危急重症患者，因此，这些卫生院更需要加强对医疗质量的管理，要健全各项制度，严格执行医疗操作规程,加强卫生院能力建设,最大限度地降低医疗质量风险。

3. 医疗事故管理 在县区级卫生行政部门指导下,制订重大医疗过失行为和医疗事故防范措施及处理预案,建立医疗事故及医疗纠纷报告制度。如发生重大医疗过失、事故,或产生严重医疗纠纷,应及时报告上级卫生行政部门依法处理。

4. 重点环节管理

(1)门诊质量管理:合理设置门诊科室,科学安排医务人员,优化医疗流程,及时处理就诊患者。

(2)急诊质量管理:设立急诊(抢救)室,配备必要的急救药品和设备设施,实行 24 小时应诊,及时有效救治急诊患者,对急危重症患者适时转诊。

(3)病房质量管理:按照规定设置病房病床。认真落实常见病、多发病诊疗标准规范,严格落实各项基本技术操作规程和管理制度;加强病房基础质量和环节质量控制,提高治愈率、好转率和出入院诊断符合率,加强产科建设,创建爱婴卫生院。

(4)临床检验和医学影像检查质量管理:严格技术操作规范,检验和影像报告做到及时、准确、规范。

(5)药品管理:建立药品需求报告、配送接收、入库登记、保管、调剂和药房管理制度。控制药品库存,减少损耗。执行药品调剂操作规程和医疗用毒性药品、麻醉药品、精神药品和终止妊娠药品管理制度,严格遵循抗菌药物和激素类药物的使用原则,保证临床用药合理、安全、有效。

(6)院内感染管理:严格执行《医院感染管理办法》和《消毒技术规范》,开展院内感染控制知识宣教,加强对手术室、产房、消毒供应室、治疗室、处置室、口腔科、检验科等重点部门的院内感染管理,严格执行无菌技术操作和消毒隔离工作制度。

(7)病例与处方管理:严格按照国家卫生健康委及本省(自治区)、市制订的病历书写规范和管理规定书写门诊、住院病历,并妥善保管。按照《处方管理办法》,规范处方的开具、调剂、使用和保存。

5. 护理管理 科学设置护理岗位,合理配备护理人员,健全护理工作制度、护士岗位职责和工作标准,严格护理技术操作规程,规范基础护理服务和护理专业技术服务。

6. 中医管理 按照国家卫生健康委、国家中医药管理局《乡镇卫生院中医药服务管理基本规范》及本省(自治区)、市制订的基层医疗卫生服务机构中医科建设标准,规范中医药服务管理,推广中医药适宜诊疗技术,提高中医药服务水平。

7. 医疗废物安全管理 按照《医疗卫生机构医疗废物管理办法》,做好一次性医疗用品的处理和污水、污物无害化处理。

8. 医德医风建设 尊重服务对象,遵守职业规范,切实加强职业道德、职业纪律和职业责任教育。弘扬白求恩精神,牢固树立全心全意为人民服务的思想。要提供全生命周期的连续性服务,照顾到服务对象的文化差异、民族特点、职业特点、性别和年龄情况、经济状况等,提供适宜的个性化服务。

(三)新型农村合作医疗(城乡居民医疗保险)服务管理

1. 严格执行新型农村合作医疗(城乡居民医疗保险)政策规定,履行定点医疗机构职责,为参加医疗保险的农民提供优质的卫生服务,配备专(兼)职工作人员负责医疗保险的日常管理工作。

2. 规范医疗服务行为,控制医药费用不合理增长。按照国家和地方颁布的新型农村合作医疗（城乡居民医疗保险）基本药品目录、基本诊疗项目等规定，实施合理检查、合理用药、合理收费。

3. 在醒目位置公示新型农村合作医疗（城乡居民医疗保险）有关政策、补助程序、报销范围及每月住院补助情况，接受社会监督。

（四）人力资源管理

1. 按照乡镇卫生院和社区卫生服务中心（站）机构编制标准，结合当地服务人口及自然、经济和社会条件等情况，合理核定机构所需的人员编制。

2. 积极开展内部人事制度改革。乡镇卫生院和社区卫生服务中心（站）按照其功能任务，因事设岗、按岗聘用；实行全员聘用、合同管理的用人机制。

3. 合理设置乡镇卫生院和社区卫生服务中心（站）工作岗位，强化其公共卫生、基本医疗等服务职能，按照配置要求优先聘用全科医生、社区护士、公共卫生医生。

4. 卫生专业技术人员应具备相应岗位的任职资格。临床医疗服务人员必须具有执业助理医师及其以上资格，其他卫生技术人员要具备初级以上专业技术资格，全科医生要经过规范化培训合格或转岗培训合格。严禁使用非卫生技术人员从事诊疗活动。医师、护士必须经卫生行政部门注册并在规定的范围内执业，不得超范围执业。

5. 从事专项服务的人员，必须依法参加有关的培训、考核，取得相应资格。

6. 大力推行公开招聘基层医疗卫生服务机构负责人。由县区级卫生行政部门按公开、平等、竞争、择优的原则招考或推荐聘用。

7. 院长、中心主任实行聘期综合目标管理责任制。综合目标管理考核的主要内容为行风建设、业务工作和服务效果等。聘期内县区级卫生行政部门将对其进行年度与任期考核，并依据考核情况给予奖惩。

8. 实行乡镇卫生院院长和社区卫生服务中心主任负责制。院长或主任对本机构负全面领导责任，拥有业务行政和经营管理决策权、干部职工奖惩权和财务支配权。各科室负责人由院长或主任聘任。

9. 新录用人员由县区级卫生行政部门统一公开招考，与录用单位签署聘任合同，并按有关规定给予工资福利待遇和社会保障。

10. 加强专业技术人员胜任岗位能力培训。积极为在职卫生技术人员的进修学习和继续医学教育提供必要的条件。建立健全在职卫生技术人员培训学习、考核制度。认真实施在职卫生技术人员的学历教育和继续医学教育。

11. 加强医德医风建设，建立群众监督制度，督促医务人员遵守《医务人员医德规范及实施办法》的职业道德规范。

12. 探索基层卫生服务机构用人制度改革，有效调动工作人员工作积极性。

（五）财务后勤管理

1. 基层医疗卫生服务机构要严格按照国家有关规定，做好财务管理工作，维护财产安全。应建立健全资产管理制度。任何单位和个人不得占用、挪用、截留或者私分基层医疗卫生机构资产。

2. 规范财务管理，配备专（兼）职会计人员和出纳人员，做到钱、账、物分管，财务人员应取得相应的资格证书。实行县区集中财务管理的乡镇卫生院和社区卫生服务中心，要按照当地集中管理有关规定执行。

3. 加强收支管理。社区卫生服务机构应严格执行会计制度，对专项资金实行专款专用，做到账证、账表、账实相符;保证票据真实、完善、合法、有效。各项支出均应取得合法原始凭证。建立严格的支出审批制度和财务审批制度。严禁瞒报收入、虚列支出行为。

4. 加强经济管理。准确、及时编制财务预决算,定期报送财务报表,每季度进行收支情况分析,增收节支。严格控制基层医疗卫生机构产生新的债务。

5. 基层医疗卫生服务机构的财务管理必须接受主管机关的领导和监督,同时接受财政、审计、物价等部门的指导和监督。

6. 执行医疗服务价格政策。严格执行国家收费标准。乡镇卫生院和社区卫生服务中心(站)要在醒目位置公开主要诊疗项目收费标准和主要药品价格,增强收费透明度,医疗服务收费项目要让患者能及时了解和查询,有条件者推行住院费用清单制度。严格执行药品零差价制度,认真执行基层医疗卫生服务机构一般性诊疗费的规定。

7. 建立物资采购、验收、入库、发放、报(废)损等制度,每年底全面清点盘存,做到账物相符。

8. 基本建设坚持先论证、后报批、再建设的原则,并按规定招投标和做好项目管理,保证项目建设质量。建设工程竣工经有关部门验收鉴定合格后,凭决算单及时转入固定资产。所有基建项目的资料要归入财务档案,妥善保管。乡镇卫生院和社区卫生服务中心建设规模、床位设置要符合国家规定的建设标准,严格控制超标准建设。

9. 健全安全保卫工作制度,加强对手术室、分娩室、放射室、配电室、危险品仓库、财务室等重点区域的管理,落实防火防盗措施。

10. 美化院内环境,搞好室内卫生,创造一个整洁、优美、安静、舒适的医疗卫生服务环境。

11. 加强对医疗垃圾、污水的规范化处理。彻底改变医疗污水、污物随意丢弃、随意排放状况。

(丁小燕　杜兆辉)

第二节　基层医疗质量管理

一、基层医疗文书的质量管理

(一)基层医疗文书的重要性

1. 基层医疗文书是基层医疗活动信息的主要载体,是基层医疗卫生服务机构和医务人员对服务对象健康状况、健康问题的发生、发展、转归、诊断治疗、预防保健措施等医疗服务活动过程进行记录的客观资料和文字见证;是患者再次就诊时诊断与治疗的重要参考资料。

2. 基层医疗文书是进行临床诊疗、教学、科研、医疗技术鉴定及居民健康状况的重要档案资料;是医患双方构成医疗保健契约的重要证据。

3. 基层医疗文书是判定基层医疗卫生服务机构医疗质量管理和医师工作能力的客观标准。完整规范的医疗文书的书写是培养基层卫生服务机构医务人员逻辑思维能力、观察分析解决问题能力、科学严谨的工作作风和提高自身业务水平的基本方法。

(二)基层医疗文书书写时需要注意的几个法律问题

1. 医疗文书书写者应具备法律资格　必须由具备相应资格并参加该诊疗过程的医务人员依职务行为做好记录。尚未取得合法执业资格人员参与书写的医疗文书必须在有执业资格的带教老师指导和严格监督下进行,并由经治医生进行修改、补充、确认后签名才具法律效应。

2. 应按《病历书写规范》及《居民健康档案管理服务规范》的时限来写 注意医疗文书完成的时限,尤其是住院病历,按时完成各项记录,急诊记录书写就诊时间要具体到年、月、日、时、分。

3. 注意医疗文书的内涵质量 医疗文书书写记录的内容、格式,医学术语的应用,用药剂量的单位及各种符号符合卫生法规及各种技术规范的要求,内容条理清晰、重点突出、结构严谨。

4. 重视医疗文件书写内容的真实性 《医疗事故处理条例》规定严禁涂改、伪造、隐匿、销毁病历资料。但修改是法律允许的,修改应符合《病历书写基本规范》要求。健康档案必须真实填写,不得随意编造。

5. 严格执行各种签字手续 对患者的各种操作、手术、输血、中途退院、拒绝治疗等均应签字为证,签字不得冒名顶替,必须是患者或患者委托的直系亲属。

6. 各种配套医疗文书一致 医生记录、护士记录、辅助科室记录在时间上、具体病情描述上要相一致,避免出现矛盾,造成医疗纠纷。

(三)质量控制

1. 基层医疗文书书写要求

(1)住院病历、手术记录、各种申请单、知情同意书等书写要求应符合国家卫生健康委《病历书写基本规范》及《居民健康档案管理服务规范》,处方书写应符合《处方管理办法》。

(2)特有的家庭病床病历、居民健康档案中的接诊记录表,在格式上与医院住院病历、门诊病历有所不同,但基本书写要求应符合国家卫生健康委《病历书写基本规范》,家庭病床病历书写格式及内容详见第六章第二节"家庭照顾",健康档案接诊记录表书写格式及内容详见第六章第一节"居民健康档案的建立",已建档居民到基层医疗卫生服务机构就诊时,由接诊医生根据就诊情况,及时更新、补充相应记录内容。

(3)居民健康档案是基层医疗卫生服务机构提供基本公共卫生服务、基本医疗服务的记录载体,因此居民健康档案的书写质量不容忽视。

2. 检查形式 基层医疗卫生服务机构应根据自身的实际情况成立医疗文书质量检查小组,负责对门诊、住院等基本医疗服务及基本公共卫生服务的各种文书书写质量进行检查。可采取科室自查、质控小组抽查、机构领导、专家督查和全院组织评比检查等多种形式。每年对医疗文书质量进行专项抽查、评比活动。

3. 质控要求

(1)各种医疗文书书写的完整性,各个项目不得缺填、缺项;详细检查病历描述的系统性、科学性、规范性、诊断治疗的合理性,医学术语使用的正确性。

(2)住院病历、健康档案接诊记录书写应文字工整,字迹清楚,出现错字时,在错字上画双线,严禁以涂、刮、粘贴等方法掩盖或去除原来字迹。整份文书不能出现5处以上的涂改。

(3)对于住院病历、家庭病床病历、首次病程记录、手术记录和术后第一次病程记录、健康档案接诊记录,应由有资质的医生书写。

(4)实习医务人员、试用期医务人员书写的病历,应当由在本医疗机构注册的医务人员审阅、修改并签名。进修医务人员由医疗机构根据其胜任本专业工作实际情况认定后书写病历。

(5)各种医疗文书的书写记录按规定时间完成。急诊记录书写就诊时间要具体到年、月、日、时、分。

（6）各种申请单、报告单及其他医疗文书质量，必须按相关规定如实填写，不得漏项，急诊申请和报告单均需注明申请和报告时间，具体到分。

（7）手术及非手术科室的特殊检查按规定需要取得患者知情同意，各种知情同意书是否缺失或欠签名等。

（8）处方格式、内容符合《处方管理办法》，医师和药师签字与药剂科备案一致。

质控小组将质量检查情况提交有关领导及职能科室，对缺陷情况及时反馈给有关科室或个人，限时修改。典型案例可作为阶段性总结和培训时实例教材，组织人员共同学习，避免不必要的医疗纠纷，最终达到提高质量、保证医疗安全的目的。

二、合理用药

（一）合理用药的概念

合理用药是指根据疾病种类、患者状况和药理学理论选择最佳的药物及其制剂、剂量，制订或调整给药方案，以期有效、安全、经济地预防和治疗疾病，按合理的时间间隔完成正确的疗程，达到预期的治疗目标。

（二）合理用药的要素

1. 安全性　安全性不是药物的不良反应最小，而是要强调让用药者承受最小的用药风险，获得最大的治疗效果。

2. 有效性　有效性通常表现：根除致病源，治愈疾病；延缓疾病进程；缓解临床症状；预防疾病发生；避免某种不良反应的发生和调节人的生理功能等。

3. 经济性　以尽可能低的投入获得有效用药的结果，减轻患者及社会的经济负担，合理使用有限的卫生资源。

（三）合理用药质量控制

1. 成立药事管理组　按照《医疗机构药事管理规定》基层医疗卫生服务机构应当成立药事管理组。药事管理组由药学、医务、护理、医院感染、临床科室等部门负责人和具有药师、医师以上专业技术职务任职资格的人员组成。

2. 药事管理组职责　审核制订本机构药事管理和药学工作规章制度，并监督实施；制订本机构药品处方集和基本用药供应目录；实施，监测、评估本机构药物使用情况，提出干预和改进措施，指导临床合理用药；对全科医生进行有关药事管理法律法规、规章制度和合理用药知识教育培训；向公众宣传安全用药知识。

3. 检查形式

（1）定期抽查处方，除检查处方书写是否符合《处方管理办法》要求外，重点检查合理用药情况，处方诊断与用药适应证是否相符，药物搭配是否合理。

（2）对抗生素使用进行动态监测分析，对药物临床使用安全性、有效性和经济性进行监测、分析、评估，实施处方和用药医嘱点评与干预。

（3）组织本机构全科医生进行处方点评，对不合理用药提出持续改进意见。

4. 合理用药考核常用指标

（1）人均药品种数：就诊用药总品种数／同期就诊人次。

（2）人均药费：就诊药物总费用／同期就诊人次。

（3）使用抗菌药物百分率：每百张处方药物中使用抗菌药物品种比例（抗菌药物品种／总用药品种数×100%，或就诊使用抗菌药物人次／同期就诊总人次×100%），应低于20%（卫生部办公厅《关于继续深入开展全国抗菌药物临床应用专项整治活动的通知》，2012 年发布）。

（4）使用注射药物的百分率：就诊使用注射药物人次／同期就诊总人次×100%。

三、合理检查

（一）合理检查概述

临床辅助检查是诊断疾病的重要方法和依据，与疾病发展过程相适应的必要的辅助检查即合理检查。这是一个相对的概念，与不同时期人们对于疾病认识的理论和检测技术相关。

（二）具体要求

1. 减少不合理检查，医疗资源共享。具有资质的医疗机构出具的辅助检查报告均应视为有效。

2. 应避免不必要的重复检查，费用较低的检查能明确诊断的，不得进行同一性质的其他检查项目。

（三）质量控制

质量控制小组定期抽查健康档案随诊记录、各种检查申请单与检查结果，加强全科医生对辅助检查适应证的掌握。对不合理检查提出持续改进意见。

四、医院感染管理

医院感染管理是针对诊疗活动中存在的医院感染、医源性感染及相关的危险因素进行的预防、诊断和控制活动。加强医院感染管理，不仅要有效预防和控制医院感染，提高医疗质量，保证医疗安全，同时要防止医源性感染，保障人民大众的健康。基层医疗卫生服务机构从事基本医疗服务同样存在医院感染、医源性感染问题，应严格按照《医院感染管理办法》，做好基层医疗卫生机构内感染的预防与控制。

（一）组织管理及职责

《医院感染管理办法》规定：住院床位总数在 100 张以下的医院应当指定分管医院感染管理工作的部门。其他医疗机构应当有医院感染管理专（兼）职人员。

医院感染管理人员职责：对有关预防和控制医院感染管理规章制度的落实进行检查和指导；对消毒药械和一次性使用医疗器械、器具的相关证明进行审核；对基层医疗卫生服务机构的清洁、消毒灭菌与隔离、无菌操作技术、医疗废物管理等工作提供指导、监督；对医务人员进行预防和控制医院感染的培训工作；参与抗菌药物临床应用的管理工作；对医源性感染及其相关危险因素进行监测、分析和反馈，针对问题提出控制措施并指导实施；对医院感染事件、感染暴发事件发生状况进行调查、统计分析，向机构负责人报告，提出控制措施并协调、组织有关部门进行处理。

（二）质量控制

基层医疗卫生服务机构医院感染管理部门或专（兼）职人员，应定期对各科室进行医院感染管理工作检查，并详细记录检查结果，对存在的问题提出持续改进意见，存在重大隐患立即向机构负责人汇报，协调相关科室、人员及时解决。

重点质控内容分三个部分。

1. 医疗器械管理　①无菌医用品的灭菌效果监测、存放；②手术、口腔保健、输液等科室的诊疗环境条件应达到要求，器械清洗、消毒、灭菌、储存应符合标准；③一次性医疗器械、器具进货、使用、使用后流向情况清楚；④个人标准预防必须达到防护用品存储符合要求。

2. 医疗废物管理 ①利器盒的使用；②医疗废物包装物标志清楚、分类收集、暂存符合要求，密闭运送、运输流程合理，交接登记完整，医疗废物遗撒泄漏处理预案可操作性强。

3. 医务人员 ①抽查无菌操作技术、换药、各种穿刺等是否符合操作常规；②考核手卫生观念、个人防护意识等。

（杜兆辉）

第三节 基层医疗卫生绩效考核管理

一、概念与原则

1. 基层医疗卫生服务机构绩效考核的概念 依据绩效考核指标体系，运用科学适宜的方法，对基层医疗卫生服务机构的运行管理、功能实现、服务模式和服务效果等进行客观、公正的综合评价。

2. 基层医疗卫生服务机构绩效考核的原则

（1）科学、规范、有序的原则：科学制订基层医疗卫生服务机构绩效考核内容及标准，规范绩效考核工作流程与方法，有序开展考核工作。

（2）公平、公正、公开的原则：不同举办主体的基层医疗卫生服务机构平等参与考核。统一考核内容、标准与方法，公开考核结果，接受社会监督。

（3）简便、适宜、高效的原则：简化考核程序，将日常考核与年终考核相结合，采用适宜方法，提高工作效率。

（4）激励、促进、有效的原则：发挥考核作用，奖励先进、改进不足，调动工作人员积极性，促进机构持续、健康发展，保证基层群众受益。

二、基层医疗卫生服务机构绩效考核的内容

（一）机构管理

1. 机构环境 包括机构布局情况是否符合要求，服务环境是否达到标准。

2. 人力资源管理 人员配置要符合服务人口的要求，卫生技术人员具备相应资质，并达到一定的职称要求，合理进行绩效考核，确保人员培训达标。

3. 财务资产管理 包括会计核算、预算管理、资产管理、收支管理等。

4. 药品管理 配备基本药物，实行零差率销售。药品按照一般药品、特殊药品分别进行管理。

5. 文化建设 完善各项工作制度，注重医德医风建设。

6. 信息管理 依法采用各种形式进行信息公开，注重信息化建设与应用。

7. 服务模式 动员社区参与服务，注重多方面协同服务，积极推进主动服务，着重开展责任制服务。

（二）公共卫生服务

1. 居民健康档案管理

（1）健康档案建档率：健康档案建档率＝建档人数／辖区内常住居民数×100%。

（2）电子健康档案建档率：电子健康档案建档率＝建立电子健康档案人数／辖区内常住居民数×100%。

（3）健康档案使用率：健康档案使用率＝档案中有动态记录的档案份数／档案总份数×100%。

2. 健康教育 健康教育活动：①每个机构每年提供不少于12种内容的印刷资料；②每个机构每年播放不少于6种的音像资料；③每个乡镇卫生院、社区卫生服务中心每年至少开展9次面向公众的健康咨询活动；④按照标准设置健康教育宣传栏，每个机构每2个月最少更换1次宣传栏内容；⑤每个乡镇卫生院和社区卫生服务中心每月至少举办1次健康知识讲座，村卫生室和社区卫生服务站每两个月至少举办1次健康知识讲座；⑥乡镇卫生院、村卫生室和社区卫生服务中心（站）的医务人员在提供门诊医疗、上门访视等医疗卫生服务时，要开展有针对性的个体化健康知识和健康技能的教育。

3. 预防接种

（1）建证率：建证率＝年度辖区内建立预防接种证人数／年度辖区内应建立预防接种证人数×100%。

（2）某种疫苗接种率：某种疫苗接种率＝年度辖区内某种疫苗实际接种人数／年度辖区内某种疫苗应接种人数×100%。

4. 0～6岁儿童健康管理

（1）新生儿访视率：新生儿访视率＝年度辖区内按照规范要求接受1次及以上访视的新生儿人数／年度辖区内活产数×100%。

（2）儿童健康管理率：儿童健康管理率＝年度辖区内接受1次及以上随访的0～6岁儿童数／年度辖区内0～6岁儿童数×100%。

5. 孕产妇健康管理

（1）早期妊娠建册率：早期妊娠建册率＝辖区内孕12周之前建册并进行第一次产前检查的产妇人数／该地该时间段内活产数×100%。

（2）产后访视率：产后访视率＝辖区内产妇出院后28日内接受过产后访视的产妇人数／该地该时间内活产数×100%。

6. 老年人健康管理 老年人健康管理率：老年人健康管理率＝年内接受健康管理人数／年内辖区内65岁及以上常住居民数×100%。

7. 高血压患者健康管理

（1）高血压患者规范管理率：高血压患者规范管理率＝按照规范要求进行高血压患者健康管理的人数／年内已管理的高血压患者人数×100%。

（2）管理人群血压控制率：管理人群血压控制率＝年内最近一次随访血压达标人数／年内已管理的高血压患者人数×100%。

注：最近一次随访血压指的是按照规范要求最近一次随访的血压，若失访则判断为未达标。

8. 2型糖尿病患者健康管理

（1）2型糖尿病患者规范管理率：2型糖尿病患者规范管理率＝按照规范要求进行2型糖尿病患者健康管理的人数／年内已管理的2型糖尿病患者人数×100%。

（2）管理人群血糖控制率：管理人群血糖控制率＝年内最近一次随访空腹血糖达标人数／年内已管理的2型糖尿病患者人数×100%。

注：最近一次随访血糖指的是按照规范要求最近一次随访的血糖，若失访则判断为未达标。

9. 严重精神障碍患者管理 严重精神障碍患者规范管理率：严重精神障碍患者规范管理

率＝年内辖区内按照规范要求进行管理的严重精神障碍患者人数／年内辖区内登记在册的确诊严重精神障碍患者人数×100%。

10．肺结核患者健康管理

（1）肺结核患者管理率：肺结核患者管理率＝已管理的肺结核患者人数／辖区同期内经上级定点医疗机构确诊并通知基层医疗卫生机构管理的肺结核患者人数×100%。

（2）肺结核患者规则服药率：肺结核患者规则服药率＝按照要求规则服药的肺结核患者人数／同期辖区内已完成治疗的肺结核患者人数×100%。

规则服药：在整个疗程中，患者在规定的服药时间实际服药次数占应服药次数的90%以上。

11．中医药健康管理 老年人中医药健康管理率：老年人中医药健康管理率＝年内接受中医药健康管理服务的65岁及以上居民数／年内辖区内65岁及以上常住居民数×100%。

12．传染病及突发公共卫生事件报告和处理

（1）传染病疫情报告率：传染病疫情报告率＝网络报告的传染病病例数／登记传染病病例数×100%。

（2）传染病疫情报告及时率：传染病疫情报告及时率＝报告及时的病例数／报告传染病病例数×100%。

（3）突发公共卫生事件相关信息报告率：突发公共卫生事件相关信息报告率＝及时报告的突发公共卫生事件相关信息数／报告突发公共卫生事件相关信息数×100%。

（4）传染病和突发公共卫生事件的处理：协助开展以下工作。①患者医疗救治和管理；②传染病密切接触者和健康危害暴露人员的管理；③流行病学调查；④疫点疫区处理；⑤应急接种和预防性服药；⑥宣传教育。

13．卫生计生监督协管服务

（1）协助开展的食源性疾病、饮用水卫生安全、学校卫生、非法行医和非法采供血、计划生育实地巡查次数。

（2）卫生监督协管：协助开展以下工作。①食源性疾病及相关信息报告；②饮用水卫生安全巡查；③学校卫生服务；④非法行医和非法采供血信息报告；⑤计划生育相关信息报告。

（三）基本医疗服务

1．医疗工作效率 机构工作人员年均门急诊人次数：①机构在岗职工人年均门急诊人次数＝过去1年的门诊和急诊人次数／机构全部在岗工作人员数；②如有病床，则病床使用率＞50%。

2．医疗质量

（1）医疗文书合格率：合格率＝病历、门诊日志、处方、各种申请单书写合格的文书数／抽查医疗文书数×100%。

（2）检验质量：①各项检验试剂质量符合要求；②开展实验室室内质控和室间质控工作。

（3）院内感染管理：①一次性医疗物品管理落实情况；②医疗废弃物处理合规情况；③消毒隔离措施落实情况；④无菌技术操作执行情况。

3．合理用药

（1）抗生素处方比例：抗生素处方比例＝含有抗生素处方数／抽查处方总数×100%。

（2）静脉滴注处方比例：静脉滴注处方比例＝含有静脉滴注处方数／抽查处方总数×100%。

4. 医疗费用 门诊次均诊疗费用

(1) 门诊次均诊疗费用绝对值＝门诊业务总收入／年门诊总人次数。

(2) 过去3年门诊次均诊疗费用增长幅度。

5. 康复服务

(1) 康复条件：有专用场所及相关设备、设施。

(2) 开展以下康复服务：①残疾筛查及诊断；②躯体运动功能及生活自理能力和社会适应能力评估；③躯体运动功能及生活自理能力和社会适应能力训练；④运动治疗、理疗、作业治疗、传统康复治疗等。

(3) 康复服务内容：①掌握辖区内残疾人数量和服务需求；②辖区内90%以上残疾人建立健康档案，并有完整的工作记录；③为社区内残疾人及其亲属举办康复知识与技能讲座，开展康复咨询活动，发放康复科普读物；④开展康复知识与技能、康复器具应用等知识传授与训练及心理疏导等。

（四）中医药服务

1. 中医治未病

(1) 中医药健康教育：①中心每年开展不少于4次中医药内容的健康教育；②发放中医或中西医结合健康教育处方和宣教资料，宣传中医药防病和保健知识，每年不少于6种中医健康教育处方。

(2) 重点人群中医药健康管理：①制订中医特色保健方案，并开展2种以上中医特色的养生保健、食疗药膳、传统体育等服务；②对重点人群开展2种以上的常见慢性病（高血压、糖尿病等）中医药预防保健服务；③运用中医药知识和方法开展优生优育、生殖保健和孕产妇保健等服务。

2. 中医医疗服务

(1) 中医药适宜技术服务：开展中药、针灸、推拿、火罐、敷贴、刮痧、熏洗、穴位注射、热熨、导引等6种以上中医药服务。

(2) 中医连续性管理服务：提供中医责任医师服务。

(3) 中医药康复服务：利用中药、针灸、按摩、熏蒸等方法开展卒中后遗症、肢体残疾等2种以上康复工作。

（五）满意度

1. 服务对象综合满意度 综合满意（安全性、经济性、舒适性、方便性、有效性）调查人数／调查总人数×100%。

2. 卫生技术人员综合满意度 综合满意的卫技人员数／调查总人数×100%。

3. 综合满意 综合满意＝工作环境＋机构管理＋工资待遇＋培训机会＋职称晋升＋发展前景，匿名问卷调查全体在岗卫生技术人员。

（杜兆辉）

第四节 医疗风险与纠纷防范

一、医疗卫生法律、法规

在基层医疗卫生服务机构提供医疗卫生服务的人员需要遵守相关的法律、法规。本节所阐述的法律、法规主要是从事基层医疗卫生服务过程中需要遵守和实施的部分。

1．相关的法律　　法律是指由全国人大及其常委会制定的法律文件。涉及卫生方面尤其是与基层医疗机构紧密相关的法律有《药品管理法》《传染病防治法》《执业医师法》《侵权责任法》等。

2．行政法规　　行政法规是指由国务院所制定的规范性法律文件。卫生行政法规中涉及基层医疗卫生机构的有《传染病防治法实施办法》《医疗机构管理条例》《医疗事故处理条例》《药品管理法实施条例》《突发公共卫生事件应急预案》等。

3．地方性法规、自治条例与单行条例　　地方性法规是指省、自治区、直辖市及省会城市和经国务院批准的较大的市、镇人大及其常委会依法制定和批准的法律文件。自治条例与单行条例是指民族自治地方人大依法在其职权范围内根据当地民族的政治、经济、文化特点，制定发布的有关本地区行政管理方面的法律文件。

4．行政规章　　行政规章是指由国务院行政主管部门依法在其职权范围内制定的行政管理规章，在全国范围内具有法律效力。在基层医疗卫生机构实施的是卫生行政规章，如《城市社区卫生服务机构管理办法》《医疗机构管理条例实施细则》《医院感染管理办法》《医疗事故分级标准（试行）》等。

5．卫生标准、卫生技术规范和操作规程　　由于医疗行为具有技术控制和法律控制的双重性，因此卫生技术规范和操作规程就成为基层医疗卫生服务机构管理中的重要依据。这些标准、规范和规程可分为国家和地方两级。前者由国家医药卫生行政部门制定颁布，后者由地方政府医药卫生行政部门制定颁布，如《临床输血技术规范》《医疗机构诊断和治疗仪器应用规范》《国家基本公共卫生服务规范》等。

6．卫生地方规章　　卫生地方规章是指省级、省会所在地的城市及经国务院批准的较大的市和经济特区所在市的人民政府，依法在其职权范围内制定和发布的有关地区卫生管理方面的规章。

二、医疗风险

医疗卫生行业是高风险行业，一旦发生医疗行为就包含着一定的医疗风险，医疗过程中发生的医疗纠纷有医疗损害和医疗事故。如何避开医疗风险，一定要做好医疗差错事故和医疗纠纷的防范。

（一）医疗损害和医疗事故

1．医疗损害和医疗事故的定义

（1）医疗损害：患者在诊疗过程中受到损害，医疗机构及其医务人员有过错的，由医疗机构承担赔偿责任。

（2）医疗事故：医疗机构及其医务人员在医疗活动中违反医疗卫生管理法律、行政法规、部门规章和诊疗护理规范、常规，过失造成患者人身损害的事故。

2．医疗事故等级　　一级医疗事故：造成患者死亡、重度残疾；二级医疗事故：造成患者中度残疾、器官组织损伤导致严重障碍；三级医疗事故：造成患者轻度残疾、器官组织损伤导致一般功能障碍；四级医疗事故：造成患者明显人身损害其他后果的。

3．医疗事故赔偿　　包括医疗费、误工费、住院伙食补助费、陪护费、残疾生活补助费、残疾用具费、丧葬费、被抚养人生活费、交通费、住宿费、精神损害抚慰11项。

4．医疗事故的防范

（1）提高防范意识，做好相关防范措施，如检查核对工作。

（2）在医疗活动中，医务人员应当及时将患者的病情、医疗措施、医疗风险等如实告知患者：告知要力求全面准确，避免因告知不足而导致医疗纠纷，但应当避免对患者产生不利后果。

（3）完善基层医疗卫生服务机构各项规章制度及治疗常规：对各项规章制度及治疗常规要定期检查，并有相对应的奖惩措施。

（4）强调全科医师责任制：对于基层医疗卫生机构工作，要严格根据各项规范要求开展医疗工作，上级医师应对下级医师做好指导和审核工作。

（5）规范医疗文书的书写：严格按照健康档案、处方、检查单等的规范要求书写医疗文书。

（6）了解医疗相关法律知识：对全科医务人员要进行相关的法律、法规的培训和考核，增强法律意识。

（二）医疗风险防范

1．医疗风险的高危项目

（1）严重的用药错误：如诊断不明情况下的用药，应做药敏试验未做而用药、超量用药、用药途径错误、发错药等，在查对制度执行方面的过失或错误。

（2）严重的药物不良反应：如采集病史不详，未了解患者过敏史或过敏体质导致严重过敏、休克、脏器衰竭，全身反应严重或引起全身过敏性剥脱性皮炎、视力减退，或诱发某些脏器严重受损和毒性损害，未按规定或医嘱输液速度控制不当导致肺水肿或增加心脏负担等严重反应。

（3）严重的基层医疗卫生服务机构感染事件：发生传染病的医源性感染和致病菌在医疗用品间污染导致基层医疗卫生服务机构发生院内感染，发生医源性食品中毒，无菌手术切口铜绿假单胞菌或产气杆菌感染者。

（4）医疗事故：各类医疗事故。

（5）基层医疗卫生服务机构内突发事件：火灾、房屋倒塌、突发冲突事件，造成基层医疗卫生机构工作无法正常进行的其他事件等。

（6）过度医疗产生的不良后果：滥用抗生素药物引起抗菌耐药、菌群失调导致多重感染，各种有创操作失误等。

2．医技科室的高危项目

（1）因电路设施故障或调控部件失灵，突发伤人事件。

（2）违反技术操作规程，使患者过度接受放射量而导致损害。

（3）危重患者在接受检查时，因准备工作失误，导致患者停留等待时间延长，使患者病情加重发生意外。

（4）提取患者的检查标本、体液、血样等，因保管不善、操作不当遗失、作废，又对患者提出重复提取或无法报告结果而造成的损害。

3．后勤保障服务的高风险项目

（1）患者进入基层医疗卫生服务机构后所经道路、楼梯、门窗等因标志不清、地面不平、扶手不牢、照明不良、就医流程不畅而造成患者行走障碍、跌倒、碰撞、擦剐等损害等后果。

（2）机构内水沟、井盖等标识不清，树枝倒塌、污水、污物处理不当，布局不符合环保标准等造成患者损伤或影响健康和治疗。

（3）消防通道不畅、消防用具失灵、防火器材不足等，发生火灾时影响应急措施实行，使患者受到伤害。

（4）保安安全制度执行不良，患者财产和人身安全受到损害。

（5）病床、门窗不牢、玻璃装饰坠落等伤及患者。

（6）机构内与患者相关的电器、电路、使用的电动医疗仪器设备等性能不良，导致患者被电击造成后果。

（7）中心供氧、负压吸引故障严重影响患者治疗造成后果。

4. 基层医疗卫生服务机构常见的医疗纠纷的特点

（1）由于高精尖医疗设备少，某些突发病例可能得不到有效抢救而发生意外，从而引发医疗纠纷。另外，在转诊转院的环节上，可能出现不规范的现象。

（2）由于基层医务人员以诊治常见病、多发病与慢性病为主，如果不注意仔细观察、辨证分析病情及其细微变化，容易误诊或延误患者及时治疗。

（3）由于基层医疗设备收益率低，医方可能对患者进行不必要的检查或重复检查，从而引发患者不满。由于其药品流量小，药库储存量小，尤其是缺失某种抢救药品，都是发生医疗事故的隐患。

许多医疗纠纷是由服务问题引发的。虽然这类纠纷没有对患者造成实质性伤害，却耗费了基层医务人员和管理者大量的精力和时间，干扰了机构正常的工作秩序。

随着家庭病床的普遍开展，产生的纠纷日益增加，除前面所述特点外，有些纠纷因接到出诊电话时询问不全面或者对方叙述不清延误出诊；个别医护人员无菌观念不强，没有认真执行无菌操作。由于国家对家庭病床的收费尚无统一标准，各基层医疗卫生服务机构之间的收费不尽相同，患者对收费有疑问甚至不满；有些家属不了解家庭病床的收治范围及家庭治疗的局限性，不听医生的解释及建议，强求医生给危重患者建床而导致医患纠纷等。

5. 医疗风险的防范 基层医疗卫生服务机构根据发生医疗纠纷的特点，结合相关法律规定，制订防范、处理医疗事故的预案，预防医疗事故的发生。

（1）尊重患者权益，切实履行义务是防范医疗纠纷的前提：根据《民法通则》《侵权责任法》和《消费者权益保护法》的有关条款，患者共有 16 种权益，包括生命权、人身权、健康权、姓名权、肖像权、公平医疗权、疾病认知权、自主选择权、知情同意权、名誉权、隐私保护权、监督权、客观病历资料查阅复印权、求偿权、免责权、请求回避权。

目前基层医疗卫生机构大量纠纷涉及知情同意问题，知情同意权体现医生对患者和患者自主权的尊重。因此，为保障患者知情同意权，医生要充分履行告知义务，以确保患者或家属对医疗后果的足够认识而作出明智的决定。

在基层医疗卫生服务机构管理中，无论在医疗手术、特殊检查、一般检查、转诊、疫苗接种还是体格检查及家庭病床等服务中都应尽量与服务者签订有效的知情同意书，特别是在家庭病床服务中，应注意：①除法律、法规规定外，未经患者同意或患者亲属同意，患者的病历资料不得交予其他人或组织阅读，不得随意公开居民健康档案内容。②全科诊室设置，全科医师诊疗应采取"一对一"的方式进行，给患者提供一种安全、宽松、值得信赖、得到尊重的心理环境。③在婚前医学检查中，不涉及与检查项目无关内容。④不应在公开场合随意评论服务居民家中琐事及家庭纠纷，注意居民隐私权的保护。

同时也应当加强对患者义务的宣传。患者的义务包括自觉遵守医方规章制度、尊重医务人员、支付医疗费用、接受治疗等义务。对自带药品到机构输液的患者，机构可以要求患者提供病历,检查药品是否合格,要求对方医院出具处方或与患者签订的协议。

基层医疗卫生机构和医务人员的义务对应于患者的权利,主要包括诊疗义务,制作、保存病历的义务,为取得患者有效承诺的说明义务,转诊义务等。

(2)加强法制教育,增强法律意识,建立科学严谨的基层医疗卫生机构管理制度:机构管理者应依法管理,并通过对职工的法制教育,增强自我保护意识。在法律规定允许的范围内开展各项服务。尤其要建立健全随诊上门服务的管理制度。针对家庭病床治疗的特点和存在的法律风险,加强防范措施。

(3)加强医务人员的培训,提高业务素质和水平:全科医生作为居民健康的守护人负有重要责任,只有提高业务素质,改善服务质量,才能为城乡居民提供可持续的、可及的基本医疗卫生服务。

(4)机构和医务人员要树立证据意识:按照法律规定形成、收集和保存证据。在医疗事故争议中,最重要的证据就是健康档案或病历,因此应根据证据的真实性、关联性和合法性的基本要求进行健康档案和病历资料的书写、保管、查阅、复制和封存。基层医疗卫生机构尤其应规范健康档案和病历,健全门诊档案病历。注意健康档案和病历的修改与涂改的区别,注意病历资料之间的逻辑性,严格按照《医疗机构病历管理规定》《病历书写基本规范(试行)》建立一系列的考评考核制度。

(5)加强沟通技巧和职业道德教育:加强人文、心理等素质教育,加强沟通技巧的训练。医务人员要及时将患者的诊疗计划、计划的必要性及疾病发生、发展和可能的转归,以患者能够接受的方式,与患者及其家属交谈,同时注意倾听他们的意见,并及时将上述内容准确地记录下来,避免和化解医疗纠纷。管理者应从体制上和机制上激发医务人员为居民服务的主动性和创造性。

三、医疗纠纷的处理

(一)医疗纠纷的应急处理

医疗纠纷的应急处理包括一般医疗纠纷和医疗事故争议纠纷的处理,对于一般的医疗纠纷案件,按照一般民事纠纷来处理,处理程序类似医疗事故争议纠纷,在处理方式上,大多通过协商的方式来解决,当然患者也可能直接诉至法院。

发生医疗事故争议的应急处理:医疗事故争议发生后,基层医疗卫生机构和医务人员应立即采取处置措施,以防止对患者损害后果的扩大,减少给患者造成的损失,同时也有利于医疗事故的及时、妥善处理。

(1)报告:医务人员在医疗活动中发生或者发现医疗事故,可能引起医疗事故的医疗过失行为或者发生医疗事故争议的,应当履行报告责任。

(2)及时采取措施防止损害扩大:及时有效的措施包括为确认过失行为造成的损害程度而进行必要的辅助检查;为减轻损害后果而采取必要的药物、手术等治疗;为避免医疗事故争议而采取的其他措施。这些措施应具有很强的针对性和有效性,以力争把对患者造成的损害程度降到最低。

(3)封存健康档案和病历资料、现场实物:发生医疗事故争议时,死亡病历讨论记录、疑难病历讨论记录、上级医师查房记录、会诊记录、病程记录应当在医患双方在场的情况下封存和启封。封存的病历资料可以是复印件,由基层医疗卫生服务机构保管。

通常封存的病历应为原件。如果发生医疗事故时患者的治疗过程尚未终结,也可以封存复印件,封存复印件时医患双方可以共同加盖印记证明。为了充分实现医患双方权利的对等,封存病历启封时也要医患双方共同在场。

实物是造成患者不良后果前曾用过的一切可疑的物证,如药物、输液和输液残留与容器及其他器械等。在封存实物时,不应由医疗机构单方进行,而应由各方当事人在场。

（二）医疗纠纷的处理

1. 调查 基层医疗卫生服务机构对发生的医疗事故或事件,应立即进行调查、处理、并报告上级卫生行政部门。调查的过程一般涉及以下几方面:①证据的检验。②活体检查和尸体解剖。活体检查是指对患者进行体格检查以确定患者是否残疾,是否有组织器官损害导致的功能障碍,确定残疾的程度及功能障碍的程度,为医疗事故的处理提供客观、科学的依据。如果患者死亡,医方应主动提出尸检建议,确定死亡的原因。③对机构负责人、责任医务人员、病员及其亲属、在场病友等的调查访问,针对医学疑难问题咨询学术权威等。

2. 做结论 医疗事故处理部门应在调查、研究的基础上,作出对事故的处理意见。对不构成医疗事故的案件,应以书面形式向患者及其家属说明情况和理由。对构成医疗事故的案件,则要根据《医疗事故处理条例》及其他法律法规的规定,责令医疗责任人员承担民事责任或行政责任,对构成医疗事故罪的,依法追究其刑事责任。

3. 调解 医疗事故争议处理的一般方法:发生医疗事故争议有三种解决途径,即医患双方自行协商解决;卫生部门调查解决;当事人通过诉讼解决。在基层医疗卫生机构采用较多的是医患双方协商解决。目前一些地方正在推行第三方调解机制、医疗责任保险制度及医疗意外保险制度,既解决了医疗事故赔偿资金的来源,也提高了医疗事故赔偿标准,同时加强了社会医疗风险防范意识。在医患双方不能自行调解的情况下,可以请政府的医患纠纷调解部门进行调解。

四、医疗纠纷沟通技巧

医疗纠纷复杂,处理时政策性强,基层医疗卫生服务机构在接待和处理上应注意以下几个环节。

1. 接待 接待来访者的首要问题是使来访者建立起信赖感。无论有无医疗过失都要向患者或家属表示慰问,态度诚恳热情,即使对方发怒或语言不逊,也要疏导、说服,切勿动怒。对初访者要耐心听,认真记,尽量多搜集与纠纷有关的材料,为开展调查提供依据。言谈举止要审慎,对问题不要轻易做肯定或否定的回答。来访者陈述意见时不要打断、插话或解释。特别是双方意见相持不下或有分歧时,管理者要考虑"我是患者将会怎样"的角度考虑、分析问题。当来访者确信医生是同情、关心他们,是真心实意解决问题时,就能取得信赖和合作。

2. 细致调查,做好准备 患者在向基层医疗卫生服务机构反映情况前,经常是做过医学及法律咨询和谈话前的准备。所以要解决问题,首先必须深入细致地进行调查,找有关人员核实情况;仔细研究并妥善保管医疗文书,掌握第一手资料,以防谈话时措手不及,处于被动局面。

3. 了解对方,摸清底细 与对方谈话前应将对方底细摸清,对其生活环境、工作单位等情况要有所了解,根据对方特点,制订谈话计划。即为什么谈、可谈什么、能谈什么、什么时候谈、怎么谈,应先厘清,否则容易陷入被动。并且应采取分别说服的办法,以达到全面解决问题的目的。

4. 把握时机,掌握主动 谈话时要掌握主动。当患方提出过分要求时可以采取临时避开的方法。遇到双方僵持不下可以暂时放下,通过其他途径或待时机成熟后再进行处理。即使是双方谈话难以达成满意效果时,也无须逞一时口舌之能,伤了双方和气。通过谈话解决不了的问题,还需要事后的大量工作来协助完成。

5. 以事实为依据,以法律为准则 医疗纠纷发生后,遵照《医疗事故处理条例》,对照事件本身实质进行处理。也可主动提出医学会医疗事故鉴定办公室组织鉴定。不属于医疗事故但存在不足之处时应主动向患方承认,以取得谅解。对于无理取闹、有恶劣行为者,有权请公安部门、卫生行政部门协助处理,必要时以扰乱机构正常工作秩序罪提请公安部门处理。

6. 掌握分寸,严格补偿 每件医疗纠纷最终取决于经济赔偿。需根据双方协商的结果而定,赔偿只能达到相对满意,并争取在本单位范围内合理解决。

7. 善后处理 善后处理一定要不徇私情,坚持原则,力求定性准确,处理恰当,结案迅速,不留后遗症。这就要争取病员或亲属的谅解、配合和支持,依靠当地政府和社会各有关部门。在达成协议的基础上履行公证手续,签订公证协议书,以免反复,使协议具有法律效力。

8. 制订、完善相应的整改措施 基层医疗卫生服务机构发生医疗事故争议,甚至医疗事故,除对责任科室和责任人进行必要的处分外,重要的是针对存在的问题和管理上的缺陷,制订、完善相应的整改措施,防微杜渐、查缺补漏,杜绝事故的再次发生。

(黄 凯 杜兆辉)

第五节 基层合理用药及处方点评

一、基层合理用药

(一)合理用药概述

合理用药指医生在治疗患者前首先必须作出正确诊断,了解疾病的病理生理变化,然后才能决定是否需用药物治疗,以及怎样用药才能发挥最佳药效。医生还要具有充分的关于药物药理作用的各种知识,做到正确选择药物,选用正确的给药途径,给予正确的、足够的每次剂量,选定正确的给药间隔,并持续足够长的给药时间。医生还应了解药物与周围环境、遗传、生理及疾病等因素及同时应用的其他药物的相互作用及影响。

1997年修订后合理用药的基本原则概括地讲就是安全、有效、经济地使用药物。

1. 安全性 是合理用药的基本前提,用药权衡利弊、风险和效益,使患者承受最小的风险,获得最大的治疗效果,直接体现了对患者和公众切身利益的保护。在用药前应对患者进行宣教使其了解药品的两重性,用药有一定风险,有时会发生药物不良反应。

2. 有效性 是用药的首要目标,是针对患者的病症,正确地选用适宜的药物。受现有水平的限制,药物不一定能根除疾病,有的仅能缓解或减轻疾病,达到医患可接受用药目标。用药预期目的:根除病源治愈疾病;延缓疾病进程;缓解临床症状;预防疾病发生;避免某种不良反应的发生;调节人的生理功能。常用判断指标有治愈率、显效率、好转率、无效率。

3. 经济性 是指按疗程用药的效果与投入的时间、精力、费用、成本相比尽可能低廉,强调以尽可能低的治疗成本取得尽可能大的治疗效益,降低社会保障和患者的经济负担。但对经济性不能理解为价格最低的药品。

（二）合理用药原则

1. 合理用药是指安全、有效、经济地使用药物。优先使用基本药物是合理用药的重要措施。不合理用药会影响健康，甚至危及生命。

2. 用药要遵循能不用就不用、能少用就不多用，能口服不肌内注射、能肌内注射不输液的原则。

3. 购买药品要到合法的医疗机构和药店，注意区分处方药和非处方药，处方药必须凭执业医师处方购买。

4. 阅读药品说明书是正确用药的前提，特别要注意药物的禁忌、慎用、注意事项、不良反应和药物间的相互作用等事项。如有疑问要及时咨询药师或医生。

5. 处方药要严格遵医嘱，切勿擅自使用。特别是抗菌药物和激素类药物，不能自行调整用量或停用。

6. 任何药物都有不良反应，非处方药长期、大量使用也会导致不良后果。用药过程中如有不适要及时咨询医生或药师。

7. 妊娠期和哺乳期妇女用药注意禁忌；儿童、老人和有肝脏、肾脏等方面疾病的患者，用药应谨慎，用药后要注意观察；从事驾驶、高空作业等特殊职业者要注意药物对工作的影响。

8. 药品存放要科学、妥善，防止因存放不当导致药物变质或失效；谨防儿童及精神异常者接触，一旦误服、误用，及时携带药品及包装就医。

9. 接种疫苗是预防一些传染病最有效、最经济的措施，国家免费提供一类疫苗。

10. 保健食品不能替代药品。

（三）中成药

中成药是以中药材为原料，在中医药理论指导下，为了预防及治疗疾病的需要，按规定的处方和制剂工艺将其加工制成一定剂型的中药制品，是经国家药品监督管理部门批准的商品化的一类中药制剂。

全科医生在处方中成药时，需注意以下几点：

1. 辨证施治，对症选药　整体观念和辨证论治是中医的灵魂和核心，是中医学的生命力所在，所以在使用中成药治疗常见病时，必须遵循此原则。

2. 择时服药　清晨空服用补肾阳药、行水利湿药和催吐药；午前宜服用发汗解表药及益气升阳药；午后或入夜宜服用泻下药；夜卧宜服用安神药等。

3. 服用中成药要忌口　寒性病服温热药时，忌吃生冷食物；热性病服清热凉血、滋阴药时，应禁食酒类、辛辣等食品，因其能助长病邪，抵消该类药的功效；服解表渗透药时，宜少食冷及酸味食物，因其具有收敛作用而影响药物解表透散功能等。

4. 中西药联用需慎重　中西药联用在临床上由来已久、非常常见，也有许多中西药的复方制剂如复方罗布麻、消渴丸、珍菊降压片、感冒清胶囊等，在临床上的使用也非常普遍，在处方中成药时，首先要了解中西药复方制剂中的成分，弄清楚其中的西药成分，避免重复给药所造成的危害。如果搭配不当，也会降低疗效，引发不良反应。

5. 是否违背中药使用原则　中药之间的配伍禁忌应遵循"十八反"与"十九畏"的原则。

6. 疗程　服用中成药时，应注意说明书上的疗程，特别是一些含有毒性成分的中成药，在一个疗程结束后，应评估一下患者的病情。

二、基层处方点评

（一）处方点评概述

根据《处方管理办法》第二条规定：处方是指由注册的执业医师和执业助理医师（以下简称医师）在诊疗活动中为患者开具的、由取得药学专业技术职务任职资格的药学专业技术人员（以下简称药师）审核、调配、核对，并作为患者用药凭证的医疗文书。处方包括医疗机构病区用药医嘱单。处方是医生对患者用药的书面文件，是药剂人员调配药品的依据，具有法律、技术、经济责任。

《处方管理办法》规定，处方由各医疗机构按规定的格式统一印制，处方由三部分组成：前记、正文和后记。麻醉药品处方、急诊处方、儿科处方、普通处方的印刷用纸应分别为淡红色、淡黄色、淡绿色和白色，并在处方右上角以文字注明。

（二）处方的书写要求

1．记载患者一般情况、临床诊断应清晰、完整，并与病历记载相一致。

2．每张处方限于一名患者的用药。

3．字迹清楚，不得涂改；如需修改，应当在修改处签名并注明修改日期。

4．处方一律用规范的中文或英文名称书写

（1）医疗机构或者医师、药师不得自行编制药品缩写名称或者使用代号。

（2）药品剂量、规格、用法、用量要准确规范；药品用法的可用规范的中文、英文、拉丁文或者缩写体书写，不得使用"遵医嘱""自用"等含糊不清的字句。

5．患者年龄应当填写实足年龄，新生儿、婴幼儿写日、月龄，必要时要注明体重。

6．西药和中成药可以分别开具处方，也可以开具一张处方，中药饮片应当单独开具处方。

7．无论西药、中成药处方，每一种药品应当另起一行，每张处方不得超过5种药品。

8．中药饮片处方的书写，一般应当按照"君、臣、佐、使"的顺序排列；调剂、煎煮的特殊要求（如布包、先煎、后下）要注明在药品右上方，并加括号；对饮片的产地、炮制有特殊要求的，应当在药品名称之前写明。

9．药品用法用量应当按照药品说明书规定的常规用法用量使用，特殊情况需要超剂量使用时，应当注明原因并再次签名。

10．除特殊情况外，应当注明临床诊断。

11．开具处方后的空白处画一斜线以示处方完毕。

12．处方医师的签名式样和专用签章应当与院内药学部门留样备查的式样相一致，不得任意改动，否则应当重新登记留样备案。

13．医师开具处方应当使用经药品监督管理部门批准并公布的药品通用名称、新活性化合物的专利药品名称和复方制剂药品名称。医师可以使用由国家卫生健康委公布的药品习惯名称开具处方（《处方管理办法》）。如对乙酰氨基酚（通用名）是一种解热药，不同药厂对它生产的制剂商品名有泰诺林、百服宁、必理通等。因此，必须使用通用名。

14．药品剂量与数量用阿拉伯数字书写。剂量应当使用法定剂量单位：重量以克（g）、毫克（mg）、微克（μg）、纳克（ng）为单位；容量以升（L）、毫升（ml）为单位；有些以国际单位（IU）、单位（U）为单位；中药饮片以克（g）为单位。片剂、丸剂、胶囊剂、颗粒剂分别以片、丸、粒、袋为单位；溶液剂以支、瓶为单位；软膏及乳膏剂以支、盒为单位；注射剂以支、瓶为单位，应当注明含量；中药饮片以剂为单位。

15．处方一般不得超过 7 日用量；急诊处方一般不得超过 3 日用量；对于某些慢性病、老年病或特殊情况，处方用量可适当延长，但医师应当注明理由。

16．麻醉药品、精神药品、医疗用毒性药品、放射性药品的处方用量应当严格按照国家有关规定执行。开具麻醉药品处方，应有病历记录。

（三）药师审方

药师调剂处方时必须做到"四查十对"：查处方，对科别、姓名、年龄；查药品，对药名、剂型、规格、数量；查配伍禁忌，对药品性状、用法用量；查用药合理性，对临床诊断。

（四）抗菌药物临床应用实行分级管理

根据安全性、疗效、细菌耐药性、价格等因素，将抗菌药物分为三级：非限制使用级、限制使用级与特殊使用级。具体划分标准如下：

1．非限制使用级抗菌药物是指经长期临床应用证明安全、有效，对细菌耐药性影响较小，价格相对较低的抗菌药物。

2．限制使用级抗菌药物是指经长期临床应用证明安全、有效，对细菌耐药性影响较大，或者价格相对较高的抗菌药物。

3．特殊使用级抗菌药物是指具有以下情形之一的抗菌药物。

（1）具有明显或者严重不良反应，不宜随意使用的抗菌药物。

（2）需要严格控制使用，避免细菌过快产生耐药的抗菌药物。

（3）疗效、安全性方面的临床资料较少的抗菌药物。

（4）价格昂贵的抗菌药物。抗菌药物分级管理目录由各省级卫生行政部门制定，报国家卫生健康委备案。

（5）同一通用名称抗菌药物品种，注射剂型和口服剂型各不得超过 2 种。优先选用《国家基本药物目录》《国家处方集》和《国家基本医疗保险、工伤保险和生育保险药品目录》收录的抗菌药物品种。基层医疗卫生机构只能选用基本药物（包括各省区市增补品种）中的抗菌药物品种。

（6）具有高级专业技术职务任职资格的医师，可授予特殊使用级抗菌药物处方权；具有中级以上专业技术职务任职资格的医师，可授予限制使用级抗菌药物处方权；具有初级专业技术职务任职资格的医师，在乡、民族乡、镇、村的医疗机构独立从事一般执业活动的执业助理医师及乡村医生，可授予非限制使用级抗菌药物处方权。

（7）药师经培训并考核合格后，方可获得抗菌药物调剂资格。医疗机构和医务人员应当严格掌握使用抗菌药物预防感染的指征。预防感染、治疗轻度或者局部感染应当首选非限制使用级抗菌药物；严重感染、免疫功能低下合并感染或者病原菌只对限制使用级抗菌药物敏感时，方可选用限制使用级抗菌药物。严格控制特殊使用级抗菌药物使用。

（8）特殊使用级抗菌药物不得在门诊使用。医疗机构应当制定并严格控制门诊患者静脉输注使用抗菌药物比例。村卫生室、诊所和社区卫生服务站使用抗菌药物开展静脉输注活动，应当经县级卫生行政部门核准。

（9）抗菌药物临床应用管理办法非限制使用级抗菌药物：

四环素类：四环素、多西环素、土霉素。广谱青霉素：阿莫西林、氨苄西林、哌拉西林。对青霉素酶不稳定的青霉素类：青霉素、青霉素 V、苄星青霉素、普鲁卡因青霉素。对青霉素酶稳定的青霉素类：苯唑西林、氯唑西林。青霉素类复方制剂（β- 内酰胺酶抑制剂）：阿莫西林 / 克拉维酸。第一代头孢菌素类：头孢氨苄、（五水）头孢唑林、头孢拉定、头孢羟氨苄。第二代头孢菌素类：头孢呋辛（酯）、头孢克洛。第三（四）代头孢菌素类：头孢曲松。磺胺类和甲氧苄啶：复方磺胺甲噁唑、甲氧苄啶、磺胺嘧啶、联磺甲氧苄啶、磺胺甲噁唑。大环内酯类：红霉素、阿奇霉素（口服）、琥乙红霉素、乙酰螺旋霉素、罗红霉素、克拉霉素。林可酰胺类：克林霉素、林可霉素。氨基糖苷类：庆大霉素、阿米卡星、链霉素、新霉素。喹诺酮类：环丙沙星、诺氟沙星、左氧氟沙星、氧氟沙星、吡哌酸。咪唑衍生物：甲硝唑、替硝唑、奥硝唑、左旋奥硝唑。硝基呋喃衍生物：呋喃妥因、呋喃唑酮。其他抗菌药物：磷霉素。抗真菌药：制霉菌素、氟康唑（口服）、氟胞嘧啶、伊曲康唑（口服胶囊）、特比萘芬、克霉唑。

（五）处方点评

处方点评工作的现行指导文件是国家卫生行政主管部门2010年颁布的《医院处方点评管理规范（试行）》处方点评是指根据相关法规、技术规范，对处方书写的规范性及药物临床使用的适宜（包括但不限于用药适应证、药物选择、给药途径、用法用量、药物相互作用、配伍禁忌）进行评价，发现存在或潜在的问题，制订并实施干预和改进措施，促进临床药物合理应用的过程。医疗机构应当建立处方点评制度。

制度中规定医院药学部门成立处方点评工作小组，负责处方点评的具体工作。处方点评工作小组成员应当具备以下条件：

1．具有较丰富的临床用药经验和合理用药知识。

2．具备相应的专业技术任职资格　二级及以上医院处方点评工作小组成员应当具有中级以上药学专业技术职务任职资格，其他医院处方点评工作小组成员应当具有药师以上药学专业技术职务任职资格。

3．医院药学部门应当会同医疗管理部门，根据医院诊疗科目、科室设置、技术水平、诊疗量等实际情况，确定具体抽样方法和抽样率，其中门急诊处方的抽样率不应少于总处方量的1‰，且每月点评处方绝对数不应少于100张；病房（区）医嘱单的抽样率（按出院病历数计）不应少于1%，且每月点评出院病历绝对数不应少于30份。

4．处方点评工作应坚持科学、公正、务实的原则，有完整、准确的书面记录，并通报临床科室和当事人。处方点评小组在处方点评工作过程中发现不合理处方，应当及时通知医疗管理部门和药学部门。有条件的医院应当利用信息技术建立处方点评系统，逐步实现与医院信息系统的联网与信息共享。处方点评结果分为合理处方和不合理处方。不合理处方包括不规范处方、用药不适宜处方及超常处方，具体内容详见"处方点评工作表"（表8-5-1）。

表8-5-1　处方点评工作表

序号	问题	存在问题	处方数
1	不规范处方	处方的前记、正文、后记内容缺项，书写不规范或者字迹难以辨认的	
2		医师签名、签章不规范或者与签名、签章的留样不一致	
3		药师未对处方进行适宜性审核的（处方后记的审核、调配、核对、发药栏目无审核调配药师及核对发药药师签名，或者单人值班调剂未执行双签字规定）	
4		新生儿、婴幼儿处方未写明日、月龄	
5		西药、中成药与中药饮片未分别开具处方的	
6		未使用药品规范名称开具处方的	

序号	问题	存在问题	处方数
7		药品的剂量、规格、数量、单位等书写不规范或不清楚的	
8		用法、用量使用"遵医嘱""自用"等含糊不清字句的	
9		处方修改未签名并注明修改日期，或药品超剂量使用未注明原因和再次签名的	
10		开具处方未写临床诊断或临床诊断书写不全的	
11		单张门急诊处方超过五种药品的	
12		无特殊情况下，门诊处方超过 7d 用量，急诊处方超过 3d 用量，慢性病、老年病或特殊情况下需要适当延长处方用量未注明理由的	
13		开具麻醉药品、精神药品、医疗用毒性药品、放射性药品等特殊管理药品处方未执行国家有关规定的	
14		医师未按照抗菌药物临床应用管理规定开具抗菌药物处方的	
15		中药饮片处方药物未按照"君、臣、佐、使"的顺序排列，或未按要求标注药物调剂、煎煮等特殊要求的	
16		无中医诊断（无病名）	
17		无中医诊断（无证型）	
18		无中医诊断（均无）	
小计 1			
19	用药不适宜处方	适应证不适宜	
20		遴选的药品不适宜	
21		药品剂型或给药途径不适宜	
22		无正当理由不首选国家基本药物	
23		用法、用量不适宜	
24		联合用药不适宜	
25		重复给药	
26		有配伍禁忌或者不良相互作用	
27		其他用药不适宜的情况	
小计 2			
28	超常处方	无适应证用药	
29		无正当理由开具高价药	
30		无正当理由超说明书用	
31		无正当理由为同一患者同时开具两种以上药理作用相同药物	
小计 3			

续表

序号	问题	存在问题	处方数
		处方总数	
		点评处方总数	
		不合理处方数	
		不合理处方比例 /%	

（丁　静）